全国高等医药院校医学检验技术专业特色规划教材
全国高等医药教材建设研究会规划教材
供医学检验技术专业用

临床基础检验形态学

主　审　张时民
主　编　龚道元　张时民　黄道连
副主编　胥文春　彭永正　丁建文
　　　　吴　茅　许绍强　徐菲莉

人民卫生出版社

图书在版编目（CIP）数据

临床基础检验形态学 / 龚道元，张时民，黄道连主编．—北京：人民卫生出版社，2019

ISBN 978-7-117-28937-5

Ⅰ. ①临… Ⅱ. ①龚…②张…③黄… Ⅲ. ①人体形态学 - 实验 - 医学院校 - 教材 Ⅳ. ①R32-33

中国版本图书馆 CIP 数据核字（2019）第 210223 号

临床基础检验形态学

主　　编：龚道元　张时民　黄道连
出版发行：人民卫生出版社（中继线 010-59780011）
地　　址：北京市朝阳区潘家园南里 19 号
邮　　编：100021
E - mail：pmph @ pmph.com
购书热线：010-59787592　010-59787584　010-65264830
印　　刷：北京盛通印刷股份有限公司
经　　销：新华书店
开　　本：889 × 1194　1/16　　印张：15
字　　数：444 千字
版　　次：2019 年 12 月第 1 版　2024 年 6 月第 1 版第 4 次印刷
标准书号：ISBN 978-7-117-28937-5
定　　价：119.00 元

编　者（按姓氏笔画排序）

丁建文　爱威科技股份有限公司
马　丽　广东医科大学
王　庚　中国医学科学院北京协和医学院 北京协和医院
王霄霞　温州医科大学附属第一医院
邓小燕　广州医科大学附属第二医院
伍　勇　中南大学湘雅三医院
任伟宏　河南中医药大学第一附属医院
任建平　山西省中医院
刘　文　川北医学院
闫海润　牡丹江医学院附属红旗医院
许绍强　广东三九脑科医院
孙玉鸿　佳木斯大学
李　萍　河北北方学院
李小龙　温州医科大学附属第一医院
李启欣　中山大学附属佛山医院
李树平　湖南医药学院
李海燕　西安医学院医学技术学院
吴　茅　浙江省人民医院
闵　迅　遵义医科大学附属医院
张　望　中南大学湘雅三医院
张纪云　山东医学高等专科学校
张丽霞　南京医科大学第一附属医院
张时民　中国医学科学院北京协和医学院 北京协和医院
陈要朋　解放军第923医院
陈海生　南方医科大学附属佛山市中医院
林东红　福建医科大学
岳保红　郑州大学第一附属医院
和迎春　大理大学第一附属医院
胡　晶　重庆医科大学
胡王强　温州医科大学附属第一医院
柯培锋　广州中医药大学第二附属医院
姜玉章　南京医科大学附属淮安第一医院
胥文春　重庆医科大学
莫　非　贵州医科大学附属医院
徐菲莉　新疆医科大学附属中医医院
郭　翀　昆明医科大学第一附属医院
黄道连　南方医科大学附属中山博爱医院
龚道元　佛山科学技术学院医药工程学院
康　梅　佛山科学技术学院医药工程学院
曹　科　中国医科大学深圳儿童医院
彭永正　南方医科大学珠江医院
葛晓军　遵义医科大学附属医院
曾　涛　南方医科大学
曾赤佳　佛山市禅城区中心医院
曾素根　四川大学华西医院
黎安玲　武汉大学中南医院

前 言

临床基础检验的形态学检验涉及人体血液、尿液、粪便、生殖道分泌物、脑脊液、胸腹水等各种标本，是临床上最基础、也是应用最广的形态学检验，能为疾病诊疗提供客观依据，有些项目甚至是疾病诊断的金标准，因此具有重要的临床价值。但形态学检验技能需要通过较长时期的专业培训才能较好掌握，通过观察大量病例中各种有形成分形态，熟悉各种有形成分的形态学特点与变化规律，并通过临床病例研究和临床实践验证，同时需要结合患者的病情，与临床医师以及相关专业人员不断交流，最终才能掌握临床形态学检验诊断的精髓。现状是许多医院都面临着从事形态学检验的专业人员缺乏与经验不足的问题，急需培养和培训这类专业人才，包括对在校学生形态学技能的强化培训，而编写适宜的形态学特色教材，推进推广形态学教学也是这种培训工作中的一个有益环节。为此，作者一直希望能够编写一部涉及临床基础检验形态学图谱的专著。现在正好有这样一个机会，与来自全国多所高校的教师和兄弟医院的形态学专家一起合作，共同编写形态学系列特色教材，这本《临床基础检验形态学》便是其中之一。

本书分十三章，除第一章外，其他章由概述、有形成分形态、质量保证和病例分析等组成，书中几乎涵盖了临床基础检验领域所涉及的全部显微镜形态学检查内容。撰写本书的各位编者具有多年形态学工作经验，将多年积累的图像资料和病例应用于本书，所用图像不仅来源于传统染色技术，还涉及特殊染色及特殊显微镜观察与应用等新技术，所选图像典型、清晰、分辨率高，文字描述清楚，分类诊断准确，信息量大，资料齐全。本书可作为高等医学院校医学检验技术专业学生的辅助教材、授课老师的参考教材使用，更可作为一本临床基础检验形态学诊断工具书和参考书，供检验医学专业人员在工作中查阅或参考，也可作为临床检验医师、技师规范化培训的参考教材。

本书在编写过程中得到人民卫生出版社、参编单位的大力支持，在此表示衷心的感谢。感谢所有编者，是您的辛勤汗水成就了这本书，同时感谢被引用的参考书作者。

虽然本书编者们尽了最大努力去编写好，但书中仍有可能存在遗憾、不足、缺陷或错误，请同道们不吝赐教、批评指正，以便再版时修订。

张时民　龚道元　黄道连

2019 年 2 月

目　录

病例目录

第一章

临床基础检验形态学基本技术

广义的临床基础检验形态学检查是指通过人的肉眼、显微镜或各类分析仪器等对未染色或染色标本中的有形成分进行检查。本教材主要介绍应用光学显微镜检查各种标本中的细胞、病原生物及其他有形成分,观察这些有形成分形态结构和数量的变化。来自各种样本的形态学检查在临床上应用极为广泛,某些项目具有诊断价值。

临床基础检验形态学检查涉及的技术主要有涂片制备与固定技术、涂片染色技术、形态学显微镜检查技术等。

第一节　涂片制备与固定技术

制备厚薄适宜、分布均匀的涂片是保证形态学检查结果准确可靠的前提和基础,是形态学检验基本技术之一。

一、涂片制备

涂片制备主要目的是将标本(有形成分)均匀涂抹在洁净的载玻片上,涂片制备常用的方法主要有:①推片法:包括手工和仪器推片法,如血涂片制备等。②直接涂片法:如尿液、前列腺液等标本涂片制备。③盐水涂片法:如粪便、阴道分泌物等标本涂片制备。④压拉涂片法:该法适用于较黏稠标本,如痰液等标本涂片制备。⑤细胞离心机制片法,适合各种体液细胞形态学检查。除了以上涂片制备方法外,还有厚血膜涂片法、喷射法、印片法、微孔滤膜过滤法和液基薄层制片(liquid based cytology,LBC)等方法,其中厚血膜涂片法适于疟原虫、丝虫微丝蚴检查,其他主要用于细胞病理学检查。

二、涂片固定

进行干涂片制备和染色的标本,一般在染色前要固定,固定的主要目的是将有形成分中的蛋白、多糖等成分迅速交联凝固,以保持其原有形态不发生变化。常用的固定方法主要有:①物理固定法:包括干燥、高热和低温骤冷等固定方法。例如,血液涂片可采用干燥固定;细菌涂片可用加热法固定等。②化学固定法:采用化学物质固定细胞,常用的化学固定液有甲醇、乙醇、丙酮、甲醛和戊二醛等。

(彭永正　龚道元　李海燕)

第二节　涂片染色技术

染色主要目的是将有形成分内的主要结构如细胞核、细胞质、细胞器染上不同颜色,便于显微镜观察,染色良好的涂片是保证形态学检查结果准确的重要保障。

一、非病原生物有形成分常用染色法

临床基础检验形态学常用的染色方法有:①瑞氏染色、吉姆萨染色、瑞氏-吉姆萨染色:如血细胞、脱落细胞及其他标本细胞等检查。②伊红-丙酮、乙醇-伊红、溴甲酚紫等染色:如嗜酸性粒细胞计数。③煌焦油蓝、新亚甲蓝活体染色:如网织红细胞计数。④碱性亚甲蓝染色:如嗜碱性点彩红细胞计数。⑤结晶紫-沙黄染色、阿利新蓝-哌若宁活体染色:如尿有形成分检查。⑥普鲁士蓝反应染色:如尿含铁血红素检查。⑦苏丹Ⅲ染色:如尿乳糜检查、粪便脂肪检查。⑧伊红Y活

体染色法、Shorr、Diff-Quik 染色：如精子形态学检查。⑨巴氏染色：如精子形态学检查、细胞病理学检查等。⑩ HE 染色：如细胞病理学检查。

二、病原生物常用染色法

病原生物常见染色方法主要有：①革兰氏染色：如细菌、真菌、放线菌等检查。②抗酸染色：如抗酸杆菌检查。③墨汁负染色：如隐球菌属检查。④碘液直接染色：如溶组织阿米巴原虫、贾第虫和人芽囊原虫等原虫包囊检查。⑤铁苏木素永久染色：如溶组织阿米巴、贾第虫等原虫检查。⑥三色永久染色：主要用于原虫包囊检查。⑦金胺 - 酚染色、金胺 - 酚 - 改良抗酸染色、改良抗酸染色：如隐孢子虫卵囊检查。⑧瑞氏、吉姆萨、瑞氏 - 吉姆萨染色：如疟原虫、利什曼原虫、锥虫、丝虫、弓形虫、隐孢子虫、阴道毛滴虫等检查。

（曹　科　柯培锋　黎安玲）

第三节　形态学检查技术

一、形态学检查基本方法

形态学检查的基本方法主要有肉眼观察、显微镜检查和仪器分析等。其中肉眼观察主要是通过肉眼观查标本的一般性状和颜色、大体样本形态，这些有助于选择取样及显微镜下的形态学观察与判断，还包括排出的寄生虫成虫或节片等有形成分；显微镜检查主要是通过显微镜观察标本中的有形成分；仪器分析主要是通过仪器分析标本中的有形成分。

（一）光学显微镜检查

1. 普通光学显微镜检查　主要有：①干片涂片染色检查法：根据不同的检查目的，对标本采用不同的制片、固定和染色方法，对有形成分进行检查，如血细胞形态、精子形态以及脱落细胞形态检查等。②湿片涂片检查法：包括直接涂片和盐水涂片法，如尿、粪便有形成分检查等。

2. 相差显微镜检查　相差显微镜主要是用来观察无色透明物体（如活的细胞、微生物以及细胞核等亚细胞结构）的形态，常用于尿液标本有形成分形态及精子检查等。

（二）仪器分析

根据检测原理，有形成分分析仪分为 3 大类：基于数字影像显微拍摄分析；基于流式细胞术与电阻抗、光散射等原理综合应用；基于人工神经网络技术的应用。

形态学检查除了以上主要检查方法和手段外，根据需要还可以采用暗视野显微镜、荧光显微镜、电子显微镜、“互联网 + 形态学检查（虚拟显微镜检查）”、细胞化学染色、细胞免疫化学染色、细胞标志物检查、染色体检查、分子生物学技术等方法和技术，可以弥补显微镜检查的经验性、主观性、局限性与仪器分析的缺陷，使有形成分诊断达到更高水平。

二、形态学显微镜检查质量保证

形态学检查对疾病诊疗具有重要价值，是许多疾病诊断的金标准，因此实验室应制定各相应显微镜形态学检查项目的标准操作程序（standard operating procedure，SOP），包括检验前、检验中及检验后各种步骤及要求。显微镜形态学检查一定要按专业要求及实验室相关规定，并结合实际建立检查的室内质量控制制度、方法和程序并严格执行。加强形态学检查每个环节的质量控制，积极参加形态学室间质评，确保形态学检查结果准确可靠。

（一）分析前的质量保证

合格的标本是形态学检查结果准确可靠的根本保证，标本采集、运送及处理不当可导致检查结果出现假阳性和假阴性，每个实验室要制定标本采集、运送及处理操作规程，并严格执行，作好记录。

1. 标本采集　①标本收集容器要专用、洁净、干燥、中性、无吸附、无渗漏等，标本收集容器上的标志要清楚、唯一。②按要求采集有代表性的标本，选择正确的添加剂并及时混匀。③有些形态学检查项目要注意标本采集时间：如微丝蚴的检查在夜晚 8 时后阳性率高。

2. 标本运送　标本离体后，有形成分会逐渐变性、坏死，病原生物会死亡，因此所有标本采集后应立即送检，尽快检查；有的检查项目如阿米巴滋养体、精子活动情况及阴道滴虫等检查在温度较低时要注意保温等。

3. 标本接收与处理　实验室应建立标本接收标准和不合格标本拒收标准，并建立不合格标本处理流程，收到标本后按要求及时处理。

4. 试剂与器材　标本制备、固定、染色过程中使用的试剂应定期配制，质量符合要求。制片用的载玻片要清洁、干燥、中性、无油腻、光滑；显微镜质量好，采用视场宽阔、分辨率清晰的显微镜，如有条件最好配备显微摄影或摄像装置以及存贮系统，便于及时保存特殊或有疑问有形成分图像，便于学习、讨论、交流、研究、资料记录和积累。

5. 检验人员 检验人员要具有责任意识和质量意识，具有扎实的形态学检查基本理论和基本技能；检验科要保证足够数量的检验人员，劳逸结合，安静适宜的工作环境，工作强度适当；特殊形态学检查，如骨髓细胞学检查、脱落细胞病理学检查等技术人员要经过专业系统培训及考核，持证上岗；定期进行形态学检查技术人员比对和能力考核，以保证形态学检查结果的一致性和准确性。

（二）分析中质量保证

1. 涂片、固定与染色 挑取有代表性标本涂片，涂片时要厚薄和面积适宜、分布均匀；涂片后快速固定，控制好染液比例、染色时间。

2. 显微镜检查 显微镜光线适宜、对焦清晰；检查时要严谨认真、细心耐心、一丝不苟，严格遵守细胞或其他有形成分显微镜检查操作程序，如血涂片标本先在低倍镜下观察全片，对细胞的分布、数量和染色情况等作初步了解，注意涂片尾部及两边有无大细胞、染色深和形态异常细胞，选择体尾交界处染色良好区域，使用油镜按“弓”字形或“城墙垛”路线的行进模式，依次推进，不可跳跃视野。发现有疑问的有形成分时要请有经验的检验人员会诊。在显微镜检查中要注意：

(1)把握细胞形态辨别要点：①掌握细胞的发育规律，细胞的阶段划分是人为的、机械的，而细胞的演进则是自然的。因此，把握细胞的种类和阶段需要一个适度的范围。②注意细胞个体形态与群体形态的关系。③遵循“核浆兼顾，以核为主”的细胞识别原则，依胞体、胞质、胞核、染色质、核仁的顺序，“从外向里”一步一步地细心观察和分析。对疑难细胞要多借助细胞化学染色或其他方法来协助鉴定，并密切结合临床资料，做出客观准确的诊断。④细胞形态观察内容包括：细胞大小、形状、边缘是否整齐，有无伪足；核胞质比例、胞质的多少和色泽，颗粒有无、性质、多少、大小、分布及染色，胞质有无其他异常的内容物等；细胞核的大小、数量、形态、位置、核染色质结构及核膜形态；核仁的有无、数量、大小等；同时还要注意单个细胞与细胞群之间联系，细胞群与群之间的关联；涂片背景，细胞退化变性的程度、坏死组织碎屑和特征；脱落细胞病理检查标本还需注意背景中的血细胞种类、数量和分布、是否出现多核巨噬细胞、是否有“阳性背景”存在等情况。

(2)把握虫卵的辨别要点：①观察虫卵的形状、大小和颜色。②卵壳：不同虫卵卵壳的厚度不同，有些虫卵有卵盖和(或)小的突起。③折光性和光泽。④内含物：不同虫卵有不同的特征性结构物，如卵细胞、幼虫、毛蚴等。

(3)把握细菌的辨别要点：主要包括细菌的染色、形状、大小、排列方式，在细胞内还是在细胞外等。

（三）分析后质量保证

1. 正确报告各种有形成分。实验室应该制定相应报告方法的SOP文件，规范报告格式，严格按要求的报告方式报告形态学检查结果。

2. 树立局部与整体观念，密切结合临床，综合分析。要结合其他的检查结果和患者临床资料进行综合分析，一个良好的形态学检查技术人员应该具有扎实的临床医学知识。

3. 实验室要建立集体阅片、会诊及结果审核制度，积极参加形态学检查室间质评。基层医院检验科要创造条件，与国内外医院检验科形态学专家合作和联系，充分利用“互联网＋形态学检验”开放式的模式，遇到疑难问题及时沟通，联合会诊。如有需要可利用细胞化学染色技术、免疫化学染色技术、分子生物学技术以及流式细胞分析技术等进行辅助诊断。

三、形态学检查方法学评价

形态学检查方法主要有显微镜检查和仪器分析等方法。①显微镜法：不需要特殊仪器，费用低廉，结果准确可靠，是形态学检查最经典、最基础的方法，更是形态学检查的参考方法，任何仪器都不能替代。但该法对从事形态学检查技术人员的要求高，需要经过系统的专业培训。检查结果受检验人员技术水平、责任心、工作量及用眼疲劳等因素影响；同时，效率低，耗时长，不适于大批量标本检查。某些项目的一些室内质量评价方法，如人员比对、人机比对、不同单位间的人员比对、形态学图片识别与考核，与临床诊断的符合率等方法，也是评价方法中可以考虑的参考做法。②仪器分析法：具有简便、快速、可以自动化、重复性较好、适于大量标本筛查等优点，但需要特殊仪器设备，费用较高。仪器分析一般只作为大批标本筛查方法，当仪器分析结果出现异常或有疑问时必须通过显微镜复检。

四、形态学检查临床应用

形态学检查是临床实验室最直观、实用和经济的检查方法，具有重要的临床价值，主要有：①确诊疾病：形态学检查是许多疾病确诊的依据或“金标准”。②疾病辅助诊断与鉴别诊断。③指导临床用药、治疗效果观察及预后判断等。

（曹　科　曾赤佳　闫海润　龚道元）

第二章 外周血有形成分形态学检验

第一节 概　述

正常情况下外周血中有形成分主要有成熟的红细胞、白细胞和血小板，病理情况下可出现成熟血细胞的形态异常，甚至出现幼稚血细胞以及疟原虫、细菌、真菌等病原生物。

目前实验室常用的形态检查方法主要有普通光学显微镜检查法和血细胞形态分析仪两种，均需制备血涂片经瑞氏或瑞氏-吉姆萨染色后进行观察或分析。前者仍然是细胞形态学最基本和常用的检查方法，但费时、费力，对操作者的技术水平要求高；后者具有自动化程度高、快速、可保存细胞图像便于复检等优点，但对幼稚细胞及异常形态细胞的识别能力有限，目前仍需要人工复检。

正常外周血中红细胞、白细胞和血小板的形态多样。异常情况下血细胞形态变化更大，如某些恶性变化的细胞，甚至有些良性变化如各种反应性淋巴细胞的形态变化很不典型，不易辨认。外来的病原生物如疟原虫等容易被当成杂质而漏检。如果检验人员的形态识别基本功不扎实，常会导致疾病的误诊和漏诊。因此，外周血有形成分的形态是医学检验专业的学生和临床检验工作人员必须掌握并需要不断学习的基本功之一。

外周血有形成分检查的临床应用很广，主要用于以下几方面：①判断贫血类型：依据红细胞的大小和染色情况可判断贫血的形态学分类，如小细胞低色素性贫血、巨幼细胞贫血等。②判断感染的类型和严重程度：如中性粒细胞的毒性变化常见于细菌感染，反应性淋巴细胞增多常提示病毒感染；根据是否有中性粒细胞核左移、含中毒颗粒细胞的比例，结合白细胞总数和分类计数可以判断患者的感染程度和预后。③筛查造血系统恶性肿瘤：外周血中发现幼稚白细胞，在排除感染等因素后，高度怀疑白血病。④查找病原体：如找到疟原虫即可确诊疟疾。⑤协助遗传性疾病的诊断：如球形红细胞显著增加、椭圆形红细胞显著增加、Chediak-Higashi 畸形、May-Hegglin 畸形等有助于相关遗传性疾病的诊断。本章未特殊说明的图均为瑞氏-吉姆萨染色，放大 1 000 倍。

（徐菲莉　胥文春）

第二节 外周血有形成分形态

外周血有形成分包括各种白细胞、红细胞、血小板、有核红细胞、巨核细胞以及各种病原体等。通过血细胞形态学检验，在辅助血液病等诊断、病情判断及疗效观察中起着至关重要的作用。

一、白细胞

正常情况下，外周血中有五种成熟白细胞（white blood cell），即中性粒细胞（neutrophil）、嗜酸性粒细胞（eosinophil）、嗜碱性粒细胞（basophil）、淋巴细胞（lymphocyte）及单核细胞（monocyte），见图 2-1。病理情况下这些成熟白细胞可出现数量及形态改变，有时还出现原始细胞、幼稚细胞及反应性淋巴细胞等。

（一）中性粒细胞

1. 正常中性粒细胞　中性粒细胞包括中性杆状核粒细胞（band neutrophil）和中性分叶核粒细胞（segmented neutrophil）。中性杆状核粒细胞胞体直径 10~15μm，圆形或类圆形；胞核呈杆状、

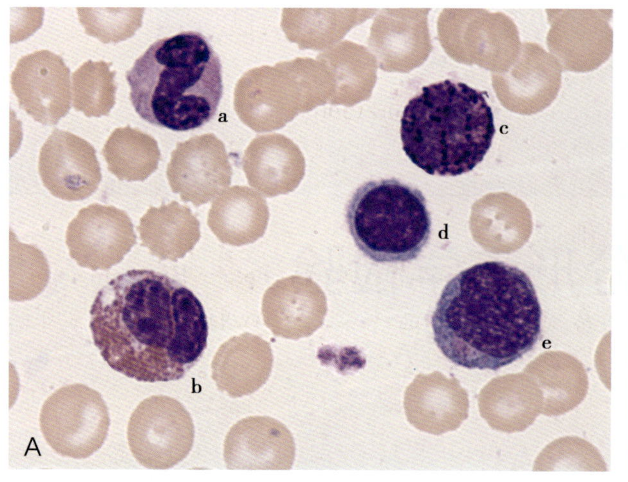

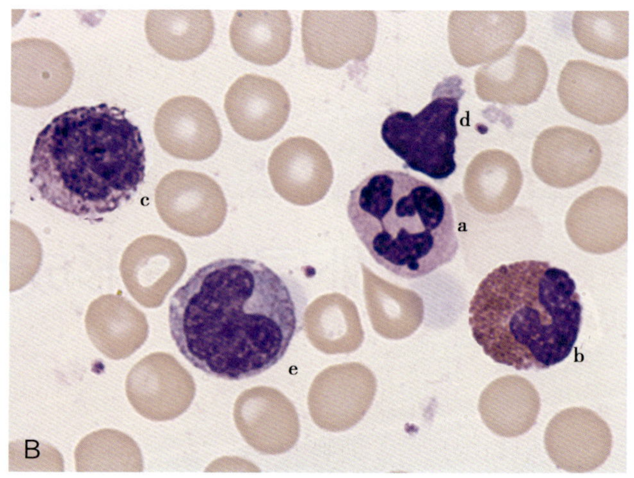

图 2-1　正常人外周血中的五种成熟白细胞

a:中性粒细胞。b:嗜酸性粒细胞。c:嗜碱性粒细胞。d:淋巴细胞。e:单核细胞

"S"或"E"形等,染色质呈块状,副染色质明显;胞质多,常充满中性颗粒,中性颗粒特征为:颗粒细小、大小一致、分布均匀、呈淡红色或淡紫红色,胞质呈淡蓝色。中性分叶核粒细胞的胞核呈分叶状(2~5 叶,以 3 叶居多),叶与叶之间有核丝相连,其他特点同中性杆状核粒细胞(图 2-2)。中性粒细胞增多见于感染(尤其是细菌感染)、急性出血及溶血、急性中毒、过敏、严重外伤、骨髓增殖性肿瘤(尤其是慢性髓细胞性白血病)、晚期恶性肿瘤及使用升白细胞药物等。

有的中性粒细胞可见鼓槌体(drumstick),即核棘突,指在中性粒细胞的胞核上突出一个或多个鼓槌状物,直径约 2~4μm,与核之间以短丝相连(图 2-2I、J),见于女性、非典型肺炎及恶性肿瘤等。

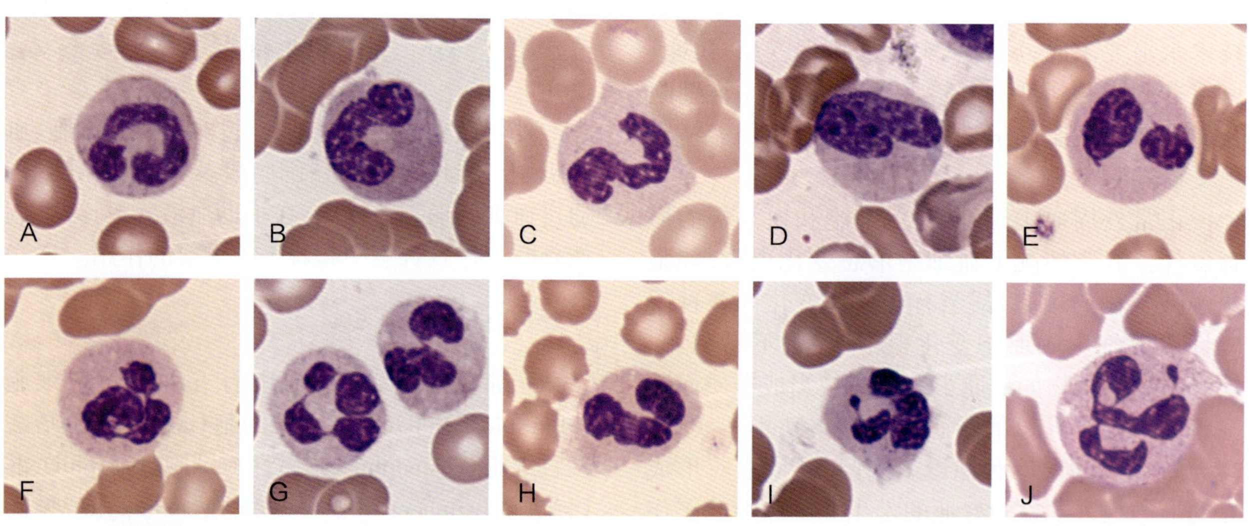

图 2-2　中性粒细胞

A~C:典型中性杆状核粒细胞。D:其胞核呈杆状折叠,属中性杆状核粒细胞。E~G:典型中性分叶核粒细胞。H:其胞核分 2 叶,核丝隐藏未见,属中性分叶核粒细胞。I、J:中性分叶核粒细胞,并可见鼓槌体

正常人外周血中以中性分叶核粒细胞为多见。如中性杆状粒细胞 > 5% 或(和)出现杆状核以前更幼稚的粒细胞,称为中性粒细胞核左移(shift to the left),见于感染、血液病、使用升白药后及手术后等。如中性分叶核粒细胞的胞核分叶 > 5 叶称为分叶过多(有的还同时伴有巨幼变、巨幼样变)(图 2-5D、E),如分叶过多粒细胞 > 3%,称为中性粒细胞核右移(shift to the right),见于巨

幼细胞贫血、药物治疗后、严重感染等。

2. 毒性改变　中性粒细胞毒性改变包括中毒颗粒(toxic granules)、杜勒体(Döhle bodies)及空泡(vacuoles)(图 2-3),主要见于细菌性感染。①中毒颗粒:中性粒细胞受到外来刺激引起中性颗粒变性,使颗粒变粗大、大小不一、分布不均匀、紫红色或紫黑色。②杜勒体:是胞质局部不成熟的表现。为胞质中嗜碱性区域,呈圆形、梨形或云雾状,淡蓝色或灰蓝色,直径约 1~2μm。③空泡:指粒细胞受刺激后胞质发生脂肪变性。感染时三者可同时出现在一个细胞中,也可单独出现,临床上以中毒颗粒最常见。

3. 遗传性畸形中性粒细胞　主要包括五种(图 2-4~ 图 2-5)。

(1) May-Hegglin 畸形(May-Hegglin anomaly):常染色体显性遗传,其各阶段粒细胞胞质内终身含有淡蓝色包含体(为细胞器破坏产物),类似杜勒小体,但常较大而圆,也可呈条状等,还可见于单核细胞等,患者常伴有巨血小板、血小板数减少。

(2) Alder-Reilly 畸形(Alder-Reilly anomaly):常染色体隐性遗传,中性粒细胞胞质中含深紫红色的嗜天青颗粒,其颗粒粗大而类似中毒颗粒(溶酶体不能分解黏多糖所致),患者常伴有软骨畸形、肝大、脾肿大等。

(3) Chdiak-Higashi 畸形(Chdiak-Higashi anomaly):常染色体隐性遗传,其粒细胞胞质中出现数个至数十个直径约 2~5μm 的紫红色包含体,类似吞噬物(异常溶酶体融合所致),此包含体也可见于单核细胞和淋巴细胞。

(4) Jordan 畸形(Jordans anomaly):常染色体隐性遗传,其中性粒细胞胞质中终生存在空泡(脂类代谢障碍所致),还可出现在单核细胞、嗜酸性粒细胞等。

(5) Pelger-Hüet 畸形(Pelger-Hüet anomaly):常染色体显性遗传,其中性粒细胞胞核不分叶而呈类圆形,或仅分两叶呈眼镜形、哑铃形、花生形,嗜酸性粒细胞也可有类似改变,临床上以继发性 Pelger-Hüet 畸形多见,常伴有粒细胞颗粒减少。

4. 其他

(1) 其他胞核异常粒细胞:其他胞核异常包括大杆状核、大肾形核、环形核(图 2-6)、双核等(图 2-7A、B),见于巨幼细胞贫血、骨髓增生异常综合征、白血病及化疗后等。

(2) 颗粒减少粒细胞:主要表现为中性颗粒、嗜酸性颗粒减少(图 2-7C~E),见于骨髓增生异常综合征、急性髓细胞白血病及化疗后等。

(3) 白细胞凝集(leukocytic agglutination):指血涂片中一种或几种白细胞凝集在一起(图 2-8),见于细菌感染、病毒感染、自身免疫疾病及陈旧性 EDTA 抗凝血等。白细胞明显凝集者可使仪器白细胞数假性降低。若有白细胞凝集,将该标本置 37℃中 10~15 分钟或换用枸橼酸钠抗凝,常有助于凝集的白细胞解散。

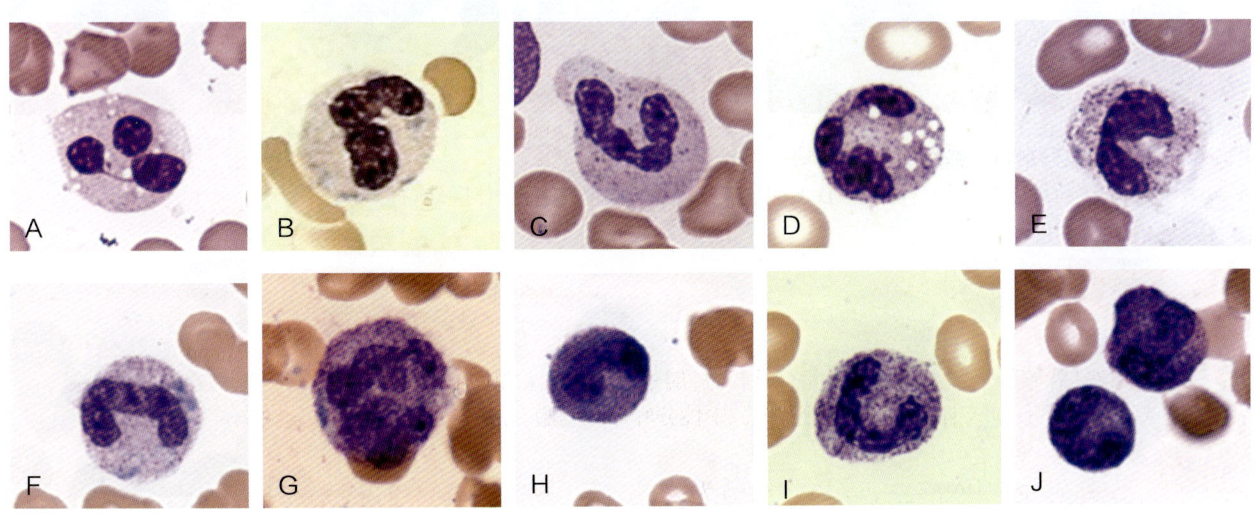

图 2-3　毒性改变中性粒细胞

A:含空泡。B:含杜勒体。C:含少许中毒颗粒。D、E:含空泡及中毒颗粒。F~H:含中毒颗粒及杜勒体。I、J:含大量中毒颗粒

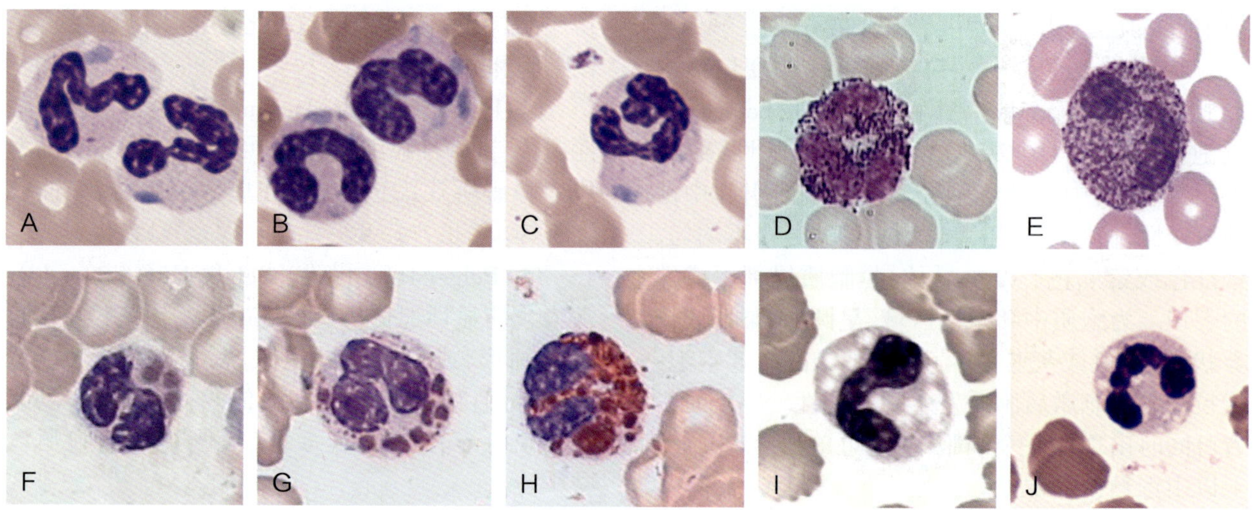

图 2-4　遗传性畸形中性粒细胞

A~C:May-Hegglin 畸形。D、E:Alder-Reilly 畸形。F~H:Chdiak-Higashi 畸形。I、J:Jordan 畸形

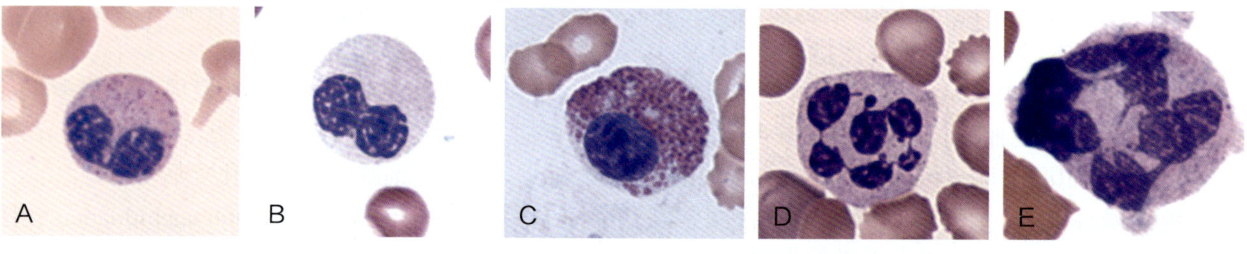

图 2-5　Pelger-Hüet 畸形及分叶过度中性粒细胞

A:中性粒细胞遗传性 Pelger-Hüet 畸形,胞核呈眼镜形。B:中性粒细胞继发性 Pelger-Hüet 畸形,胞核呈花生形且伴中性颗粒减少。C:嗜酸性粒细胞继发性 Pelger-Hüet 畸形,胞核呈类圆形。D:分叶过多中性粒细胞。E:分叶过多中性粒细胞伴巨幼样变

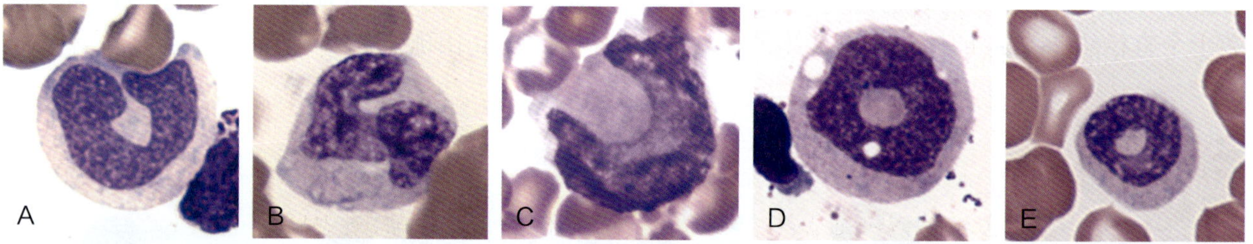

图 2-6　其他胞核异常粒细胞

A~C:中性杆状核粒细胞伴巨幼(样)变。D、E:中性环形核粒细胞,其中 D 伴巨幼(样)变

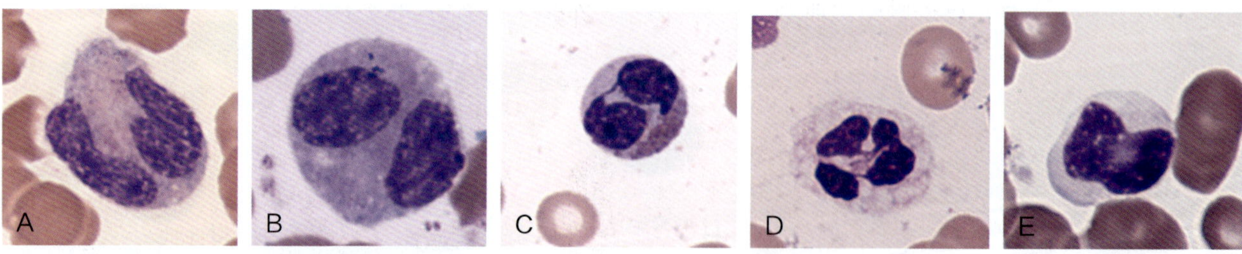

图 2-7　双核及颗粒减少粒细胞

A:中性杆状核粒细胞(双核)。B:中性幼稚粒细胞(双核)。C:嗜酸性分叶核粒细胞(嗜酸性颗粒减少)。D:中性分叶核粒细胞(中性颗粒减少且含空泡)。E:中性晚幼粒细胞(中性颗粒减少)

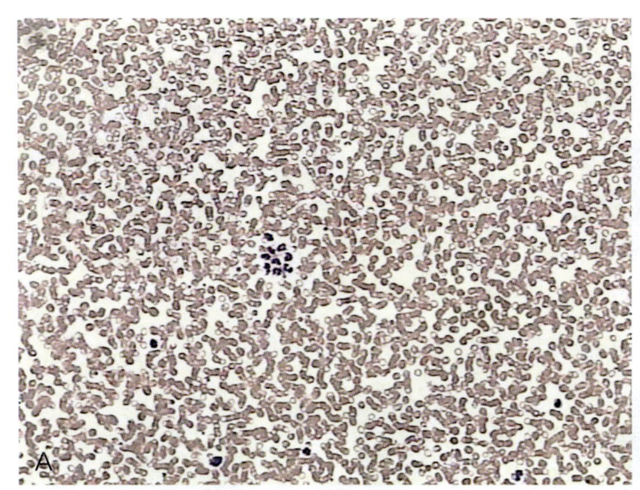

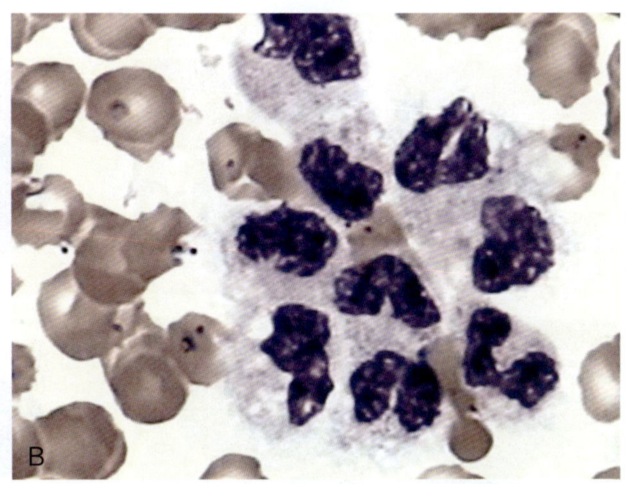

图 2-8　白细胞凝集

A：× 100 ；A、B 均可见凝集的中性粒细胞

（二）嗜酸性粒细胞

嗜酸性粒细胞（eosinophilic granulocyte）包括嗜酸性杆状核粒细胞、嗜酸性分叶核粒细胞，血涂片中以后者为多见。其胞体直径 11~16μm，圆形或类圆形；胞质中充满嗜酸性颗粒，胞核呈分叶或杆状，其他特征均同中性粒细胞（图 2-9）。嗜酸性颗粒特征为：颗粒粗大，大小一致，圆形或椭圆形，分布均匀，呈橘红色或暗黄色。嗜酸性粒细胞增多见于过敏性疾病、寄生虫病、皮肤病、慢性髓细胞性白血病、嗜酸性粒细胞白血病、急性粒单核细胞白血病、某些恶性肿瘤、嗜酸细胞性胃肠炎及嗜酸性粒细胞增多性心内膜炎等。

（三）嗜碱性粒细胞

嗜碱性粒细胞（basophilic granulocyte）胞体直径 6~12μm，类圆形，有的胞体周围可见红晕；胞核呈分叶、杆状或轮廓不清，染色质粗或结构不清；胞质多少不一，呈淡蓝色，胞质内可见嗜碱性颗粒，也常覆盖胞核上（图 2-10）。典型嗜碱性颗粒特征为：数量不多、颗粒粗大，大小及形态不一，呈深紫红或深紫黑色，有的因嗜碱性粒颗粒细小，使胞质呈紫红色。有的胞体小且嗜碱性颗粒不典型，易误认为小淋巴细胞。由于嗜碱性粒细胞的胞核轮廓常不清晰，故通常不需要区分杆状、分叶，其临床意义也不大。嗜碱性粒细胞增多见于慢性髓细胞性白血病、嗜碱性粒细胞白血病、骨髓增殖性肿瘤、过敏性疾病、变态反应及某些感染性疾病等。

（四）淋巴细胞

1. 正常淋巴细胞　淋巴细胞（lymphocyte）包括小淋巴细胞（microlymphocyte）和大淋巴细胞（macrolymphocyte）。淋巴细胞增多见于某些病毒和细菌的感染、粒细胞减少症、粒细胞缺乏症、再生障碍性贫血、免疫性疾病、慢性淋巴增殖性疾病等。

（1）小淋巴细胞：其胞体直径 6~9μm，类圆形或不规则等；胞核类圆形或有小切迹、凹陷等，染色质致密，呈大块状，副染色质不明显，核仁消失，可有假核仁；胞质少或极少（颇似裸核），呈淡蓝色或蓝色，常无颗粒（图 2-11）。

（2）大淋巴细胞：其胞体直径 12~15μm，类圆形；胞核常呈椭圆形且偏一侧，染色质紧密而均匀，核仁消失；胞质较多，呈清澈的淡蓝色，常有少许紫红色颗粒（图 2-12）。

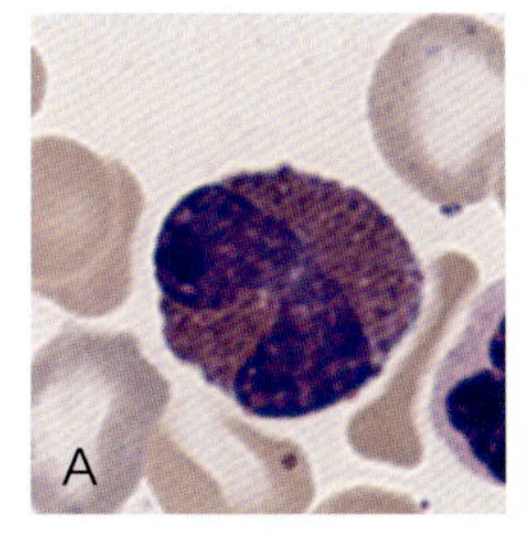

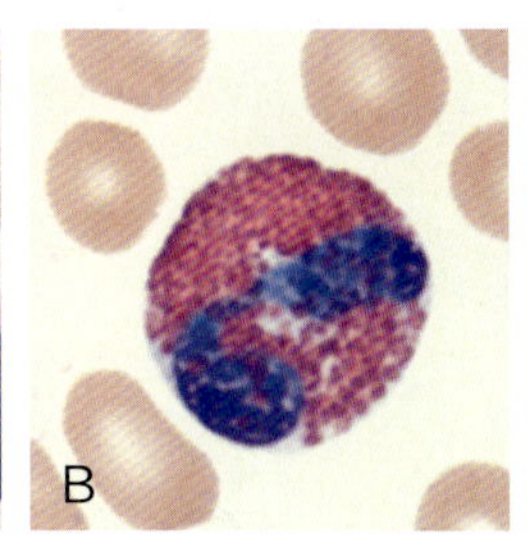

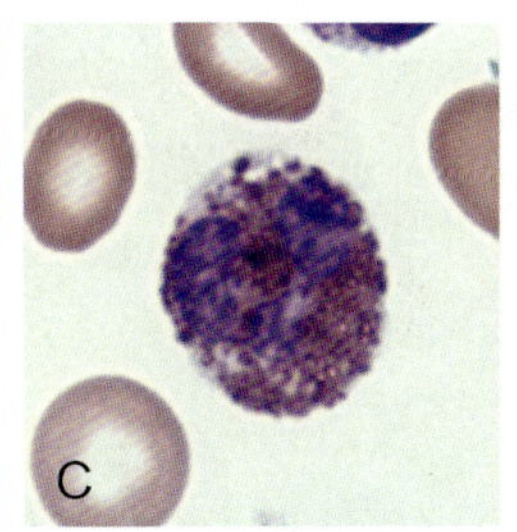

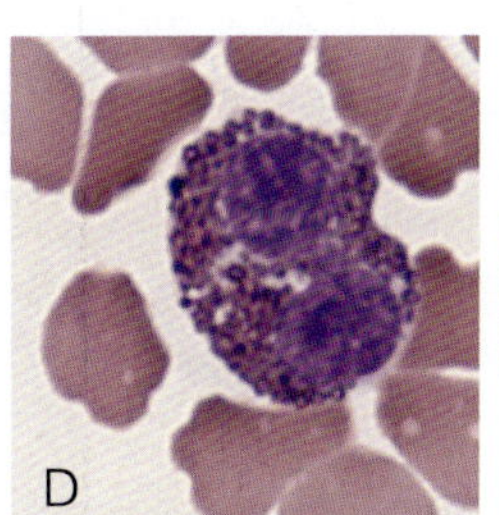

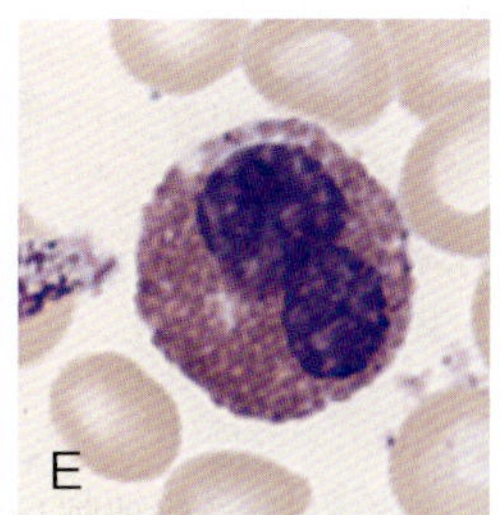

图 2-9　嗜酸性粒细胞

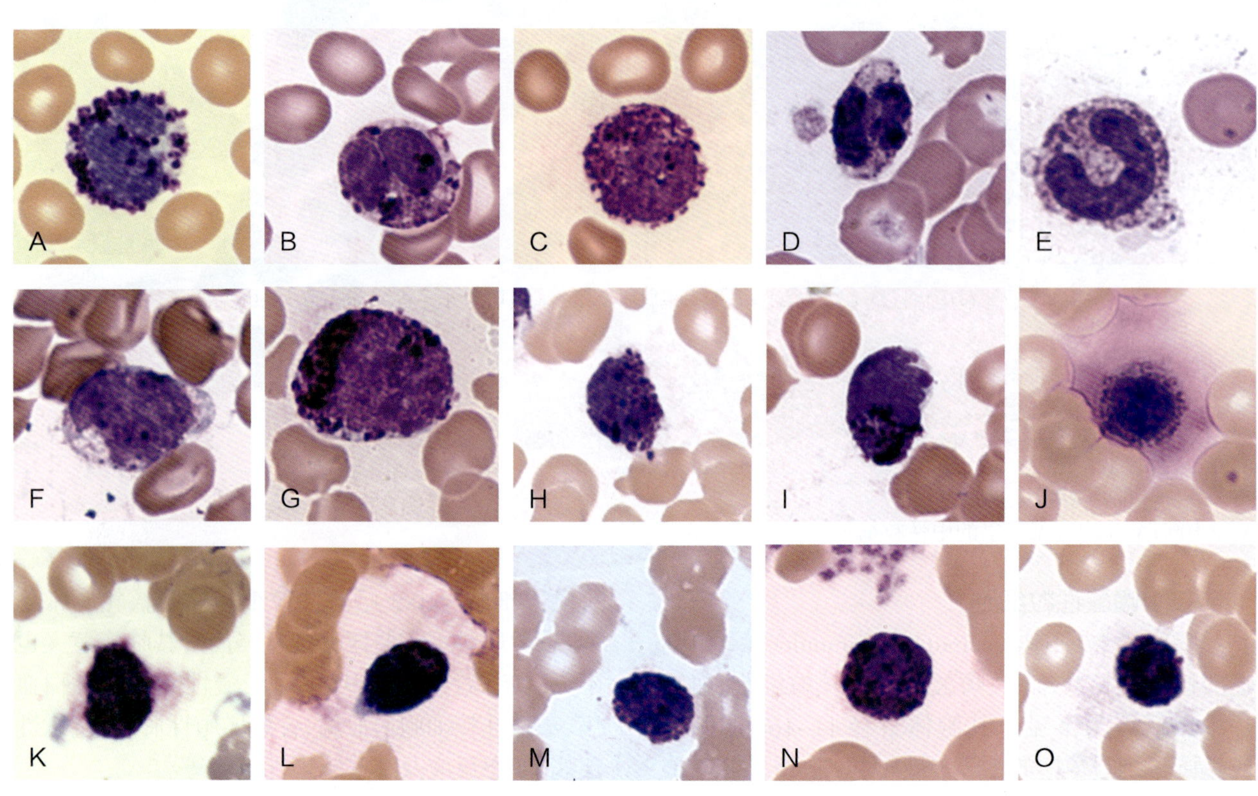

图 2-10　嗜碱性粒细胞

A~C:嗜碱性颗粒典型,胞核分叶。D、E:嗜碱性颗粒较细小,胞核分别呈分叶、杆状。F、G:嗜碱性颗粒典型,胞核核形不清楚。H、I:嗜碱性颗粒典型,胞体较小。J~L:胞体较小,细胞周边可见红晕,细看可见嗜碱性颗粒。M~O:胞体较小,细看可见嗜碱性颗粒

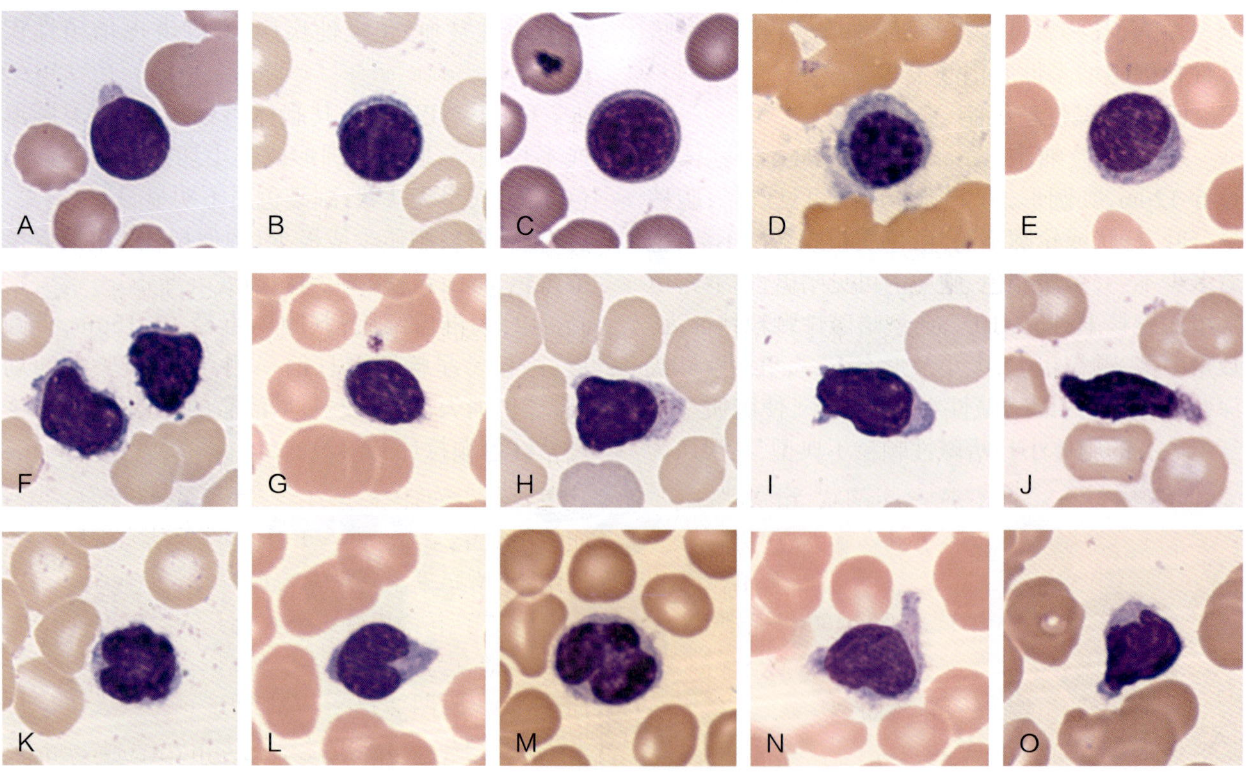

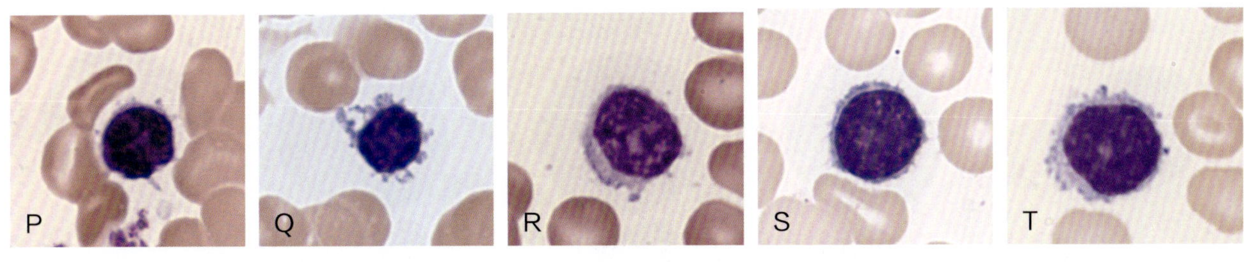

图 2-11　小淋巴细胞
A~E:胞核较规则。F~J:胞体及胞核略长。K~O:胞核不规则。P、Q:胞质可见细毛状突起。R~T:可见假核仁

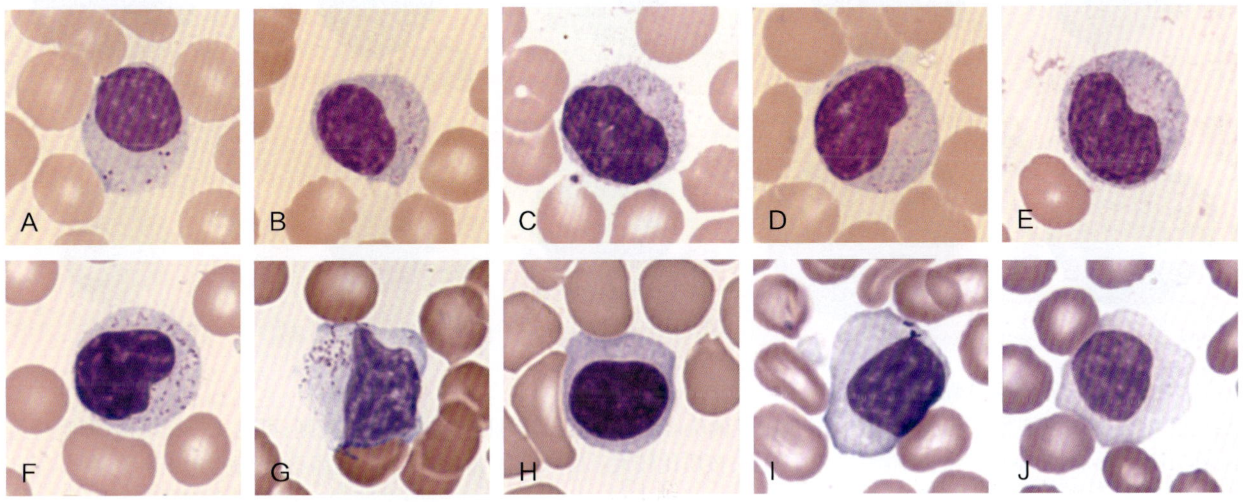

图 2-12　大淋巴细胞
A~G:胞质含颗粒,胞核圆形、椭圆形、肾形等。H~J:胞质无颗粒

2. 异型淋巴细胞(atypical lymphocyte)　简称异淋,ICSH 建议称之反应性淋巴细胞(reactive lymphocyte)。其胞体较大,10~30μm,胞体形态多样,胞质变多、深蓝色,有的含有空泡、颗粒,胞核也较大,规则或不规则,染色质粗、疏松,有的甚至隐约可见核仁(图 2-13A~M)。见于感染(尤其为病毒感染)、自身免疫性疾病等。根据形态特点将异型淋巴细胞分为以下三型。

(1) Ⅰ型:又称空泡型、浆细胞型。其胞体比正常淋巴细胞大,多呈圆形;胞核圆形、椭圆形、肾形或不规则,常偏位,染色质呈粗网状、粗块状;胞质较丰富,深蓝色,含大小不等的空泡,一般无颗粒。

(2) Ⅱ型:最为常见,又称不规则型、单核细胞型。胞体较Ⅰ型大,常不规则;胞核不规则,染色质较Ⅰ型细致、疏松;胞质丰富,蓝色或淡蓝色,有透明感,胞质边缘处可较深蓝而似裙边,可有空泡及少许嗜天青颗粒。

(3) Ⅲ型:又称幼稚型、幼稚淋巴细胞型。胞体较大,较规则;胞核大呈圆形、椭圆形,染色质较细致,有的隐约可见 1~2 个核仁;胞质较少,呈深蓝色,多无颗粒,偶有小空泡。

淋巴细胞在抗原刺激下转变为异型淋巴细胞需要一个过程,从形态学来看,胞体及胞核变大、胞质变多,但程度未达到异型淋巴细胞者,称之为刺激淋巴细胞(图 2-13N、O)。

3. 毛细胞(hairy cell)　其胞体直径约 10~20μm,边缘不规则,周边不整齐,有许多锯齿状、伪足状突起,有时为细长毛发状;胞质量中等,淡蓝色,无颗粒;胞核呈圆形、椭圆形、肾形等,染色质较粗(图 2-14A~C)。正常人可偶见毛细胞样淋巴细胞,增多见于毛细胞白血病。

4. 多形核淋巴细胞　又称花细胞(flower cell),其主要特点为:胞核呈多形性,如扭曲、畸形、分叶而呈花瓣状(图 2-14D、E)。增多见于成人 T 细胞淋巴瘤,正常人可偶见花细胞样淋巴细胞,一般病毒感染恢复期也可见花细胞样淋巴细胞增多。

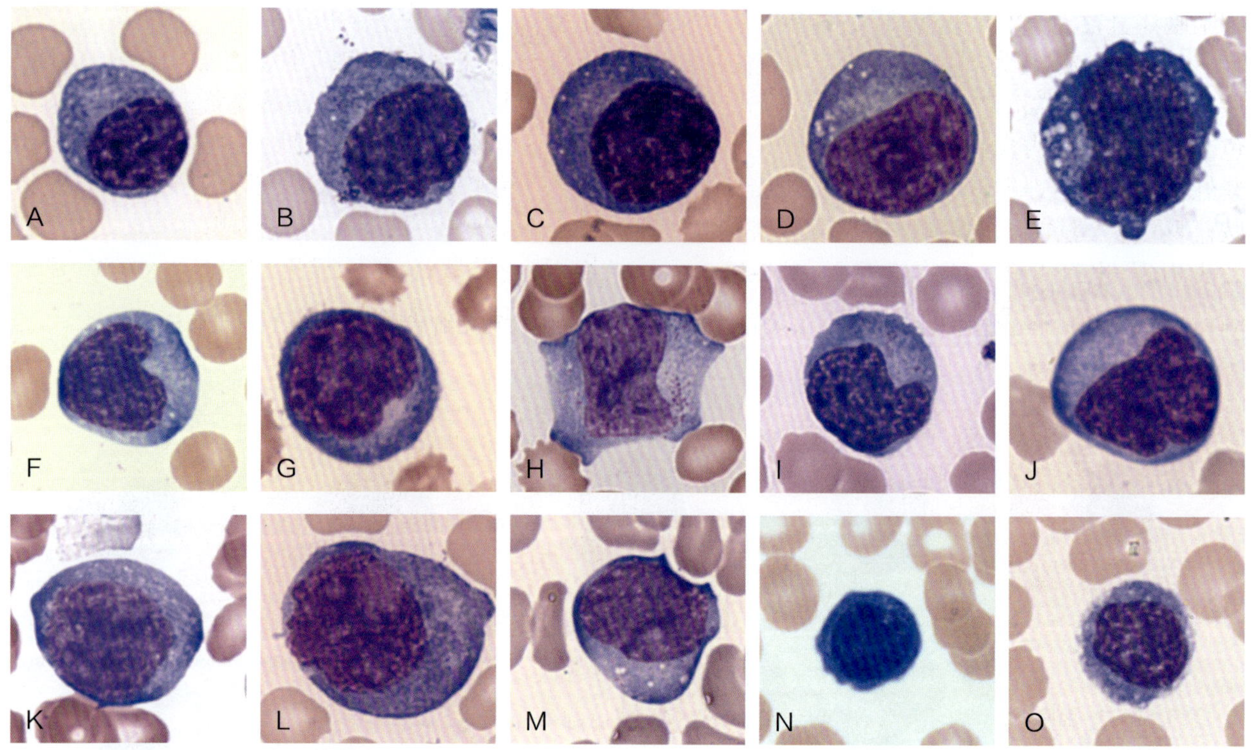

图 2-13 异型淋巴细胞及刺激淋巴细胞

A~E：Ⅰ型异型淋巴细胞，胞质丰富，胞核较规则且偏位。F~J：Ⅱ型异型淋巴细胞，胞核不规则，可见裙边样结构（即胞质边缘更深蓝）。K~M：Ⅲ型异型淋巴细胞，染色质偏细，核质比较大。N、O：刺激淋巴细胞，其胞体不大但胞质深蓝

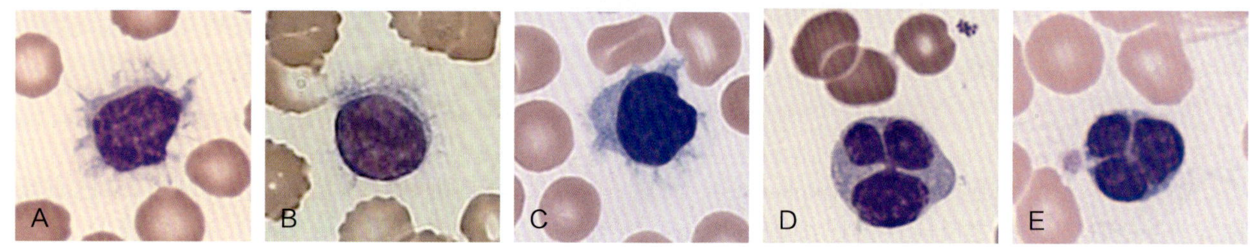

图 2-14 毛细胞（A~C）及花细胞（D、E）

5. 其他淋巴细胞　包括双核淋巴细胞、卫星核淋巴细胞（即母子核淋巴细胞）等（图 2-15），前者偶见无明显临床意义，后者增多见于电离辐射、长期化疗后等。

（五）单核细胞

单核细胞（monocyte）胞体一般较大，多数直径 12~20μm，类圆形或不规则，有的可见伪足、出毛；胞核常不规则，呈扭曲、折叠状，或呈大肠状、马蹄形、S 形、分叶形、笔架形等，染色质疏松，可呈条索状、小块状，核仁消失；胞质丰富、浅灰蓝色或淡蓝色，半透明如毛玻璃样，可有空泡，常有细小、紫红色的粉尘样颗粒，有的因含大量细小颗粒而使胞质呈淡紫红色（图 2-16）。有的单核细胞较小，应注意与大淋巴细胞等鉴别，前者颗粒细小、多，胞核常不规则且染色质较疏松（图 2-17）。单核细胞增多见于某些感染、结缔组织病、急性单核细胞白血病、急性粒单核细胞白血病、慢性粒单核细胞白血病、血液病化疗后等。

（六）幼稚粒细胞

包括早幼粒细胞、中性中幼粒细胞、中性晚幼粒细胞、幼稚嗜酸性粒细胞和幼稚嗜碱性粒细胞。前三者主要见于白血病、感染、药物治疗后及手术后等，幼稚嗜酸性粒细胞见于慢性髓细胞性白血病、急性髓细胞白血病及嗜酸性粒细胞白血病等，幼稚嗜碱性粒细胞见于慢性髓细胞性白血病及嗜碱性粒细胞白血病等。

1. 早幼粒细胞（promyelocyte）　正常早幼粒

细胞胞体直径 12~25μm，椭圆形或类圆形，偶见瘤状突起；胞核大，常为圆形、椭圆形，常偏位；染色质较细致，核仁常清晰可见；胞质常较丰富，呈蓝色、深蓝色，胞质内含数量不等、大小及形态不一、紫红色的非特异性颗粒（又称为嗜天青颗粒、嗜苯胺蓝颗粒、A 颗粒），其颗粒分布不均匀，常近核一侧先出现，也有少许覆盖在胞核上（图 2-18A~J）。早幼粒细胞中央近核处有高尔基体发育区，呈淡蓝色或无色，称之为初质。

异常早幼粒细胞的主要特点为胞核不规则（扭曲、折叠）、内外胞质分明现象（即内质充满 A 颗粒而外质无颗粒）、胞质颗粒丰富（颗粒粗或细），有的还可见较多棒状小体。根据颗粒多少、大小，分为粗颗粒型（颗粒多且粗）、细颗粒型（颗粒多且细）及变异型（颗粒少或无）（图 2-18K~O）。见于急性早幼粒细胞白血病。

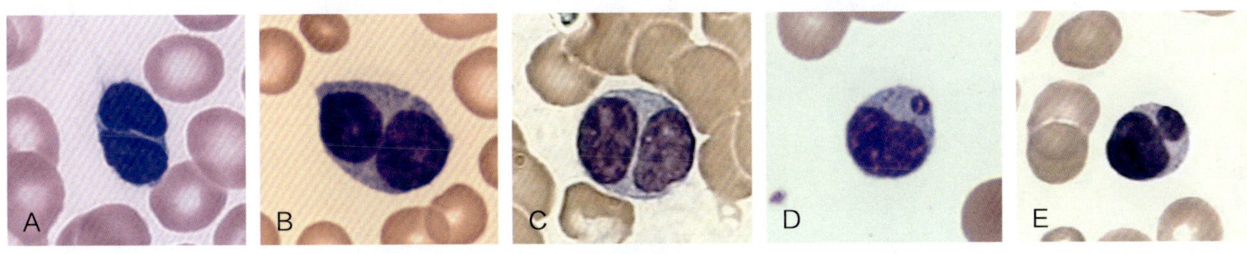

图 2-15　双核淋巴细胞（A~C）及卫星核淋巴细胞（D、E）

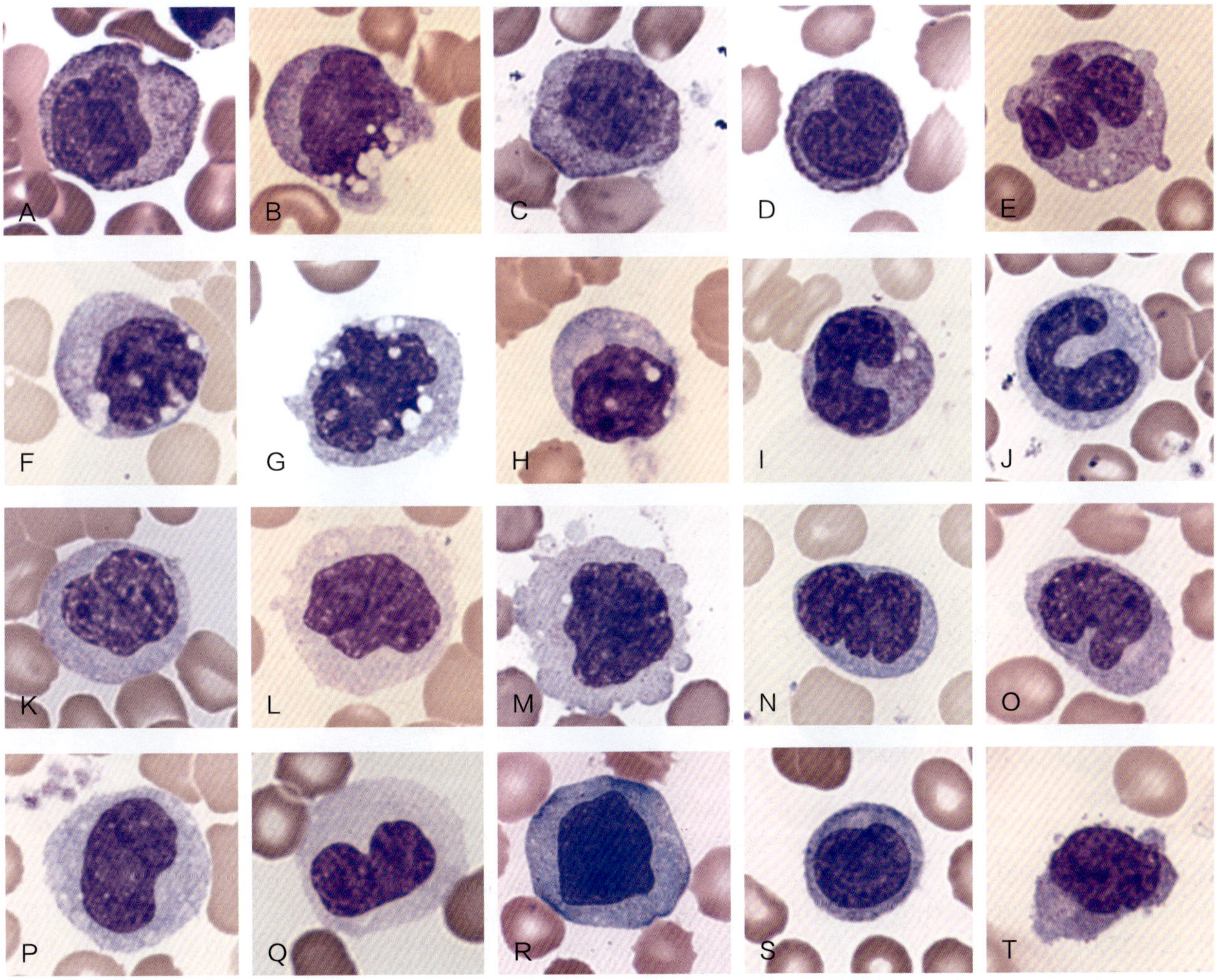

图 2-16　（成熟）单核细胞

A~E：颗粒多、细小。F~H：颗粒少、细小且有空泡。I、J：胞核呈杆状。K~O：颗粒很少。P、Q：胞核呈肾形且无颗粒。R：有裙边样结构及粉尘样颗粒。S、T：胞体较小，胞核看似较规则，实有折叠

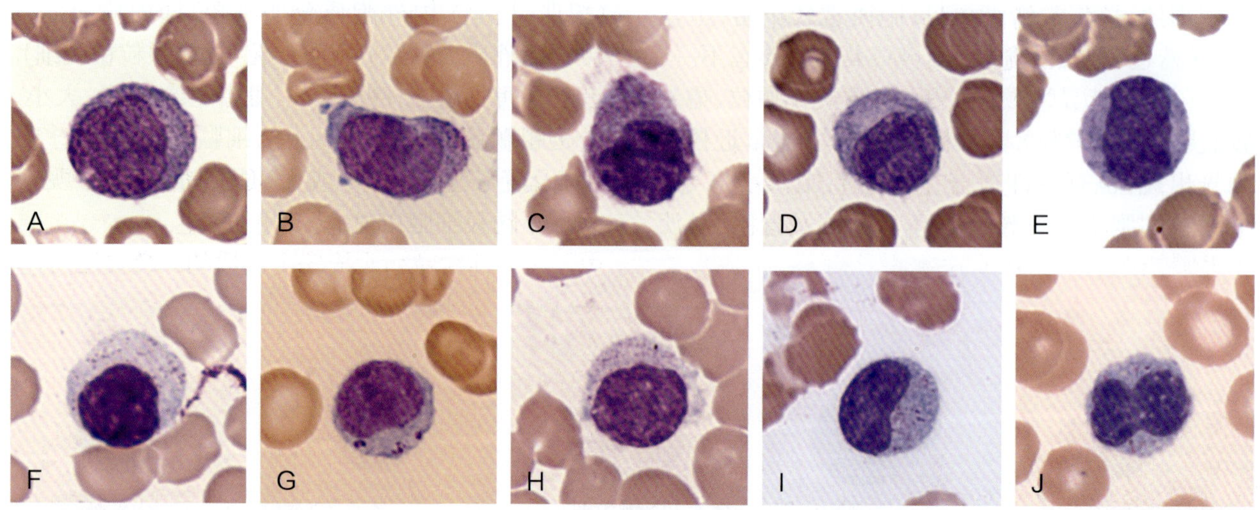

图 2-17 单核细胞与大淋巴细胞

A~E:单核细胞,胞核折叠,染色质疏松,胞质可见较多细小颗粒,胞质灰蓝色。F~J:大淋巴细胞,胞核无折叠,染色质致密,可见少许颗粒(图 G 细胞的颗粒粗些,胞质淡蓝色或灰蓝色)

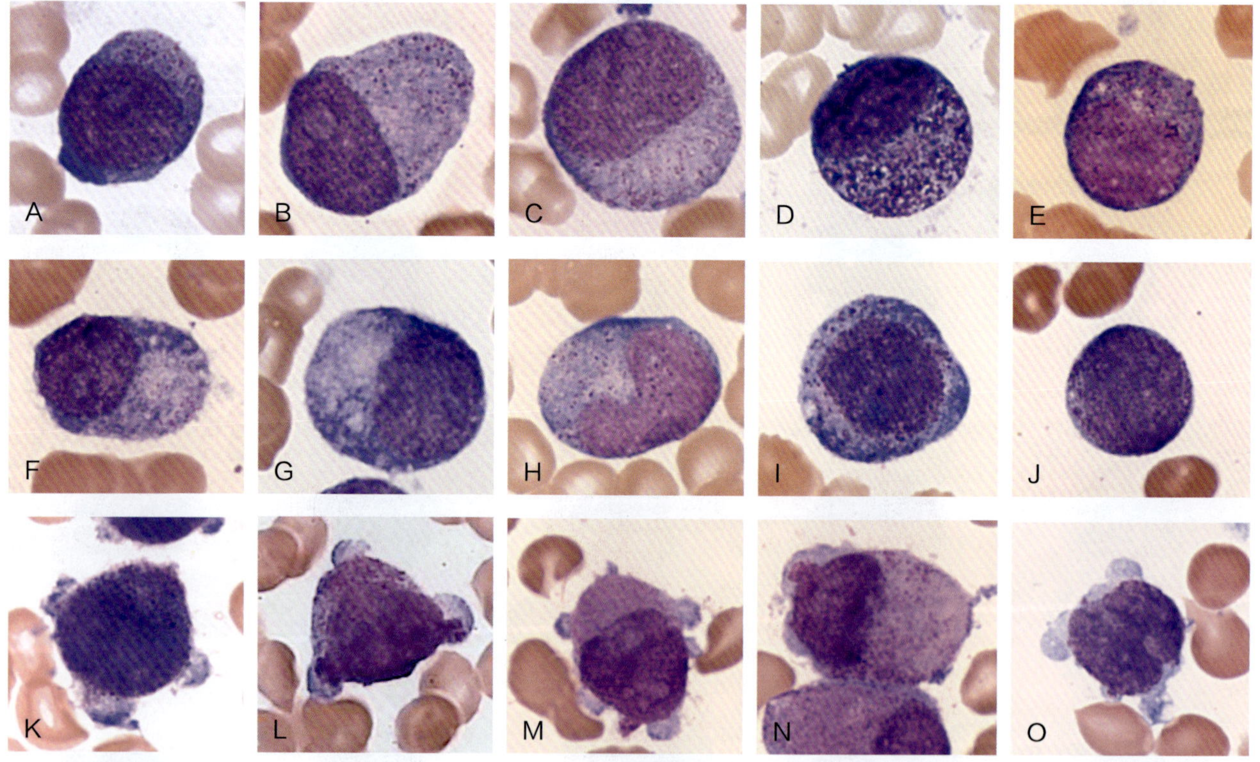

图 2-18 早幼粒细胞

A~J:正常早幼粒细胞。K~O:异常早幼粒细胞。A~C:典型早幼粒细胞。D、E:颗粒多。F、G:颗粒少,初质较明显。H:胞核肾形,颗粒覆盖在核上。I:似原始红细胞,但胞质及胞核上可见颗粒。J:核质比大,似原始粒细胞,但细看胞质中有较多颗粒。K、L:粗颗粒型。M:细颗粒型。N:细颗粒型(以细小颗粒为主,同时可见少许粗大颗粒)。O:变异型

2. 中性中幼粒细胞(neutrophilic myelocyte) 其胞体直径 10~20μm,圆形或类圆形;胞核呈椭圆形、半圆形或略凹陷,常偏于一侧,染色质聚集呈索块状,核仁常无;胞质多,呈蓝色、淡蓝色,内含中等量细小、大小较一致、分布密集的中性颗粒,呈淡粉红色,中性颗粒常在近核处先出现,非特异性颗粒常分布在细胞边缘且颗粒数量多少不等。急性粒细胞白血病等有时可见异常中幼粒细胞,其主要特点为胞质中有丰富中性颗粒,而胞核较规则、染色质细致并常可见核仁(图 2-19)。

3. 中性晚幼粒细胞(neutrophilic metamyelocyte) 其胞体直径 10~16μm,圆形或类圆形;胞核常凹陷,呈肾形、半月形,其胞核凹陷程度与假设胞核直径之比 <1/2,胞核常偏一侧,无核仁,染色质聚集呈小块状,并出现较明显的副染色质(即块状染色质之间的空隙);胞质多,充满中性颗粒,非特异性颗粒无或少,胞质呈淡蓝色,但由于胞质中充满中性颗粒而常掩盖了胞质的颜色(图 2-20)。

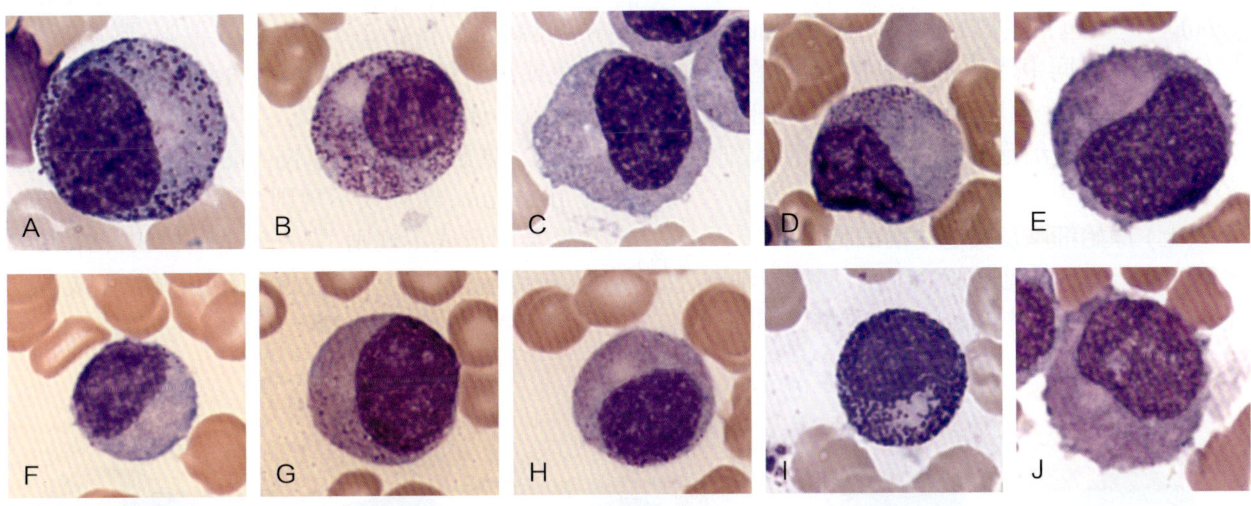

图 2-19 中性中幼粒细胞

A、B:典型中性中幼粒细胞。C、D:非特异性颗粒较少。E:未见非特异性颗粒。F~H:中性颗粒丰富而 A 颗粒较少。I:由于粒细胞毒性改变导致中幼粒细胞内可见许多紫红色颗粒(即大部分为中毒颗粒,少数为 A 颗粒)。J:异常中幼粒细胞,其胞质中充满中性颗粒而染色质细致并见核仁

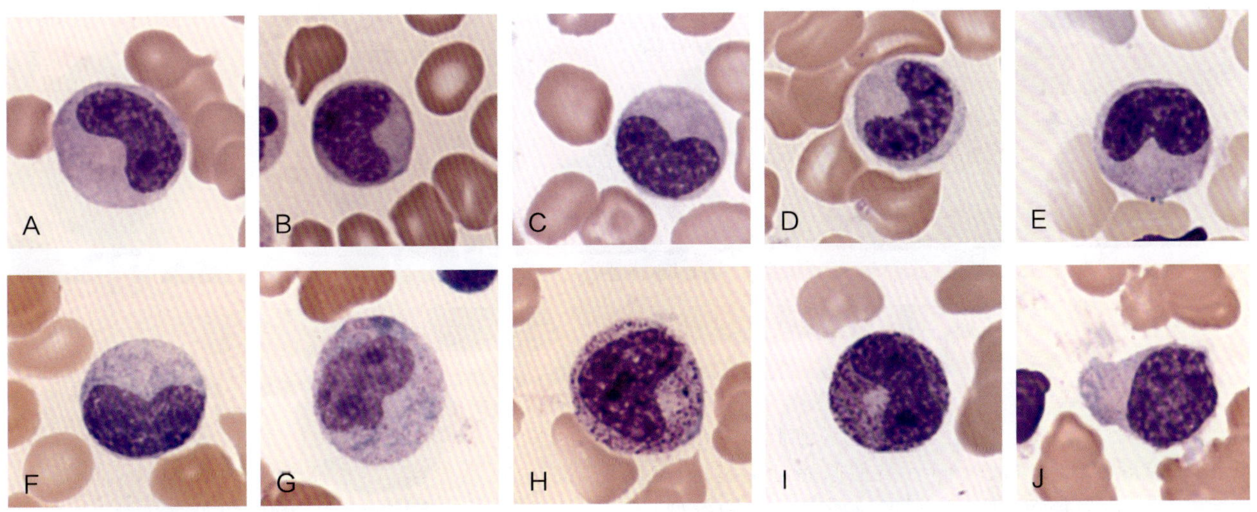

图 2-20 中性晚幼粒细胞

A~E:典型中性晚幼粒细胞。F:中性颗粒略减少。G:含中毒颗粒及杜勒体。H、I:含大量中毒颗粒。J:胞质偏少,胞核未凹陷

4. 幼稚嗜酸性粒细胞(immature eosinophilic granulocyte) 包括嗜酸性中幼、晚幼粒细胞。其形态特点基本同中性幼稚粒细胞,不同的是特异性颗粒为嗜酸性颗粒而非中性颗粒(图2-21A~C)。由于幼稚嗜酸性粒细胞胞质中除嗜酸性颗粒(橘红色或暗黄色)外,还常可见紫黑色颗粒(似嗜碱性颗粒),这种嗜酸性粒细胞称为双染性嗜酸性粒细胞(图2-21A~C)。见于慢性髓细胞性白血病、急性白血病、嗜酸性粒细胞白血病等。

5. 幼稚嗜碱性粒细胞(immature basophilic granulocyte) 包括嗜碱性中幼、晚幼粒细胞。其形态特点基本同中性幼稚粒细胞,不同的是特异性颗粒为嗜碱性颗粒而非中性颗粒(图2-21D、E)。见于慢性髓细胞性白血病、嗜碱性粒细胞白血病等。

(七) 原始细胞及其他幼稚细胞

此处指三种常见的原始细胞(原始粒细胞、原始淋巴细胞、原始单核细胞)及幼稚淋巴细胞、幼稚单核细胞,主要见于急性粒细胞白血病、急性单核细胞白血病、急性粒单核细胞白血病、急性淋巴细胞白血病、淋巴瘤白血病、慢性髓细胞性白血病、慢性粒单核细胞白血病、骨髓增生异常综合征等。

由于幼稚淋巴细胞、幼稚单核细胞在急性白血病中的意义等同于原始细胞,故白细胞分类时可将这类细胞归在原始细胞中。常见的原始细胞虽有三种,但仅凭瑞氏-吉姆萨染色,无法区分细胞系列,故白细胞分类时均笼统归入原始细胞。

1. 原始粒细胞(myeloblast) 其胞体直径10~20μm,类圆形;胞核圆形或类圆形,居中,染色质细颗粒状,核仁2~5个,较小、清晰;胞质较少,蓝色或深蓝色,颗粒无或有少许细小颗粒,有的可见棒状小体(图2-22A、B)。

2. 原始淋巴细胞(lymphoblast) 其胞体直径10~18μm,规则或不规则,有的可见胞质突起;胞核类圆形或不规则,染色质呈颗粒状,核仁1~2个,较清晰;胞质少,蓝色或深蓝色,颗粒无或有少许,无棒状小体(图2-22C、D)。

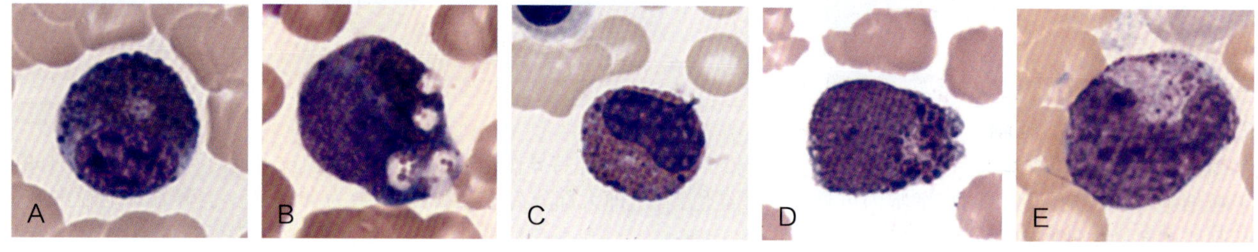

图2-21 幼稚嗜酸性粒细胞(A~C)及幼稚嗜碱性粒细胞(D、E)

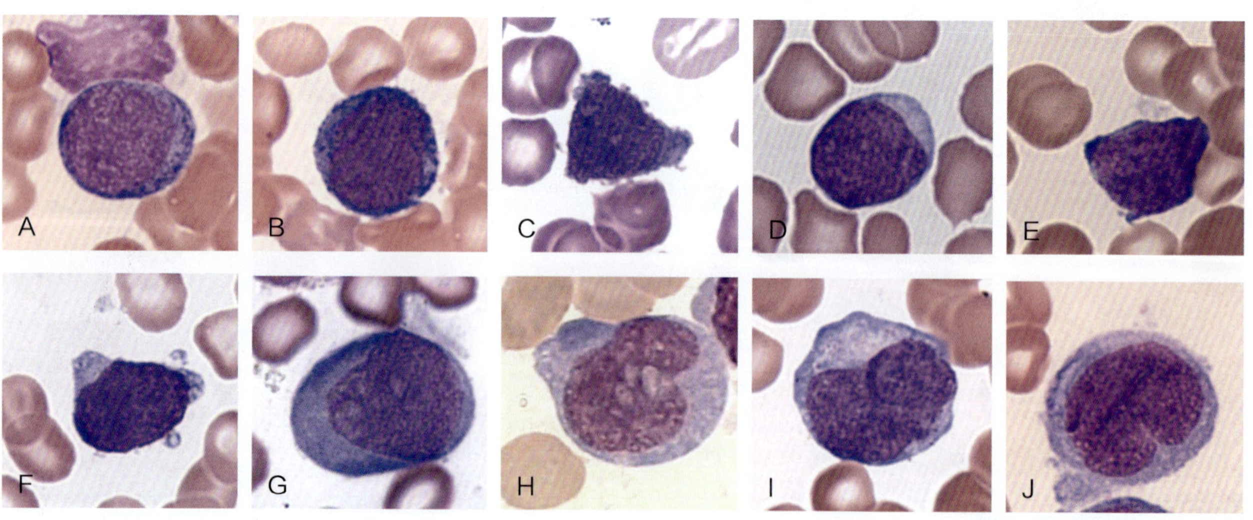

图2-22 原始细胞及其他幼稚细胞

A、B:原始粒细胞。C、D:原始淋巴细胞。E、F:幼稚淋巴细胞。G、H:原始单核细胞。I、J:幼稚单核细胞

3. 幼稚淋巴细胞(prelymphocyte) 其胞体直径 10~16μm,规则或不规则,有的可见胞质突起;胞核圆形或类圆形,核仁模糊或消失,染色质较聚集;胞质少,蓝色,偶有少许紫红色颗粒,无棒状小体(图 2-22E、F)。

4. 原始单核细胞(monoblast) 其胞体直径 14~25μm,规则或不规则,有的可见胞质突起;胞核规则或不规则,常有折叠、扭曲,染色质疏松、纤细颗粒状,核仁 1~3 个,常 1 个且大而清晰;胞质较多,灰蓝色或蓝色,不透明、毛玻璃样,可有空泡,颗粒无或有少许,有的可见棒状小体(图 2-22G、H)。

5. 幼稚单核细胞(premonocyte) 其胞体直径 15~25μm,规则或不规则,有的可见胞质突起;胞核常不规则,呈扭曲、折叠状,或类圆形、凹陷等,染色质略聚集,核仁有或消失;胞质较多,不透明灰蓝色,有时可见空泡及细小紫红色颗粒,有的可见棒状小体(图 2-22I、J)。

有的原始粒细胞、原始单核细胞、幼稚单核细胞、异常早幼粒细胞等可见棒状小体(Auer rods),其为急性髓细胞白血病、骨髓增生异常综合征等髓系肿瘤的形态学标志。棒状小体呈紫红色或淡红色,常呈棒状(图 2-23A、B);棒状小体在单核系中一般较细长,粒系一般较粗短。如含多条、十几或几十条棒状小体而形似柴捆,称该细胞为柴捆细胞(faggot cell)(图 2-23C~E),柴捆细胞最常见于急性早幼粒细胞白血病。

(八)其他白细胞

1. 浆细胞(plasmocyte) 其胞体直径 8~15μm,常呈椭圆形;胞核常呈圆形,较小且偏位,染色质呈块状,副染色质较明显,核仁无;胞质丰富、深蓝色,常有核旁淡染区及较多空泡,个别有少许紫红色颗粒(图 2-24)。有的浆细胞胞质呈红色,其成分为免疫球蛋白,称为火焰细胞(flame cell)(图 2-24D);有的胞质中含有拉塞尔小体(Russell body),它是免疫球蛋白积聚而成,呈淡蓝色、红色,圆形、大小不等,直径 2~3μm,1 个或多个;充满拉塞尔小体的浆细胞称为 mott 细胞(mott cell)(图 2-24E)。见于多发性骨髓瘤、免疫性疾病、病毒感染等。

2. 吞噬细胞(phagocyte) 是指胞质内包含吞噬物的一组细胞总称。具有吞噬功能的细胞包括单核细胞、组织细胞、中性粒细胞等。吞噬细胞的大小和形态主要由吞噬物的类型及多少而定。其胞体一般较大,规则或不规则;胞核圆形、椭圆形或不规则,多数一个,染色质较疏松,核仁有或无;胞质多少不一,淡蓝色,常有空泡,并有数量不等的吞噬物(如颗粒、血细胞、疟色素、病原体等)(图 2-25)。主要见于感染。

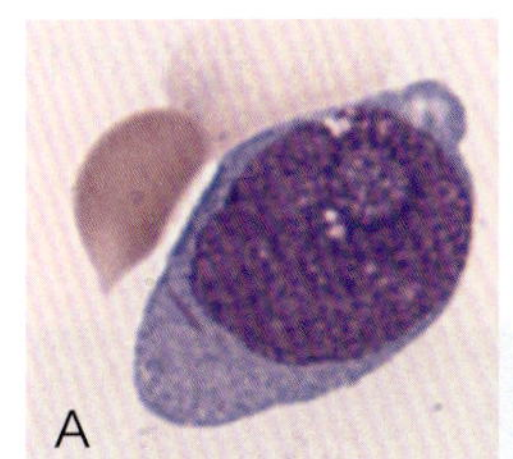

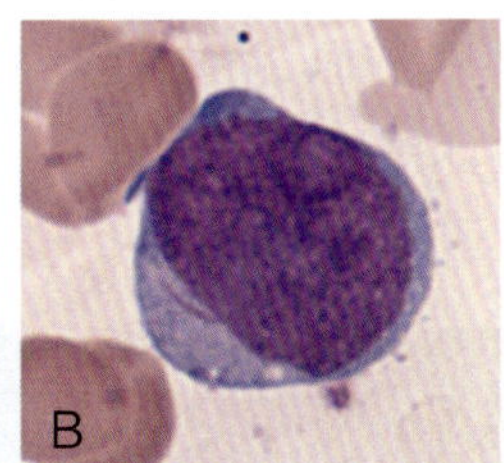

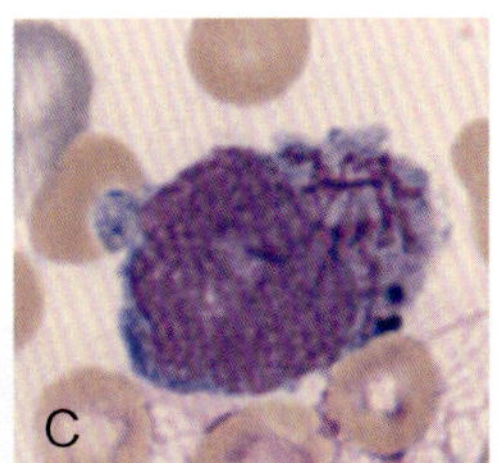

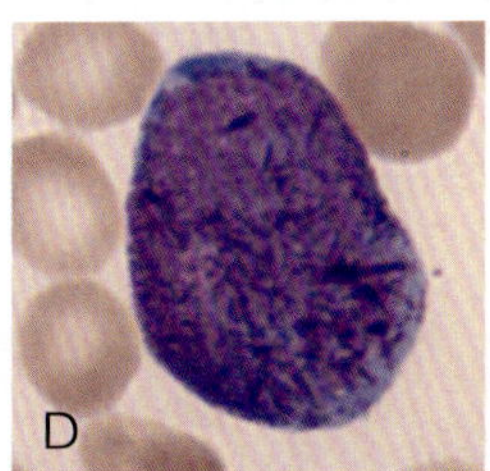

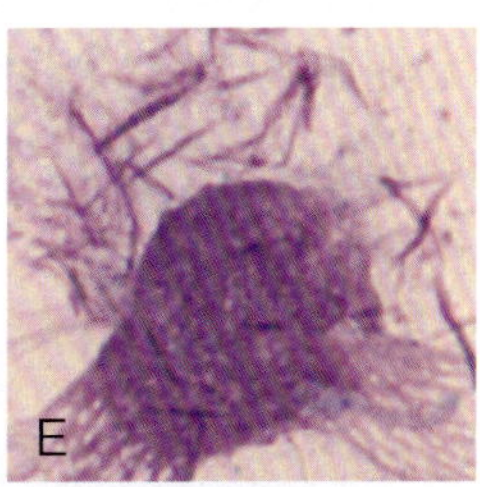

图 2-23 棒状小体

A、B:原始细胞(似单)各含一条棒状小体。C~E:均为柴捆细胞、异常早幼粒细胞,其中 E 已退化

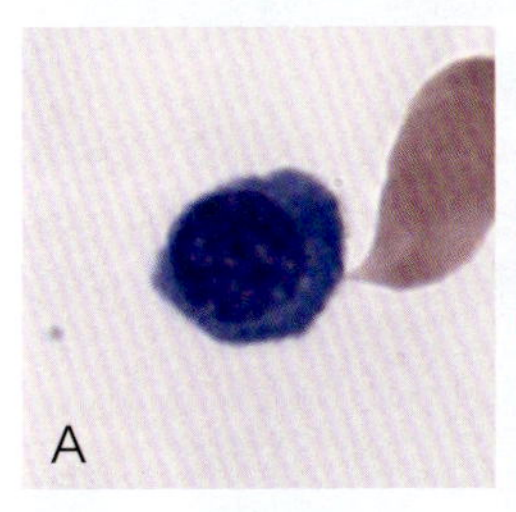

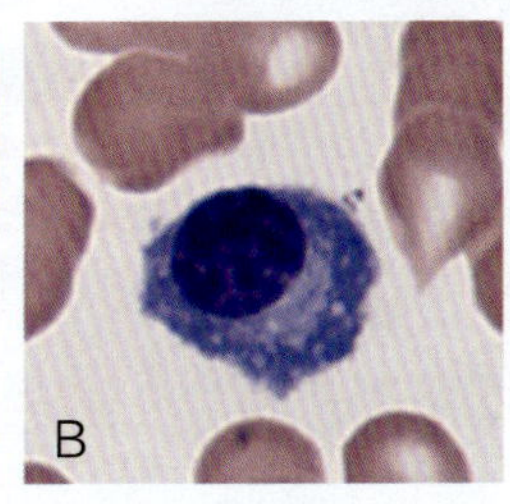

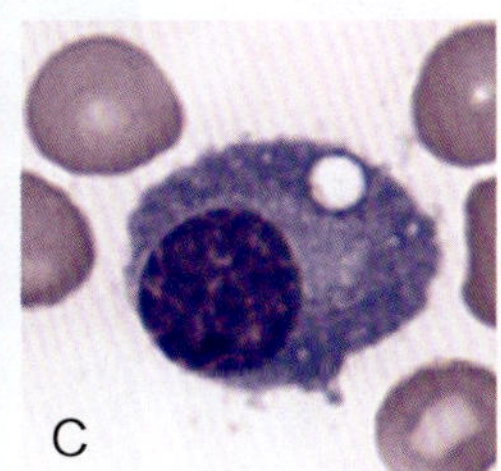

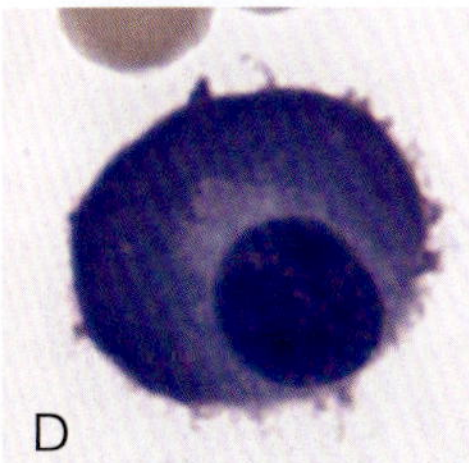

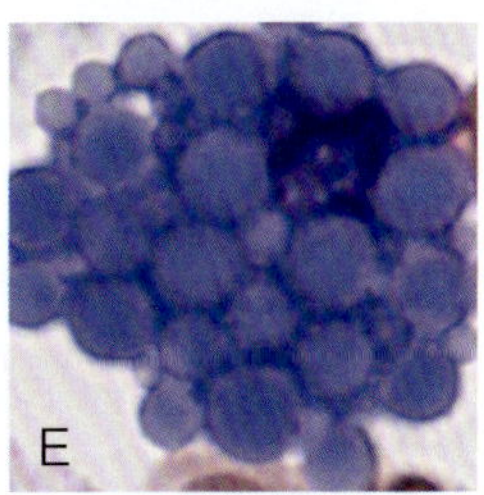

图 2-24 浆细胞

A:不典型浆细胞,其无核旁淡染区及空泡,胞质也不丰富。B、C:典型浆细胞。D:胞质略带红色(尤其是边缘)。E:mott 细胞,其胞质内充满拉塞尔小体

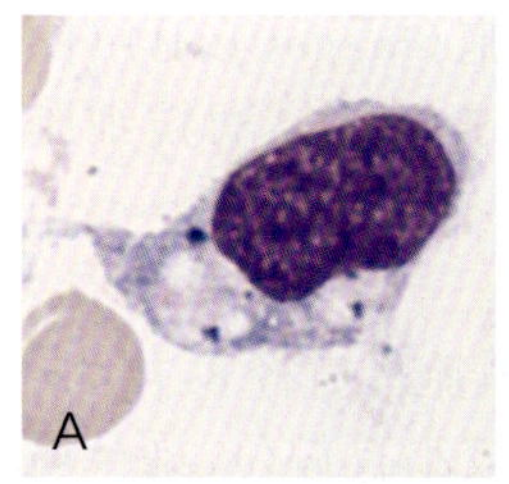
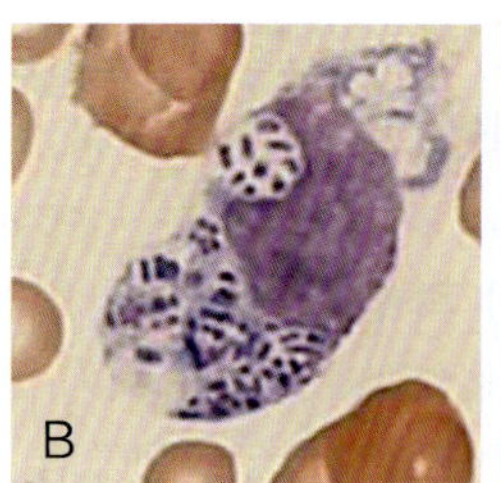
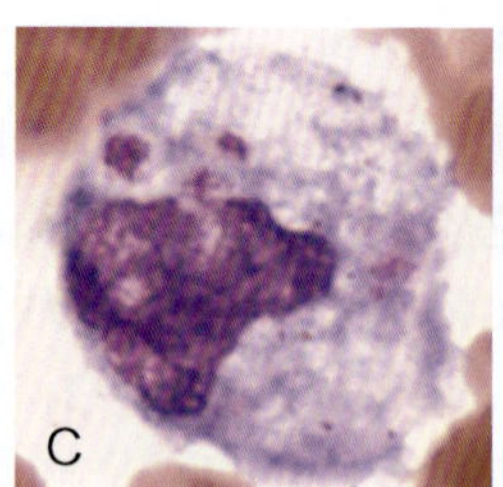
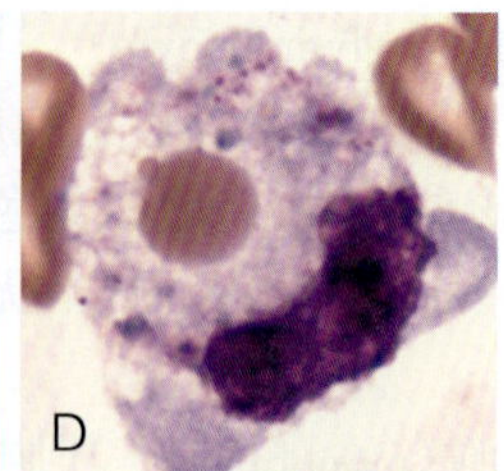
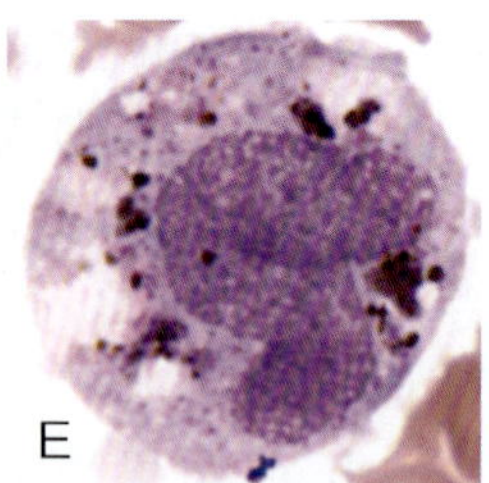

图 2-25　吞噬细胞
A:吞噬色素颗粒等。B:吞噬细菌。C:吞噬血小板。D:吞噬红细胞等。E:吞噬疟色素

（王霄霞　陈海生　岳保红　邓小燕）

二、红细胞

（一）正常红细胞形态

正常红细胞（erythrocyte）大小均一，胞体直径6~9μm（平均7.5μm），呈双凹圆盘状，无胞核，瑞氏-吉姆萨染色后胞质淡粉红色或灰红色，中央有生理性淡染区（大小约为红细胞直径的1/3），胞质内无颗粒等异常结构（图2-26）。

（二）红细胞染色异常

1. 低色素性红细胞（hypochromic erythrocyte）指生理性中央淡染区扩大的红细胞，严重者又称环形红细胞（图2-27）。其胞体直径<5~6μm，但也可大至10μm以上；前者称为小细胞低色素性红细胞，见于缺铁性贫血、铁粒幼细胞贫血、珠蛋白生成障碍性贫血、慢性病贫血等；后者称为大细胞低色素性红细胞，见于混合性营养不良性贫血。

2. 高色素性红细胞（hyperchromic erythrocyte）红细胞着色加深，中央淡染区消失，是由于血红蛋白含量增高所致（图2-28）。见于巨幼细胞贫血、遗传性球形红细胞增多症等。

3. 嗜多色性红细胞（polychromatic erythrocyte）是刚脱核、尚未完全成熟的红细胞。其胞体直径约8~10μm，无中央淡染区，由于胞质中含多少不等的嗜碱性物质（RNA）而被染成灰红色（图2-29）。嗜多色性红细胞增多提示骨髓中红细胞系统造血功能活跃，见于溶血性疾病、出血、巨幼细胞贫血、缺铁性贫血治疗后、化疗后恢复期、红血病、急性尿毒症、系统性红斑狼疮等。

4. 嗜碱性红细胞（basophilic erythrocyte）为更幼稚的红细胞，其胞质含有丰富嗜碱性物质而被染成蓝色，细胞中央无淡染区（图2-30）。可见于巨幼细胞贫血、溶血性贫血、红血病、骨髓增生异常综合征等。

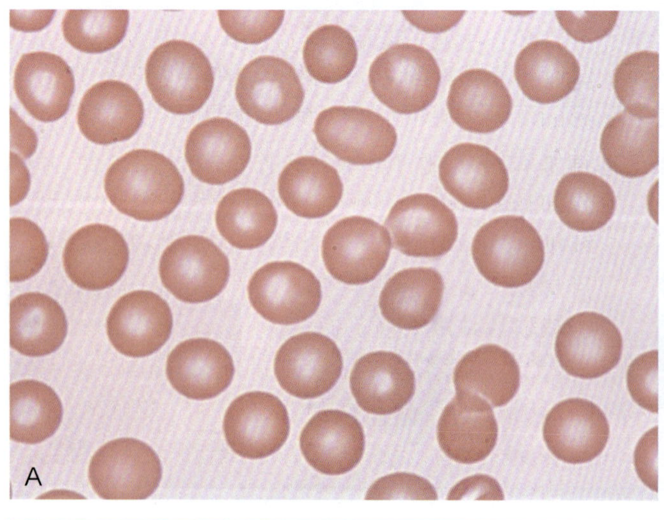
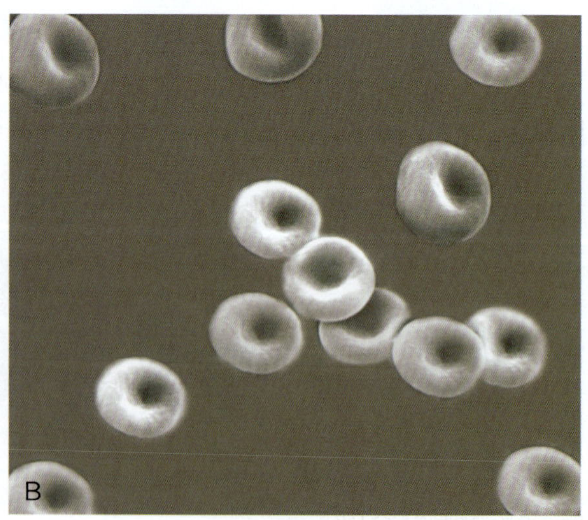

图 2-26　正常红细胞形态
A:红细胞光镜图。B:红细胞扫描电镜图

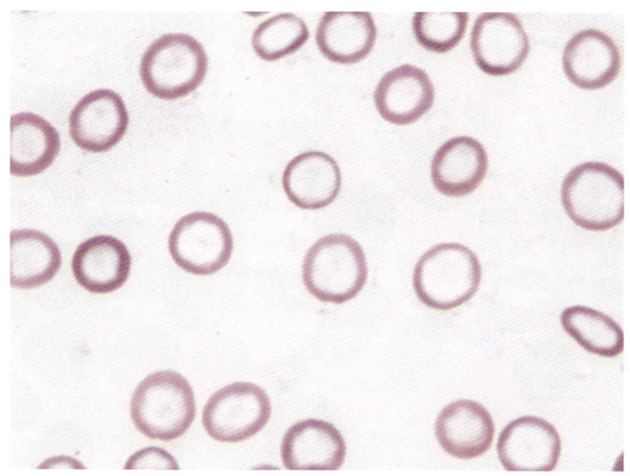
图 2-27　低色素性红细胞

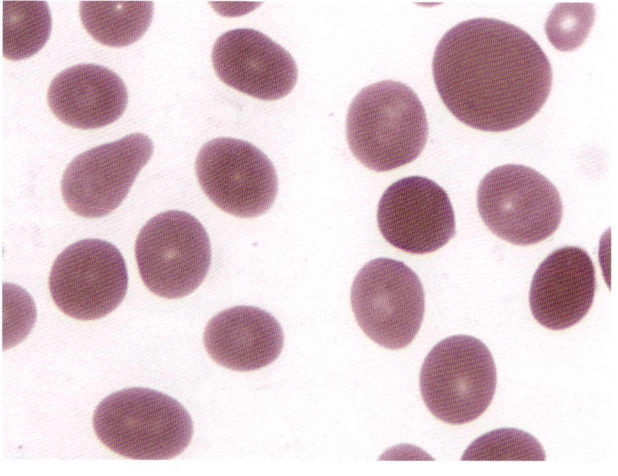
图 2-28　高色素性红细胞

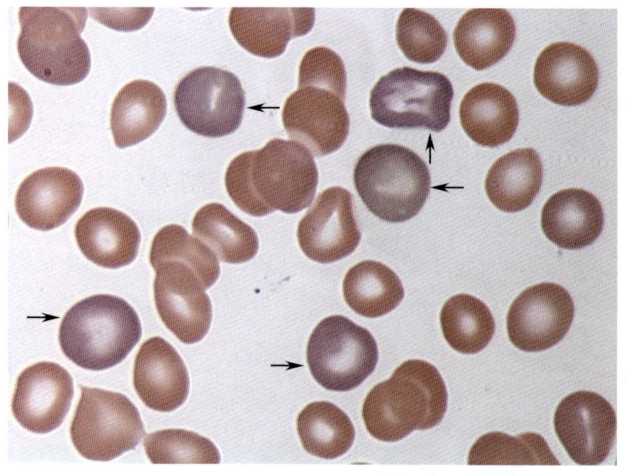
图 2-29　嗜多色性红细胞

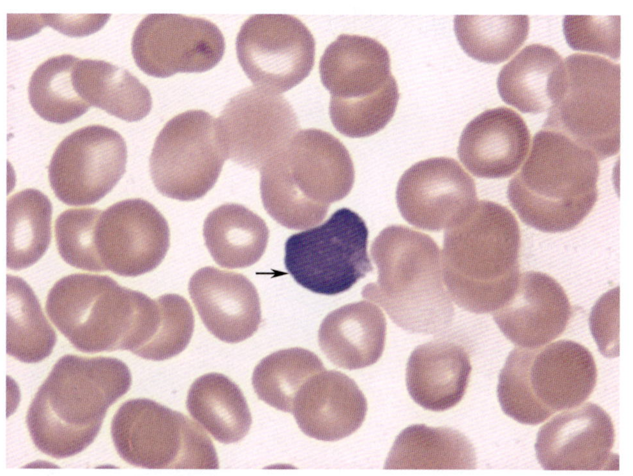
图 2-30　嗜碱性红细胞

（三）红细胞大小异常

1. 小红细胞（microcyte）　直径 <6μm 的红细胞（图 2-31），见于缺铁性贫血、遗传性球形红细胞增多症、慢性病贫血、严重脱水等。

2. 大红细胞（macrocyte）　指直径 >10μm 的红细胞，有时呈嗜多色性（图 2-32）。见于巨幼细胞贫血、骨髓增生异常综合征、溶血性贫血、红血病及化疗后等。

3. 巨红细胞（megalocyte）　指直径 >15μm 的红细胞（图 2-33），见于骨髓增生异常综合征、巨幼细胞贫血、红血病及化疗后等。

4. 红细胞大小不均（anisocytosis）　指同一血涂片中红细胞大小悬殊，直径相差 1 倍以上（图 2-34）。常见于骨髓增生异常综合征、巨幼细胞贫血、红血病及化疗后等。

5. 双相性红细胞（dimorphism）　指存在两种形态的红细胞（图 2-35），在血液分析仪红细胞直方图上可见明显双峰，常见于输血后、营养性贫血、铁粒幼细胞贫血等。

（四）红细胞形态异常

1. 球形红细胞（spherocyte）　指直径 <6μm、厚度常 >2μm、细胞着色深、无中心浅染区、形似球形的红细胞（图 2-36）。球形红细胞是红细胞膜与骨架蛋白先天性或后天性异常而部分丢失，导致表面积 / 体积比值减少所致。常见于遗传性球形红细胞增多症（血涂片此类细胞可达 25% 以上）、自身免疫性溶血性贫血、新生儿溶血病及红细胞酶缺陷所致溶血性贫血。

2. 椭圆形红细胞（elliptocyte）　红细胞呈椭圆形、杆形，其长轴可大于短轴 3~4 倍，最大长轴可达 12.5μm，短轴为 2.5μm（图 2-37）。椭圆形红细胞的形成机制与红细胞膜基因异常有关。健康人 <1%，增多见于遗传性椭圆形红细胞增多症、缺铁性贫血、巨幼细胞贫血等，椭圆形红细胞 >25%

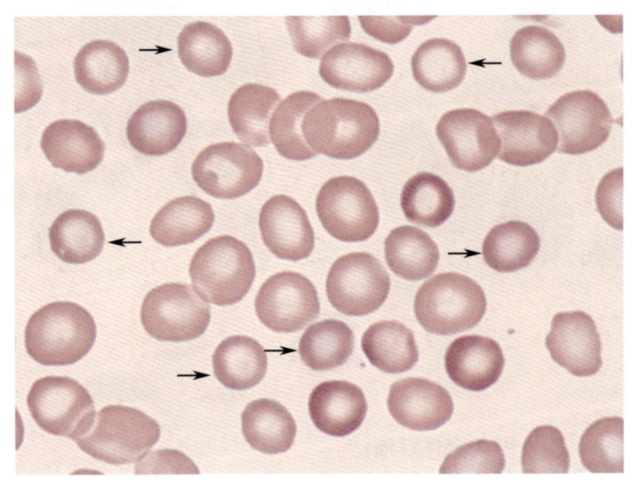

图 2-31　小红细胞

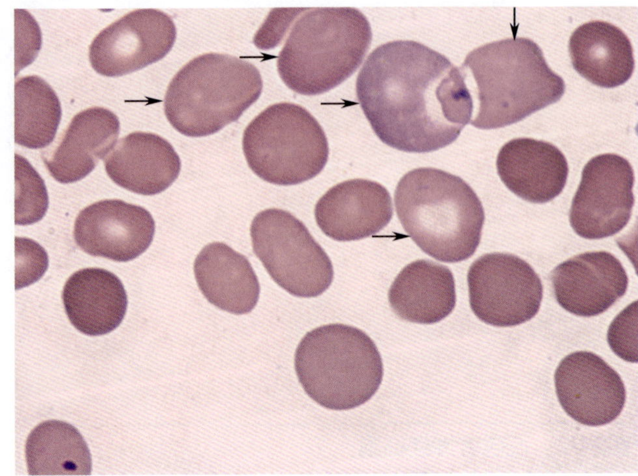

图 2-32　大红细胞

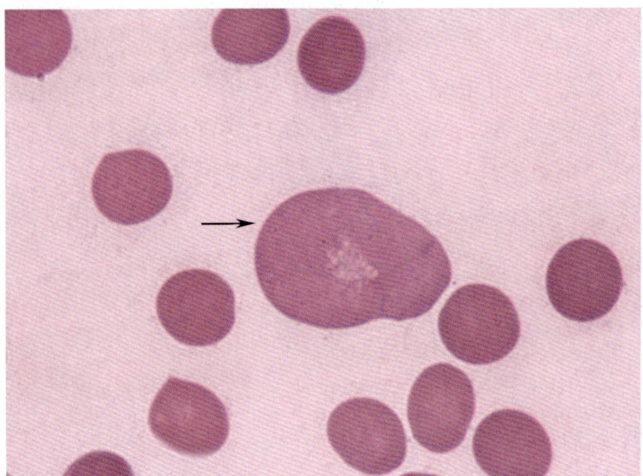

图 2-33　巨红细胞

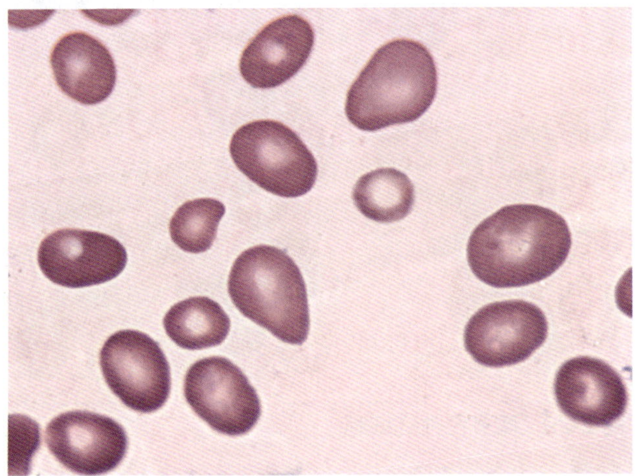

图 2-34　红细胞大小不均

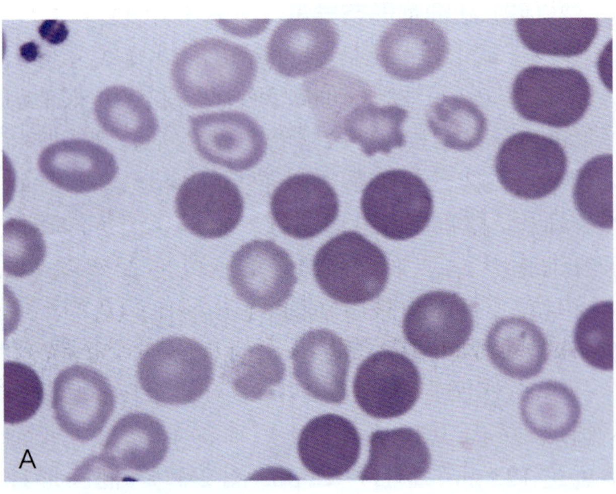

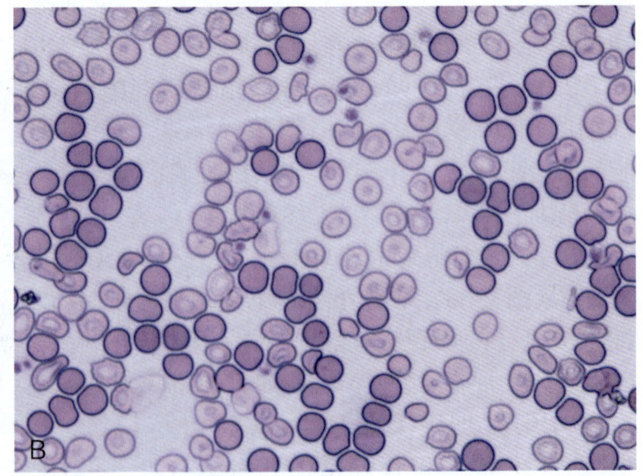

图 2-35　双相形红细胞（A：×1 000，B：×400）

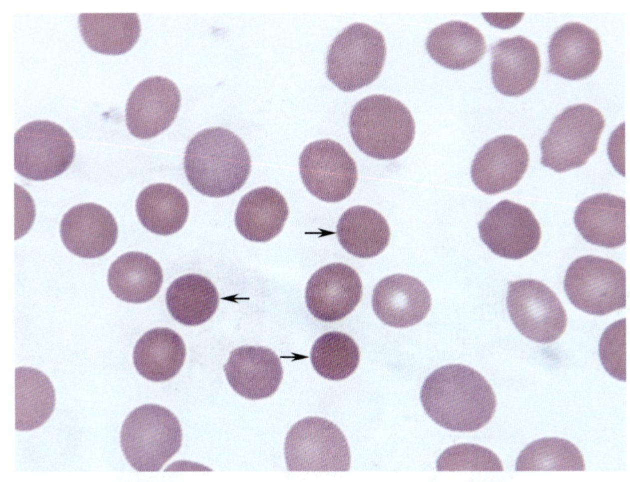

图 2-36 球形红细胞

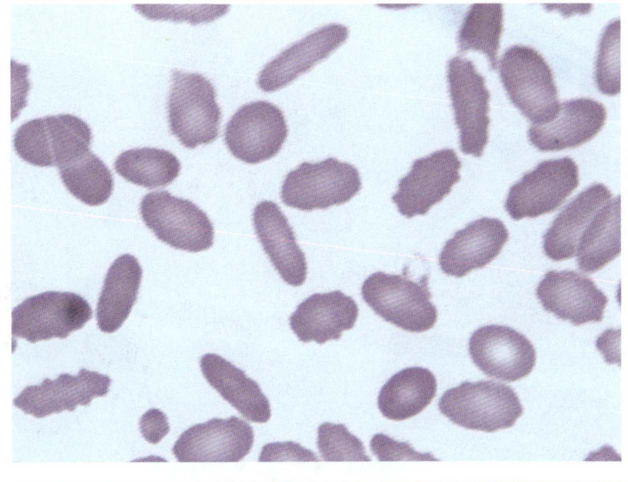

图 2-37 椭圆形红细胞

对遗传性椭圆形红细胞增多症有诊断价值。

3. 靶形红细胞(target cell) 红细胞中心部位染色较深,其外围为苍白区域,而细胞边缘又深染,形如射击之靶(图 2-38)。靶形红细胞增多见于珠蛋白生成障碍性贫血、严重的缺铁性贫血、血红蛋白病、肝病、脾切除后及阻塞性黄疸等,正常人偶见。

4. 口形红细胞(stomatocyte) 红细胞中央苍白区呈扁平状,形如一个微张开的鱼口(图 2-39)。多因红细胞膜异常,使 Na^+ 通透性增加,细胞膜变硬,变形性差,因而脆性增加,致使细胞生存时间缩短。健康人血涂片偶见此类细胞,遗传性口形红细胞增多症患者常达 10% 以上,弥散性血管内凝血及乙醇性肝病等可少量出现。

5. 泪滴形红细胞(teardrop cell) 成熟红细胞成泪滴样或梨状(图 2-40)。增多见于骨髓纤维化、珠蛋白生成障碍性贫血、骨髓病性贫血等。制片不当也可导致泪滴形红细胞产生,其细胞“尾部”都指向同一方向,因此容易与真正的泪滴形红细胞加以鉴别。

6. 裂红细胞(schistocyte) 即红细胞的碎片,其大小不一,形态各异,边缘不规则,呈盔形、三角形、扭转形及不规则形等形状(图 2-41)。裂红细胞是血液循环中红细胞被纤维蛋白切割所致,血栓性微血管病变时裂红细胞可达 2% 以上。

7. 棘红细胞(acanthocyte) 红细胞缺少中央淡染区,细胞表面具多个不规则突起,通常 3~12 个,突起的尾端略圆,突起的宽度、长度不等(图 2-42)。棘形红细胞应注意与破碎红细胞鉴别,前者与周围红细胞大小相似,后者较小。由磷脂代谢异常,胞膜胆固醇 / 磷脂酰胆碱比值增加所致。主要见于棘形红细胞增多症、遗传性或获得性 β 脂蛋白缺乏症,也见于脾切除术后、乙醇中毒性肝病、维生素 E 缺乏等。

8. 锯齿形红细胞(echinocyte) 又称皱缩红细胞,红细胞表面有 10~30 个均匀分布的、长短接近、短而钝的突起(图 2-43)。可能为膜脂质异常。见于肝脏疾病、肾脏疾病及丙酮酸缺乏。另外,久置的标本也可见此种改变,因此应及时涂片、染色观察。

9. 不规则收缩红细胞(irregularly contracted cell) 该类红细胞体积小而致密,胞体深染无中央浅染区,形态不规则,不同于球形红细胞规整的球状形态(图 2-44)。见于 G6PD 缺乏、血红蛋白病。

10. 镰形红细胞(sickle cell) 红细胞形如镰刀状、线条状,或呈 L、S、V 形等(图 2-45)。由于红细胞内存在异常血红蛋白(HbS),在缺氧状态下溶解度低,形成长形或尖形的结晶体,使细胞膜发生变形,主要见于镰形细胞性贫血(HbS 病)。

11. 咬痕红细胞(bite cell) 红细胞外周出现 1 个、多个弧形缺口(图 2-46),是红细胞内海因茨小体(Heinz body)被脾脏巨噬细胞清除所致,它是氧化性溶血的一种形态学特征。见于 G6PD 缺乏。微血管病性溶血性贫血、机械损伤可引起类似的红细胞形态改变,但机制不同,后者是由于红细胞外周的假性囊泡破裂后红细胞膜融合而成。

12. 水疱状红细胞(blister cell) 血红蛋白聚集在红细胞的一侧,染色很深,而另一侧只剩下空的细胞膜,着色很浅,像一个水疱样(图 2-47)。见于 G6PD 缺乏。

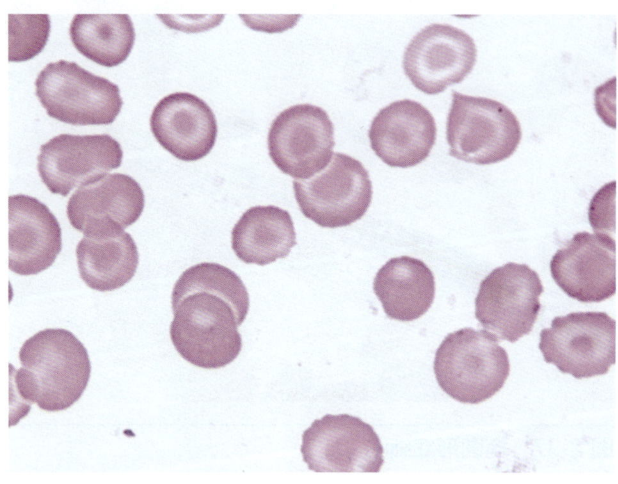

图 2-38　靶形红细胞

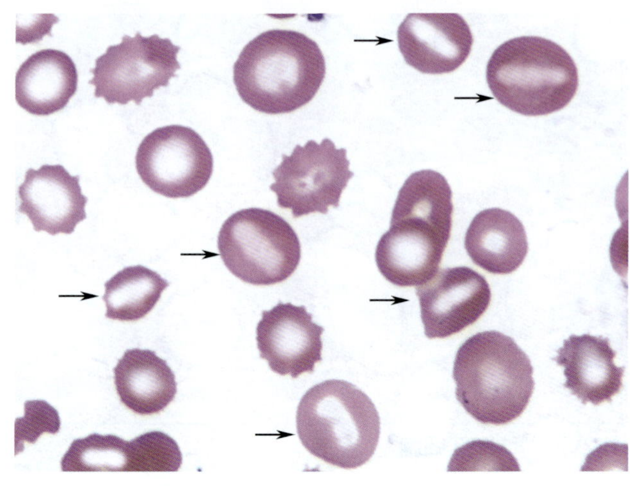

图 2-39　口形红细胞

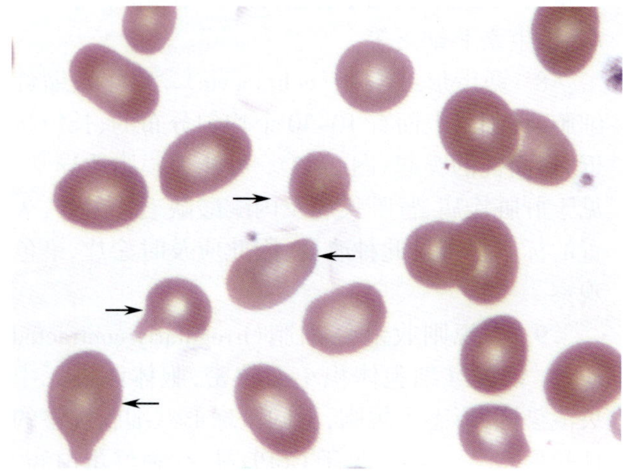

图 2-40　泪滴形红细胞

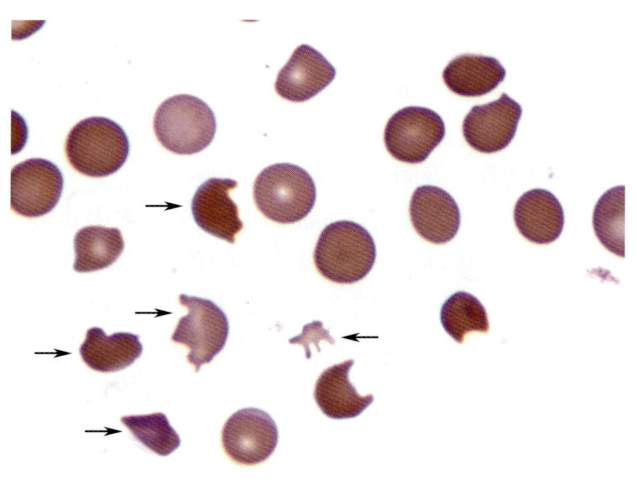

图 2-41　裂红细胞

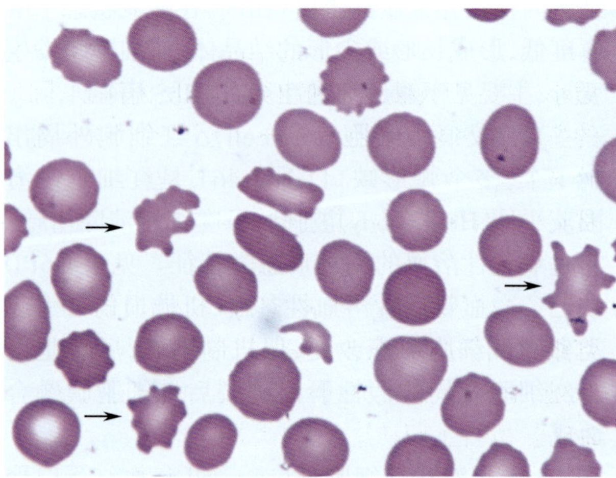

图 2-42　棘红细胞

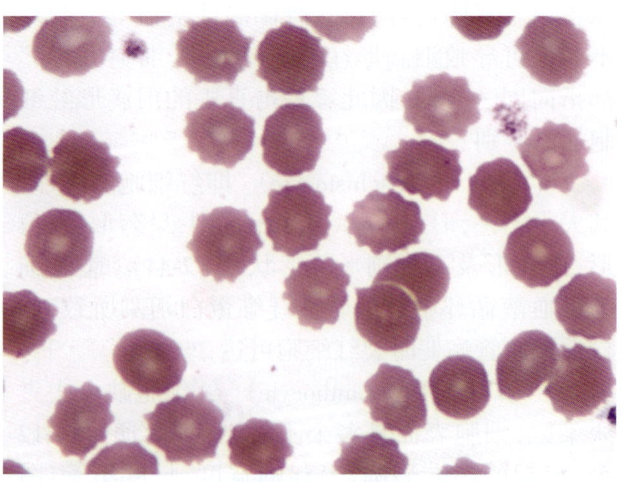

图 2-43　锯齿形红细胞

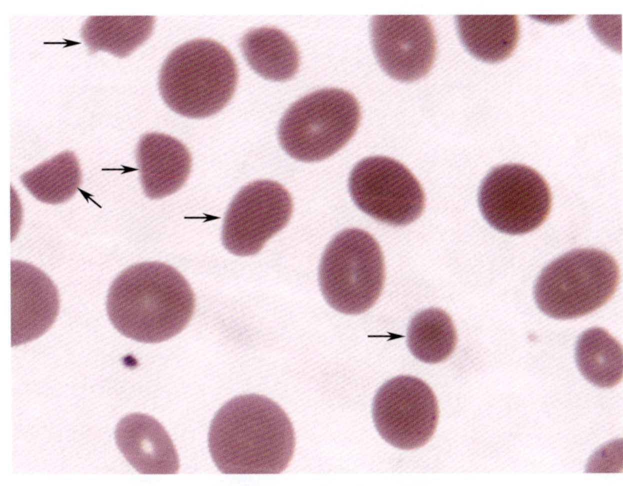
图 2-44　不规则收缩红细胞

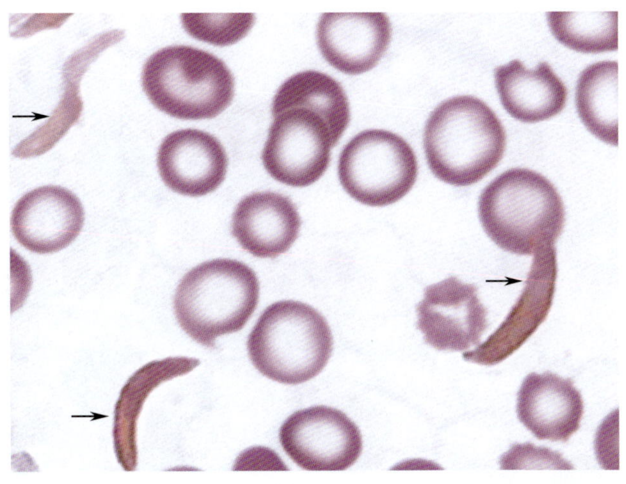
图 2-45　镰形红细胞

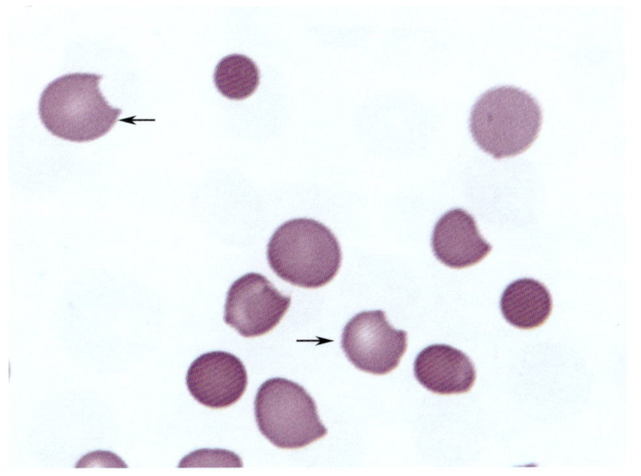
图 2-46　咬痕红细胞

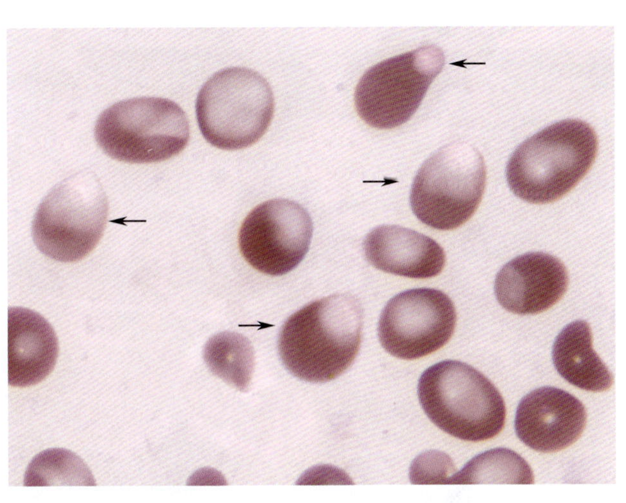
图 2-47　水疱状红细胞

（五）红细胞内结构异常

1. 嗜碱性点彩（basophilic stippling）　指在瑞氏 - 吉姆萨染色涂片中，均匀分布于整个红细胞中的形态大小不一、数量不等的蓝或灰蓝色点状颗粒，它是由于胞质中的核糖体发生聚集变性所致(图 2-48)。在铅、铋、锌、汞等重金属中毒时增多，为铅中毒诊断的筛查指标。巨幼细胞贫血、红血病、溶血性贫血、骨髓增生异常综合征、骨髓纤维化等亦可见增多。

2. 卡波环（Cabot ring）　存在于成熟或幼稚红细胞胞质内，呈紫红色线圈状或“8”字形结构（图 2-49），可能是纺锤体的残余物或脂蛋白变性所致，常与染色质小体并存，见于溶血性贫血、巨幼细胞贫血、铅中毒等。

3. 豪 - 焦小体（Howell-Jolly body）　又称染色质小体，位于成熟或幼稚红细胞胞质内深染、圆形的紫红色小体，直径 1~2μm，1 至数个不等，为核碎裂或溶解后的残余物（图 2-50）。见于巨幼细胞贫血、溶血性贫血、骨髓增生异常综合征、红血病及脾切除术后等。

4. 帕彭海姆小体（Pappenheimer body）　为红细胞内铁蛋白聚合物，常分布于胞质内侧近边缘处，形成多个大小、形状不同的嗜碱性小体（图 2-51）。普鲁士蓝铁染色呈阳性，而瑞氏 - 吉姆萨染色下呈蓝黑色颗粒，常集中出现于胞质的某个区域，直径 <1μm。见于铁粒幼细胞性贫血、血红蛋白病及脾切除后等。需注意与红细胞嗜碱性点彩颗粒区别，后者量多、小且均匀分布于整个胞质中。

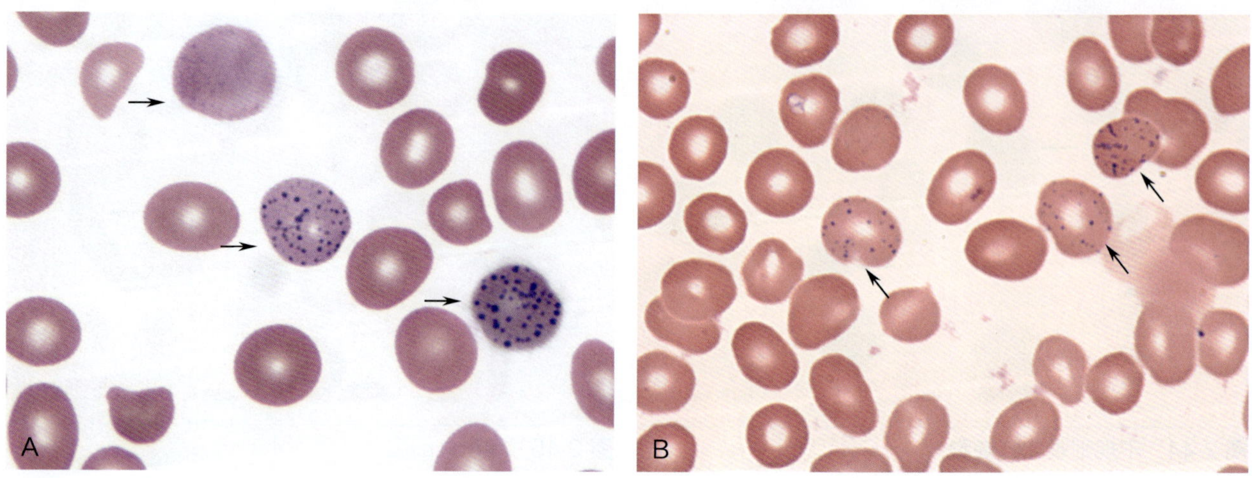

图 2-48 嗜碱性点彩

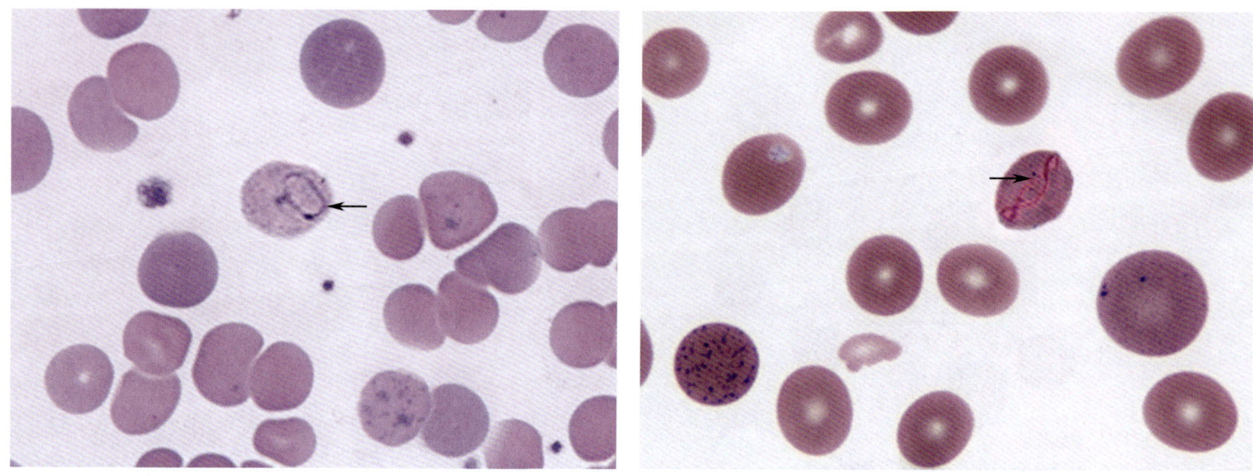

图 2-49 卡波环

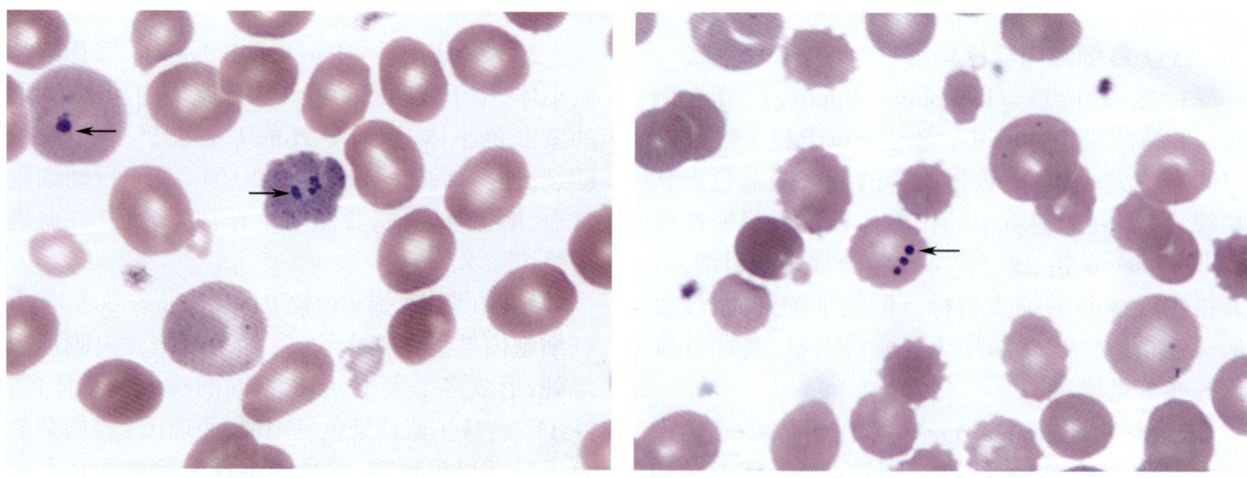

图 2-50 豪 - 焦小体

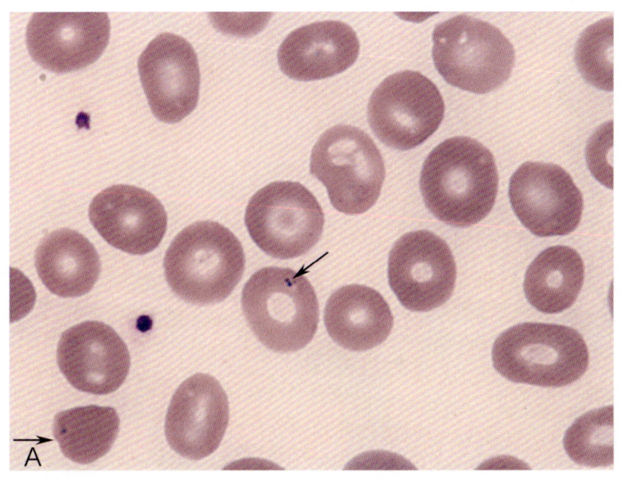

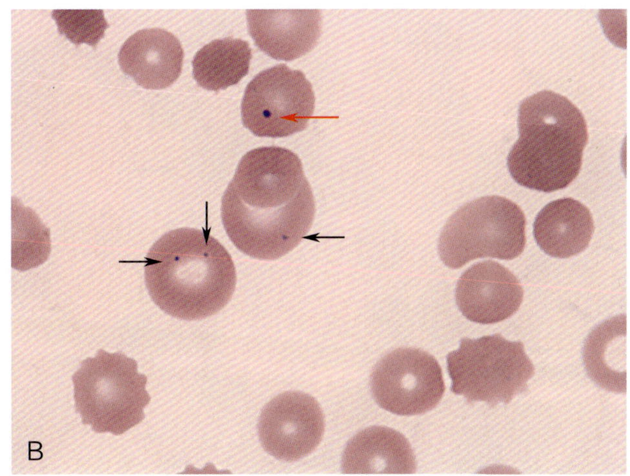

图 2-51 帕彭海姆小体与豪 - 焦小体

黑色箭头：帕彭海姆小体；红色箭头：豪 - 焦小体

(六) 红细胞排列异常

1. 缗钱状形成(rouleaux formation) 红细胞重叠，如缗钱状(图 2-52)。由于血浆纤维蛋白原和球蛋白含量增高，减弱了红细胞间相互的排斥力所致。见于多发性骨髓瘤、巨球蛋白血症等。

2. 红细胞凝集(agglutination) 红细胞出现不规则凝集，呈葡萄样成簇或成团现象(图 2-53)。由冷凝集素或免疫性因素等造成，常见于冷凝集素综合征、自身免疫性溶血性贫血、淋巴瘤等。

(七) 红细胞特殊染色下形态

1. 网织红细胞(reticulocyte，RET) 是介于晚幼红细胞和成熟红细胞之间的过渡细胞，直径8.0~9.5μm，其胞质中残存的核糖体 RNA 经碱性染料煌焦油蓝等活体染色后，形成蓝紫色的点粒状或丝网状结构(图 2-54)。染色后凡含有 2 个或 2 个以上颗粒者计为网织红细胞，有网状颗粒但有细胞核的红细胞不属于网织红细胞。

2. 海因茨小体(Heinz body) 即 Heinz 小体，是红细胞内变性珠蛋白的包含体，煌焦油蓝活体染色后观察，显微镜下可见边缘 1~2μm 大小颗粒状浅蓝色折光小体，分布于胞膜上(图 2-55)。易见于 G6PD 缺乏。

3. 血红蛋白 H(hemoglobin H，Hb-H) 编码珠蛋白 α 链的四个基因(两个 *HBA1* 和两个 *HBA2*)中的三个基因缺失导致血红蛋白 β 链四聚体的形成，即形成血红蛋白 H。它是一种不稳定血红蛋白，在红细胞内发生沉淀，形成变性珠蛋白小体，经亮甲酚蓝活体染色后，可见红细胞中大小均一如同烟花般的淡蓝绿色颗粒，整个红细胞似高尔夫球样(图 2-56)，注意与红细胞中其他包含体鉴别(表 2-1)。α- 珠蛋白生成障碍性贫血和 G6PD 缺乏患者红细胞中不稳定血红蛋白 H 检出率平均达 60% 以上。

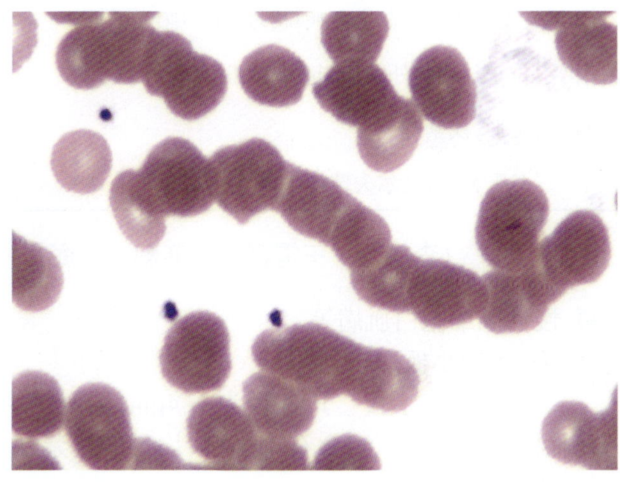

图 2-52 红细胞缗钱状形成

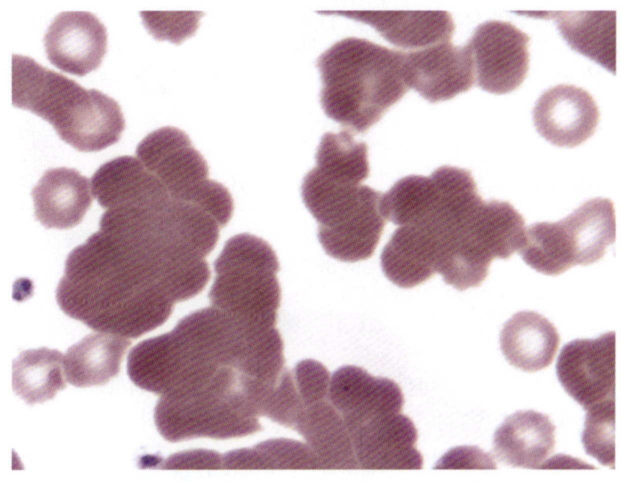

图 2-53 红细胞凝集

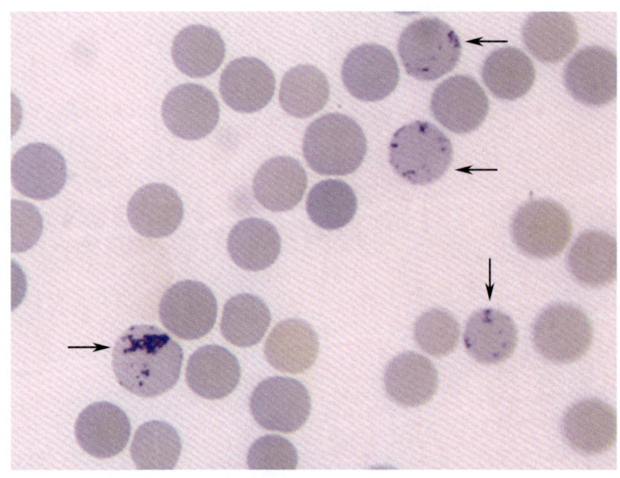
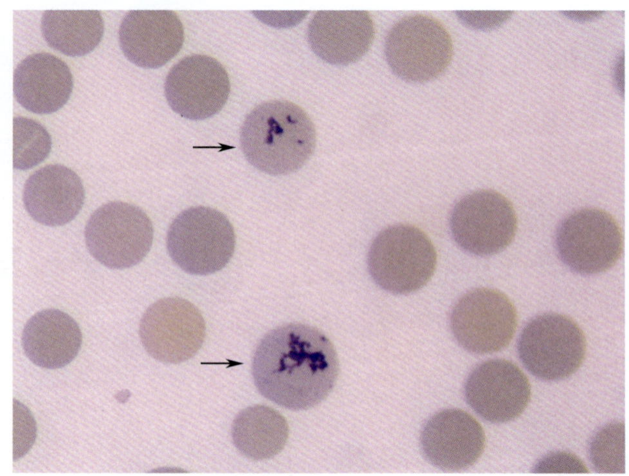

图 2-54　网织红细胞（煌焦油蓝活体染色）

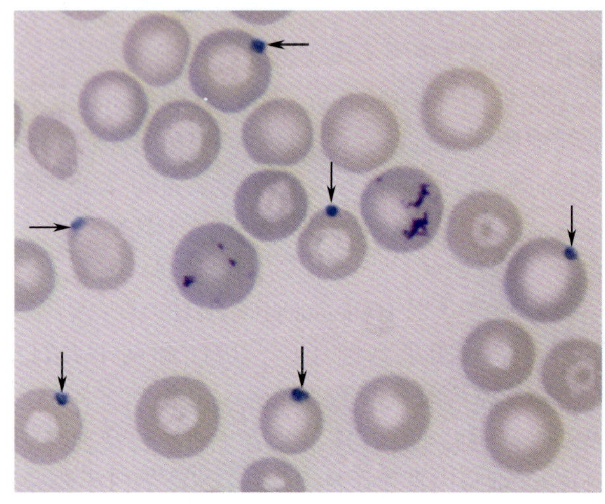

图 2-55　Heinz 小体（煌焦油蓝活体染色）

图 2-56　Hb-H（亮甲酚蓝活体染色）

表 2-1　红细胞内颗粒或包含体的鉴别

颗粒或包含体	成分	特点
网织红细胞颗粒	RNA	网状物或散在细小颗粒
帕彭海姆小体	铁蛋白颗粒	细胞质内某个区域有 1 个或多个蓝黑色颗粒，较 RET 染色深
Heinz 小体	变性血红蛋白	较帕彭海姆小体大，位于红细胞外缘，突起状，淡蓝色
豪 - 焦小体	DNA	较帕彭海姆小体大，圆形，浅紫红色
Hb-H 包含体	变性 Hb-H	呈多个球形、淡蓝绿色颗粒，似高尔夫球样

（李小龙　王霄霞　徐菲莉　陈海生）

三、血小板

血小板（platelet，PLT）是最小的血细胞，其形态、分布有多种变化，一般认为异常血小板 >10% 才具有临床意义。异常血小板见于骨髓增生异常综合征、巨幼细胞贫血、免疫性血小板减少性紫癜、慢性髓细胞白血病等。

（一）血小板形态

1. 正常血小板　其直径为 2~4μm，圆盘形，无胞核，胞质淡蓝色，含有许多小、均匀的淡紫红色颗粒（图 2-57）。

2. 小血小板(small platelet)　直径 <2μm 的血小板(图 2-57)。

3. 大血小板(large platelet)　直径 5~7μm 的血小板(图 2-58)。由于血小板颗粒常聚集在中央,故大血小板、巨血小板等应注意与淋巴细胞等有核细胞鉴别。

4. 巨血小板(giant platelet)　直径 8~20μm 的血小板(图 2-59)。

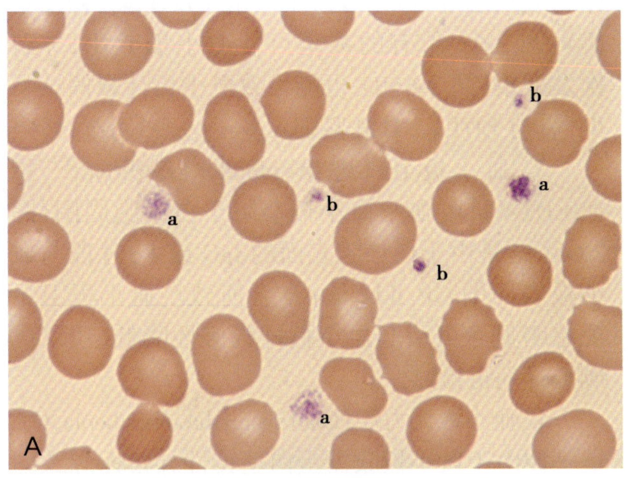

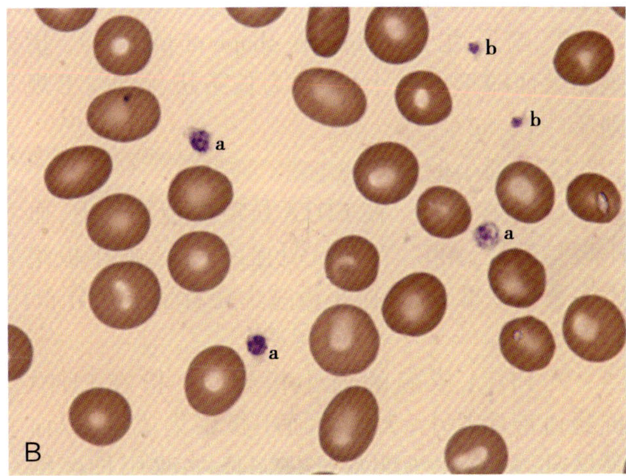

图 2-57　正常血小板(a)和小血小板(b)

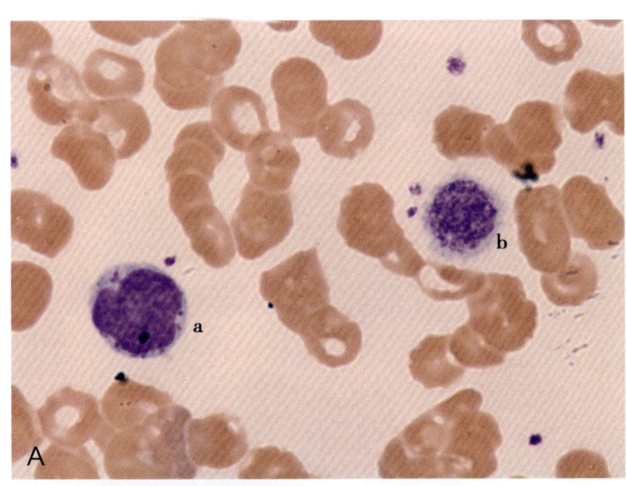

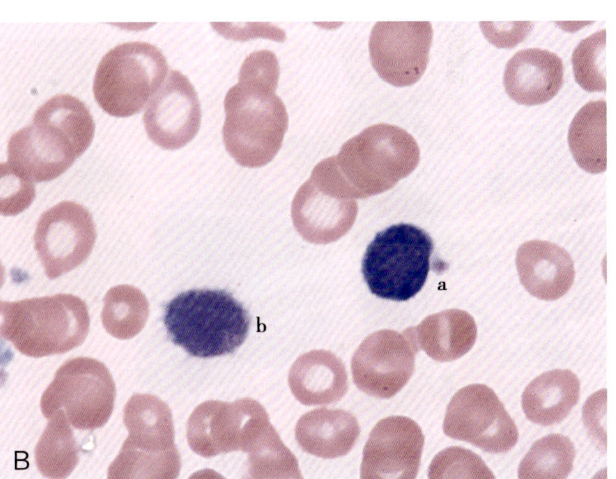

图 2-58　淋巴细胞(a)与大血小板(b)

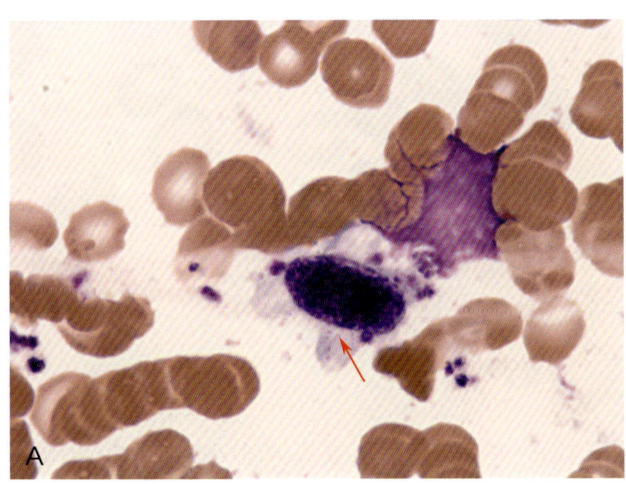

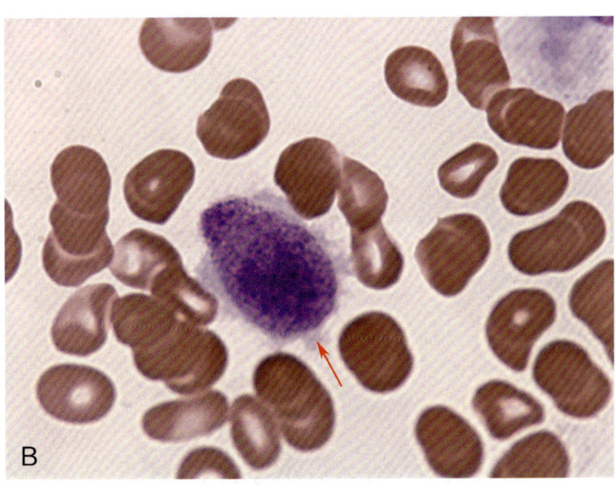

图 2-59　巨血小板

5. 超巨血小板(supergiant platelet) 直径>20μm 的血小板(图 2-60)。

6. 颗粒减少血小板(hypogranular platelet) 指无颗粒或颗粒减少的血小板,有时伴有血小板大小异常(图 2-61)。

7. 畸形血小板(bizarre shape of platelet) 指胞体大而畸形的血小板,常为长条状、蛇形、不规则形(图 2-62)。

(二) 血小板分布

1. 正常分布 在 EDTA 抗凝血液涂片上,血小板呈散在分布。在非抗凝血涂片上,血小板绝大多数呈成堆分布(血小板减少症者呈散在分布)(图 2-63)。

2. EDTA 依赖的血小板聚集 指在 EDTA 抗凝血液涂片上,大多数血小板聚集成堆,以血膜尾部、边缘尤为明显(图 2-64),如改用枸橼酸钠抗凝剂或含阿米卡星的 EDTA 抗凝剂采集血液后,血小板往往呈散在分布。此种情况会导致血液分析仪血小板计数假性减少,因此称为 EDTA 依赖的假性血小板减少(EDTA-dependent pseudothrombocytopenia, EDTA-PTCP)。若未及时发现,极易引起医疗纠纷。如血液采集不顺利、机体高凝状态等,可导致血小板呈小堆聚集(初发聚集)(图 2-65A),有的甚至可使血小板活化,导致次发聚集(图 2-65B),也能导致血小板计数假性减少,需与 EDTA-PTCP 鉴别。

3. 血小板卫星现象(platelet satellitism) 指在 EDTA 抗凝血中血小板黏附于白细胞周围(图 2-66),这是由于白细胞表面的 IgG 或 Fc 片段与血小板表面的 GP Ⅱb/Ⅲa 结合所致。血小板卫星现象明显者可引起血小板计数假性降低,建议更换抗凝剂再检测。

4. 血小板无力症(Glanzmann thrombasthenia, GT) 是一种由于血小板膜糖蛋白遗传性异常而导致的血小板无法聚集。表现为非抗凝血涂片上的血小板呈散在分布(图 2-67),而血小板数及形态正常。

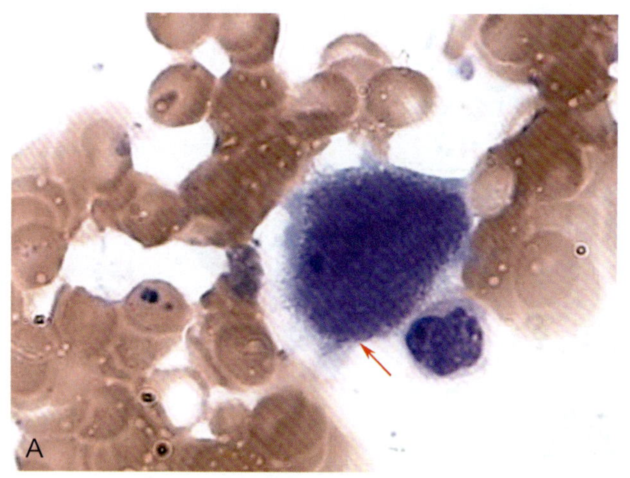

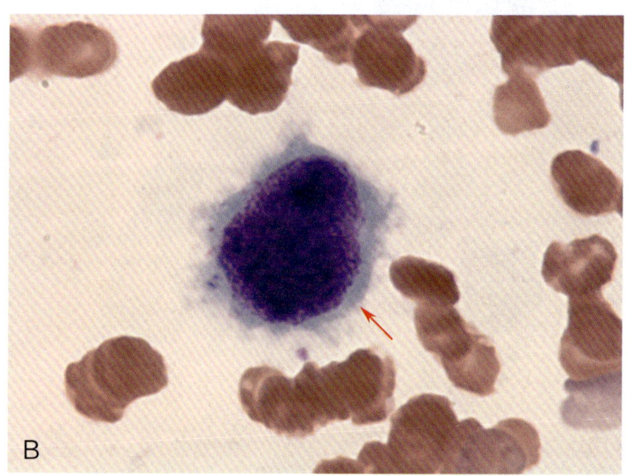

图 2-60 超巨血小板

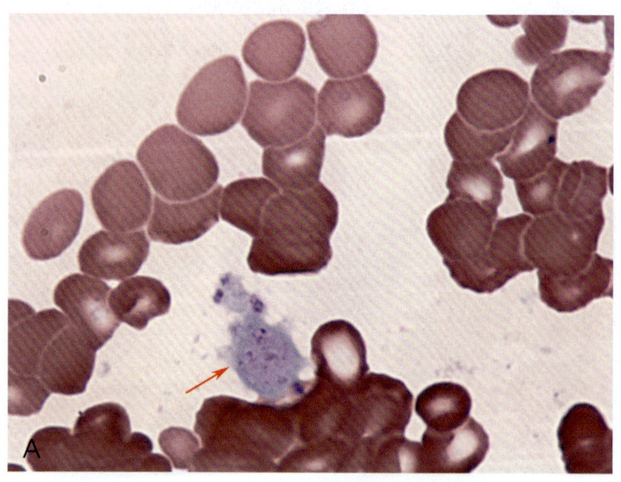

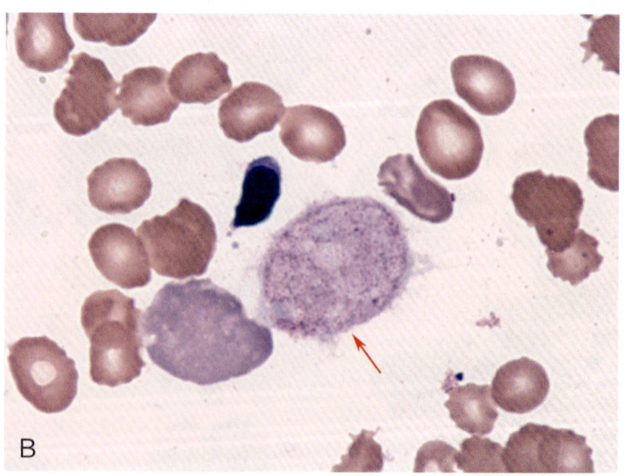

图 2-61 颗粒减少血小板

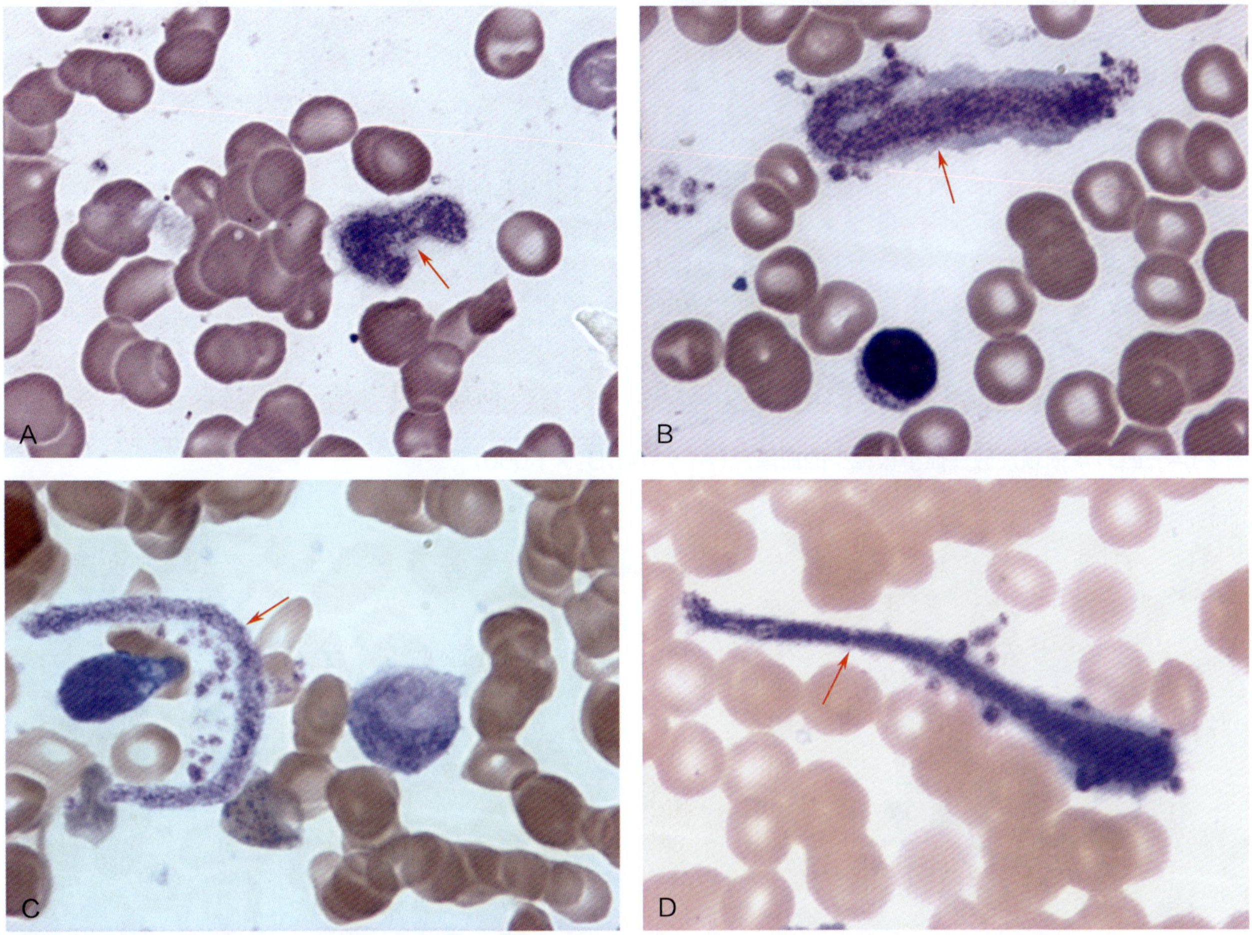

图 2-62　畸形血小板（有的周边可见正常血小板）

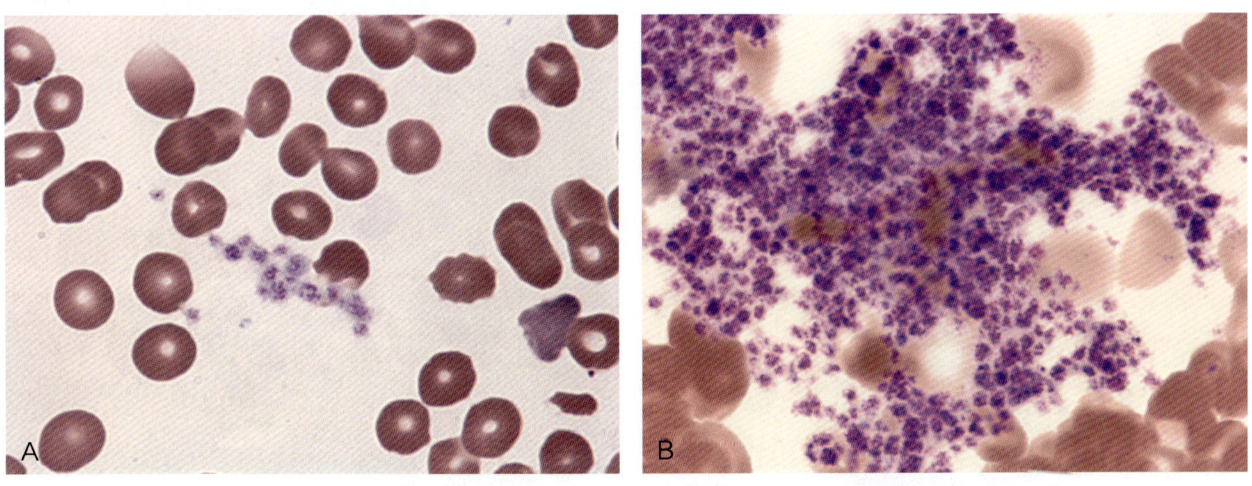

图 2-63　非抗凝血涂片上的成堆血小板

A：小堆。B：大堆

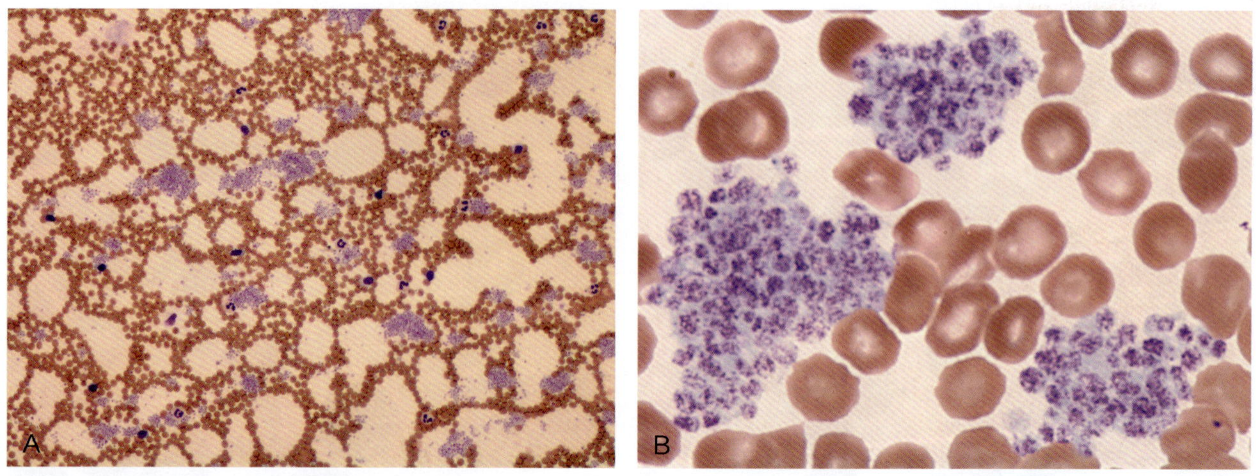

图 2-64 EDTA 依赖性假性血小板减少的血涂片(A：×100，B：×1 000)

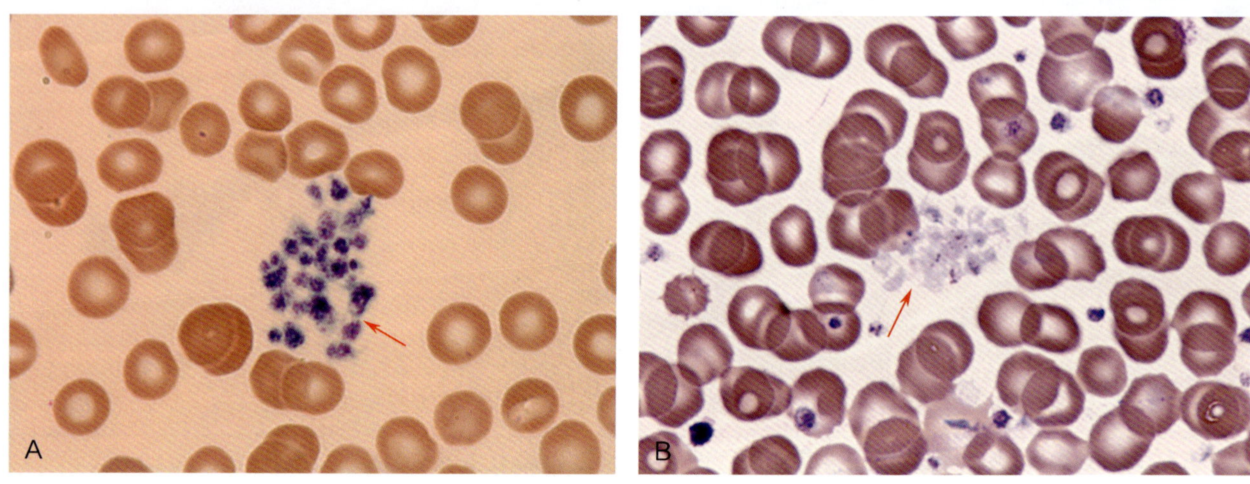

图 2-65 非抗凝剂引起的血小板聚集

A：血小板初发聚集，其血小板形态无变化。B：血小板次发聚集，其血小板已活化，故可见伪足，并见释放颗粒而似颗粒减少血小板

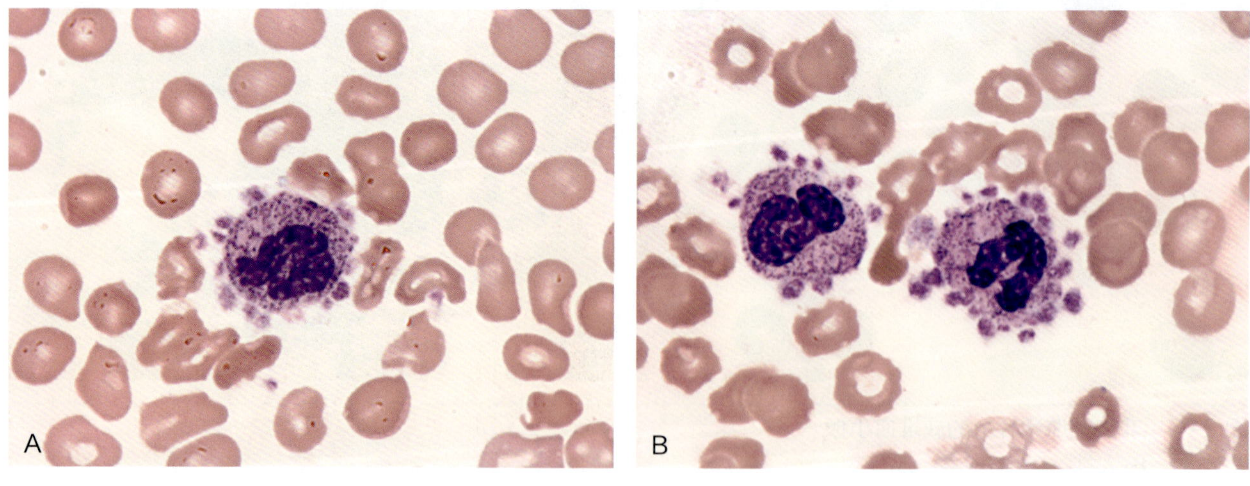

图 2-66 血小板卫星现象(中性粒细胞含中毒颗粒)

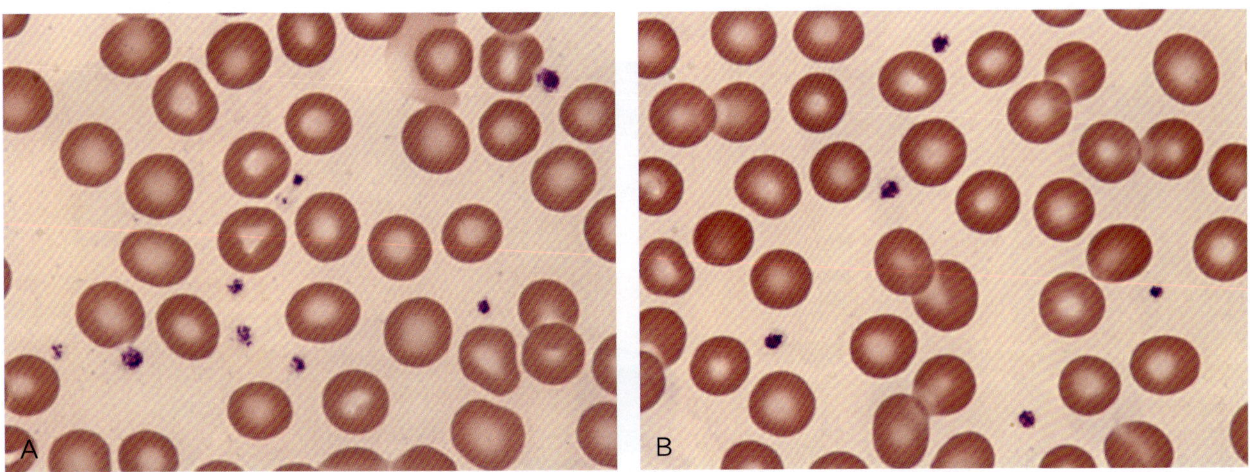

图 2-67　血小板无力症的非抗凝血涂片

（王霄霞　胡王强　曾素根　柯培锋）

四、其他有核细胞

1. 有核红细胞（nucleated red blood cell，NRBC）　NRBC 包括原始红细胞、早幼红细胞、中幼红细胞及晚幼红细胞，外周血中的有核红细胞以中幼红细胞及晚幼红细胞为常见。中、晚幼红细胞胞体直径 7~15μm，较规则；胞核常圆形，居中或偏位，有时胞核碎裂呈花瓣样、分叶状，染色质聚集成 1 个紫黑色团块（称为碳核），或聚集呈块状、大块状，副染色质可见或消失；胞质多，淡红色（与成熟红细胞颜色相同）或多色性（即灰红、灰红色），无颗粒，有的可见嗜碱性点彩（图 2-68）。见于多种血液病、恶性肿瘤、出血、新生儿等。有时 NRBC 可出现巨幼样变、双核、多核等改变。

2. 巨核细胞（megakaryocyte）　恶性血液病等可导致外周血出现巨核细胞，尤其是以下胞体较小的巨核细胞（图 2-69）。

（1）原始巨核细胞（megakaryoblast）：直径 15~30μm，圆形或不规则，常可见胞质指状突起、血小板附着；胞核圆形或椭圆形，胞核常 1 个，染色质较细致、排列紧密，核仁常不清晰；胞质较少，深蓝色或蓝色，无颗粒。

（2）小巨核细胞（small megakaryocyte）：直径约 <32μm（即细胞面积 <800μm²）；胞核小，圆形或椭圆形，1~ 数个（常 1 个）；胞质多少不一，淡蓝色，有细小的淡紫红色颗粒，有时可见血小板附着。

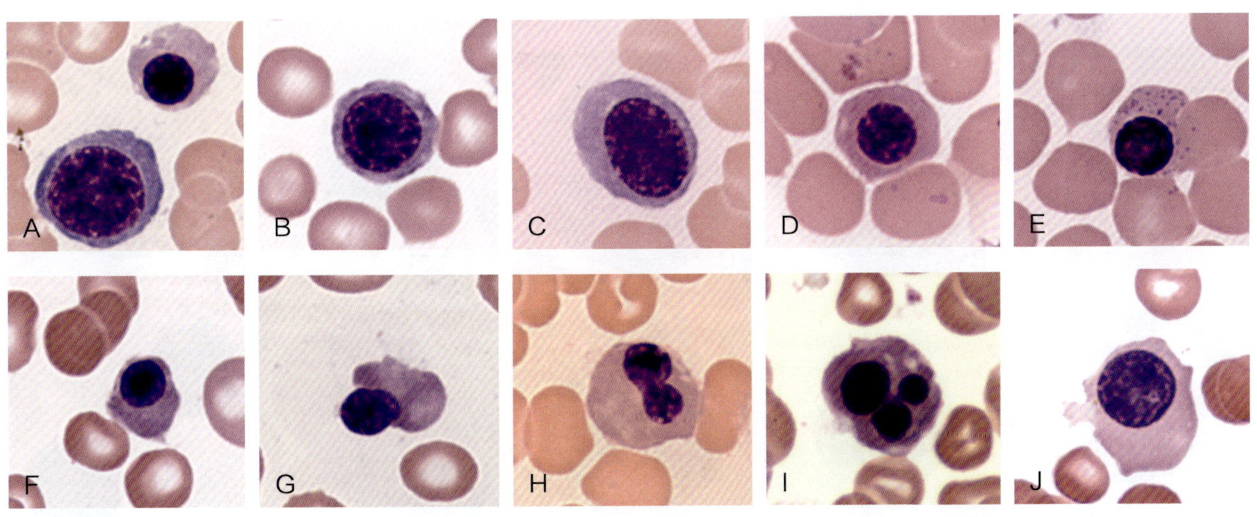

图 2-68　中幼红细胞及晚幼红细胞

A：中、晚幼红细胞。B、C：中幼红细胞。D~J：晚幼红细胞（E 含嗜碱性点彩，G 正在脱核，H 胞核哑铃形、巨幼样变，I 核碎裂、巨幼样变，J 巨幼样变）

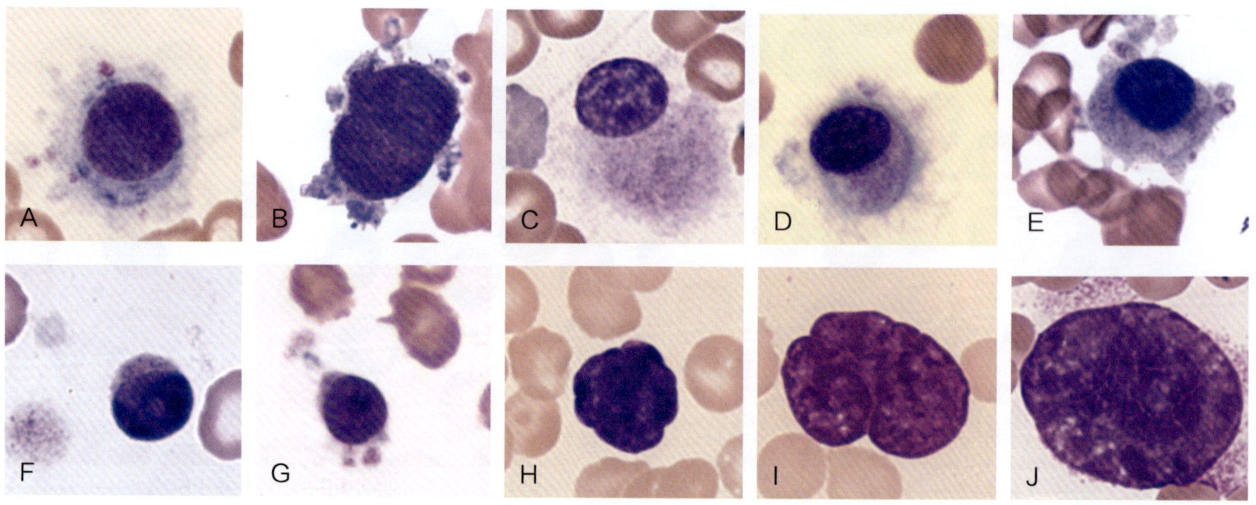

图 2-69　巨核细胞

A、B:原始巨核细胞并可见血小板黏附(B 为双核)。C~E:小巨核细胞(D、E 可见颗粒减少)。F、G:微小巨核细胞。H~J:裸核型巨核细胞

(3)微小巨核细胞(micromegakaryocyte):直径 5~8μm,如淋巴细胞大小,胞核 1 个,胞质少,其他特征基本同小巨核细胞。

(4)裸核型巨核细胞(naked megakaryocyte):胞膜不完整,胞核往往比一般有核细胞大,胞核常不规则、折叠,染色质块状,胞质无或有少许。

3. 分裂象细胞(mitotic cell)　血细胞分裂方式主要为有丝分裂,分为前期、中期、后期及末期(图 2-70),根据分裂象细胞胞质特点等可判断细胞系列。此种细胞增多见于溶血性贫血、急性白血病等。

(1)前期:即单丝球期,其核膜不清,核仁消失,染色质由细变粗,聚集成染色体,宛如线团。

(2)中期:即单星状期或赤道板期,其核膜完全消失,染色体呈"V"形,移向赤道板,呈辐射状、星状排列。

(3)后期:双星状期或两极期,其核染色体数目增加 1 倍,平均分开,移向细胞两极,呈双星状排列。

(4)末期:即双丝球期,其胞质中部收缩呈哑铃状或以细丝相连,染色体逐渐形成两个线团样胞核。

4. 凋亡细胞(apoptotic cell)　凋亡细胞胞体变小、变圆,胞核固缩成大团块状(通常圆形),进而胞核碎裂为大小不一的小团块(通常呈圆形)(图 2-71)。根据凋亡细胞的胞质及周围细胞特点,常可知凋亡细胞的来源。

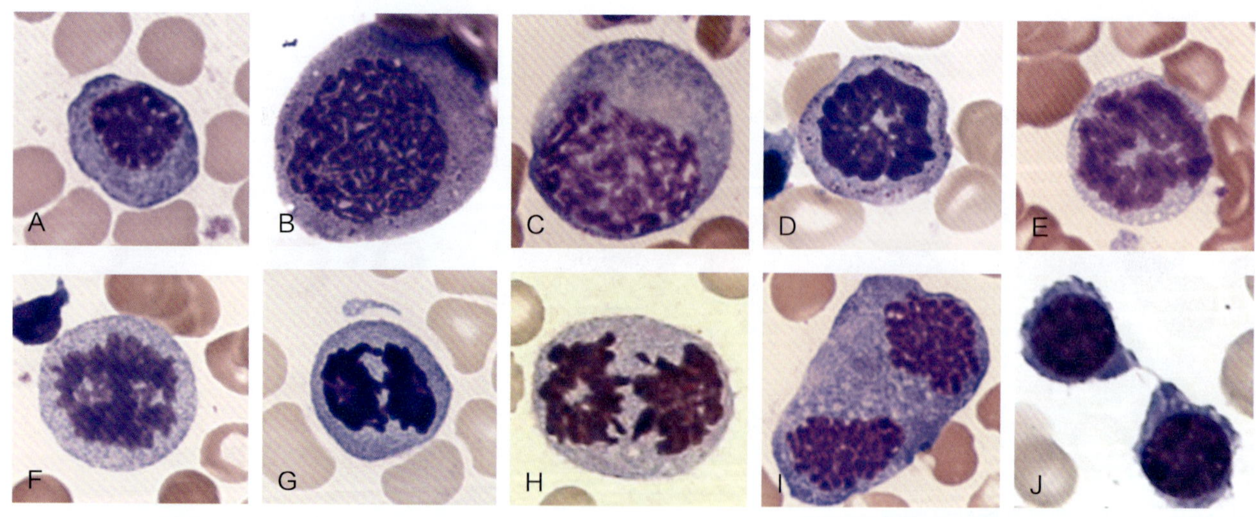

图 2-70　各期有丝分裂象细胞

A~C:前期。D、E:中期。F~H:后期。I、J:末期,J 还有胞质相连

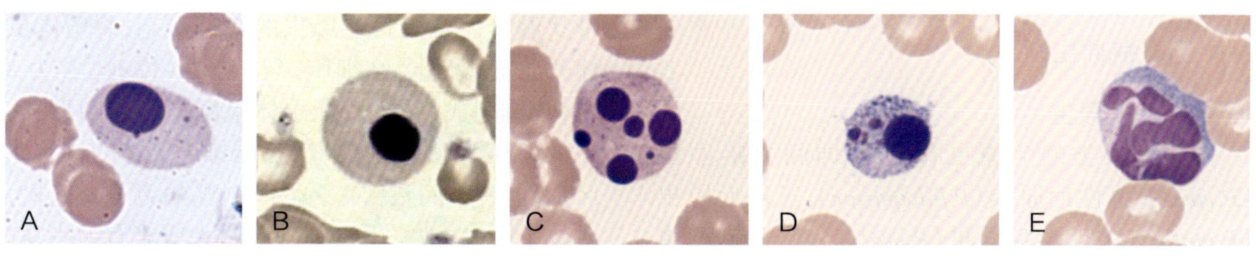

图 2-71　凋亡细胞

A、B:凋亡的中性粒细胞。C:凋亡的中性粒细胞且胞核碎裂成数个。D、E:凋亡的淋巴细胞

5. 退化细胞(degenerated cell)　其细胞肿胀,胞膜、核膜常不完整,胞体及胞核变大,胞核浅染,染色质结构疏松、不清晰,或无结构而呈均匀状,胞质常有丢失;如果退化细胞胞质完全丢失且胞核结构模糊、均匀状,又称为涂抹细胞(图 2-72)。由于血涂片中的退化细胞多数是人为因素所致,如机械性损伤、细胞固定不佳等,所以又称为破碎细胞。

6. 狼疮细胞(lupus erythematosus cell,LEC)　狼疮因子是一种抗核抗体,可破坏有核细胞,并使胞核肿胀、失去结构而成均匀体,粒细胞、单核细胞等吞噬均匀体即形成了 LEC(一般在体外孵育一定时间后形成的),胞核常被挤在边上(图 2-73)。见于系统性红斑狼疮等自身免疫性疾病。

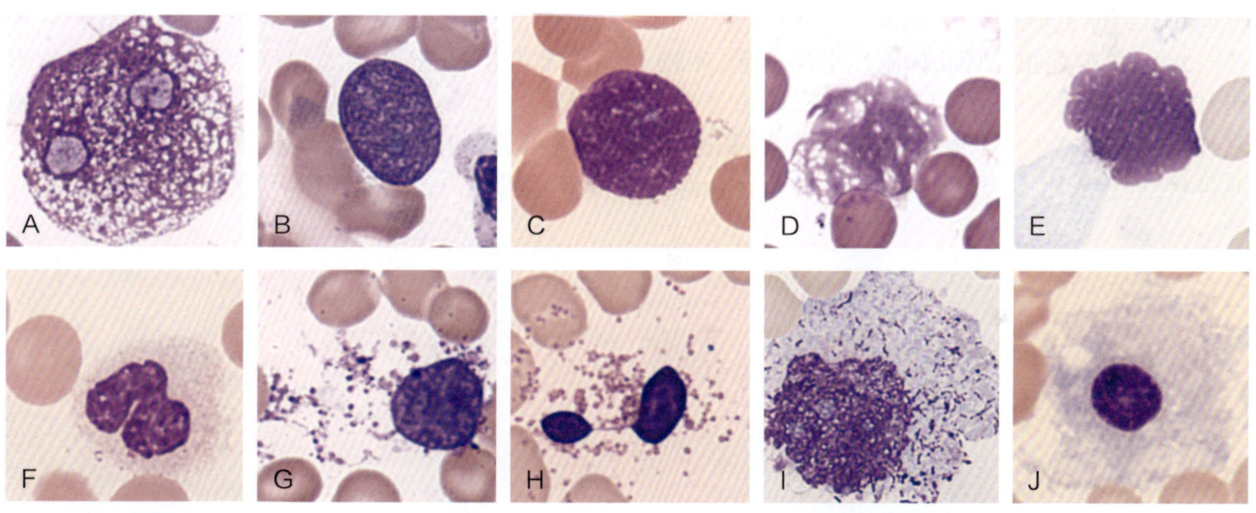

图 2-72　退化细胞

A~E:涂抹细胞。F:中性粒细胞。G:嗜碱性粒细胞。H:嗜酸性粒细胞。I:幼稚粒细胞。J:浆细胞

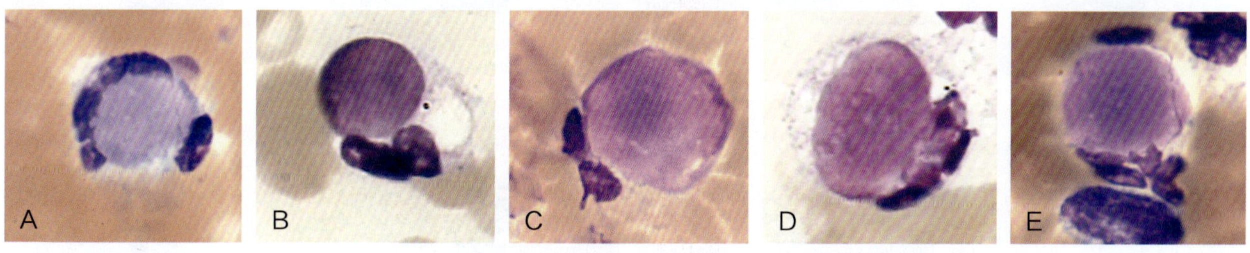

图 2-73　狼疮细胞

(王霄霞　徐菲莉　王　庚　李小龙)

五、病原生物

(一) 疟原虫

感染人类的疟原虫有5种，即间日疟原虫(*P.vivax*)、恶性疟原虫(*P.falciparum*)、三日疟原虫(*P.malariae*)、卵形疟原虫(*P.ovale*)和诺氏疟原虫(*P.knowlesi*)。在外周血液中或骨髓、肝脏等组织中查找到疟原虫，即可诊断为疟疾。

1. 间日疟原虫　环状体胞质呈淡蓝色，环较大，约占红细胞的1/3，核1个，偶有2个，红细胞内通常只寄生1个原虫；滋养体核1个，胞质丰富，形态不规则，空泡明显，疟色素分散在胞质内，细小杆状；裂殖体虫体充满整个红细胞，裂殖子12~24个，常为16个，排列不规则；配子体呈圆形或卵圆形，占满红细胞，胞质蓝色或略带红色，雌雄配子体的核有些区别，前者小而致密，多偏于一侧，后者相对疏松，多位于中央；被寄生红细胞胀大，红细胞颜色变淡，有较多细小的红色薛氏点。各期间日疟原虫形态见图2-74。

2. 三日疟原虫　环状体胞质呈深蓝色，环较粗壮，约占红细胞的1/4~1/3，核1个，偶有2个，红细胞内很少寄生2个原虫；滋养体体小，长圆形或带状，疟色素粗大，颗粒状，常分布于虫体边缘，带状滋养体是三日疟原虫的典型形态；裂殖体虫体几乎充满整个红细胞，裂殖子6~12个，常为8个，常排列成菊花样；配子体呈圆形或卵圆形，几乎占满红细胞，胞质深蓝色，雌雄配子体的核有些区别，前者小而致密，多偏于一侧，后者相对疏松，多位于中央；被寄生红细胞不胀大或略有缩小，红细胞颜色正常或变淡，偶有少量的、淡紫、微细的齐氏点。各期三日疟原虫形态见图2-75。

3. 恶性疟原虫　环状体环较小，约占红细胞的1/5，核相对于间日疟更显致密，有1~2个，红细胞内可有2个或更多的原虫寄生，虫体常位于红细胞的边缘；雌雄配子体多呈香蕉样，前者两端较尖，核致密，位于中央；后者两端钝圆，核疏松，位于中央；裂殖体及大滋养体在外周血中少见；寄生的红细胞正常或稍小，可有数颗紫色的茂氏点。各期恶性疟原虫形态见图2-76。

4. 卵形疟原虫　环状体似三日疟原虫；滋养体核1个，形态不规则或者圆形，空泡不明显，疟色素较少且粗大，虫体小于正常红细胞；裂殖子4~12个，常为8个；配子体似三日疟原虫；被寄生红细胞胞膜常有明显变化，略胀大，部分呈长圆形，红细胞边缘可呈锯齿状，颜色正常或变淡，常见较多红色、粗大的薛氏点。各期卵形疟原虫形态见图2-77。

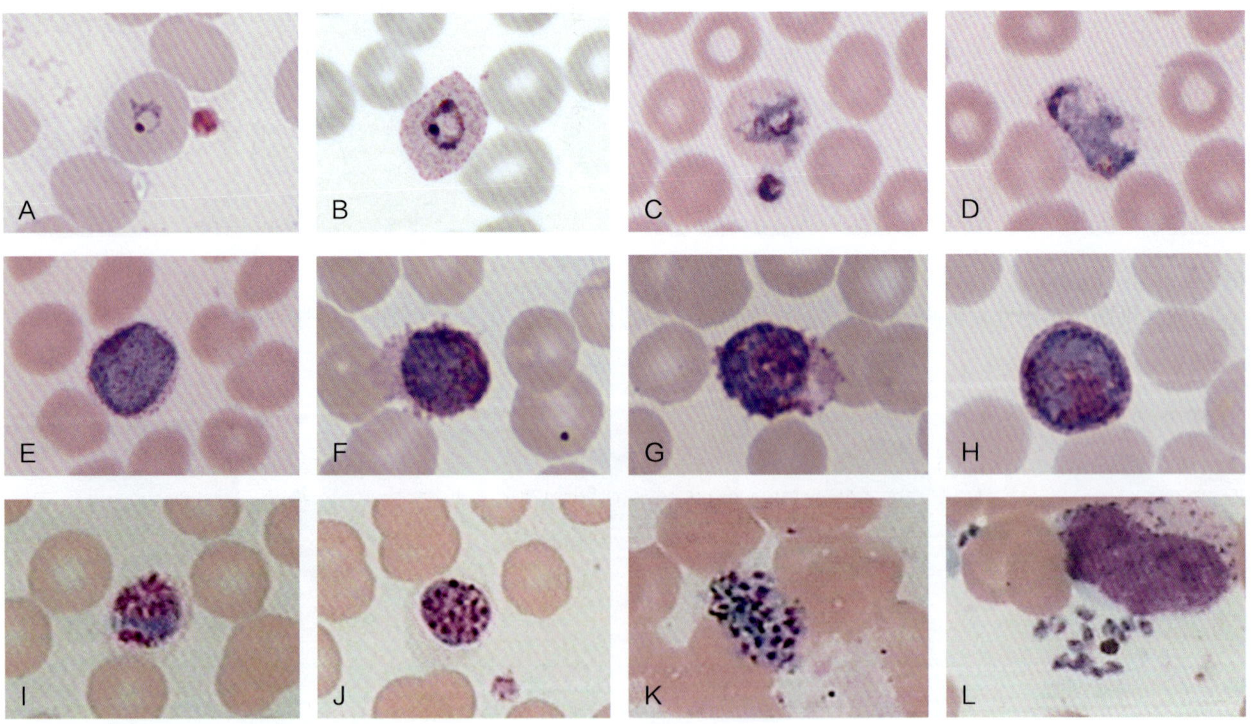

图2-74　间日疟原虫各期形态

A、B：环状体。C、D：大滋养体。E~H：配子体。I~K：裂殖体。L：逸出红细胞的裂殖子

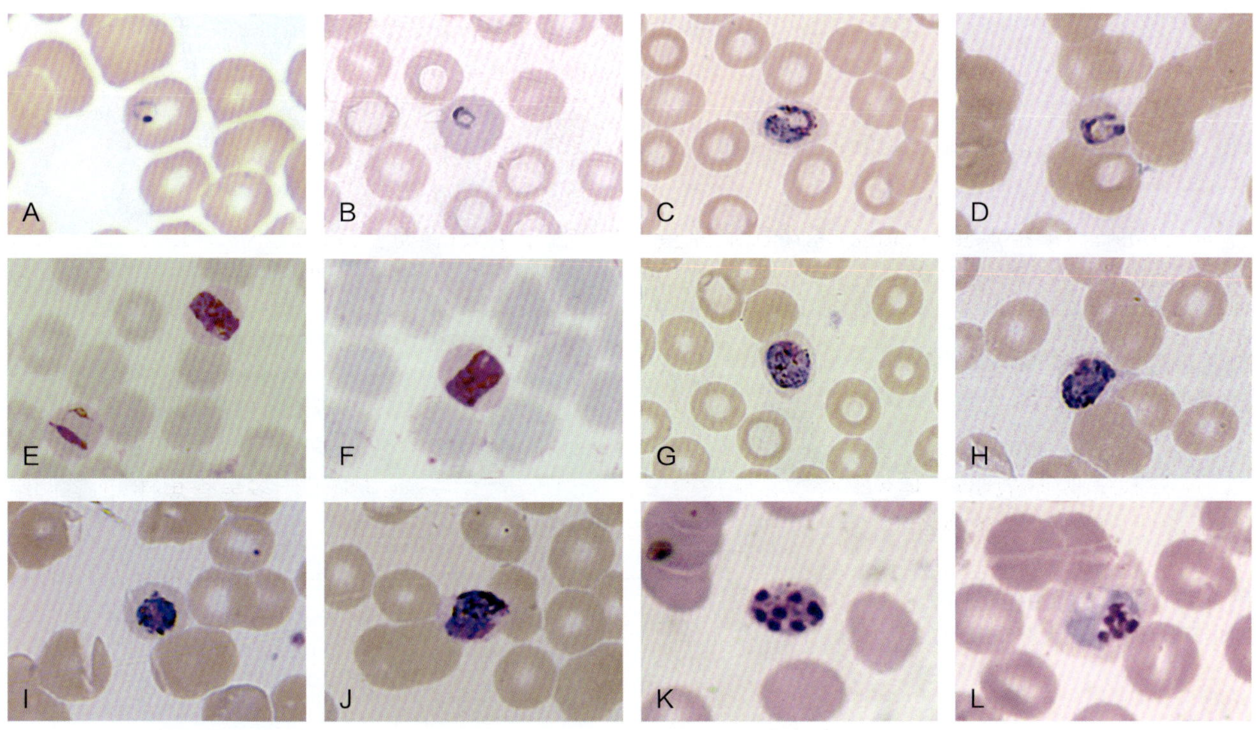

图 2-75　三日疟原虫各期形态

A、B：环状体。C~F：大滋养体。G、H：配子体。I~L：裂殖体

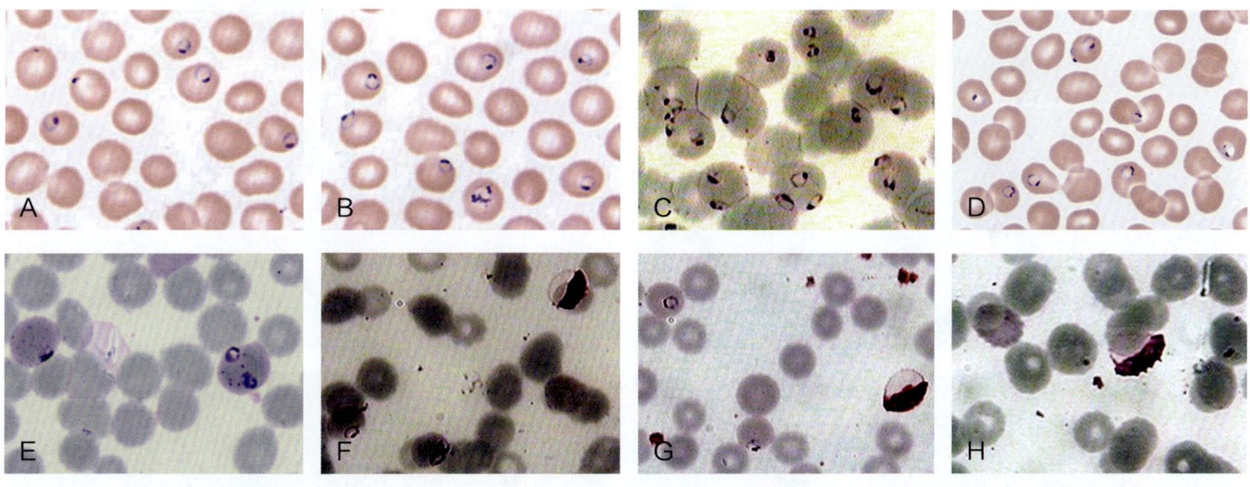

图 2-76　恶性疟原虫各期形态

A~D：环状体。E：环状体（可见茂氏点）。F、G：环状体和配子体。H：配子体

5. 诺氏疟原虫　环状体似恶性疟原虫，滋养体及裂殖体似三日疟原虫，配子体似间日疟原虫，被寄生的红细胞似三日疟原虫。

（二）丝虫

寄生于人体的丝虫（filaria）现知有 8 种，其中班氏吴策线虫（班氏丝虫）、马来布鲁线虫（马来丝虫）、帝汶布鲁线虫（帝汶丝虫）常寄生于淋巴系统；罗阿罗阿线虫（罗阿丝虫）、旋盘尾线虫和链尾曼森线虫常寄生于皮下组织；常现曼森线虫和澳氏曼森线虫常寄生于体腔。我国曾仅有班氏和马来丝虫流行，诊断主要靠在血液、尿液和各种体液内检出微丝蚴，有时也可取淋巴结活检检查成虫。

1. 班氏吴策线虫（*Wuchereria bancrofti*）　微丝蚴体长 244~296μm，宽度平均 7.0μm，具鞘膜。微丝蚴虫体柔和，弯曲自然，无小弯，头间隙 1∶1 或 1∶2，细胞核圆形或椭圆形，排列整齐且清晰可数，尾部后 1/3 处渐尖细，无尾核（图 2-78）。

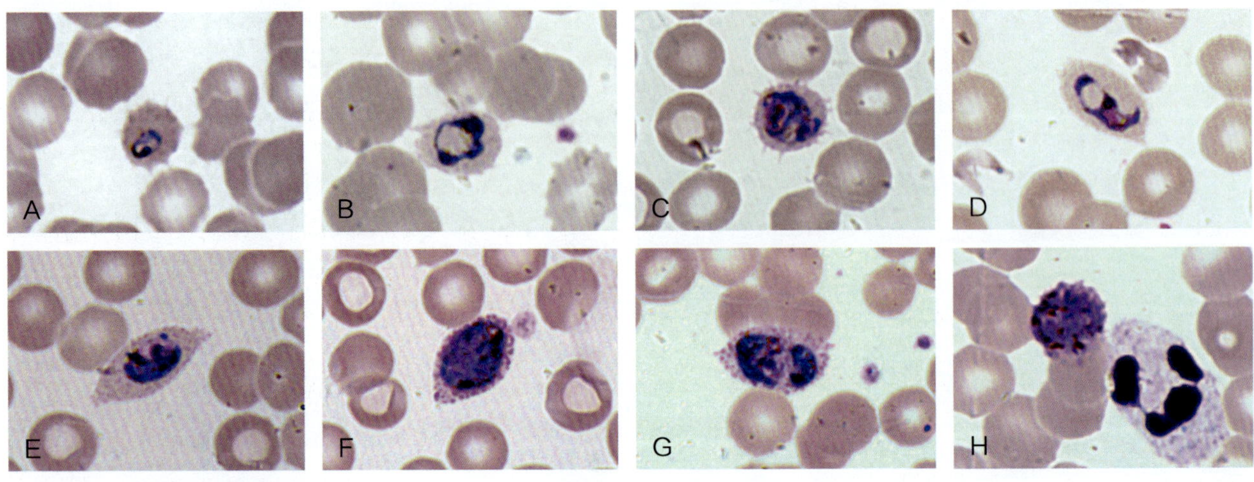

图 2-77　卵形疟原虫各期形态

A、B:环状体。C、D:大滋养体。E、F:配子体。G、H:裂殖体

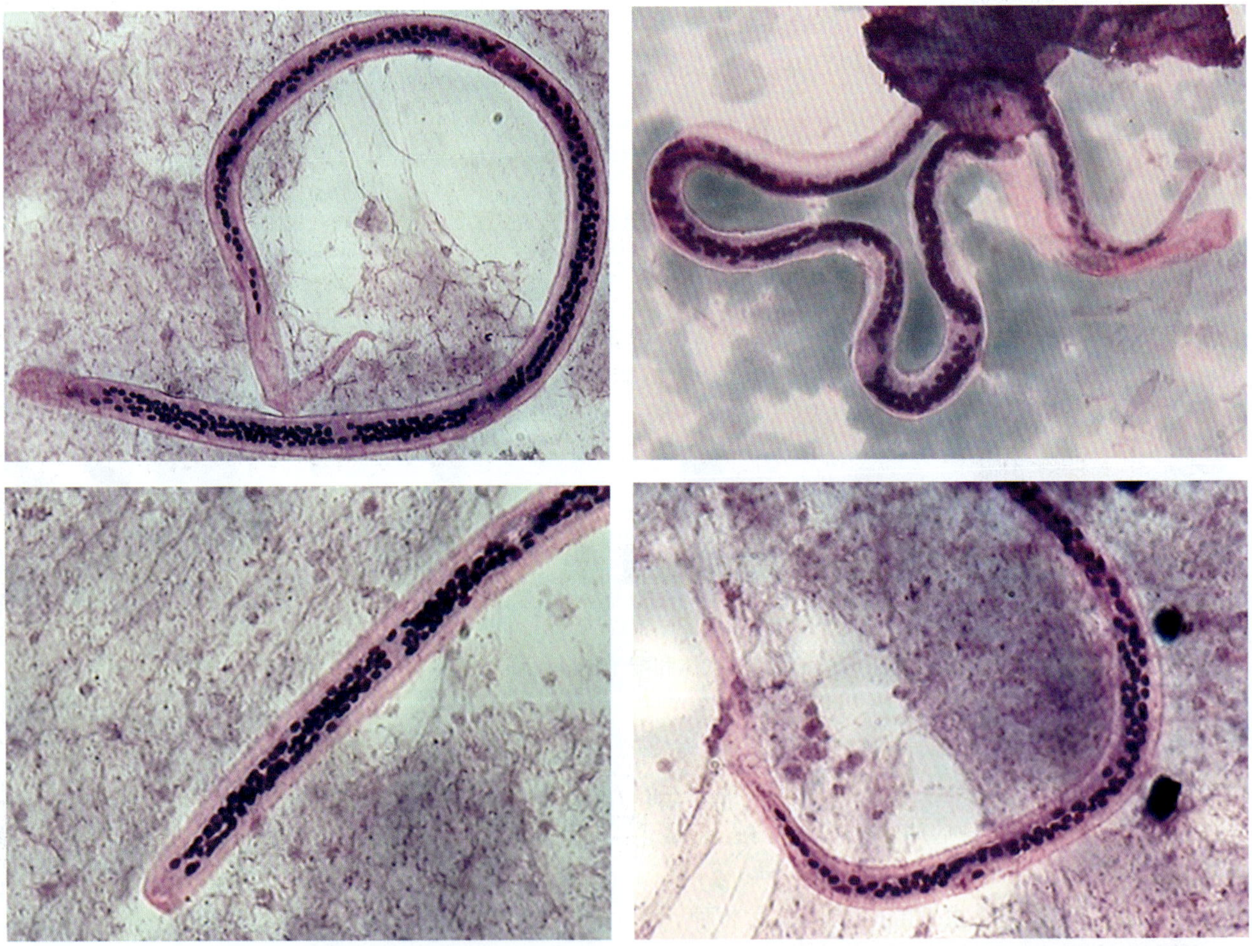

图 2-78　班氏丝虫微丝蚴

2. 马来布鲁线虫(*Brugia malayi*) 微丝蚴体长177~230μm,宽度平均5~6μm,具鞘膜。微丝蚴虫体僵硬,大弯上有小弯,头间隙2:1,细胞核形态不规则,排列紧凑且互相重叠,不易分清,尾部自肛孔后突然变细,有前后排列的2个尾核,尾核处略膨大(图2-79)。

3. 罗阿罗阿线虫(*Loa loa*) 微丝蚴长250~300μm,宽6~8.5μm,具鞘膜。头间隙长宽相等,尾部圆钝略平,体核分布至尾端,可见一个较大的核。鞘膜宽大,显微镜下观察,鞘膜显得质感强烈(图2-80)。

4. 常现曼森线虫(*Mansonella perstans*) 微丝蚴长152~207μm,宽度平均4.5μm,体核分布至尾端,在最后一个核周围的虫体略显粗钝,无鞘膜(图2-81)。微丝蚴白天和夜晚均出现于外周血液,但夜现稍多于昼现。

(三) 锥虫

锥虫(trypanosome)有20余种,感染人体的主要有冈比亚锥虫(分布在西非和中非)、罗德西亚锥虫(分布在东非和南非)、克氏锥虫(分布于南美州和中美州,称为美洲锥虫)和对人无致病性的蓝氏锥虫,其中前两者称为非洲锥虫,感染人体后可以寄生在血液、骨髓、淋巴液、脑脊液中,引起非洲昏睡病;克氏锥虫又称粪原性锥虫,感染人体后寄生在血液及组织,引起恰加斯病。

1. 冈比亚锥虫(*Trypanosoma gambiense*)或罗德西亚锥虫(*Trypanosoma rhodesiense*) 在人体寄生阶段是锥鞭毛体,分细长型(20~40)μm×(1.5~3.5)μm、中间型和粗短型(15~25)μm×(1.5~3.5)μm。细长型前端较尖细,鞭毛游离且长,波动膜较长;粗短型鞭毛短或不游离,波动膜较短。瑞氏-吉姆萨染色后,胞质淡蓝,内有深蓝色的异染颗粒,核居中,红色或红紫色,有核膜及核仁,动基体深红色,点状;波动膜为淡蓝色(图2-82)。

2. 克氏锥虫(*Trypanosoma cruzi*) 克氏锥虫在人体外周血液检出的为锥鞭毛体,该时期有细长型和短粗型。自人体分离的虫体长(11.7~30.4)μm,宽(0.7~5.9)μm,虫体多呈"C"字形,弯曲如新月。虫体前端尖细,核呈"短粗线"状。动基体独立可见,呈圆形或椭圆形。动基体旁有一基体和鞭毛袋。鞭毛沿虫体从后部向前延伸,与虫体附着,形成波动膜,鞭毛的前端游离(图2-83)。

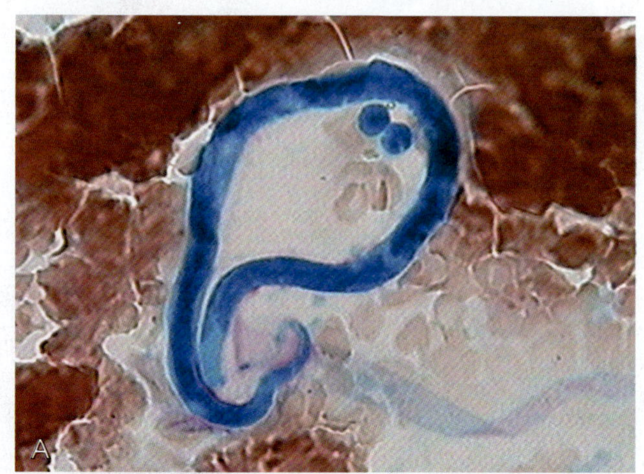

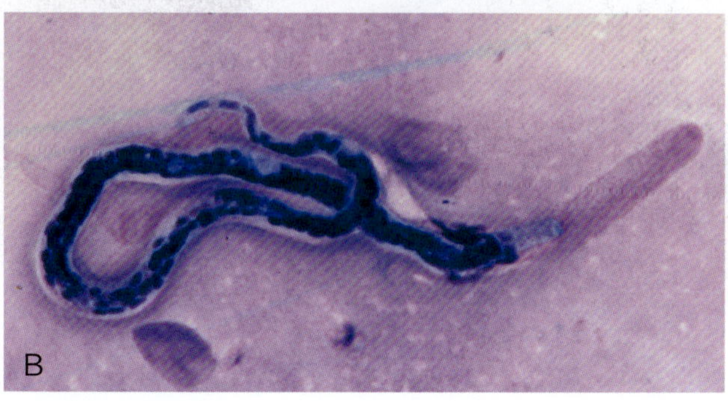

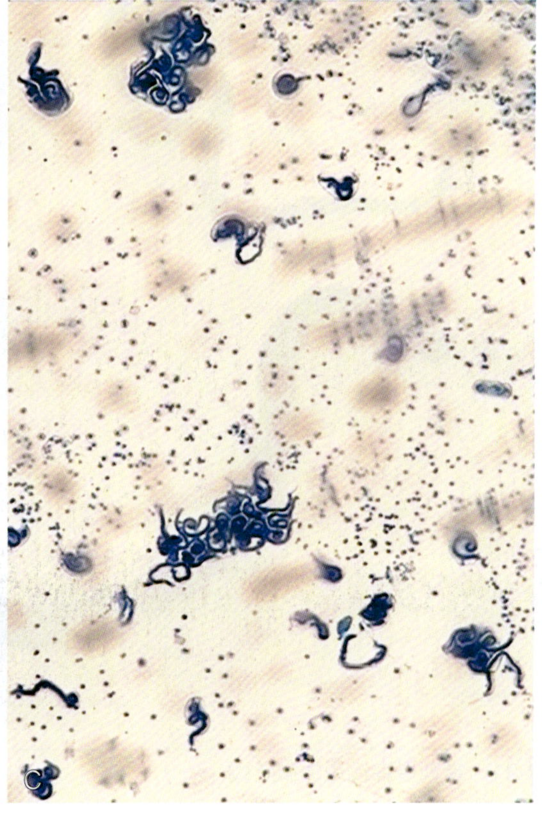

图2-79 马来丝虫微丝蚴(A、B:×1 000,C:×100)

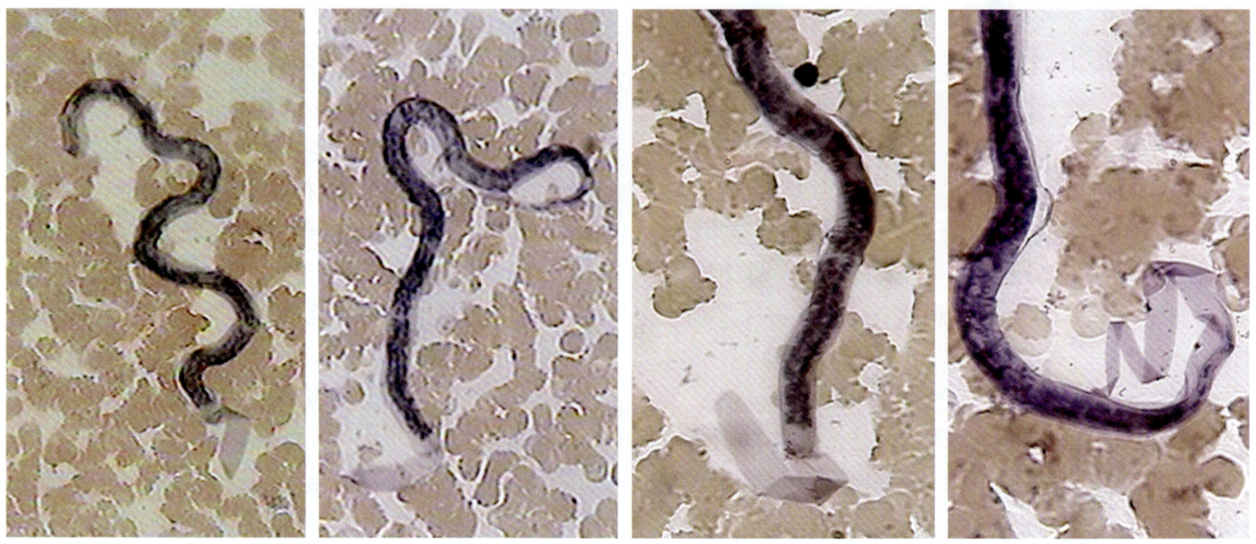

图 2-80　罗阿丝虫微丝蚴

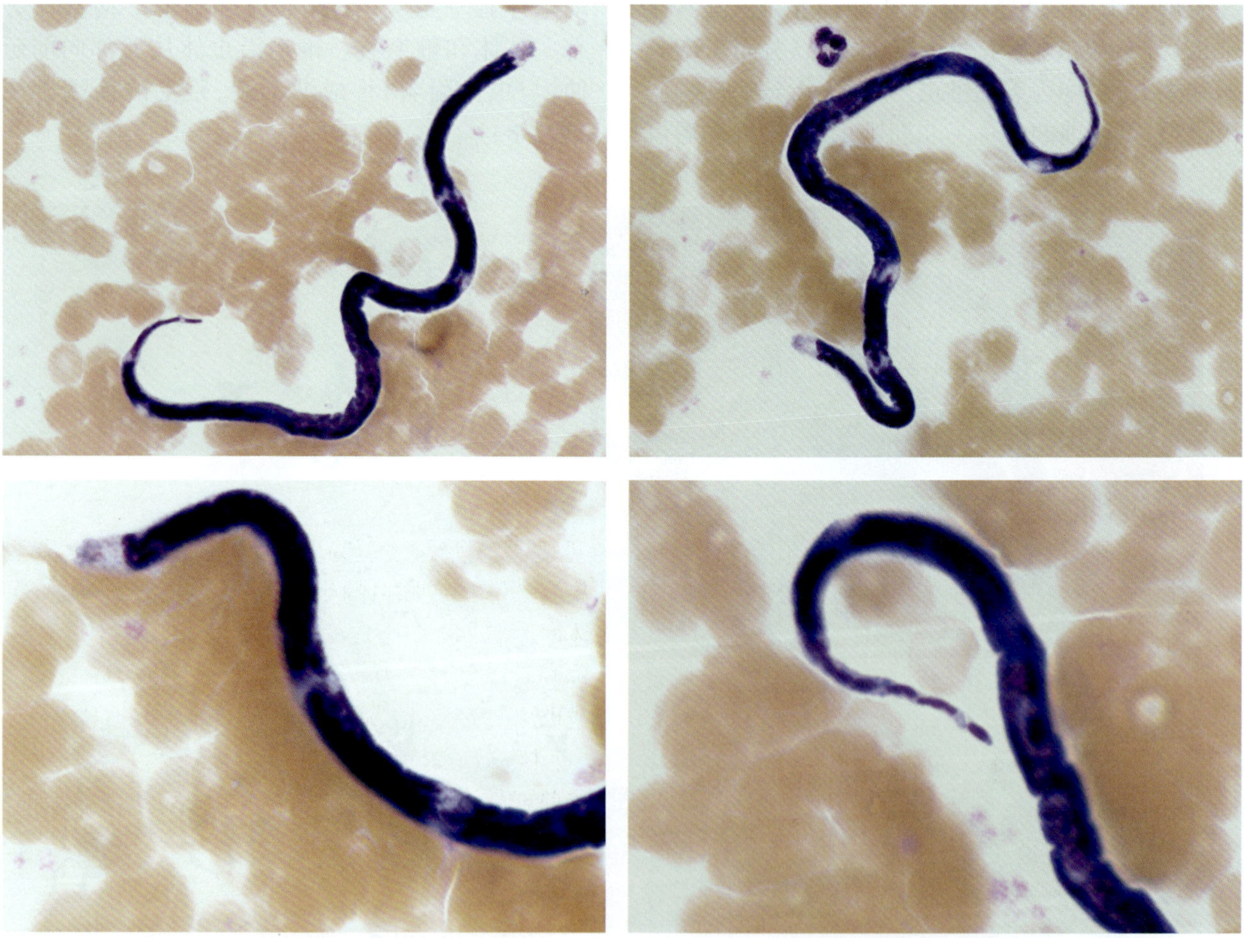

图 2-81　常现曼森线虫的微丝蚴

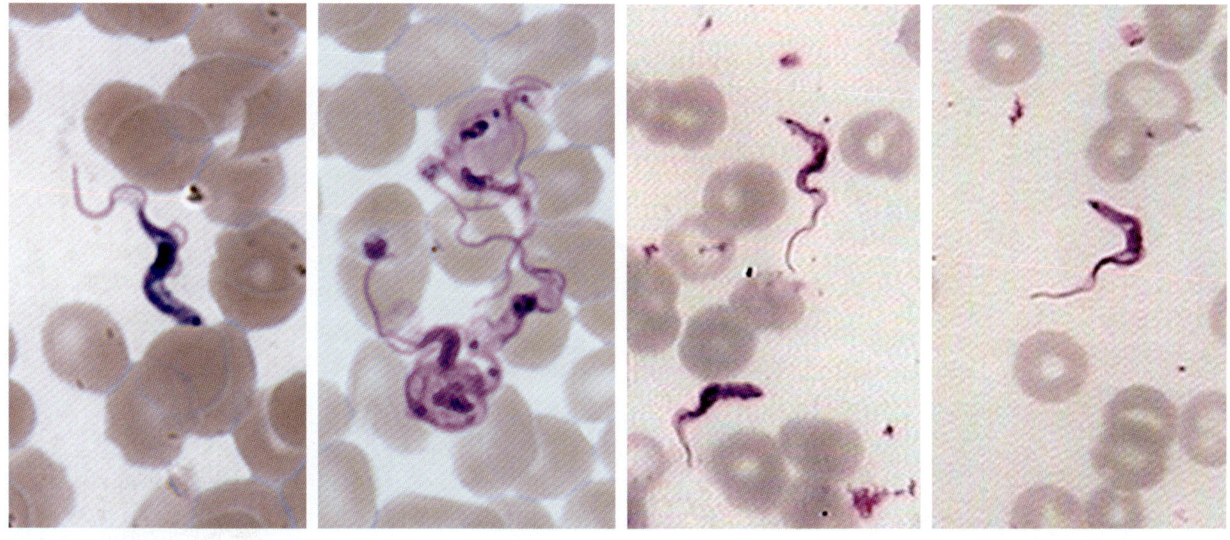

图 2-82 冈比亚锥虫或罗德西亚锥虫

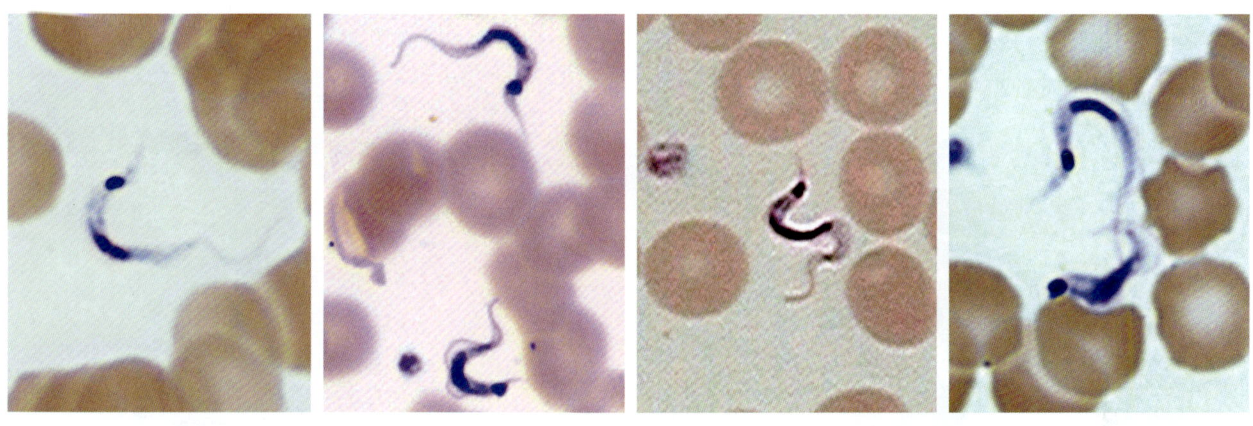

图 2-83 克氏锥虫

（四）巴贝虫

巴贝虫（Babesia）又称巴贝西虫，寄生于哺乳动物红细胞内，引起人兽共患寄生虫病。在外周血涂片中，可见于红细胞内和细胞间，一个红细胞内可有多个虫体寄生，多为 1~4 个。虫体大小 1~5μm，圆形、椭圆形、梨形、环形或“四联型”，其中典型虫体为梨形，故又称为梨浆虫；在瑞氏 - 吉姆萨染色条件下，染色质 1~3 个，呈紫红色或红色；胞质呈蓝色，无色素点（图 2-84）。

（五）利什曼原虫

利什曼原虫（*Leishmania spp.*）有许多种，在我国流行的是杜氏利什曼原虫，主要寄生在骨髓、脾、肝及淋巴组织中的单核 - 巨噬细胞内。在印度，患者皮肤常表现为色素沉着并有发热，又称黑热病。利什曼原虫的生活史有前鞭毛体和无鞭毛体两个时期。寄生在人体内的主要是无鞭毛体（又称利杜体），大小为（2.9~5.7）μm×（1.8~4.0）μm，圆或卵圆，瑞氏 - 吉姆萨染色后胞质呈淡蓝或淡红，1 个核，圆形较大呈紫红色，位于中部。有时可见核前或核旁有一个细小、杆状的动基体，其前端有颗粒状的基体，后发出一条根丝体（图 2-85）。利杜体寄生于巨噬细胞内，也可散在于细胞外。

（六）微生物

白细胞具有吞噬杀灭微生物的能力，在外周血中可见到白细胞的吞噬现象。例如白细胞吞噬细菌、真菌等，见图 2-86 至图 2-88。

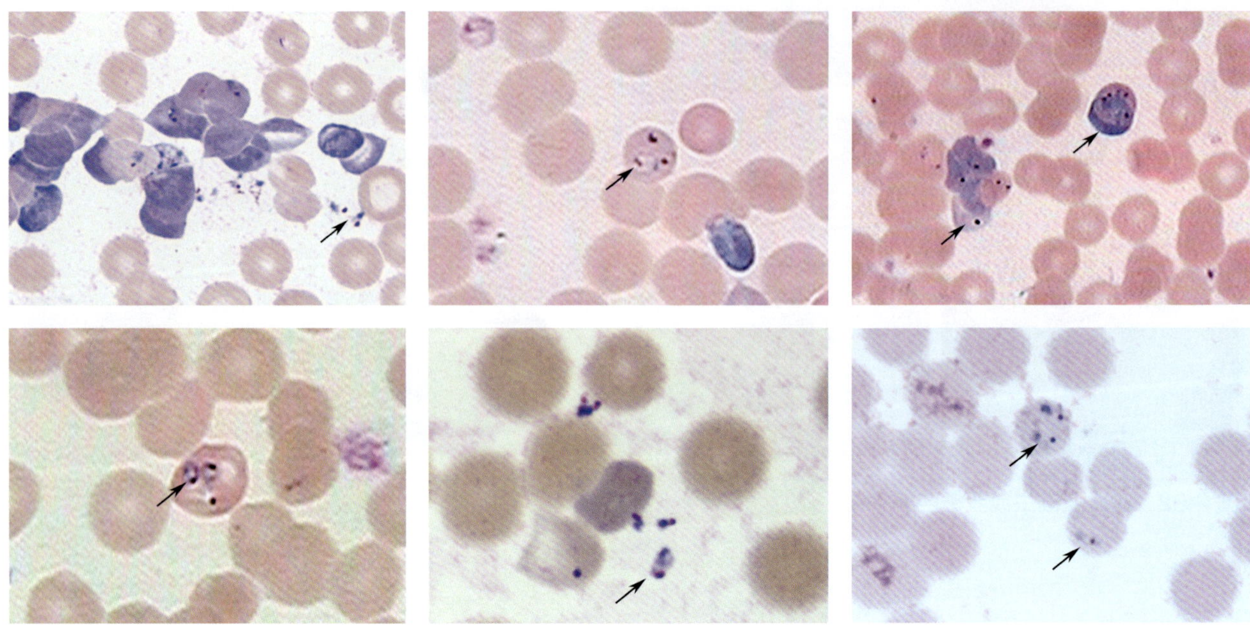

图 2-84　巴贝西虫

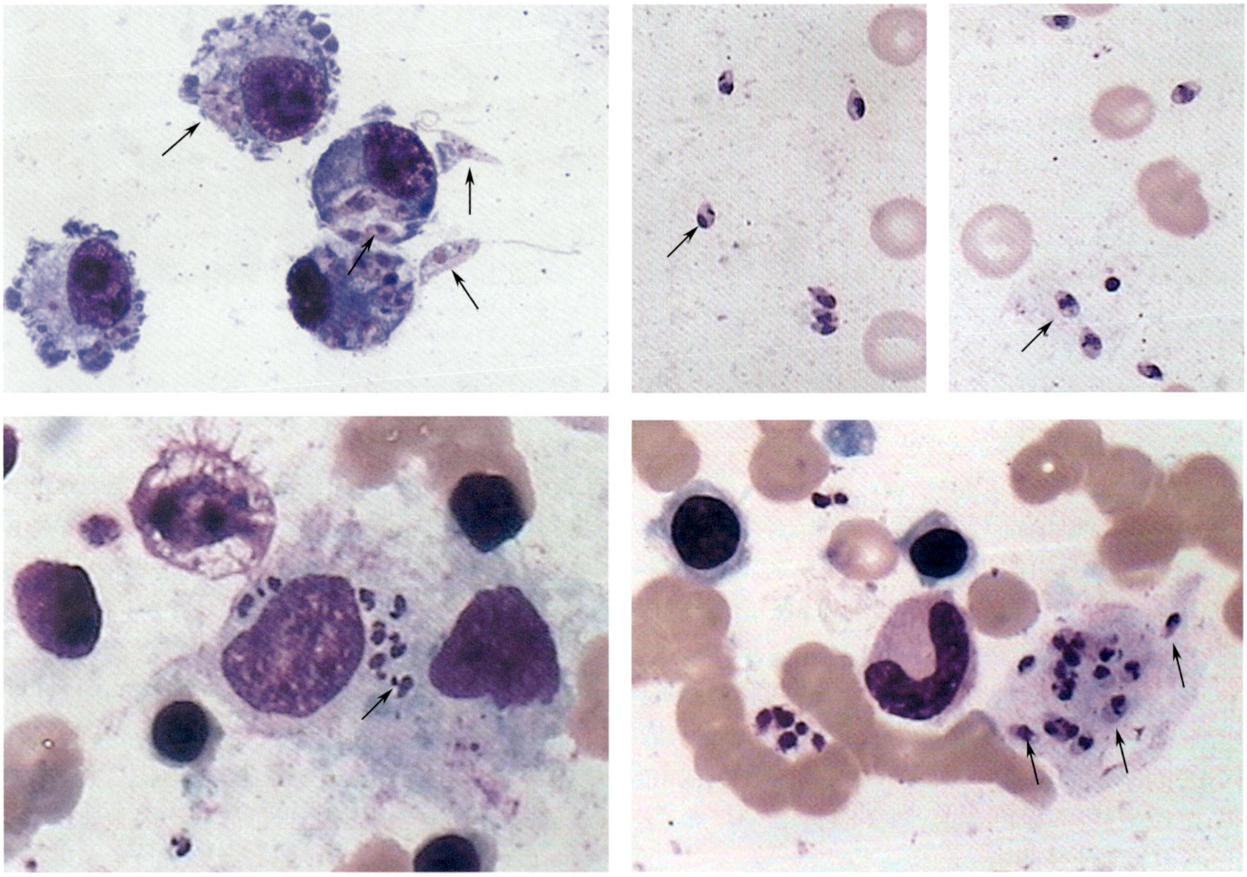

图 2-85　利什曼原虫

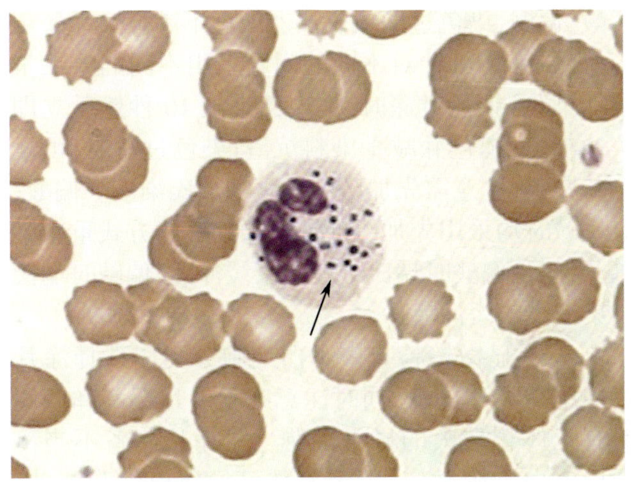
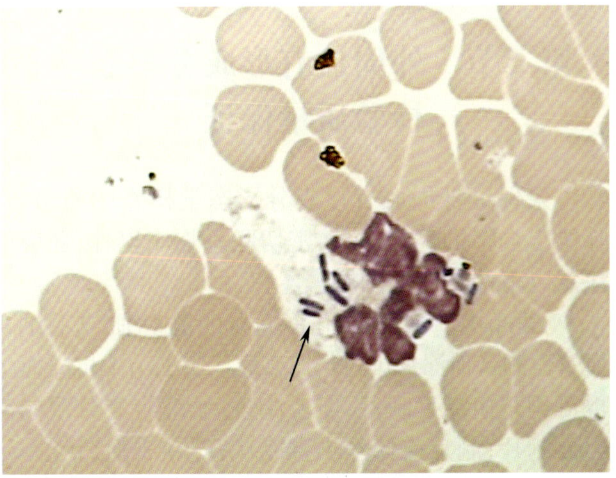

图 2-86　白细胞吞噬细菌现象

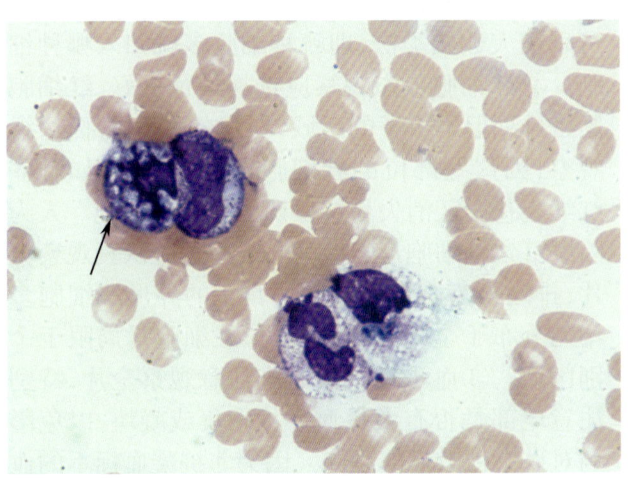
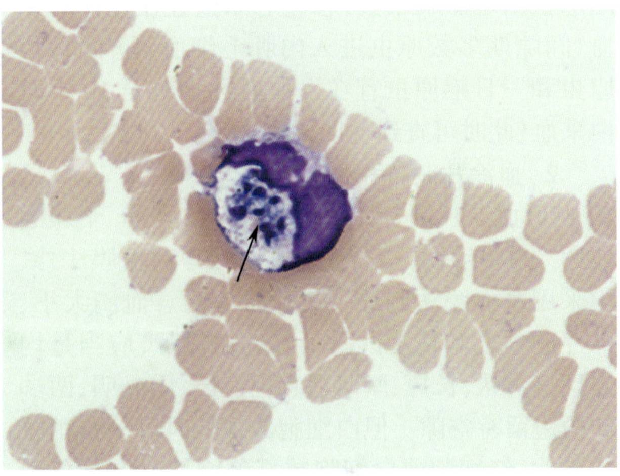

图 2-87　白细胞吞噬马尔尼菲青霉菌

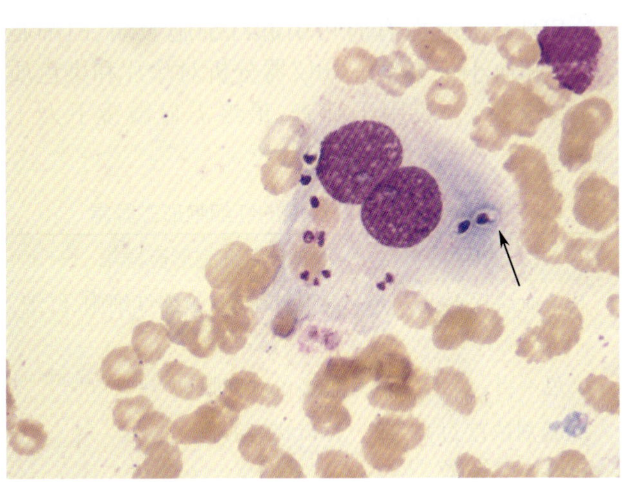
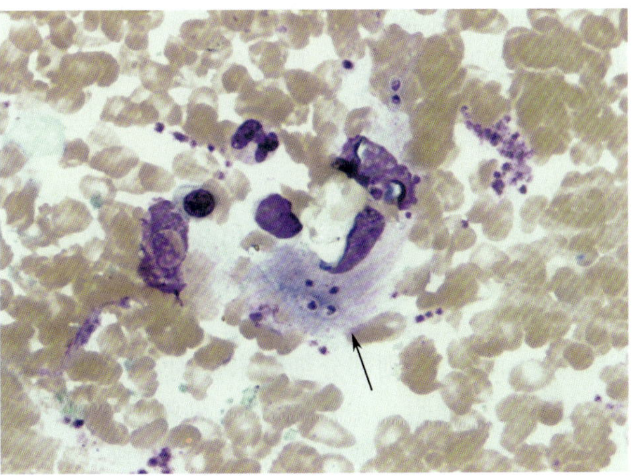

图 2-88　骨髓中巨噬细胞吞噬夹膜组织胞质菌

（王　庚）

第三节 外周血有形成分形态学检验质量保证

要保证外周血有形成分形态学检查的质量，除要求合格的检验人员、密切联系临床以外，还应注意以下几方面的问题：

1. 标本 ①最好用非抗凝的静脉血或毛细血管血制备血涂片进行形态观察。②EDTA 抗凝血也可用于血涂片制备，但需注意：血液应充分混匀后再制片；制片前标本不宜冷藏；应在采血后 4 小时内制片，时间过长可引起细胞形态改变，如红细胞皱缩、白细胞皱缩、粒细胞凋亡及坏死、粒细胞出现中毒样颗粒等。③疟原虫检查：标本采集时间对检出率影响很大，恶性疟原虫宜在发作时采血（间隙期多数原虫进入内脏毛细血管），间日疟原虫和三日疟原虫宜在发作后数小时至 10 小时内采血（此时可查到各期原虫）。

2. 血涂片制备和染色

（1）血涂片制备：①宜采用中性、洁净、干燥的玻片。②除疟原虫等寄生虫检查用厚薄血膜法外，均采用薄血膜法制片。涂片时应注意血滴大小、推片的角度和速度。质量好的血涂片，应当是均匀且呈舌状，长短、厚薄适宜，头、体、尾分明，两端和两边留有空隙。但白细胞数很低时可制备稍厚的涂片，红细胞或白细胞数显著增加时可制备稍薄的涂片。③为避免标本之间的干扰，必须清洁或更换推片后再制备下一个标本的涂片。④非抗凝血一般制备至少 3 张血涂片备用，EDTA 抗凝血可只制备 1 张涂片，需要时再制备。⑤血涂片制备后需及时干燥、固定，以避免细胞变形。⑥血涂片上应作好标记，如患者姓名、编号或贴上条形码，以免将标本搞混淆。

（2）染色：①瑞氏染色和瑞氏 - 吉姆萨染色均可。疟原虫宜用 pH 7.0~7.2 的 PBS 缓冲液进行瑞氏 - 吉姆萨染色。②血膜必须充分干燥，否则染色过程中易出现血膜脱落现象。③瑞氏染液应覆盖整个血膜，否则部分细胞未被固定而出现溶解，尤其是红细胞。④染液过少、染液丢失、染色时间过长、先倒掉染液再冲洗等均可导致染料沉渣沉积在玻片上而影响观察，应注意避免。⑤玻片质量、缓冲液 pH 值、染液与缓冲液比例、染色时间长短等，均会影响染色效果，可能导致染色偏酸、偏碱，染色过深或过浅。染色不满意又无备用血涂片时，可针对不同的问题采用不同的方法重新染色：染色过深时，加瑞氏染液 10 秒然后立即冲洗，可褪色并减少染料沉渣；染色过浅时，可重新染色，注意需先加缓冲液再加瑞氏染液。偏酸、偏碱时均采用先加缓冲液再加染液的方式重新染色，但是偏酸时瑞氏染液多余缓冲液，偏碱时瑞氏染液少于缓冲液。

3. 显微镜检查 ①白细胞分类应选择涂片体尾交界处进行，同时注意观察涂片尾部和四周有无体积较大的异常细胞。血涂片制备不当可导致白细胞破碎，固定不佳可导致白细胞溶解，陈旧血可引起白细胞形态变化，需注意与真正的异常白细胞鉴别。介于两个阶段之间的白细胞应归入下一个阶段；介于两种细胞之间的疑难细胞可采用大数归类法，即哪种细胞多就归入哪种细胞。②红细胞形态观察应选择染色良好、红细胞紧密排列但不重叠的区域，不宜在血膜尾部、边缘观察，因这些部位的红细胞常发生变形，如有些红细胞苍白区消失易被误认为球形红细胞。人为因素可致红细胞形态改变（表 2-2），应认真观察全片，排除人为因素的影响。真正的异形红细胞多均匀分布于全片，而假性异形红细胞常局限于个别区域。③血小板观察时应注意观察全片，特别注意尾部是否有大量血小板聚集或凝块，以免影响对血小板数量的判断。因为非抗凝血标本的血小板分布不均匀，EDTA 依赖的假性血小板减少症会有大量血小板聚集在尾部。④疟原虫观察需注意与杂质、豪周小体、胞质碎片、血小板等区别。⑤ EDTA 抗凝血有时可引起红细胞皱缩、白细胞聚集和血小板聚集。⑥仪器分析对涂片和染色质量要求高，一般用于筛查，最终需显微镜下人工确认。

表 2-2 人为因素造成的红细胞形态异常

人为因素	红细胞形态异常
制备血涂片不当	棘形红细胞、皱缩红细胞、红细胞缗钱状形成等
染色不当	嗜多色红细胞
抗凝剂浓度过高，或血液标本久置	锯齿状红细胞
涂片干燥过慢，或固定液中混有水分	面包圈形红细胞
涂片末端附近	长轴方向一致的椭圆形红细胞

4. 结果报告　①白细胞检查除按要求报告分类计数结果外，如发现形态异常，报告时应描述。②有核红细胞不包括在白细胞的分类百分率中，应单独报告（有核红细胞个数 /100 个白细胞）；红细胞异常形态应按 2015 年 ICSH 要求报告百分率或“1+”、“2+”、“3+”。③血小板的形态异常应报告。④发现寄生虫应报告。

（胥文春　任建平）

第四节　外周血有形成分形态学检验病例分析

病例一　传染性单核细胞增多症

【患者资料】患者，男，26 岁，10 天前腹泻后出现发热，体温最高达 39℃，无寒战、腹痛、咳嗽、咳痰等，退热药物使用后症状未改善。6 天前出现发热伴咽部疼痛、头痛，无咳嗽、咯血、腹痛、寒战。当地诊所给予抗生素输液 3 天，效果不佳。血象检查提示白细胞轻度减低，外周血可见 5% 不典型淋巴细胞，疑似病毒感染相关的异型淋巴细胞（反应性淋巴细胞）。超声提示脾脏增大、多部位淋巴结肿大，门诊诊断发热待查，疑似病毒感染，遂收住院。入院查体：咽部红肿，扁桃体 I° 肿大；颈部及腹股沟可触及数个黄豆大肿大淋巴结，无压痛，活动度尚可。肝、脾肋下未触及，心肺听诊未见异常，双下肢无水肿。入院后血象检查结果：RBC、PLT 轻度减低，WBC $17.54 \times 10^9/L$，其中淋巴细胞占 68.6%，绝对值为 $12.03 \times 10^9/L$，EB 病毒 DNA 检测拷贝数高于参考值。

【形态学检查】外周血涂片体尾部可见较多形态异常的反应性淋巴细胞：胞体较大、不规则，胞质量丰富，胞质边缘呈较深蓝色的裙边样、有切割感改变（图 2-89）。

【诊断】传染性单核细胞增多症。

【点评】病毒感染可刺激 $CD8^+T$ 淋巴细胞活化，引起淋巴细胞数量增加，同时部分淋巴细胞体积增大、胞质增多、胞质嗜碱性增强，出现形态变异，即异型淋巴细胞（反应性淋巴细胞）。最常见于 EB 病毒和巨细胞病毒感染。EBV 感染具有传染性，因此称为传染性单个核细胞增多症。传染性单个核细胞增多症以乏力、头痛、发热、咽炎、淋巴结肿大，常发生于儿童及青少年。发热患者外周血涂片中出现较多反应性淋巴细胞，应考虑病毒感染的可能性，并建议临床进一步做病原学检测。本病例患者外周血涂片反应性淋巴细胞高达 43%，且 EBV-DNA 检测阳性，综合其临床表现诊断为传染性单核细胞增多症。

病例二　原发性血小板增多症

【患者资料】患者，女，65 岁，16 个月前发现血小板达 $500 \times 10^9/L$，未进行后续检查和治疗。2 天前复查血象：血小板 $771 \times 10^9/L$；外周血涂片显示血小板散在、成簇、成片均有，可见大片血小板聚集，与血小板计数值一致。门诊以“血小板增高原因待查”收住院。血细胞分析结果显示血小板数量明显增高（图 2-90），分子生物学检测报告 *JAK2V617F* 基因突变阴性，*CALR* 基因突变阳性（L367fs*46）。

【形态学检查】外周血涂片（图 2-91）、骨髓涂片（图 2-92）易见簇状或片状血小板聚集。

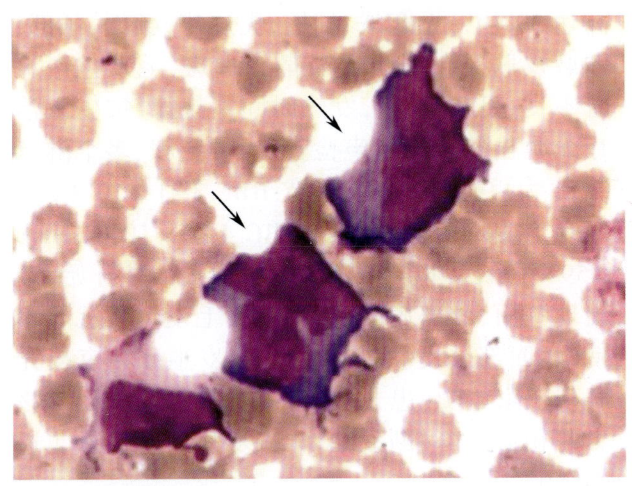

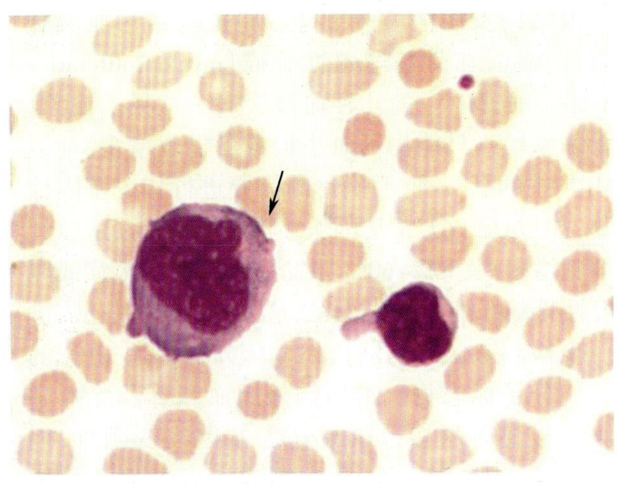

图 2-89　反应性淋巴细胞

代号	项目	结果	参考范围	代号	项目	结果	参考范围
WBC	白细胞	8.52	3.5--9.5 10^9/L	MCV	红细胞平均体积	93.5	82--100fL
#NEUT	中性粒细胞计数	6.51	↑ 1.8--6.3 10^9/L	MCH	平均血红蛋白量	30.4	27--34pg
%NEUT	中性粒细胞百分比	76.4	↑ 40--75%	MCHC	平均血红蛋白浓度	325	316--354g/L
#LYMPH	淋巴细胞计数	1.40	1.1--3.2 10^9/L	RDW-SD	红细胞分布宽度SD	49	35--56fL
%LYMPH	淋巴细胞百分比	16.4	↓ 20--50%	RDW-CV	红细胞分布宽度CV	14.5	10--15%
#MONO	单核细胞计数	0.38	0.1--0.6 10^9/L	PLT	血小板	771	↑ 125--350 10^9/L
%MONO	单核细胞百分比	4.5	3--10%	MPV	平均血小板体积	9.9	6.8--13.5fL
#EOS	嗜酸性粒细胞计数	0.14	0.02--0.52 10^9/L	P-LCR	大型血小板比率	24.30	13--43%
%EOS	嗜酸性粒细胞百分比	1.6	0.4--8%	PCT	血小板压积	0.760	↑ 0.11--0.28%
#BASO	嗜碱性粒细胞计数	0.09	↑ 0--0.06 10^9/L	PDW	血小板分布宽度	10.6	10--18fL
%BASO	嗜碱性粒细胞百分比	1.1	↑ 0--1%	NRBC#	有核红细胞计数	0	
RBC	红细胞	3.9	3.8--5.1 10^12/L	NRBC%	有核红细胞比率	0	%
HGB	血红蛋白	117.0	115--150g/L				
HCT	红细胞压积	0.360	0.35--0.45				

图 2-90　血细胞分析结果

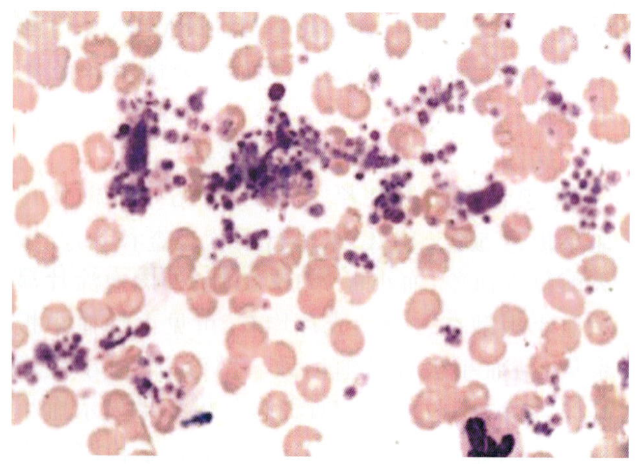

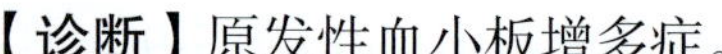

图 2-91　外周血涂片（×400）

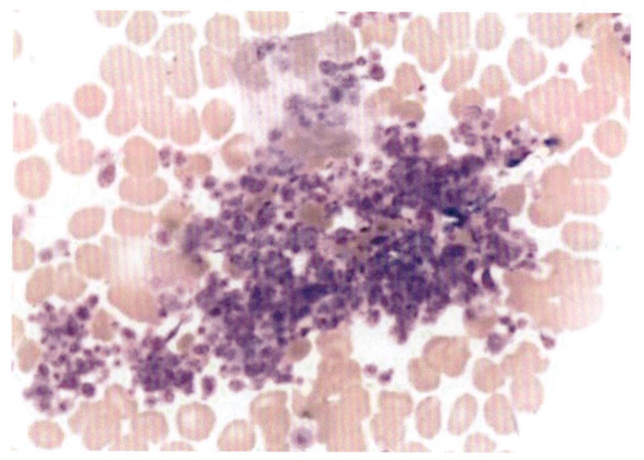

图 2-92　骨髓涂片（×400）

【诊断】原发性血小板增多症。

【点评】血小板增多可以是原发病症，也可以是继发于其他疾病。后者可追溯到病因且血小板随原发病消失而下降。原发病常为血液肿瘤性疾病，在骨髓增殖性肿瘤（myeloproliferative neoplasms，MPN）的几种血液疾病中常见。血象、骨髓象检查只能提示血小板数量显著增多，疑似MPN中的某一种，明确诊断需要进行相关基因检测，如：*JAK2V617F* 基因突变见于95%的真性红细胞增多症、50%~60%原发性血小板增多症或原发性骨髓纤维化。若 *JAK2* 基因突变阴性，还需进一步检测 *CALR*（钙网蛋白基因），后者是MPN的另一分子标志物。本病例外周血和骨髓涂片中血小板显著增多，*JAK2V617F* 基因突变阴性，但 *CALR* 基因突变阳性，故诊断为原发性血小板增多症。

病例三　白细胞异常色素减退综合征

【患者资料】患者，女，4岁，2011年6个月因“发热3天，皮肤色素沉着”收入院。体温最高达39.7℃，无寒战、抽搐，无皮疹，颜面、颈部、四肢皮肤见色素沉着及散在白斑，毛发色素沉着不良（呈灰白色），发热时间不规律，抗生素治疗无明显好转。超声检查显示肝、脾、多个淋巴结肿大。血象检查结果：RBC 3.21×10^9/L，Hb 109g/L，PLT 94×10^9/L，WBC 4.30×10^9/L，NEU 0.59×10^9/L。既往史：出生后约4个月开始，渐出现颜面、颈部皮肤色素沉着，毛发色素沉着不良，颜面部分皮肤散在白斑，1岁半开始有畏光表现。家族史：患儿曾有一姐姐，皮肤病变与该患儿相似，伴间断发热，于6岁病逝。父母非近亲结婚。

【形态学检查】外周血涂片白细胞胞质内可

见灰紫色、蓝紫色或棕褐色粗大包含体颗粒(图2-93、图2-94)。

【诊断】白细胞异常色素减退综合征(Chediak-Higashi syndrome，CHS)。

【点评】白细胞异常色素减退综合征是一种较为罕见的常染色体隐性遗传性疾病，又称Chediak-Higashi综合征。白细胞(包括中性粒细胞、单核细胞和淋巴细胞)内出现异常粗大溶酶体颗粒是诊断该病的重要依据之一。临床表现有皮肤暴露部位色素沉着、局部白化、易感染、肝脾淋巴结肿大。该病例血涂片和骨髓涂片中性粒细胞和淋巴细胞内均可见灰紫色、蓝紫色或棕褐色粗大包含体颗粒，具有临床诊断意义，家族史提示有遗传背景。CHS的颗粒确定时还需要与其他包含体颗粒相鉴别，主要从细胞形态、包含体大小、病史、症状和遗传背景等方面综合分析。

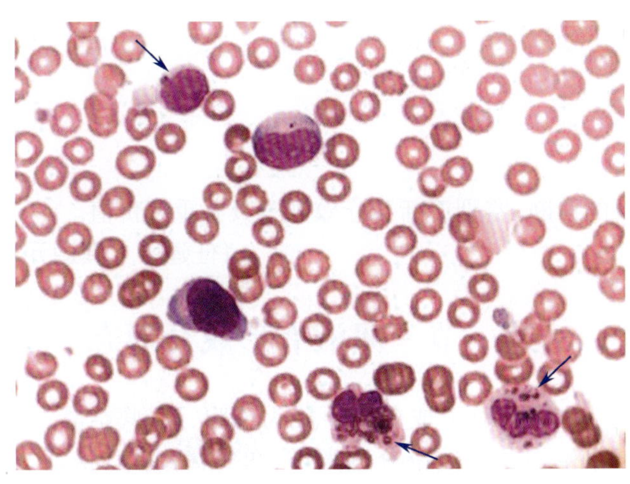

图2-93　外周血涂片(×400)

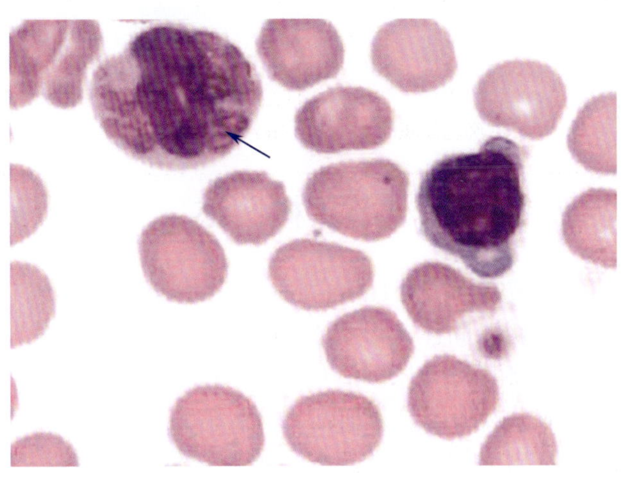

图2-94　外周血涂片(×1 000)

(岳保红　曾素根)

第三章 尿液有形成分形态学检验

第一节 概 述

尿液有形成分(urine formed elements)是指尿液中一切以固体有形状态出现的物质的总称,我们通常将其称为尿沉渣(urine sediment)。尿液中有形成分按形态分为细胞、管型、结晶及其他成分等。常用的检查方法主要有显微镜检查法、仪器分析法等。其中仪器分析法具有简便、快速、客观、重复性较好、可自动化等优点,但存在一定的假阴性和假阳性;显微镜检查法仍然是尿液有形成分检查的金标准和参考方法。

显微镜检查主要使用普通光学显微镜检查,有条件可以采用相差显微镜检查。普通光学显微镜检查一般采用离心沉淀法或非离心直接涂片检查,根据需要可以选用 Sternheimer-Malbin 染色(SM 染色)、瑞氏或瑞氏 - 吉姆萨染色、巴氏或 HE 染色(肿瘤细胞)、革兰氏染色(细菌)、抗酸染色(抗酸杆菌)及特殊染色(如苏丹Ⅲ染色检查脂肪、普鲁士蓝染色检查含铁血黄素)等。染色后检查可以使尿液有形成分形态结构更清晰,色彩对比明显,可有效防止漏检和误认,提高识别能力,推荐使用。本章图谱未注明者为未经染色的尿沉渣涂片,通过普通光学显微镜的高倍镜视野观察及拍摄,其他则根据具体情况做相应的说明。

健康人尿液中可见到极少量的生理性有形成分,当泌尿系统或其他系统发生疾病时,尿液有形成分种类、形态、数量可能会发生改变,尿液有形成分的检查主要用于肾小球肾炎、肾病综合征、泌尿系统感染、结石、结核等疾病的诊断筛查,以及肾移植术后的监测,对泌尿系统或其他系统疾病的诊断、鉴别诊断和疗效观察具有重要价值。

(任建平 龚道元)

第二节 尿液有形成分形态

尿液有形成分主要分为细胞、管型、结晶、病原生物及其他成分五大类,图 3-1 基本上涵盖了这些有形成分。

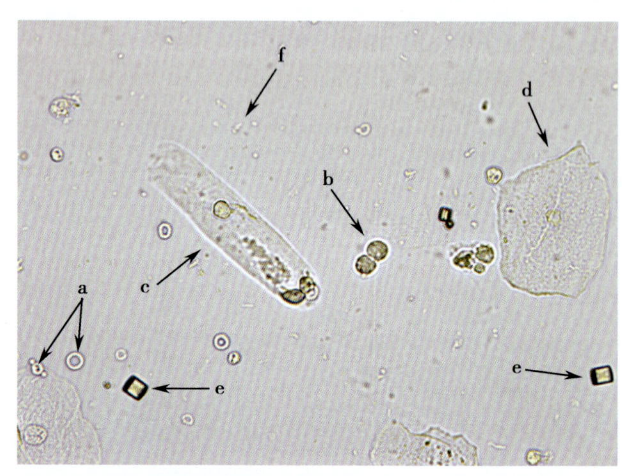

图 3-1 尿液有形成分

a:红细胞。b:白细胞。c:管型。d:上皮细胞。e:结晶。f:细菌

一、细胞

(一) 红细胞

1. 正常红细胞(red blood cell,erythrocyte) 尿中正常红细胞直经在 7~8μm,无核,形态为双凹圆盘状,可呈淡黄色。在酸性尿中红细胞形态可保持正常,在碱性尿中红细胞边缘可出现不规则样,膜内侧可出现颗粒增加等现象。相差显微镜下可

清晰看到细胞膜、细胞血红蛋白含量情况，染色法红细胞通常不被着色（图 3-2）。尿液红细胞增多主要见于肾小球肾炎、泌尿系感染、肿瘤、结核及结石等疾病。

2. 异常红细胞　异常红细胞形态存在多样性，一般分为四大类：①大小异常：在判断时需要有一定的经验，或者有对比，或者显微镜下有测量装置及标尺；②外形轮廓异常：种类众多，但易受尿液保存时间、pH 值及渗透压影响，推荐以新鲜尿（pH 值 <7）即刻检查所发现的异常形态为准；③血红蛋白含量异常：建议使用相差显微镜观察；④红细胞碎片现象。

（1）大小异常：一般将直径 >8μm 称为大红细胞，直径 <7μm 称为小红细胞，但没有测量尺的情况下这并不明显，其形态与正常红细胞接近，但大红细胞往往显示中心淡染区扩大。一些红细胞直径大小有不同且同时伴有外形轮廓异常改变（图 3-3~ 图 3-4）。

（2）外形轮廓异常：此类异常形态红细胞种类众多（图 3-5）。①棘红细胞（acanthocyte）：也叫肾性红细胞或 G1 形红细胞，细胞质内侧或外侧出现大小不等和数量多少不一的芽胞状突起，且细胞中心呈异常形态改变，血红蛋白丢失显著；②锯齿形或车轮状红细胞：细胞膜呈锯齿样或车轮样改变；③皱缩红细胞（crenocyte）：细胞膜上出现皱缩，呈草莓样、颗粒状或星芒状，高渗尿多见。此类细胞增多，特别是棘形红细胞 >5%，应考虑肾小球肾炎。

（3）血红蛋白含量改变：见图 3-6。①环形（ring form）红细胞：细胞内血红蛋白丢失显著，细胞胀大，似面包圈样；②古币样红细胞；因细胞血红蛋白部分丢失，细胞内圆形的淡染区变为四边形、三角形或多边形；③颗粒状红细胞：细胞质内有血红蛋白的沉积；④影红细胞（ghost cell）：细胞内血红蛋白丢失严重，只剩细胞膜，相差显微镜查看易于发现，陈旧尿及低渗尿中易见。

（4）破碎红细胞：见图 3-7。①新月形：细胞膜破损，呈月牙形。②三角形：细胞膜破损，形成大小不等的三角形。③星形：细胞破碎后形成的多边多角的小星星状。④各种不规则形红细胞碎片：根据碎片颜色，最好通过相差显微镜及与完整红细胞对比后识别。

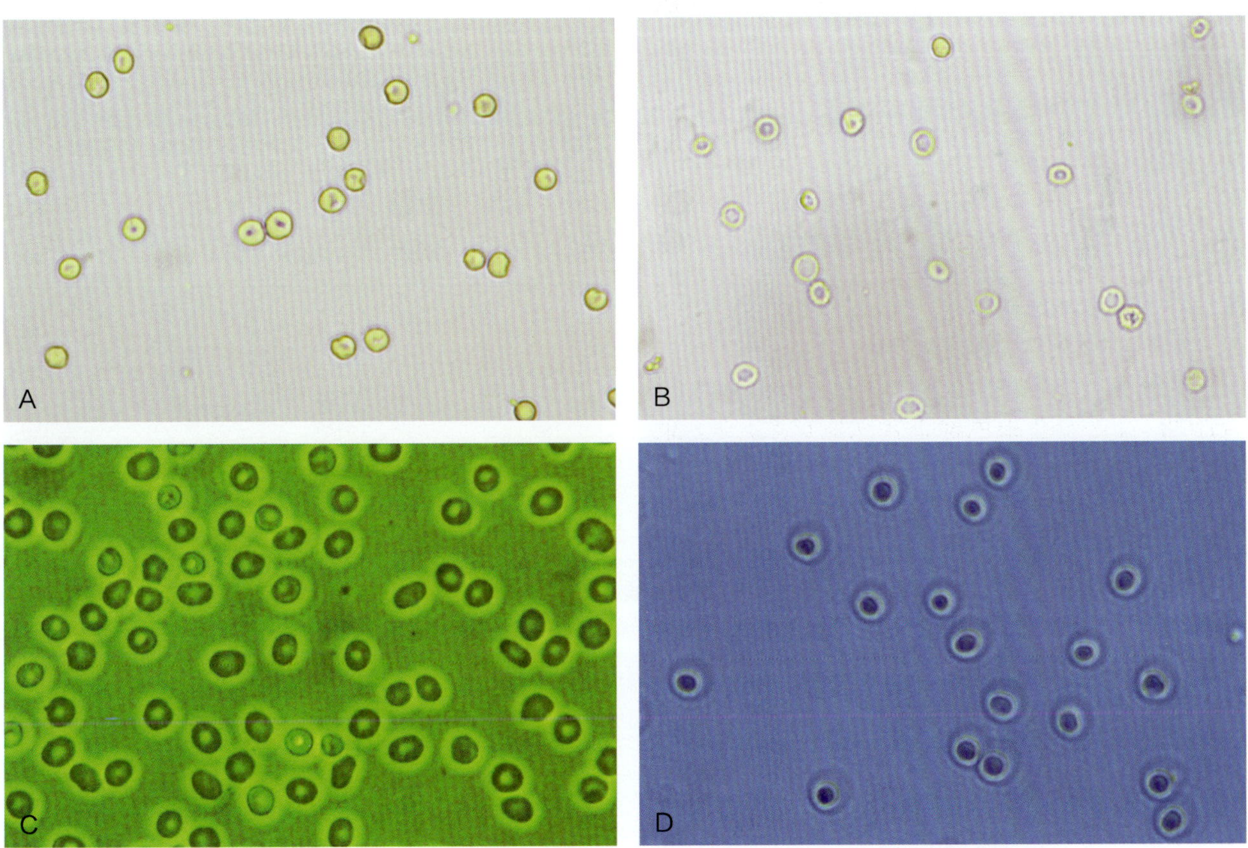

图 3-2　正常红细胞

A、B：普通光镜正常红细胞。C、D：相差显微镜正常红细胞

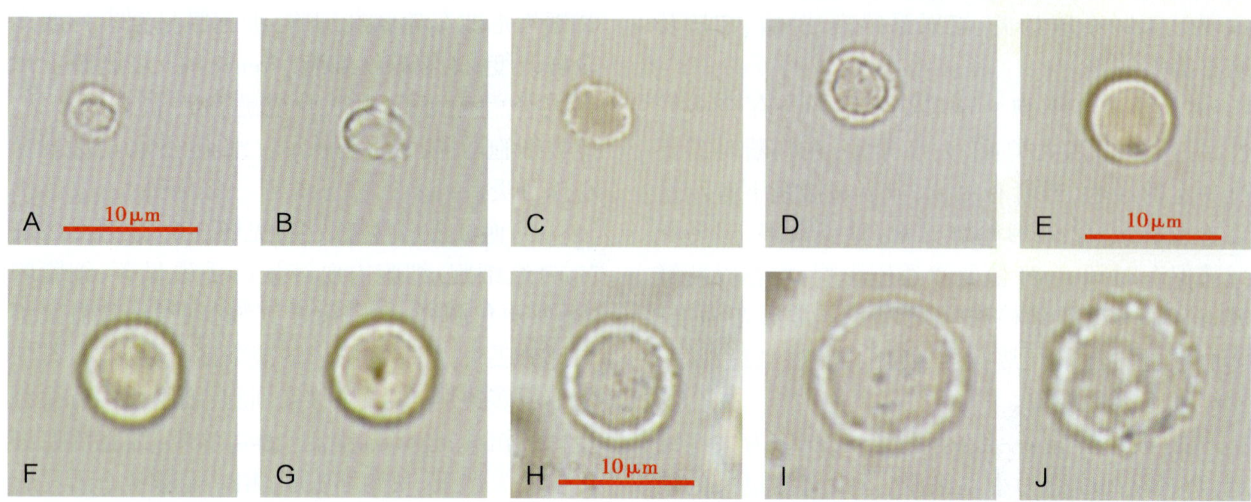

图 3-3　红细胞大小变化

A~D：小红细胞。E~G：正常红细胞。H~J：大红细胞

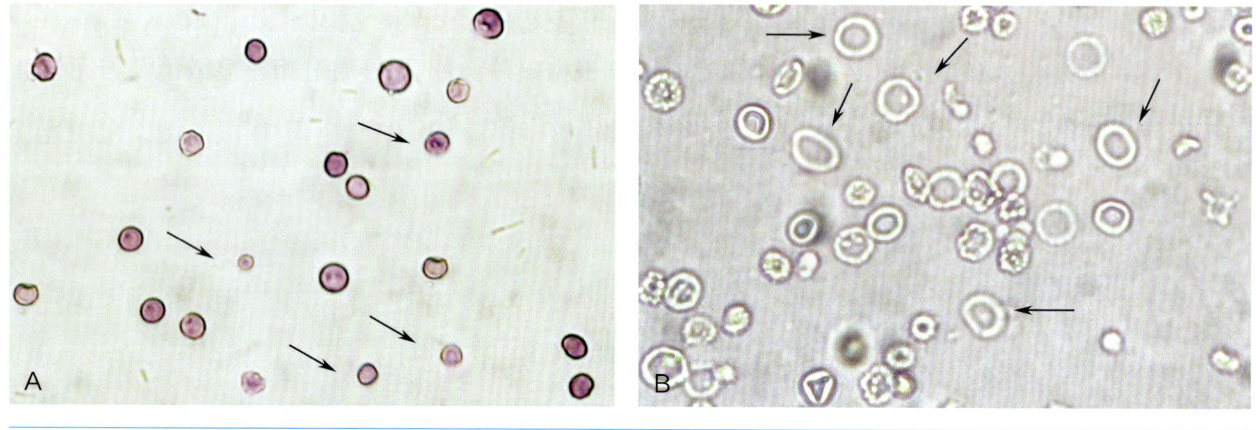

图 3-4　红细胞大小异常

A：小红细胞（SM 染色）。B：大红细胞

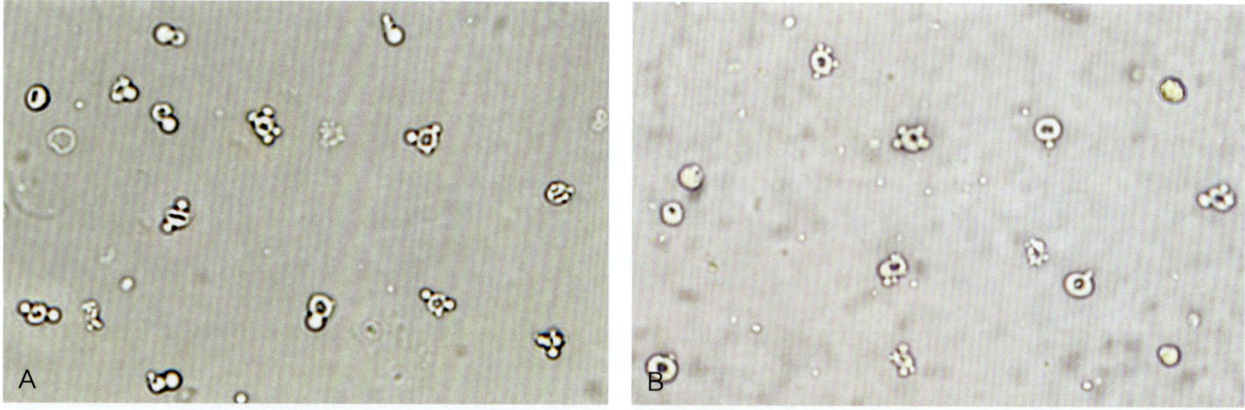

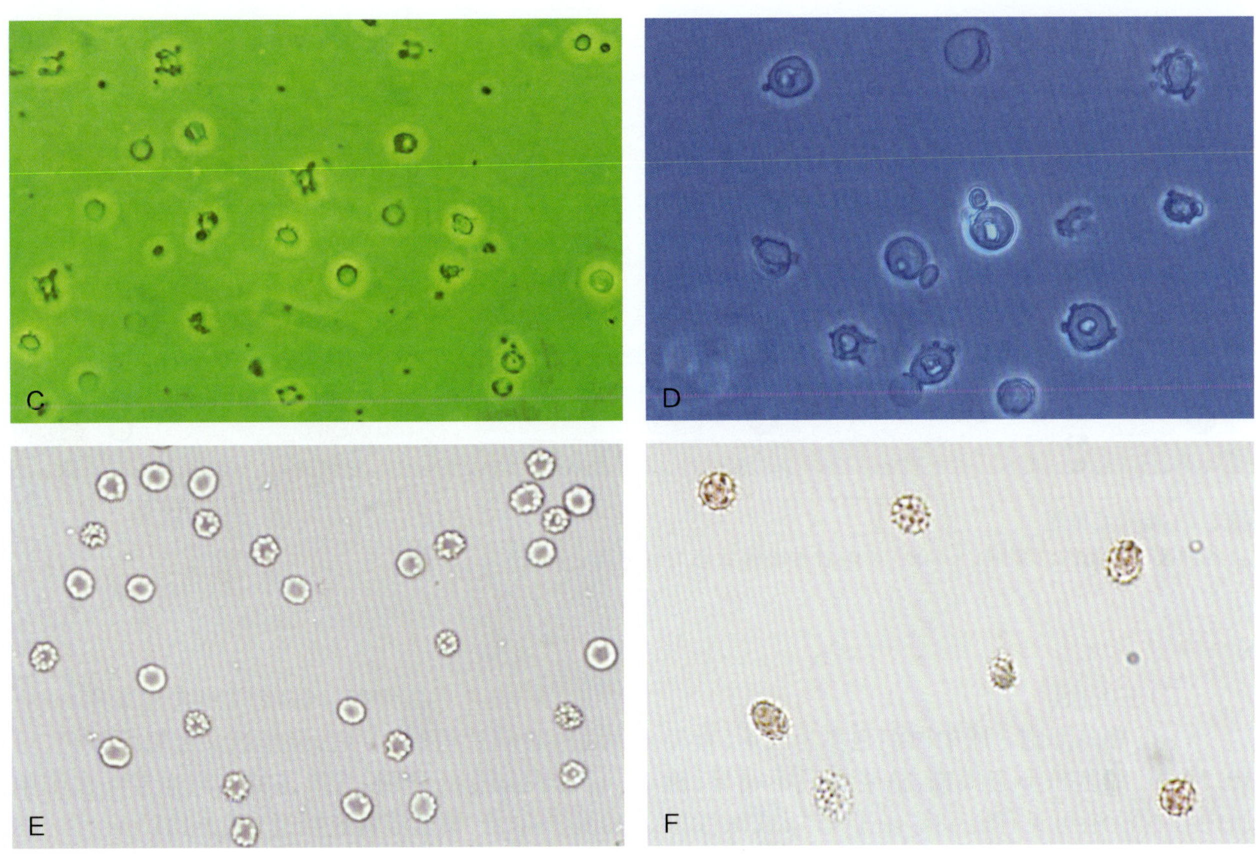

图 3-5 红细胞轮廓异常

A、B：棘形红细胞。C：棘形红细胞（相差镜）。D：棘形红细胞（油镜）。E：锯齿状红细胞。F：皱缩红细胞

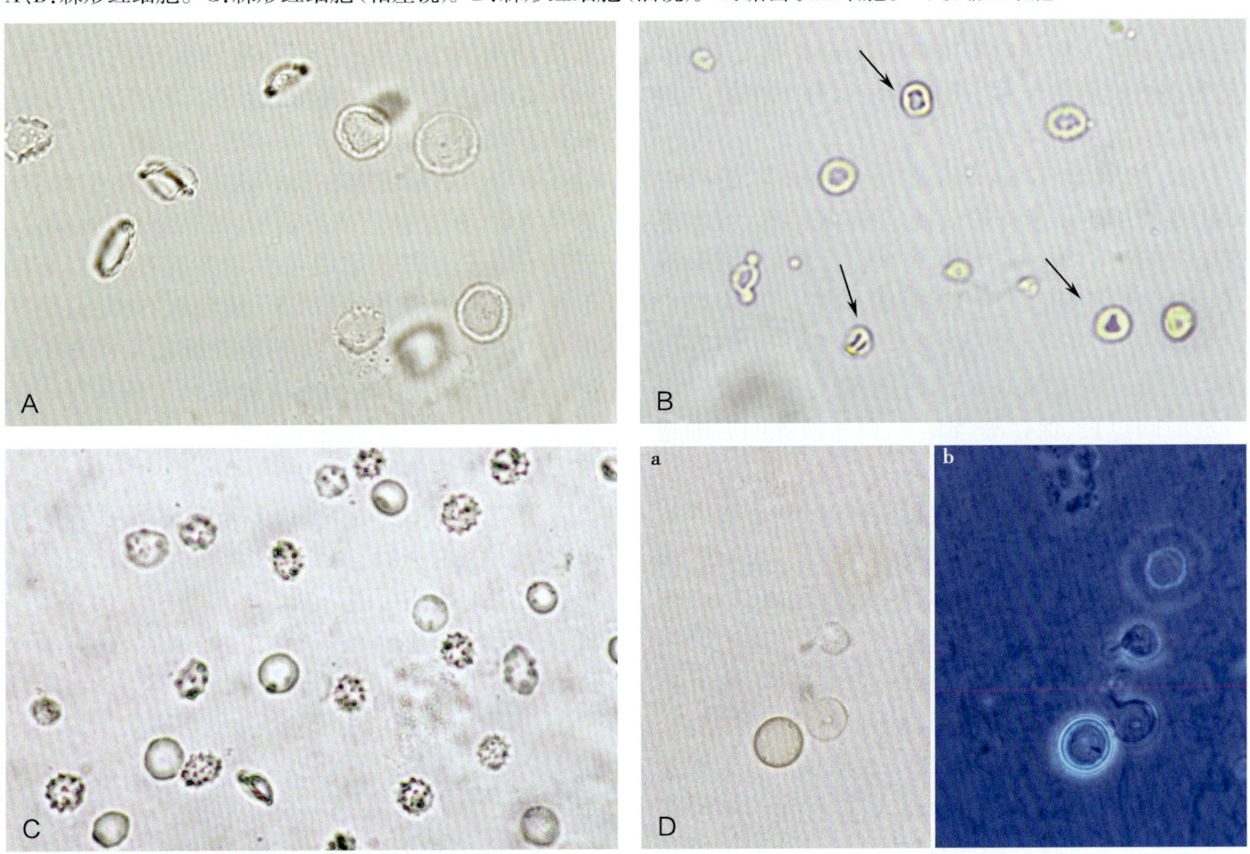

图 3-6 红细胞内血红蛋白量异常

A：环形红细胞（×1 000）。B：古币形红细胞。C：颗粒状红细胞。D：影红细胞（a 光学，b 相差显微镜）

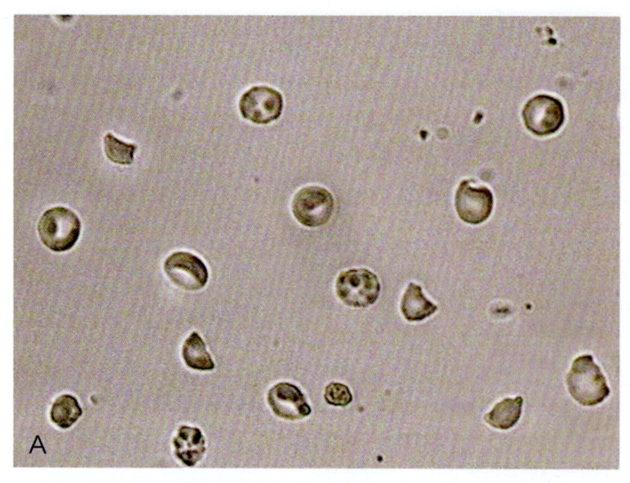

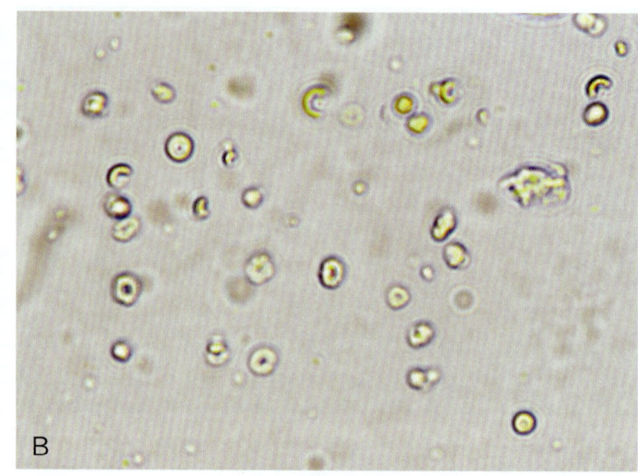

图 3-7 破碎红细胞
A：各种破碎状态的红细胞（×1 000）。B：各种破碎状态的红细胞（×400）

（二）白细胞

1. 正常白细胞　尿中白细胞多为圆形，直径10~14μm，细胞核形态模糊，核浆界限不明显，胞质内颗粒清晰可见（图 3-8）。在低渗尿或碱性尿中细胞体积可膨胀至 18μm 或更大体积，如不及时检验，部分粒细胞会发生溶解。尿中白细胞增高主要见于肾小球肾炎、泌尿系统感染及泌尿系统周边器官炎症和感染。将尿液标本加入 1% 冰乙酸透析细胞核结构，可以清晰区分单个核与多个核白细胞（图 3-9）。

2. 脓细胞（pyocyte）　在炎症中破坏或死亡的中性粒细胞多有外形改变，呈不规则形，或出现突起，核浆结构模糊，胞内充满粗大颗粒；细胞常成团出现，细胞间边界模糊（图 3-10）。其为死亡的白细胞，与正常白细胞无本质区别。脓细胞增多时往往同时出现各种细菌增多，也与尿液标本存放时间过长、保存不当有关，因尿液陈旧后细胞质呈均质化改变。

3. 变形白细胞　因放置时间过长、理化因素或渗透压改变等原因，白细胞会出现形态改变，主要是中性粒细胞形态的改变，例如呈椭圆形、梭形、长形、弯曲形等（图 3-11）。

4. 闪光细胞（glitter cell）　在低渗环境下见到中性粒细胞胞质内的颗粒呈布朗分子样运动，其运动时似星光闪烁。在光学显微镜下可见到发亮的颗粒，而在相差显微镜下这种发光闪烁现象较明显，易于发现。图片看无特殊形态，或可见颗粒增多（图 3-12）。见于急性肾盂肾炎患者。

5. 染色后白细胞　尿液白细胞经涂片（或应用离心制片机制片）后，经瑞氏 - 吉姆萨染色，可区分白细胞的类别，其形态特点与血液中白细胞形态、染色、核形等特点接近（图 3-13）。

（三）吞噬细胞

吞噬细胞（phagocyte）分为小吞噬细胞和大吞噬细胞，其中小吞噬细胞来自中性粒细胞，体积为白细胞的 2~3 倍，主要吞噬细菌等微小物体；大吞噬细胞来自组织细胞，边缘多不整齐，呈圆形或椭圆形，胞质丰富，常有空泡，体积约为白细胞的 3~6 倍。吞噬细胞在新鲜尿中可见到阿米巴样伪足活动，核呈肾形或类圆形，结构细致，稍偏位。各种吞噬细胞的胞质内可见较多的吞噬物，有红细胞、白细胞、脂肪滴、精子、颗粒状物体、甚至其他小型吞噬细胞等，有时细胞核被覆盖而看不清（图 3-14）。尿中吞噬细胞增加常见于各种泌尿道感染。

（四）上皮细胞

上皮细胞（epithelium）多来自泌尿系统的肾小管、肾盂、输尿管、膀胱、尿道等处，阴道脱落的鳞状上皮细胞亦可混入尿液中。肾小管内为肾小管立方上皮细胞所覆盖；肾盂、输尿管、膀胱和尿道近膀胱处的表面由移行上皮细胞覆盖；输尿管下部、膀胱、尿道和阴道表层为复层鳞状上皮细胞覆盖。这些部位出现病变，尿中相应的脱落上皮细胞就会增加。

1. 肾小管上皮细胞　此类主要是肾小管上皮细胞及各种相关变化后形态改变的细胞。

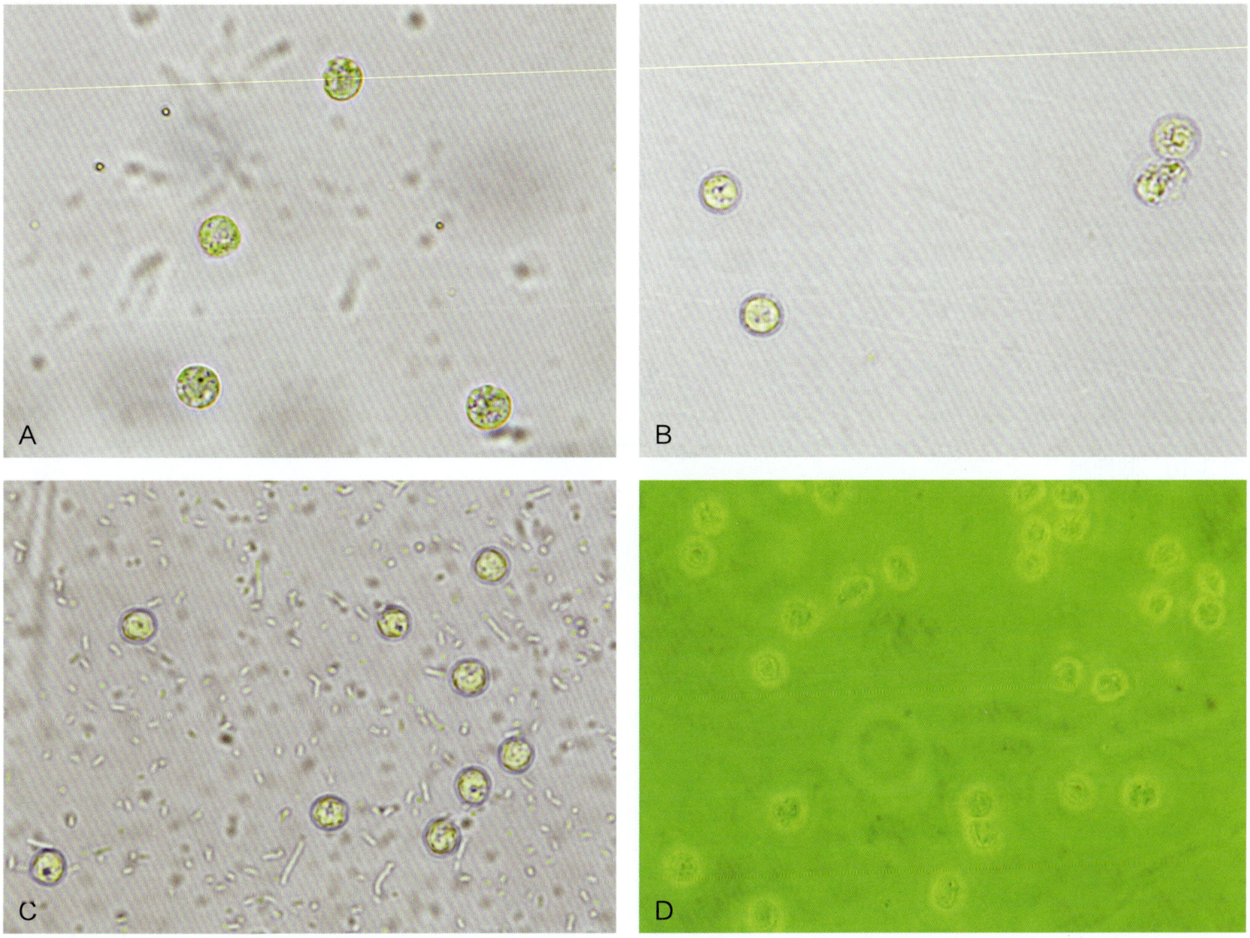

图 3-8　尿中正常白细胞

A、B:白细胞。C:白细胞及大量细菌。D:相差显微镜下的白细胞

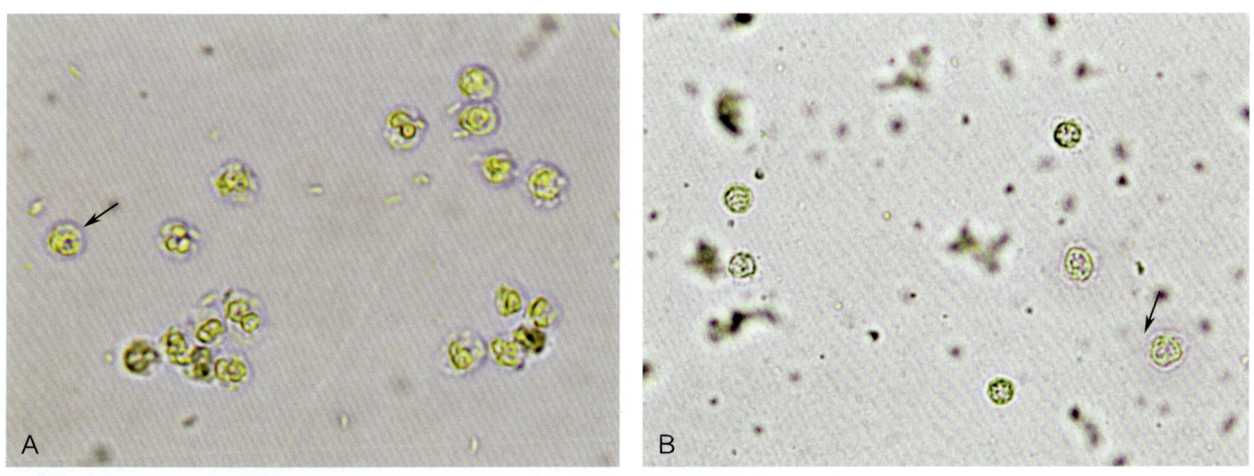

图 3-9　加酸后的白细胞

A:单个核白细胞。B:多个核白细胞

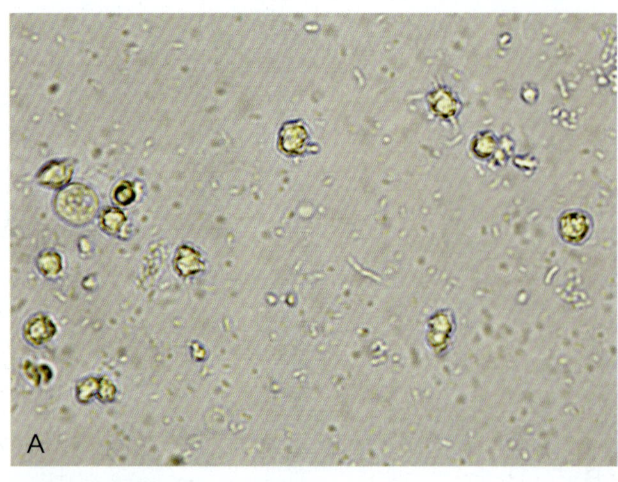

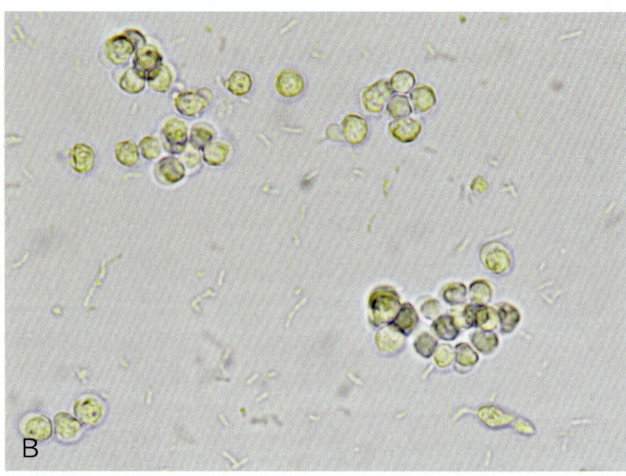

图 3-10 脓细胞
A:脓细胞及细菌。B:脓细胞与细胞团

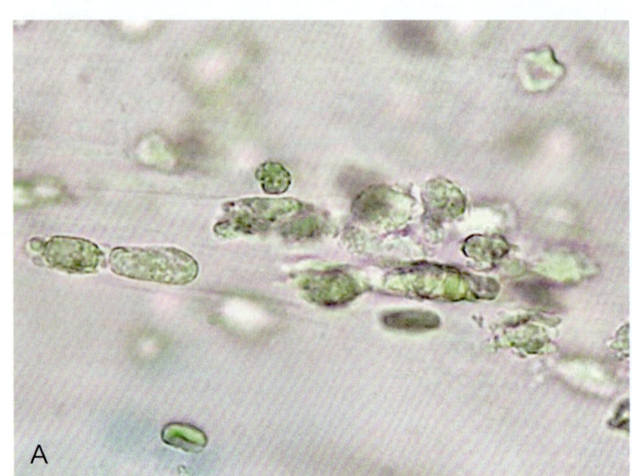

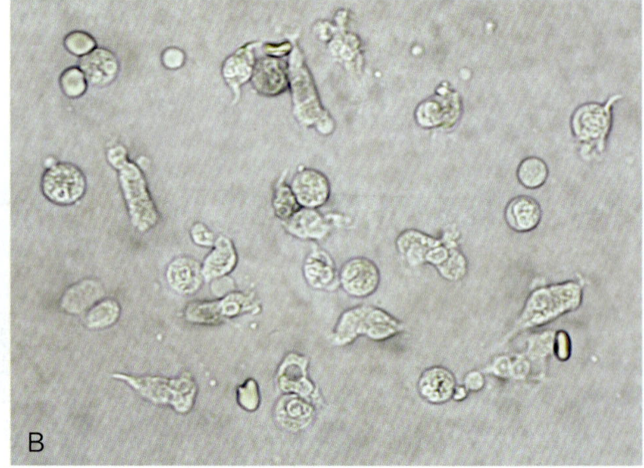

图 3-11 变形白细胞

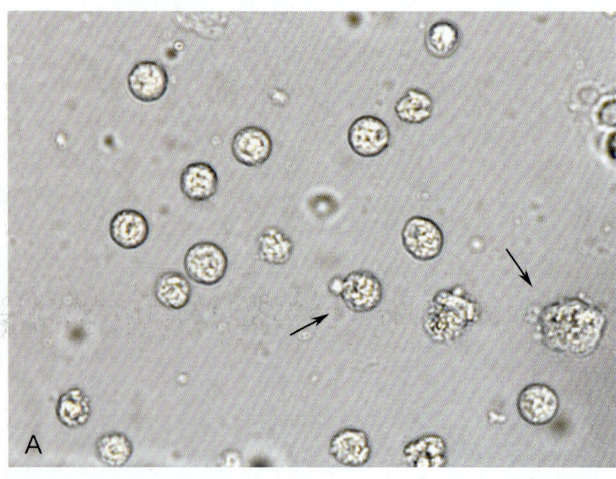

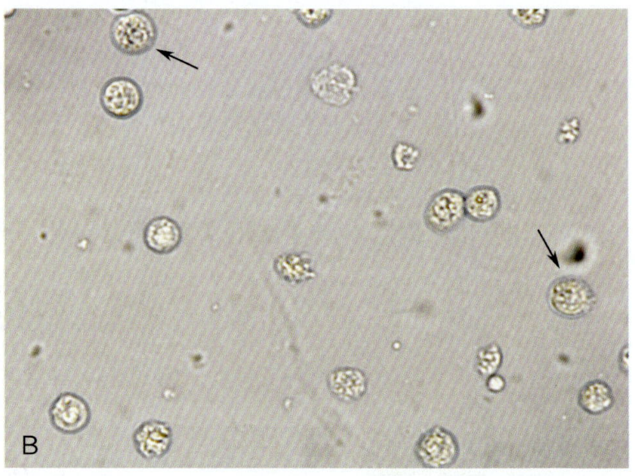

图 3-12 闪光细胞

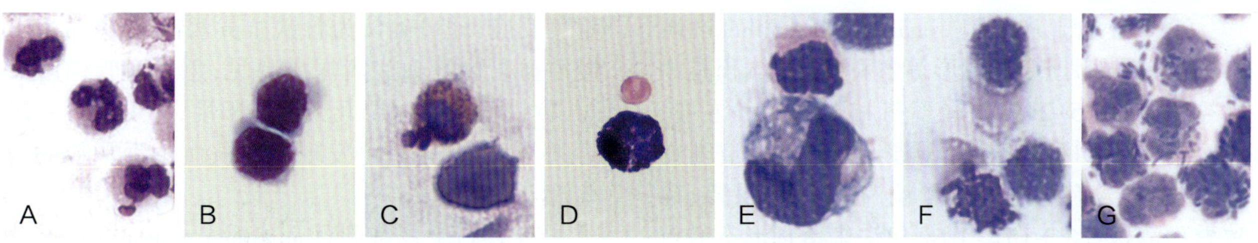

图 3-13　尿中白细胞形态（瑞氏 - 吉姆萨染色，×1 000）

A：中性粒细胞。B：淋巴细胞。C：嗜酸性粒细胞。D：嗜碱性粒细胞和红细胞。E：单核细胞。F：退化的中性粒细胞。G：吞噬细菌的中性粒细胞

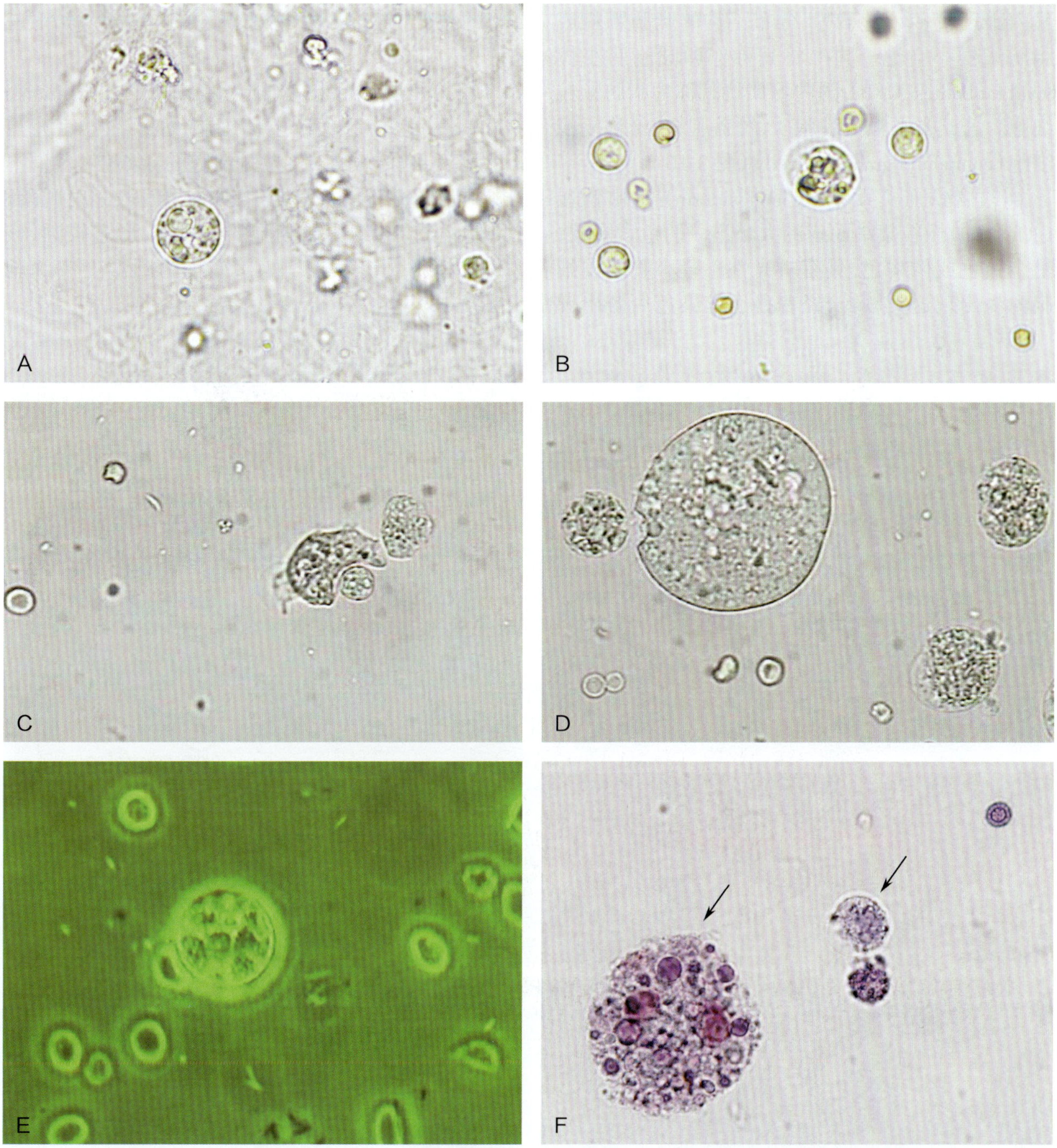

图 3-14　吞噬细胞

A：吞噬细胞。B：吞噬细胞及白细胞、红细胞。C：吞噬细胞胞质伪足样变化。D：大吞噬细胞。E：吞噬细胞（相差显微镜）。F：大吞噬细胞和小吞噬细胞（箭头所示）（SM 染色）

（1）肾小管上皮细胞（renal tubular epithelium）：小圆形、不规则形、多边形等各种形态，体积是中性粒细胞的1.5~2倍，直径多在15μm~20μm左右；单个核大且明显，核多呈圆形，核膜厚而清晰易见；胞质中含有不规则的颗粒，有时颗粒甚多，以致看不清核（图3-15）。用染色法来鉴别形态特点更加确切。

（2）脂肪颗粒细胞（fatty granular cell）：某些慢性肾脏疾病时，肾小管上皮细胞易发生脂肪变性，浆内出现较多数量不等、分布不均的脂肪颗粒或脂肪滴样小空泡。国外将其称作卵圆脂肪小体（oval fat bodies，OFB），国内习惯将其称为脂肪颗粒细胞。若此类颗粒充满胞质，覆盖胞核，又称复粒细胞（compound granulosa cell）（图3-16）。

（3）含铁血黄素颗粒（hemosiderin）：是由铁蛋白（ferritin）微粒集结而成的大小不一的色素颗粒，呈金黄色或微褐色，具有折光性。肾小管上皮细胞内易出现这类颗粒，经普鲁士蓝染色后若出现蓝色反应，即可确认为含铁血黄素颗粒（图3-17）。慢性血管内溶血患者尿中易见；急性血管内溶血时，含铁血黄素尿要几天后才阳性，并可持续一段时间，此时在尿中可发现有含铁血黄素颗粒的肾小管上皮细胞。

2. 移行上皮细胞（transitional epithelium） 移行上皮细胞由肾盂、输尿管、膀胱和尿道近膀胱段等处的移行上皮组织脱落而来。由于来源于不同部位，移行上皮细胞的形态随脱落时器官缩胀状态的差异而变化，故形态多变。通常分为如下三种类型：

（1）表层移行上皮细胞（upper layer transitional epithelium）：多为大圆上皮细胞，如果在器官充盈时脱落，胞体较大，约为白细胞的4~6倍，多呈不规则圆形，核较小，常居中；如在器官收缩时脱落，则胞体较小，约为白细胞的2~3倍，形态较圆，核较前者略大，多居于中心，亦称为圆形上皮细胞（图3-18）。

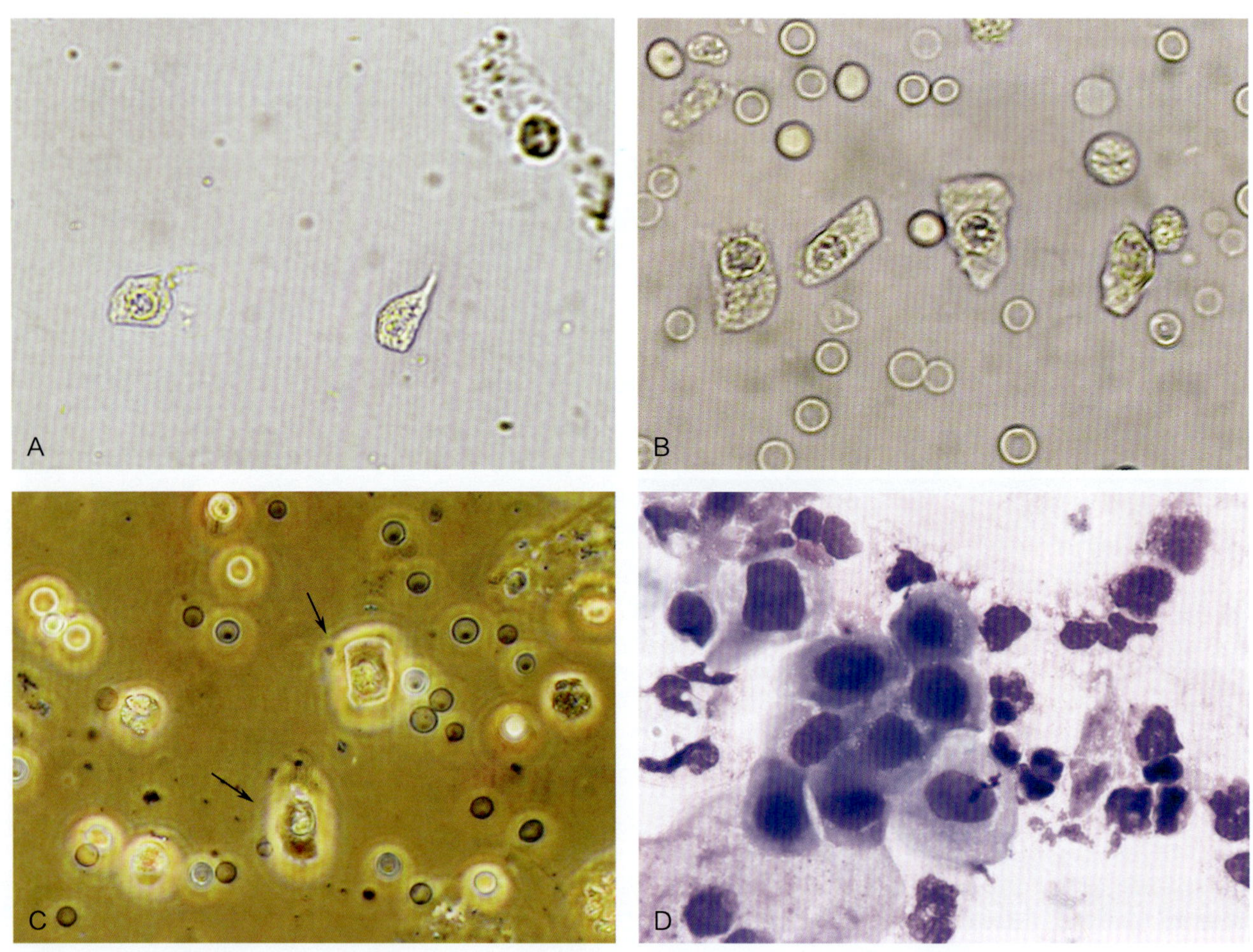

图3-15 肾小管上皮细胞

A、B：肾小管上皮细胞。C：肾小管上皮细胞（相差显微镜）。D：肾小管上皮细胞（瑞氏－吉姆萨染色，×1 000）

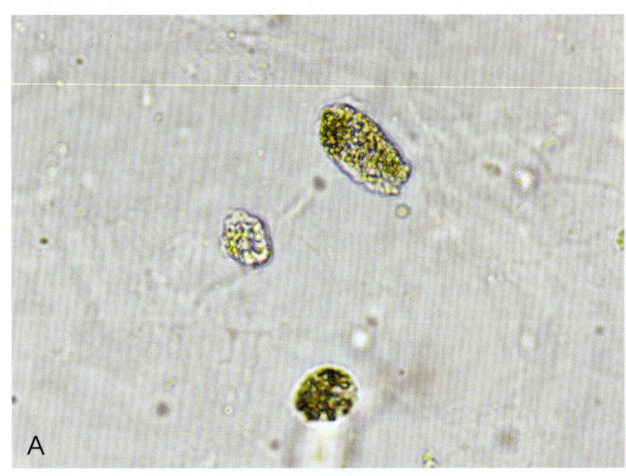

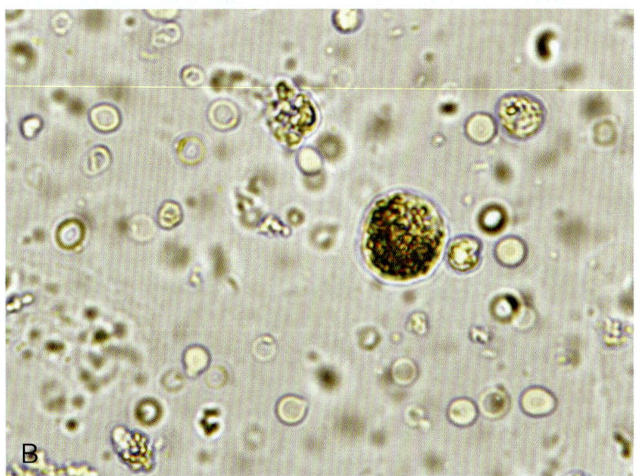

图 3-16　脂肪颗粒细胞 / 复粒细胞

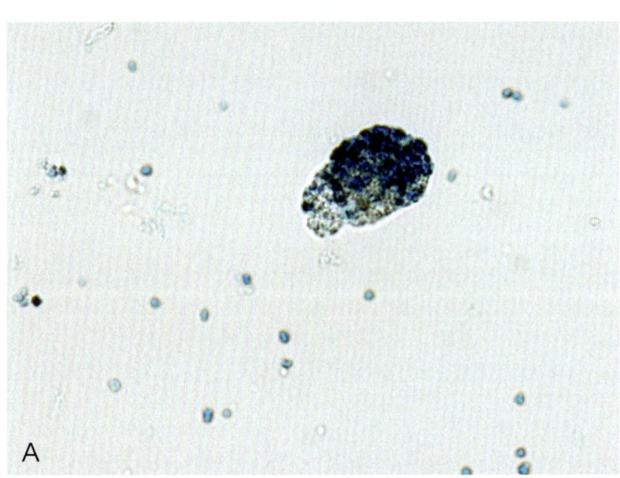

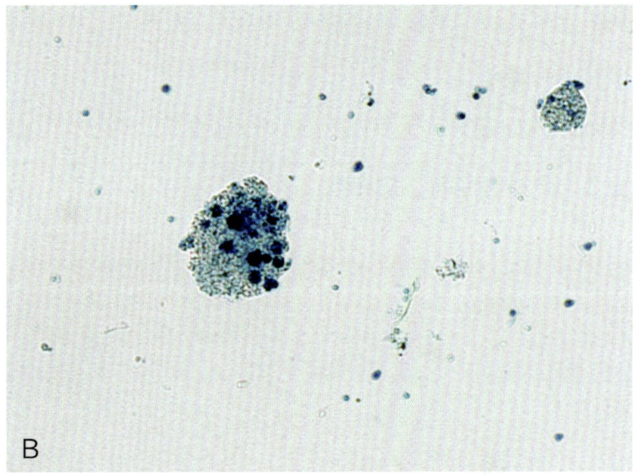

图 3-17　含铁血黄素颗粒（普鲁士蓝染色）

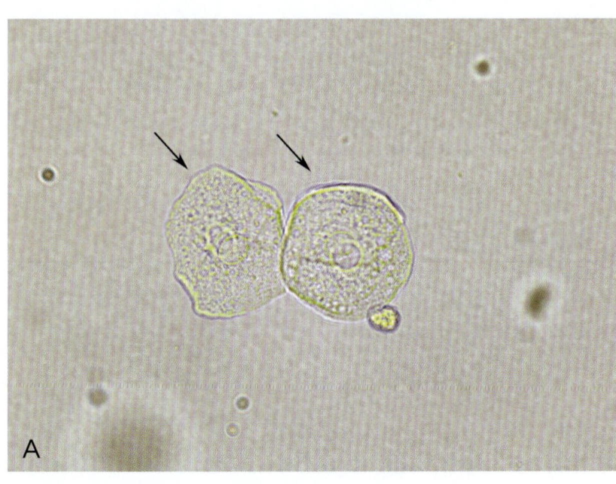

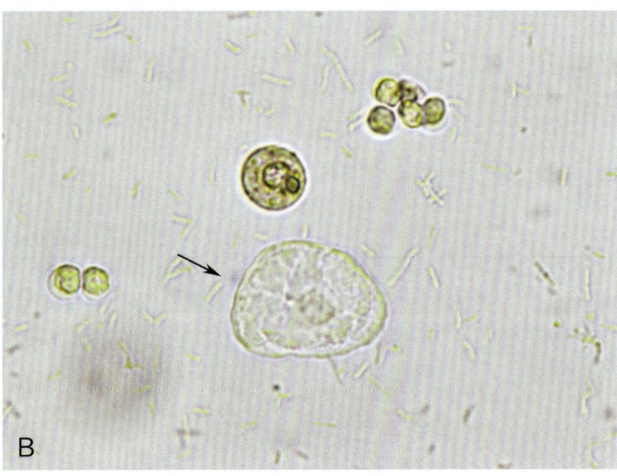

图 3-18　表层移行上皮细胞

(2) 中层移行上皮细胞(medium layer transitional epithelium):体积大小不一,常呈鱼形、梨形、纺锤形或蝌蚪形,也称为尾形上皮细胞。长约20~40μm,核较大,呈圆形或椭圆形,常偏于细胞一侧(图3-19)。这种细胞多来自于肾盂,故称之为肾盂上皮细胞;有时亦可来自输尿管及膀胱颈部。这些部位发生炎症时,可见成片、大量脱落的中层移行上皮细胞。

(3) 底层移行上皮细胞(deep layer transitional epithelium):亦称小圆上皮细胞,位于移行上皮底层或深层,形态较圆,体积虽小,但较肾小管上皮细胞略大,直径是白细胞的2~3倍;胞核虽大,但较肾小管上皮细胞略小;胞质略为丰富(图3-20)。三种常见移行上皮细胞特征和鉴别特点见表3-1。

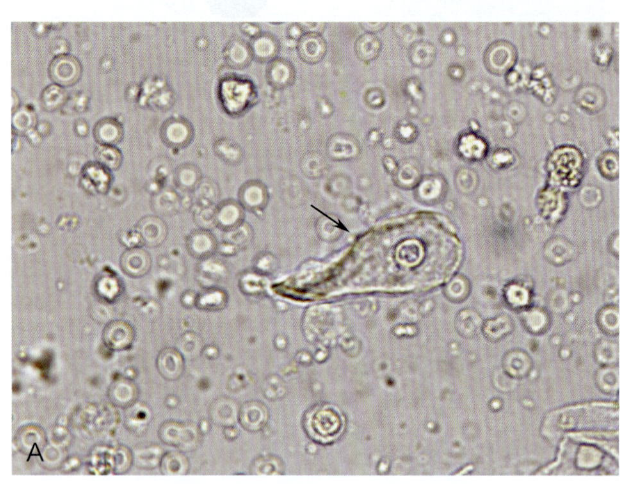

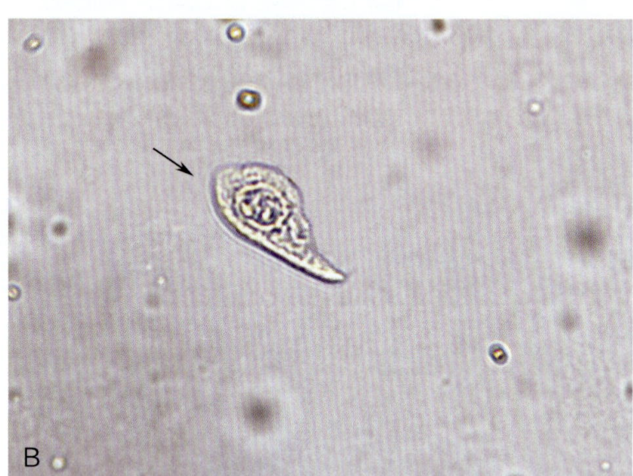

图3-19 中层移形上皮细胞

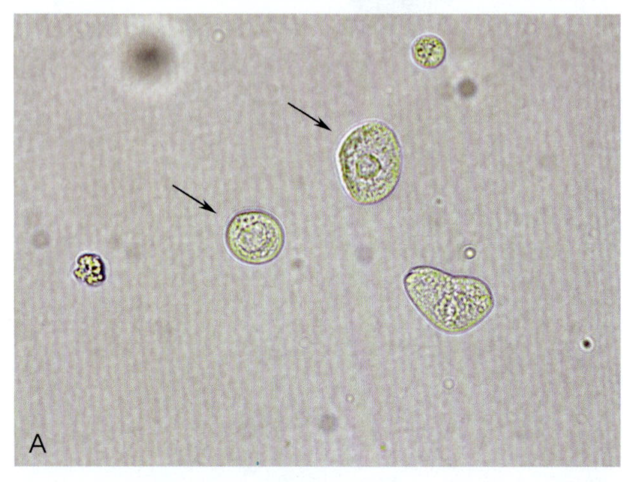

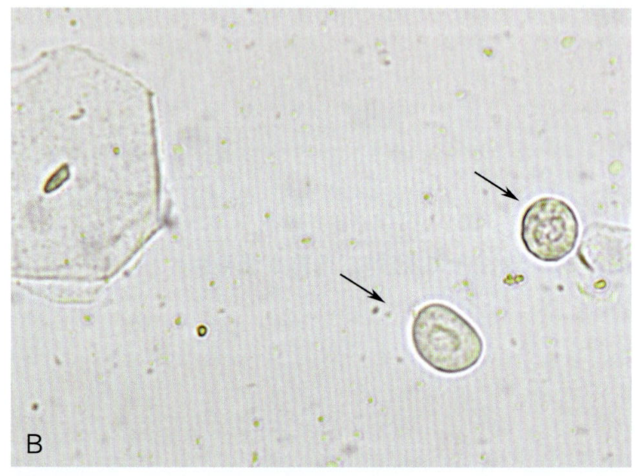

图3-20 底层移行上皮细胞

表3-1 三类移行上皮细胞鉴别表

名称	细胞形态	细胞大小	细胞核	其他
表层移行上皮细胞	不规则形 圆形	为白细胞的4~6倍 为白细胞的3~4倍	核小且居中 稍大居中	多在充盈时脱落 收敛时脱落
中层移行上皮细胞	多呈尾形、纺锤形和梨形	体积大小不一,长度约20~40μm	核稍大,圆形或椭圆,常居一侧	
底层移行上皮细胞	多呈圆形	体积较小,比肾小管上皮细胞略大,为白细胞的2~3倍	稍大,但较肾小管上皮细胞的核略小	需要与肾小管上皮细胞鉴别

(4) 双核移形上皮细胞(double nucleus transitional epithelium):尿路中移形上皮细胞的一种。来自肾盂、输尿管、膀胱和尿道近膀胱段等处脱落。体积大小不一,胞膜光滑,椭圆形或多边形,细胞质呈颗粒状;细胞为双核或多核,核呈圆形或卵圆形(图 3-21)。

3. 鳞状上皮细胞(squamous epithelial cell) 形状扁平而薄,又称复层扁平上皮细胞(stratified pavement epithelial cell),主要来自输尿管下部、膀胱、尿道和阴道的表层,是尿路上皮细胞中体积最大的细胞。细胞形态多呈不规则形,多边多角,边缘常卷折;细胞核很小,呈圆形或卵圆形,为尿路中上皮细胞核中最小者;全角化者核更小或无核;胞质丰富。女性尿中来自阴道的表层鳞状上皮细胞,其外缘的边角更为明显(图 3-22)。

4. 线索细胞(clue cell) 脱落的鳞状上皮细胞表面黏附大量加德纳菌及其他短小杆菌等附着物,该上皮细胞表面多粗糙,有斑点或大量细小颗粒状,细胞边缘可出现锯齿状,细菌数量多时可覆盖细胞核,造成核模糊不清(图 3-23)。泌尿生殖道细菌性感染患者尿中易见。也可能是来自阴道分泌物中线索细胞的污染。

(五) 其他细胞

1. 包含体细胞(inclusion body cell) 尿液有形成分中的病毒感染细胞及其包含体(inclusion bodies)的发现,是诊断泌尿系统病毒感染的可行手段之一。包含体是某些病毒在易感细胞的胞质或胞核内进行增殖、复制时聚集而成的小体,似一个较大的细胞吞噬一个均质体的形状,未染色样本通常比较难以鉴别(图 3-24)。

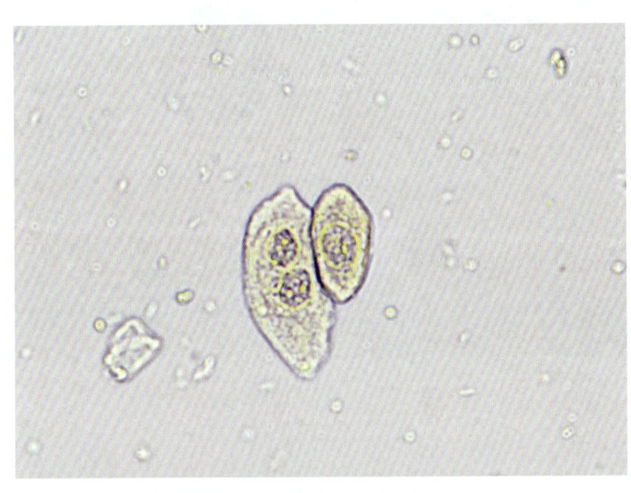
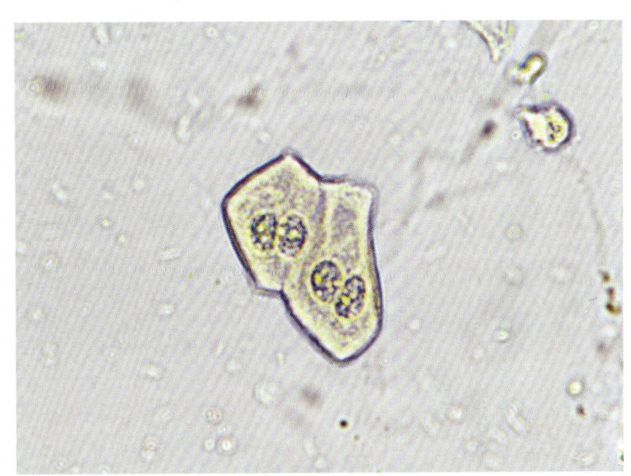

图 3-21 双核移行上皮细胞

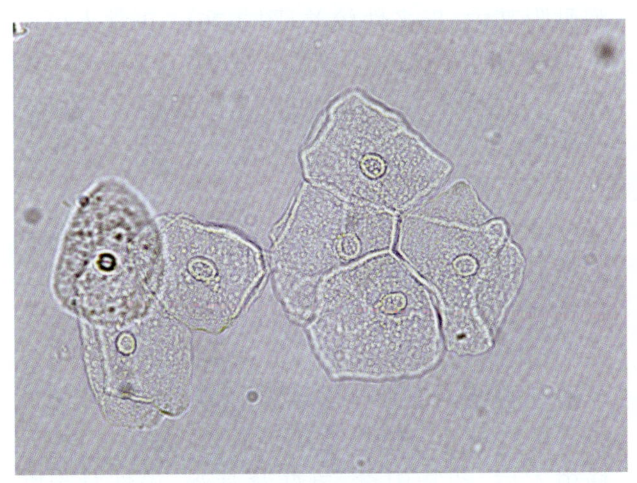
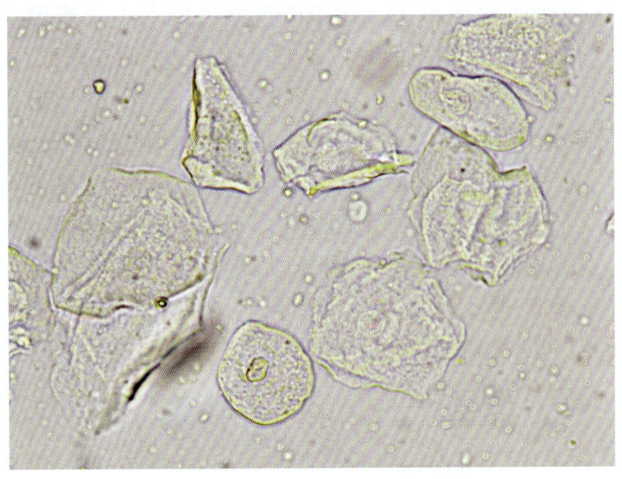

图 3-22 鳞状上皮细胞表层上皮细胞

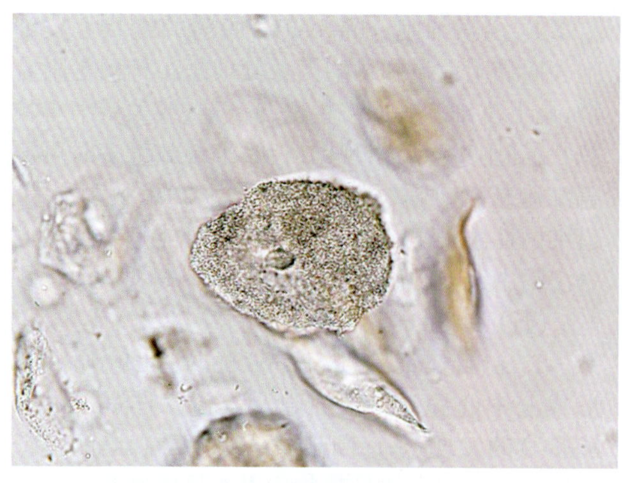
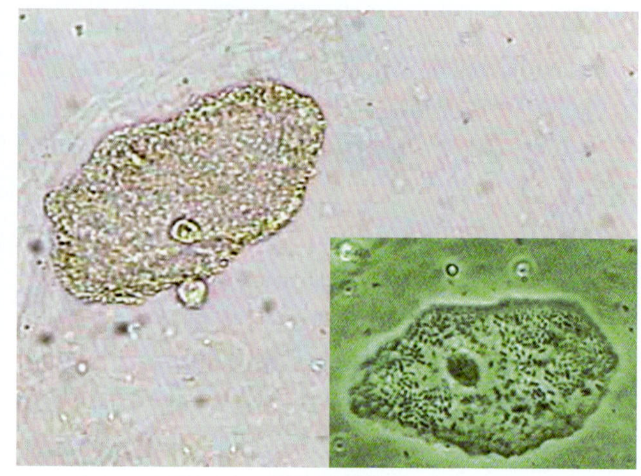

图 3-23　线索细胞（小图为相差显微镜）

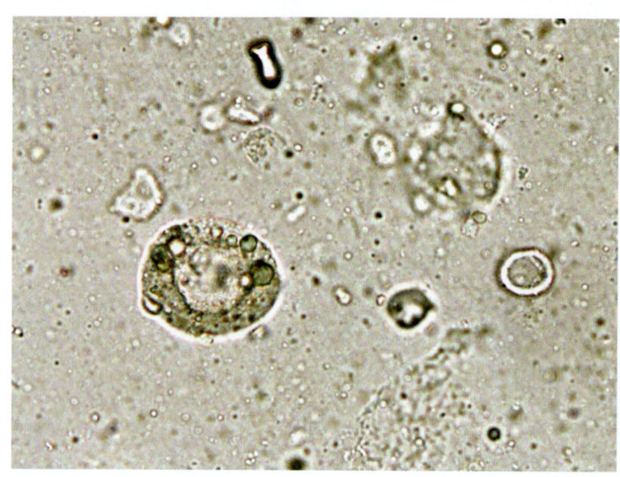
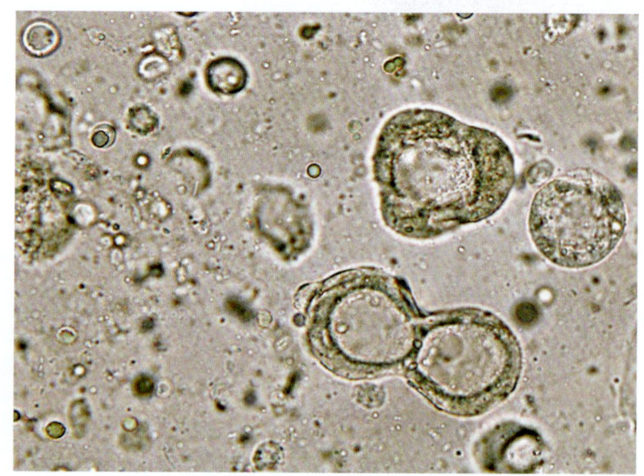

图 3-24　包含体细胞

2. 肿瘤细胞（tumor cell）　尿液细胞学检查以移形上皮细胞癌最为常见，也称为上皮癌细胞，通常伴血尿，故镜检时可伴红细胞增多或炎症细胞、坏死细胞碎屑增多。在未染色尿液标本中很难鉴定异常细胞或癌细胞。癌细胞个体较大，形态异常，可大小不等，胞质嗜碱性；核大且高度异常，核边缘不整，可有突起，核染色质增多，核质比明显增大，可见大的核仁，甚至多个核仁。细胞可单个、也可呈团块脱落出现，细胞团块可呈乳头状排列。瑞氏-吉姆萨染色可见癌细胞呈乳头状排列，细胞大小不一，胞核明显增大、深染、畸形，有的似墨水滴状，染色质增多、增粗，可见一至多个核仁（图 3-25）。

二、管型

（一）透明管型

透明管型（hyaline cast）呈规则圆柱体状，长短粗细不一，多为两边平行，两端钝圆（有时一端可稍尖细），平直或略弯曲，甚至扭曲；质地菲薄、无色、半透明、表面光滑、可有少许颗粒或少量细胞黏附其中；折光性较差（图 3-26）。正常人可偶见少量透明管型，增多则见于发热、心力衰竭等情况，若同时伴有其他病理性管型出现，表示肾脏病变严重。

（二）颗粒管型

颗粒管型（granular cast）可按颗粒粗细分为两种，粗颗粒管型中常充满粗大颗粒，多呈暗褐色；细颗粒管型中含许多细沙样颗粒，不透明，呈灰色或微黄色（图 3-27）。管型多来自于白细胞或上皮细胞破坏后释放出的颗粒而形成。增多见于急慢性肾小球肾炎、肾盂肾炎、肾移植术后、药物中毒、急性肾衰竭、慢性肾炎晚期等。

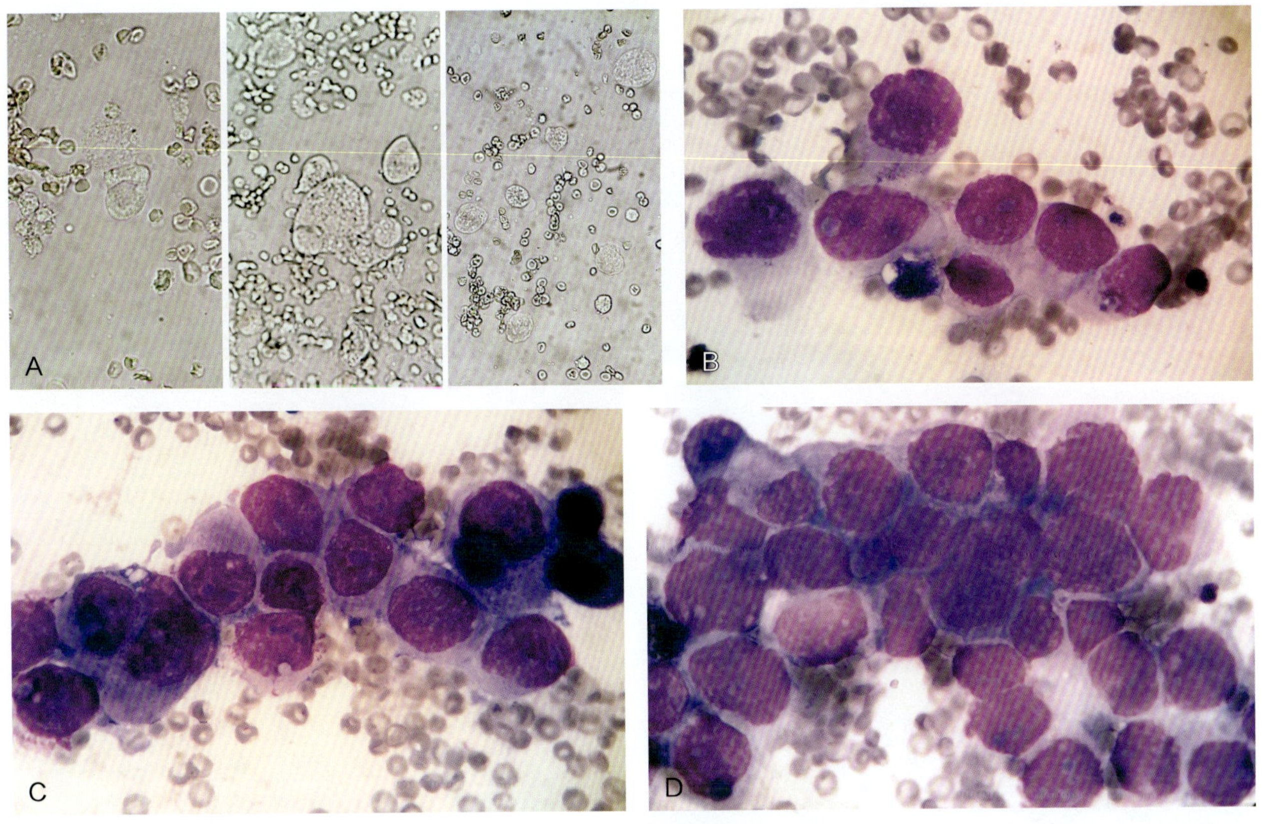

图 3-25 肿瘤细胞

A:泌尿道上皮癌细胞(未染色)。B:尿路上皮癌细胞(瑞氏 - 吉姆萨染色,×1 000)。C、D:癌细胞呈乳头状排列(瑞氏 - 吉姆萨染色,×1 000)

(三) 细胞管型

细胞管型(cellular cast)内含有的细胞成分所占面积在整个管型 1/3 以上时,称为细胞管型,主要有红细胞、白细胞、肾小管上皮细胞及混合细胞管型。一般依据所含细胞种类而得名,细胞可完整,也可残缺不全,有时会聚于管型一端。

1. 红细胞管型　管型内以红细胞为主(图 3-28),见于急性肾小球肾炎、慢性肾炎急性发作、肾出血、肾充血、急性肾小管坏死、肾移植排斥反应、狼疮性肾炎、IgA 肾病、肾梗死等。

2. 白细胞管型　管型内以白细胞为主(图 3-29),见于急性肾盂肾炎、肾脓肿、间质性肾炎、急性肾小球肾炎、红斑狼疮肾炎、非感染性肾炎的肾病综合征等。

3. 肾小管上皮细胞管型　管型内以肾小管上皮细胞为主(图 3-30),见于肾小管病变、急性肾小管坏死、间质性肾炎、肾病综合征、急性肾小球肾炎、慢性肾炎晚期、肾移植患者等。

(四) 脂肪管型

脂肪管型(fatty cast)内可见大小不等、折光强的圆形脂肪滴,脂肪滴会有较强的折光性(图 3-31)。苏丹Ⅲ染色可使得脂肪小滴呈橘黄色或橘红色;若用偏振荧光显微镜观察,管型基质黑暗,脂肪滴显明亮,脂肪滴中心部位可见典型的“马耳他十字(Maltese cross)”形。可见于亚急性肾小球肾炎、慢性肾小球肾炎、肾病综合征等。

(五) 蜡样管型

蜡样管型(waxy cast)是一类不含细胞和较大颗粒成分的、均匀蜡质感的管型。形态类似透明管型或有少许颗粒,为蜡烛样浅灰色或淡黄色,边缘常有切迹、折光性强、质地厚、易折断,多数较短而粗,两端常不整齐(图 3-32)。蜡样管型出现提示严重肾病及预后不良,如慢性肾小球肾炎晚期、尿毒症、肾病综合征、肾脏淀粉样变、肾移植排斥反应、重症肝病等。

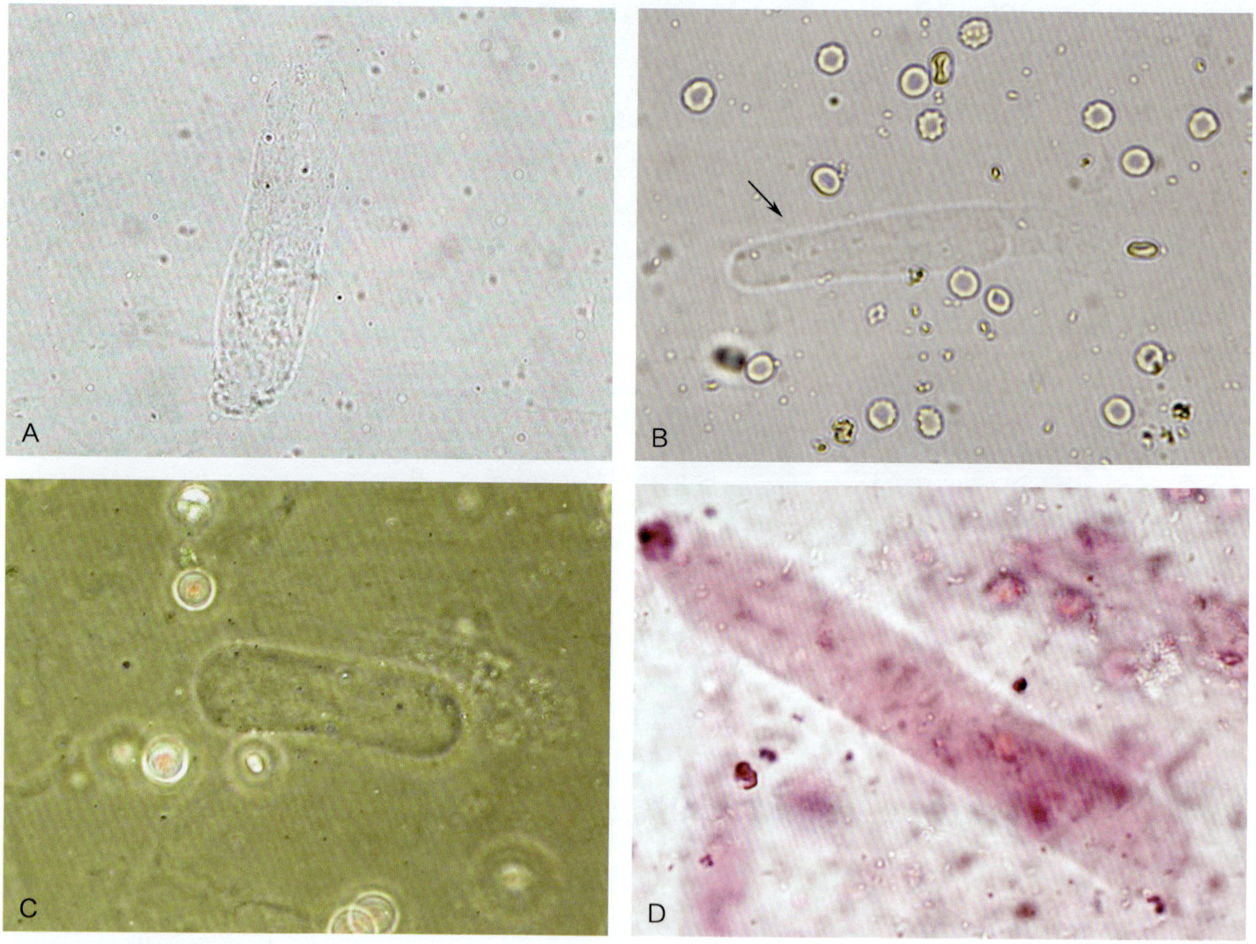

图 3-26　透明管型

A、B:光学显微镜。C:相差显微镜。D:SM 染色

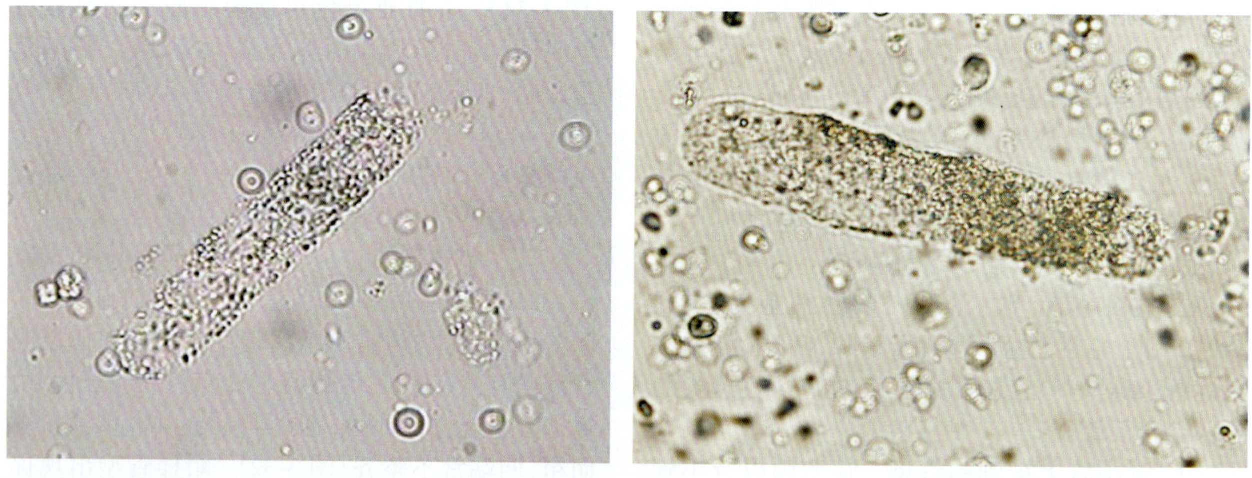

图 3-27　颗粒管型

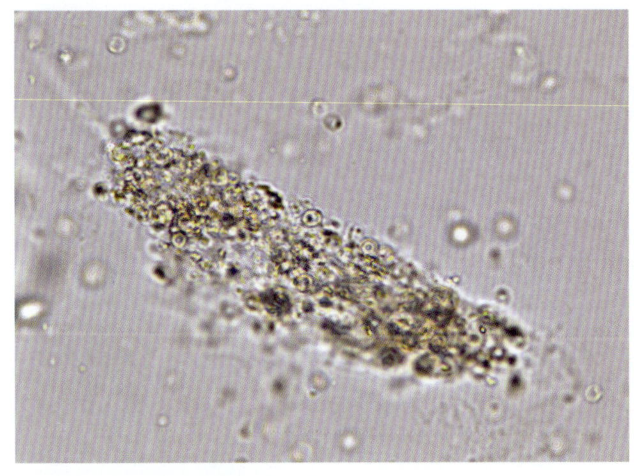
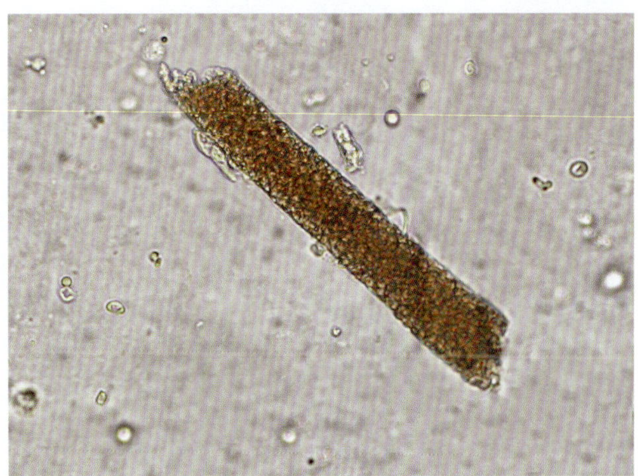

图 3-28　红细胞管型

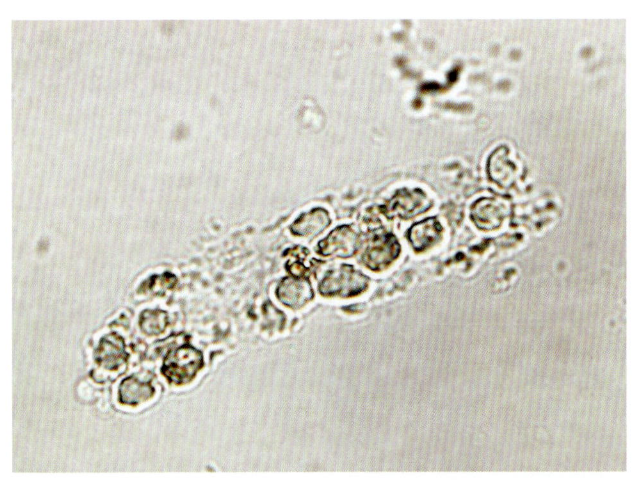
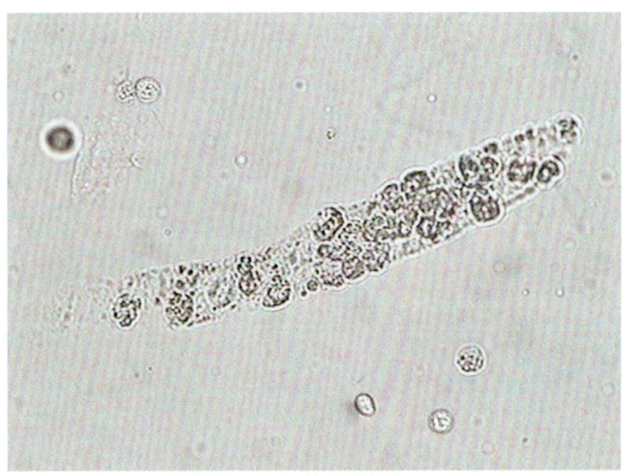

图 3-29　白细胞管型

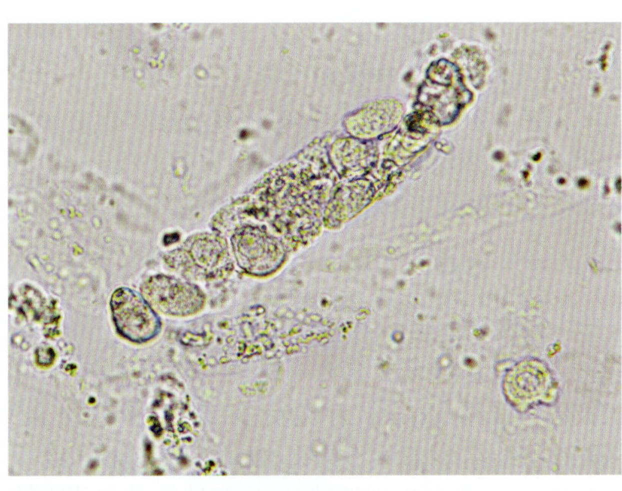
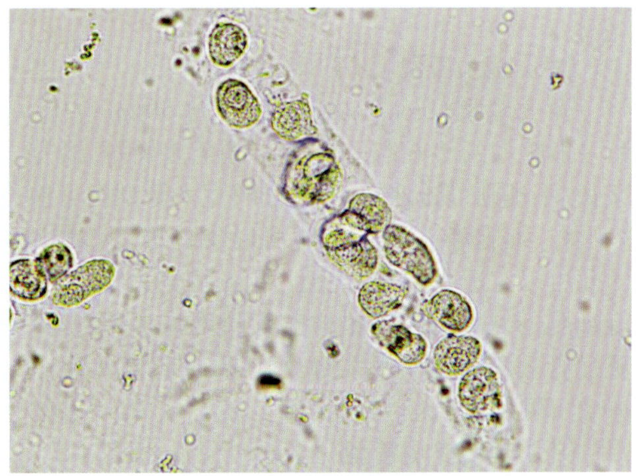

图 3-30　肾小管上皮细胞管型

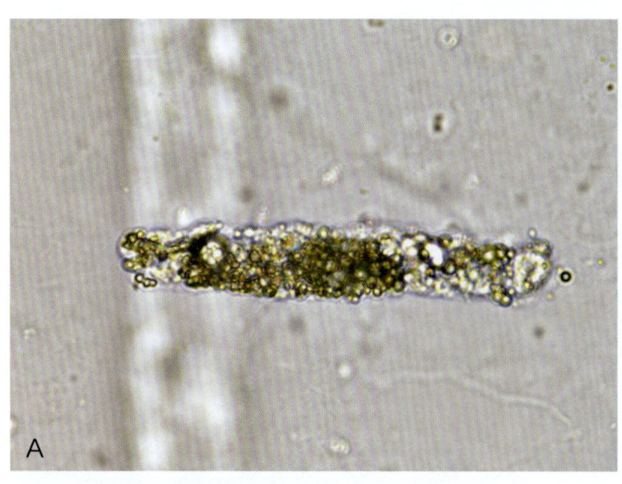

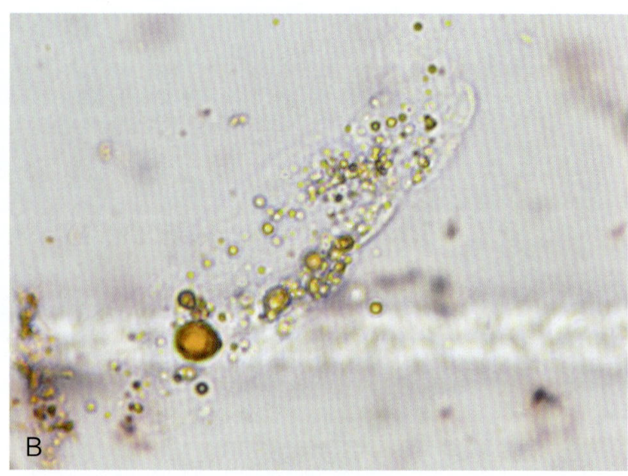

图 3-31　脂肪管型
A:未染色。B:苏丹Ⅲ染色

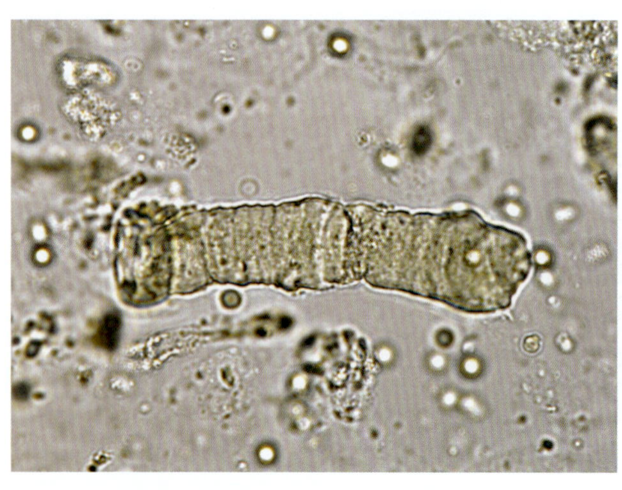
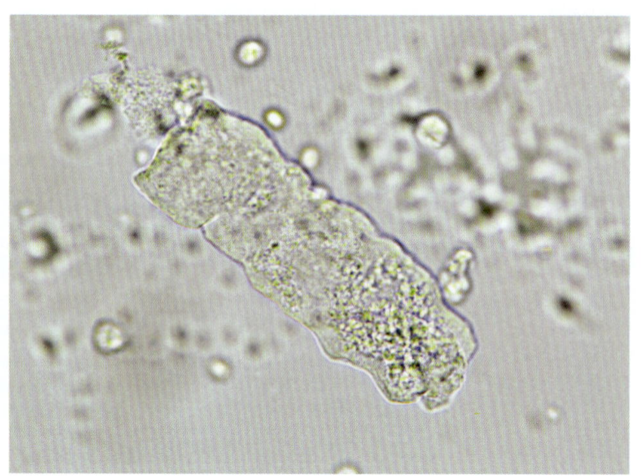

图 3-32　蜡样管型

(六) 宽大管型

宽大管型(broad cast)宽度可达 50μm 以上,是一般管型的 2~6 倍;其具有所有管型特征,既宽又长,不规则,易折断,有时扭曲;宽大管型内可包容颗粒、细胞等各种成分,也可形成蜡样(图 3-33)。因此可以有透明状宽大管型、颗粒状宽大管型、含有细胞的宽大管型和蜡样宽大管型等多种形态。重症肾病、肾衰竭、慢性肾炎晚期、尿毒症等患者尿中可见。

(七) 其他少见管型

这些少见的管型难以确切分类,一些管型内部含有不同的有形成分,一般以管型内所含物的种类为名称表达(图 3-34~ 图 3-43)。

(八) 类似管型物体

尿液中常会出现一些黏液丝、纤维、黏液丝黏附细胞、黏附的结晶、外界干扰物质等成分,其形态易与管型混淆,应注意鉴别(图 3-44,图 3-45)。

三、结晶

当尿液浑浊,特别是环境温度偏低时、静置一定时间后有明显沉淀物出现,提示尿液中可能有结晶。结晶(crystal)种类较多,结构多变、复杂。尿液中结晶多来源于食物、机体正常代谢产物或药物等,主要有生理性结晶、病理性结晶和药物结晶等。结晶在尿液中析出,与该物质在尿液中浓度、饱和度、尿液酸碱度及温度等因素有关。

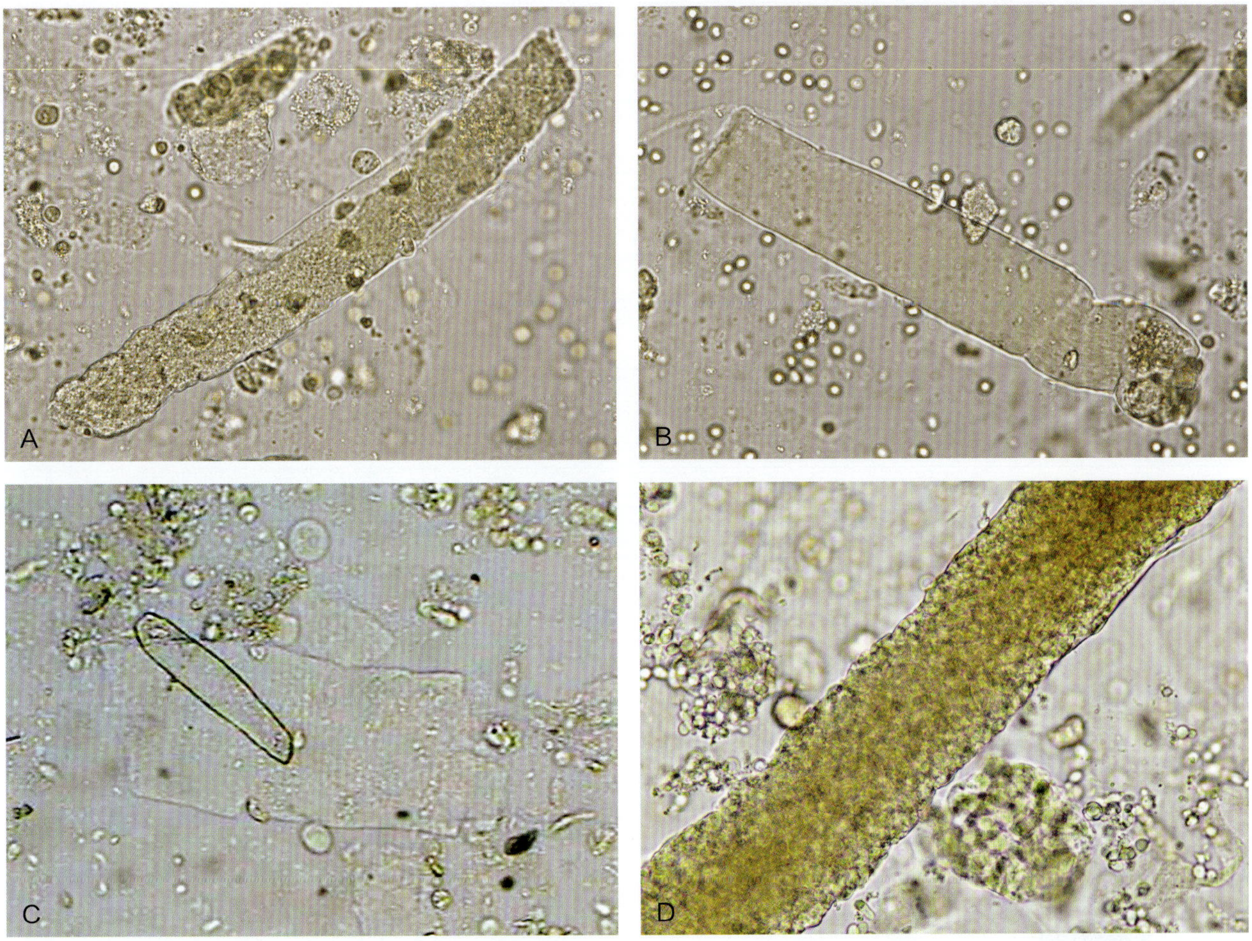

图 3-33　宽大管型

A:宽大颗粒管型。B:宽大蜡样管型。C:宽大透明管型。D:宽大细胞管型(局部)

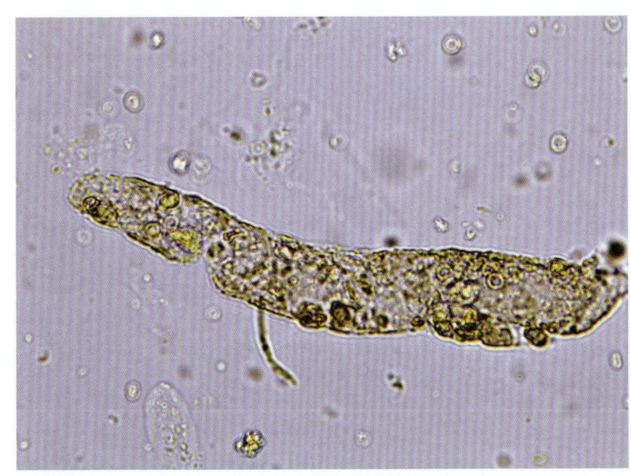

图 3-34　红细胞、白细胞复合管型

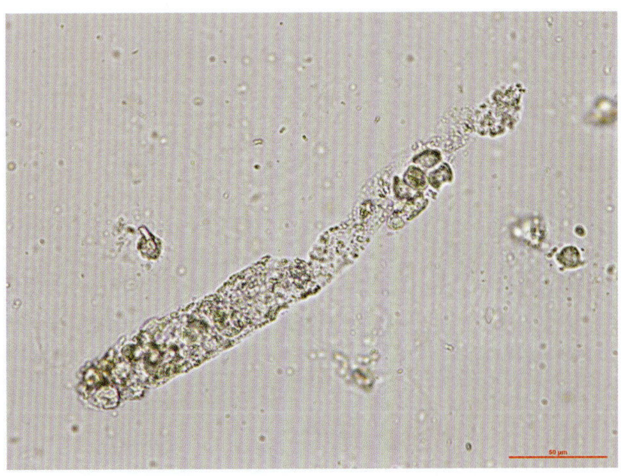

图 3-35　白细胞、颗粒复合管型

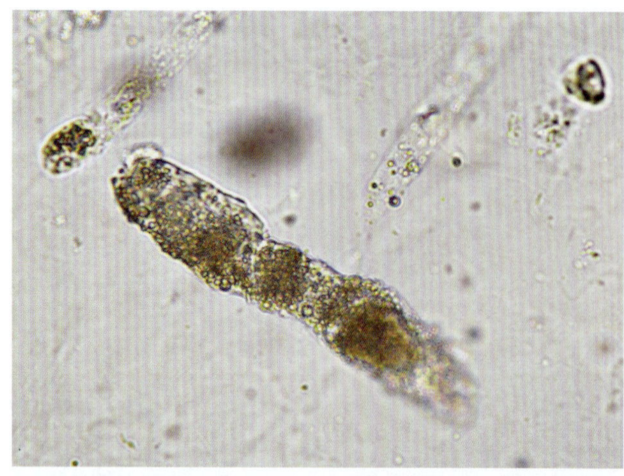

图 3-36　复粒细胞管型

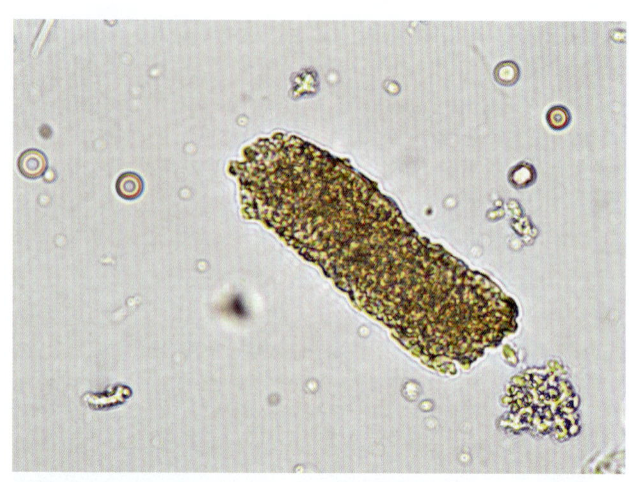

图 3-37　血液管型

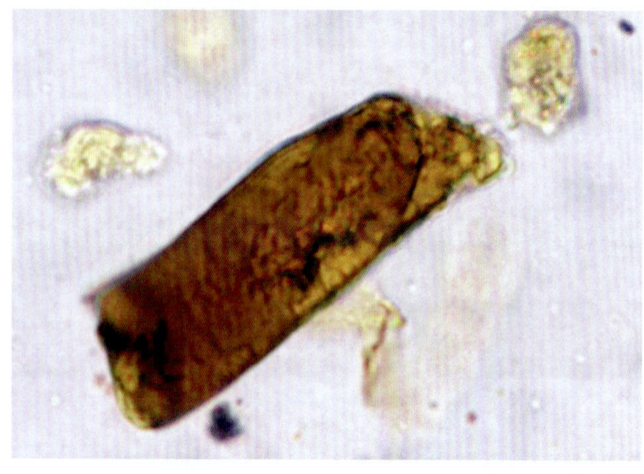

图 3-38　胆红素管型

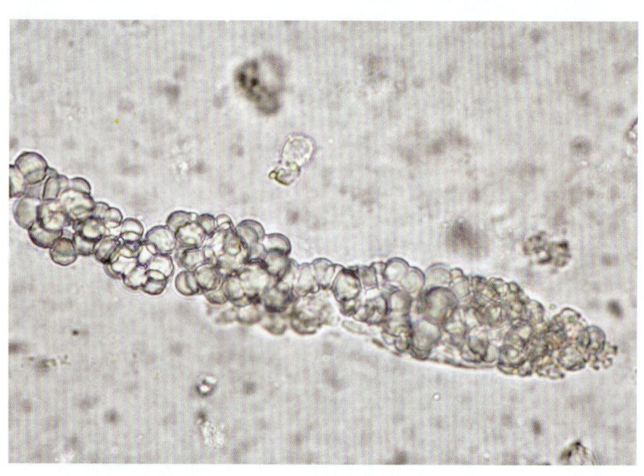

图 3-39　蛋白管型

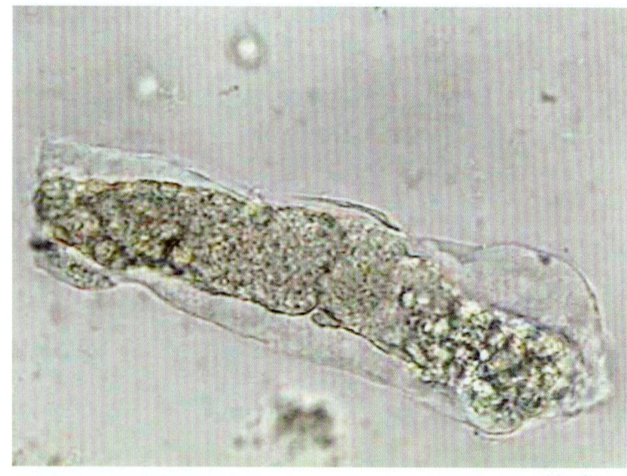

图 3-40　嵌套管型

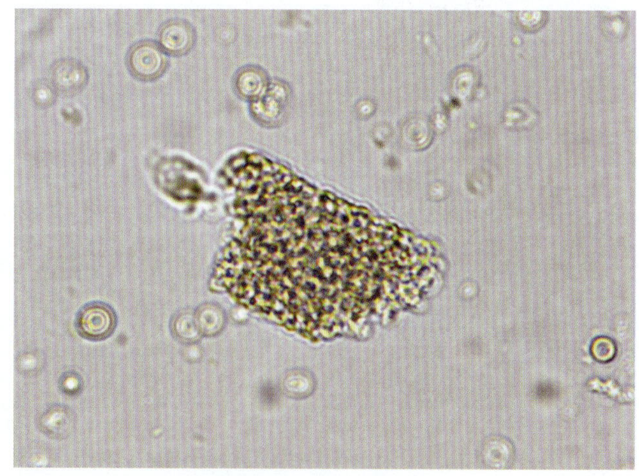

图 3-41　断裂的红细胞管型局部

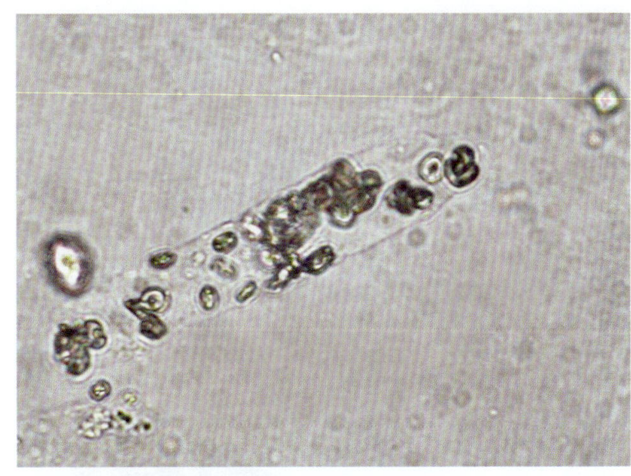

图 3-42　结晶管型（含草酸钙结晶）

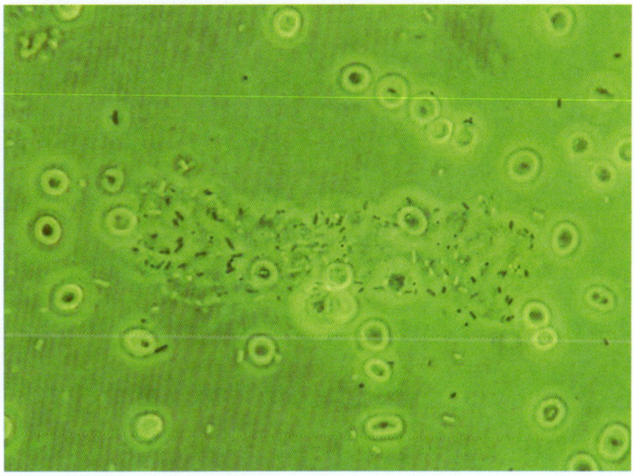

图 3-43　细菌管型（相差显微镜）

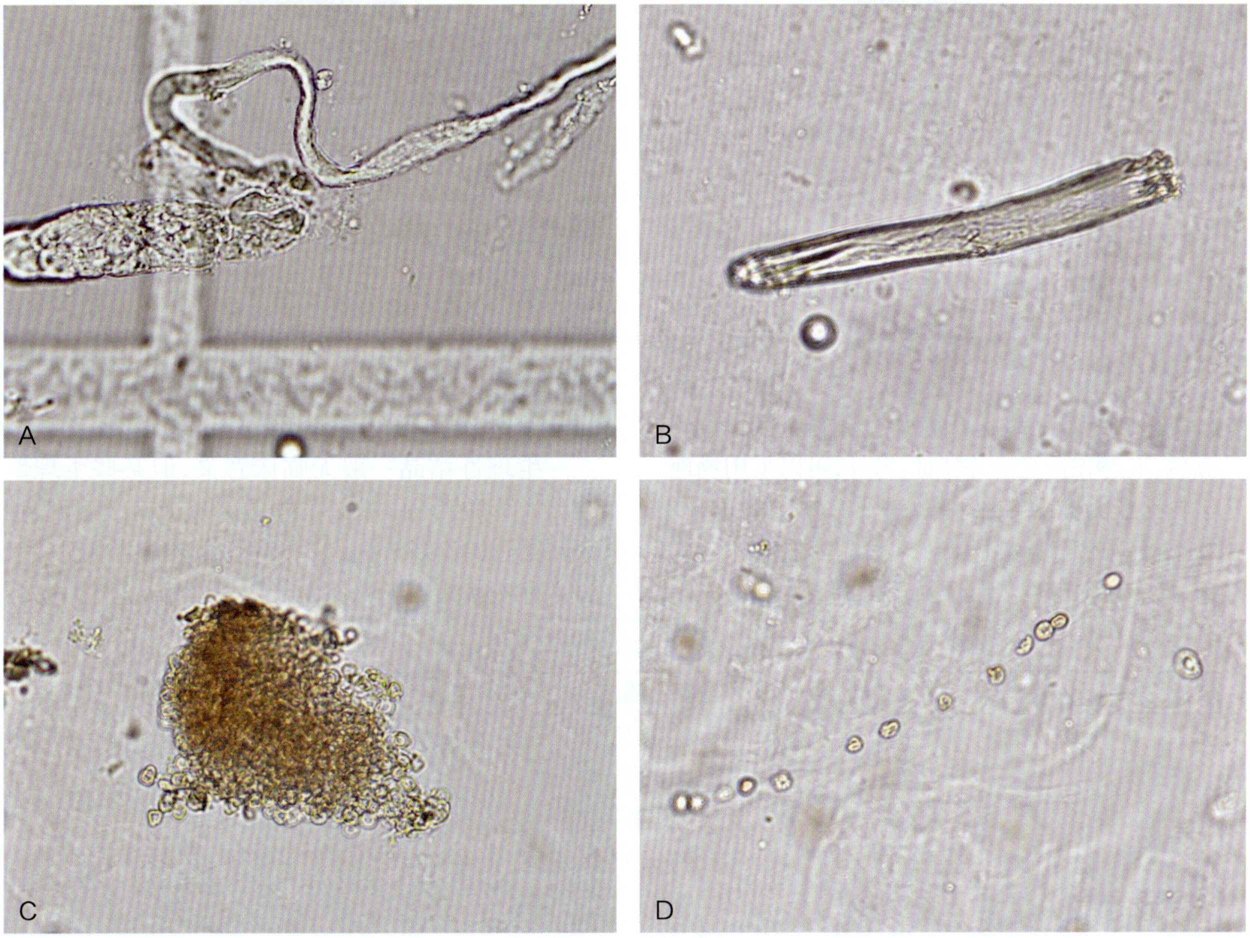

A

B

C

D

图 3-44　类似管型物体（一）

A：细胞管型与丝状物。B：纤维。C：红细胞团块。D：黏液丝黏附红细胞

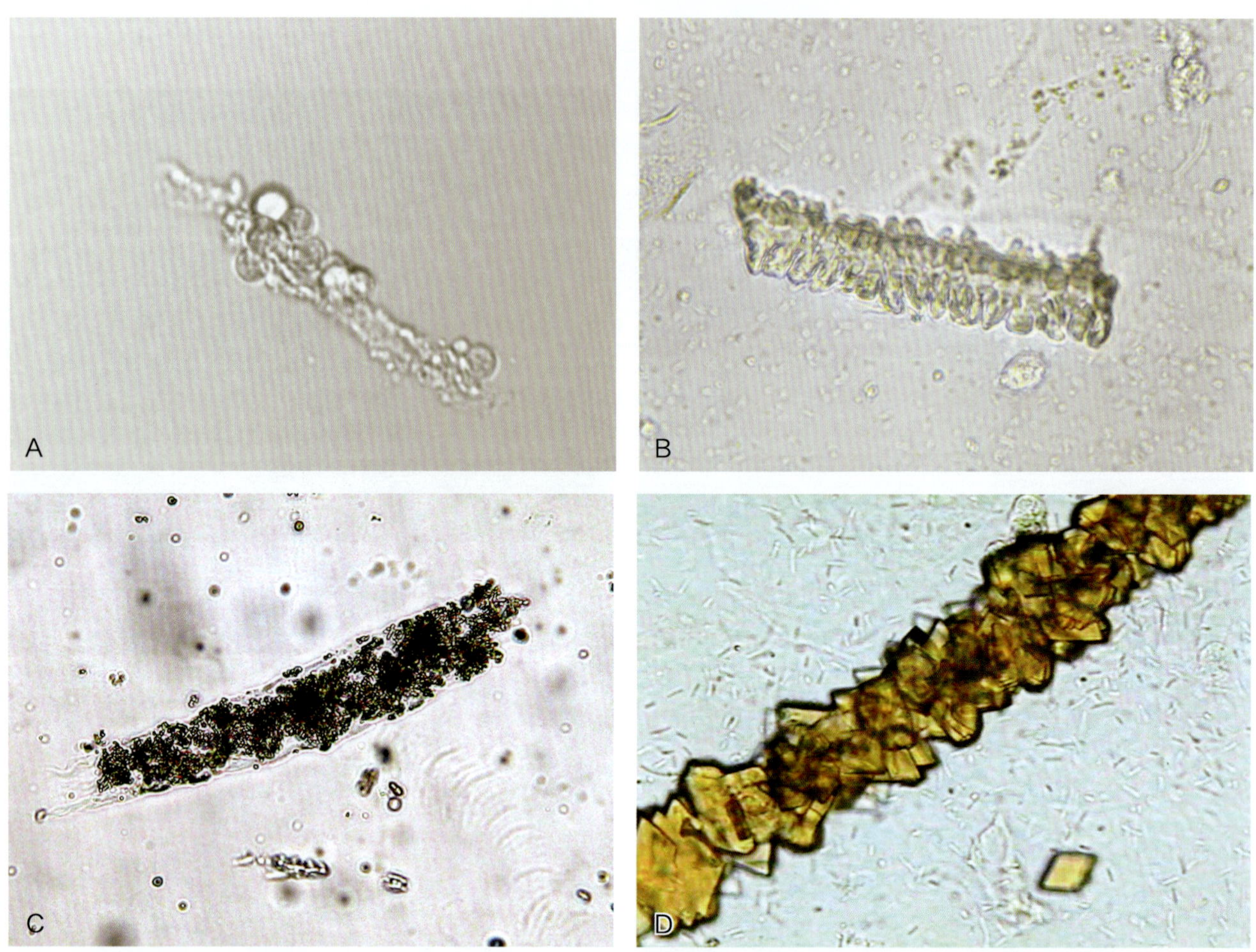

图 3-45 类似管型物体（二）

A：黏附白细胞的假管型。B：外界混入物。C：无定形盐类结晶假管型。D：黏附在一起的尿酸结晶假管型

结晶的检查，常用普通生物光学显微镜检查结晶颜色、形态和折光性等特征，另外，可以采用物理、化学方法作为辅助鉴别手段（表 3-2），必要时可采用相差显微镜或偏振光显微镜观察晶体的立体结构、颜色、形态、折光性等特征，甚至可以通过红外光谱、原子吸收、磁共振光谱等仪器进行分析鉴别。

生理性结晶一般无临床意义，但某些生理性结晶如草酸钙、尿酸、磷酸盐等大量或持续出现，是尿路结石的诊断依据之一，病理性结晶的出现一般与各种疾病病因和人体内代谢异常情况密切相关。

表 3-2 尿液中常见结晶的理化鉴别

类别	尿 pH	结晶颜色	加热	醋酸	盐酸	KOH
非结晶形尿酸盐	酸	淡黄～褐色	+	+	+	+
尿酸	酸	无色，淡黄	-	-	-	+
尿酸钠	酸	无色或黄	±	-	-	+
草酸钙	酸、中、碱	无色，折光	-	-	+	-
马尿酸	酸、中、碱	褐色	+	-	+	+
非结晶形磷酸盐	碱、中、弱酸	灰白色	-	+	+	-
磷酸铵镁结晶	碱、中、弱酸	无色，折光	-	+	+	-
磷酸钙结晶	碱、中、弱酸	无色～灰白	-	+	+	-
尿酸铵结晶	碱、中	褐色	+	+	+	+
碳酸钙	碱、中	无色	-	+，↑	+，↑	-

续表

类别	尿 pH	结晶颜色	加热	醋酸	盐酸	KOH
胆固醇结晶	酸、碱	无色	-	-	-	-
胱氨酸结晶	酸	无色	-	-	+	+
亮氨酸结晶	酸	黄～褐色	±	+	-	+
酪氨酸结	酸	黑色或淡黄	-	-	+	+
胆红素结晶	酸	黄褐～后红褐	-	-	-	+
含铁血黄素结晶	酸、中	黄褐色	普鲁士蓝反应			

注：加热为60℃左右；醋酸为冰醋酸，盐酸浓度为30%（V/V），KOH浓度为10%；"+"示可溶，"-"示不溶，"↑"示气泡。表中胆固醇、胆红素溶于氯仿，其他均不溶于氯仿

(一) 生理性结晶

1. 酸性尿液中常见结晶

(1) 非晶形尿酸盐结晶（non-crystal urate）：没有特定形态、细小颗粒样结晶（图3-46），因此很难根据形态识别和鉴定其类型，在酸性尿及寒冷条件下中更易出现，有时会伴有成形的尿酸结晶同时出现。尿液标本自然沉淀物外观常为淡黄至粉红色。

(2) 草酸钙结晶（calcium oxalate crystal）：见图3-47。二水草酸钙结晶为无色、方形、八面体结构，表面有对角线相互交叉。一水草酸钙结晶多为椭圆形、饼形、哑铃形、长圆形、圆球形、双菱形、短棒状或平板形等多种形态，还可见多个结晶聚集一起，形成特殊的聚集体。而小圆形或椭圆形最易与红细胞相混淆，应注意鉴别。

(3) 尿酸结晶（uric acid crystal）：多呈深浅不一的黄色，其形状变化多端，常见的形状有橄榄形、多边形、三菱形、哑铃形、蝴蝶形、不规则形等，其厚薄不一、大小不一、体积大小相差悬殊（图3-48，图3-49）。多个单片尿酸结晶可以聚合在一起形成更加特殊的形状，甚至可以粘连在一起形成类似管型样。尿酸结晶可以与草酸钙结晶、马尿酸结晶等同时出现。

(4) 尿酸钠结晶（sodium urate crystal）：为无色到淡黄色的棒状或细棱柱形，两端平齐或呈针状，单独出现时一般很少引起关注。可单一出现，更可见到集结成束状的结晶（图3-50）。常混同于尿酸盐结晶，无特殊诊断价值，增高在高尿酸血症患者、痛风患者尿中易见。

(5) 马尿酸结晶（hipuric acid crystal）：长短不一、粗细不等的棱柱样，末端呈三角形或尖角形，还有针形、斜方形板状、斜方形柱状或三棱状（图3-51）。本身是一种有形无色的结晶，但与尿液本身的颜色密切相关，呈现微黄色。

(6) 硫酸钙结晶（calcium sulfate crystal）：细长、薄、无色的针状或棱柱形晶体，两端钝圆或平齐，可单独出现，也可聚集成束，在外形上与磷酸钙结晶非常相似，难以分辨（图3-52）。硫酸钙结晶多出现于酸性尿液中，易溶于乙酸，尿中较难见到；磷酸钙结晶多出现于碱性尿液中。

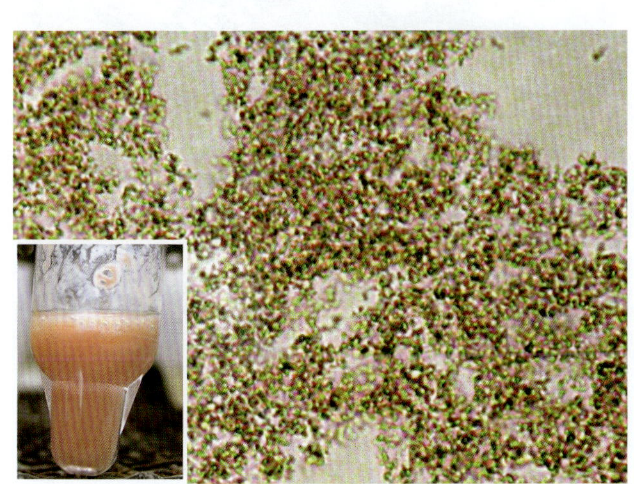

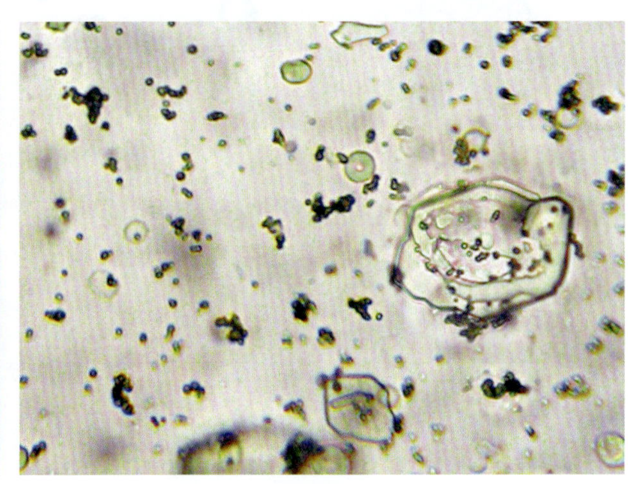

图3-46 非晶型尿酸盐结晶尿外观及镜下形态

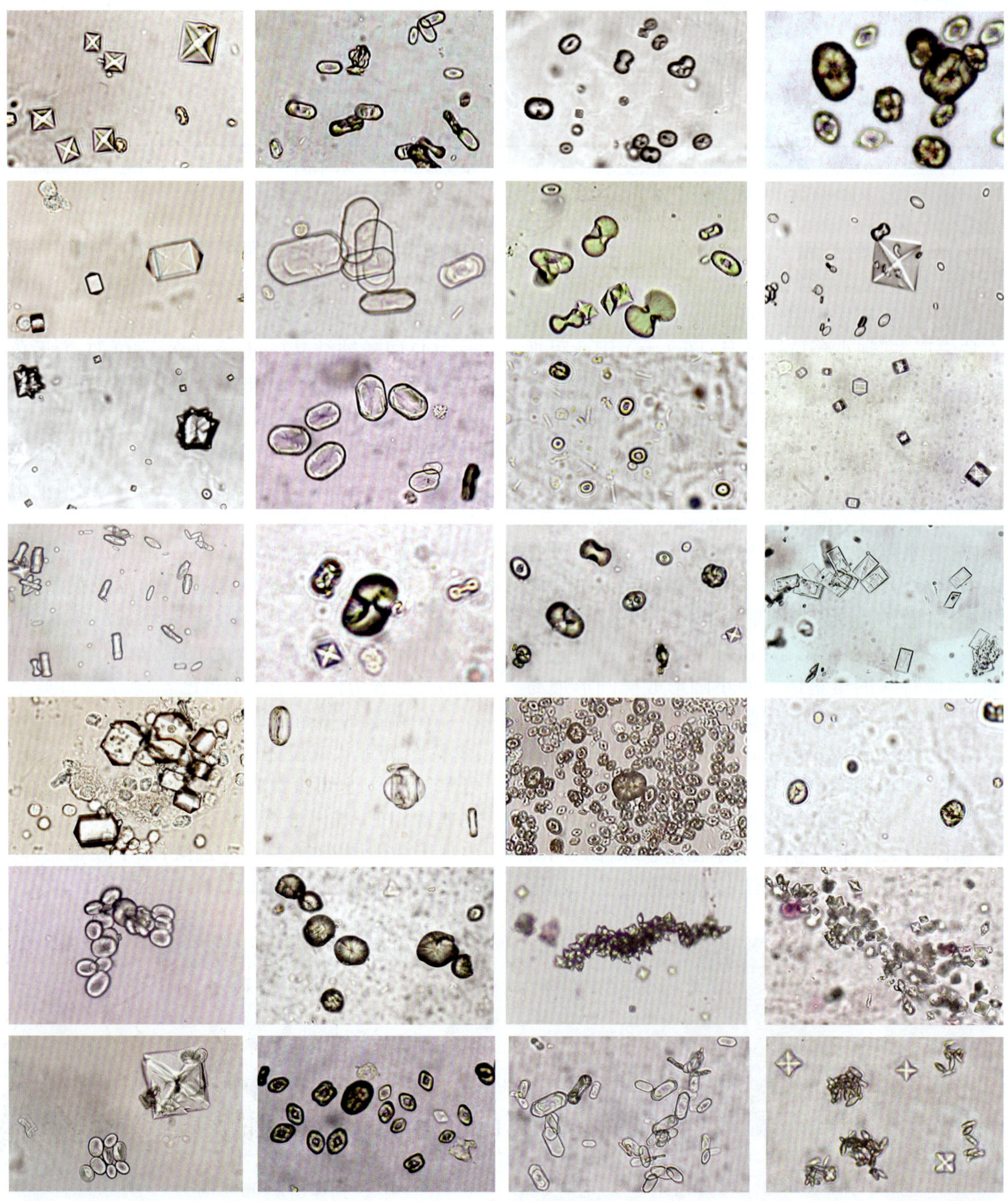

图 3-47　各种类型的草酸钙结晶

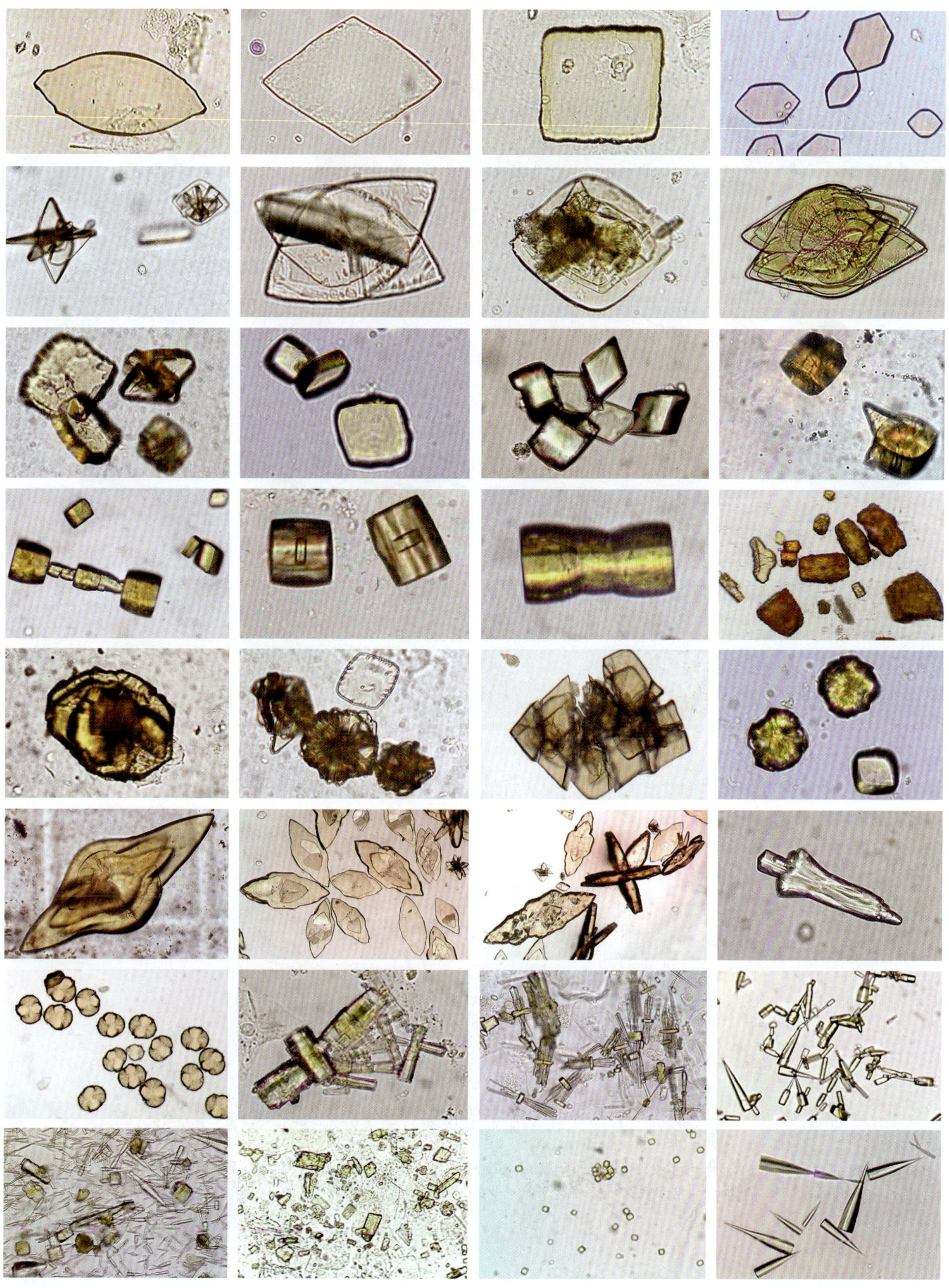

图 3-48　各种形态的尿酸结晶(一)

第 1 行:各种单片形;第 2 行:多片复合形;第 3 行:厚片形;第 4 行:立方体形;第 5 行:花朵形;第 6 行:梭形或花瓣形;第 7 行:球形及片状;第 8 行:多种不规则形

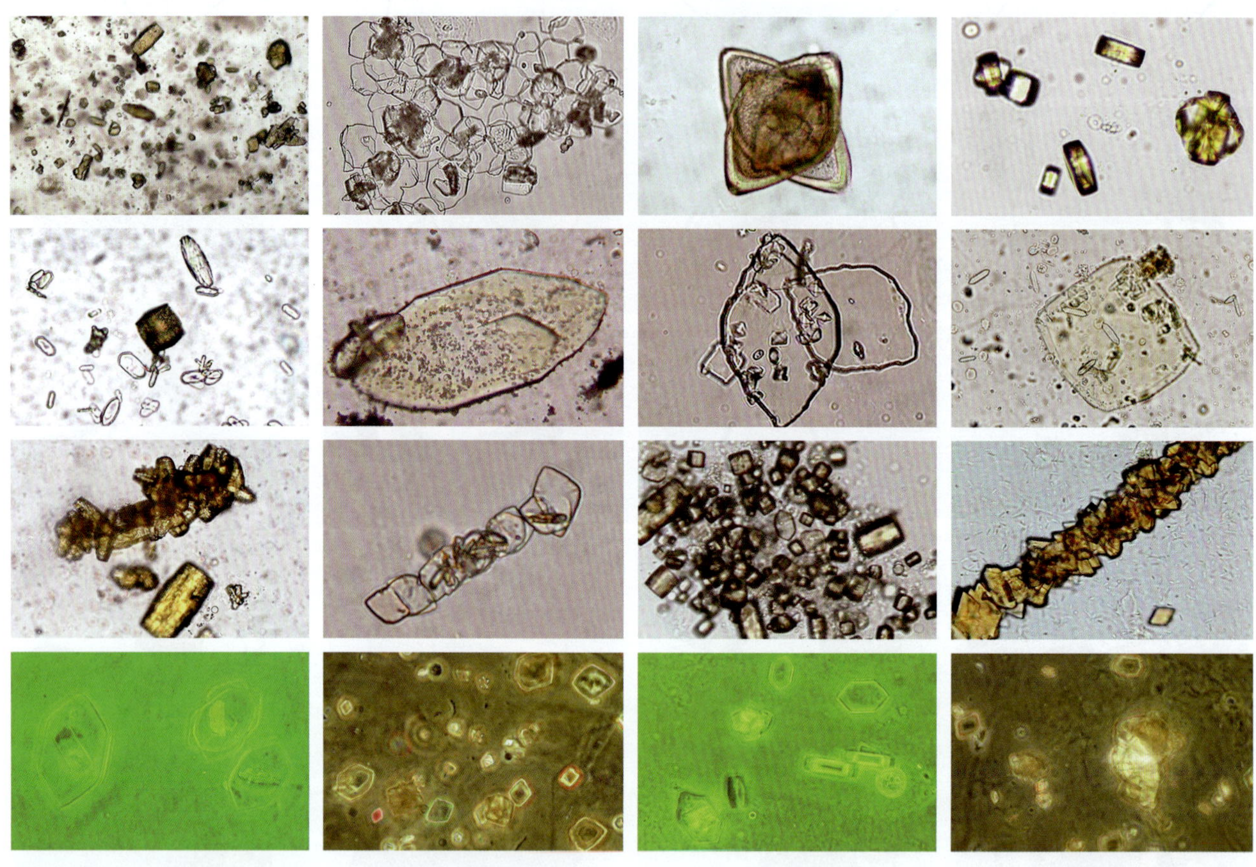

图 3-49　各种形态的尿酸结晶（二）

第 1 行：多种不规则形；第 2 行：与草酸钙结晶、马尿酸结晶及无定形结晶同时出现；第 3 行：尿酸结晶聚集体；第 4 行：相差镜下的尿酸结晶

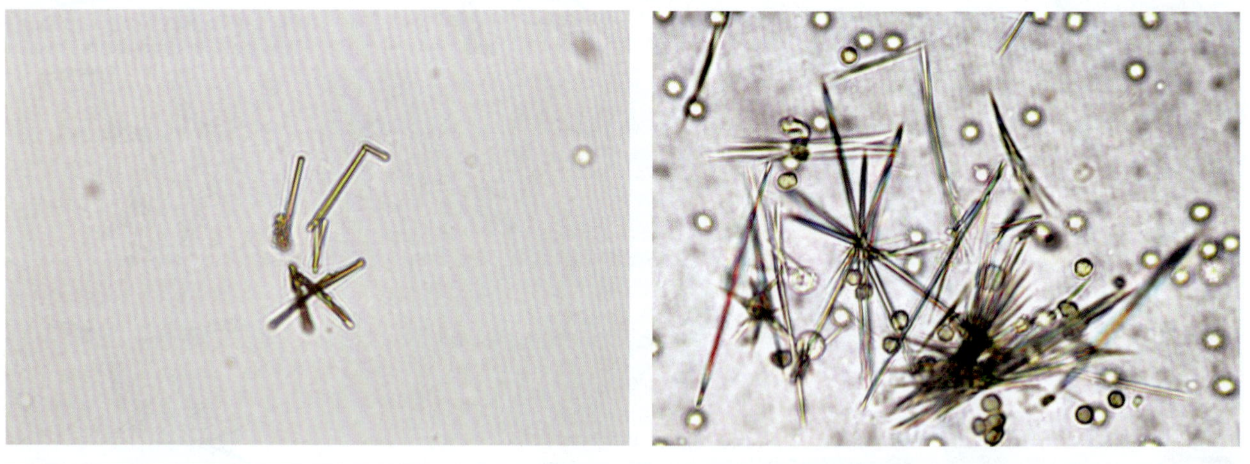

图 3-50　尿酸钠结晶

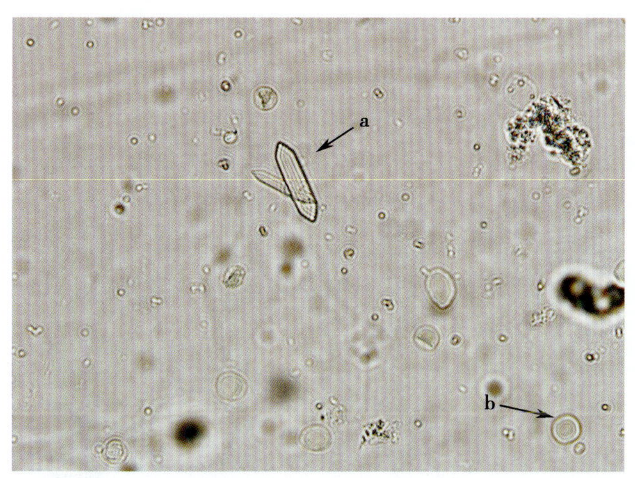

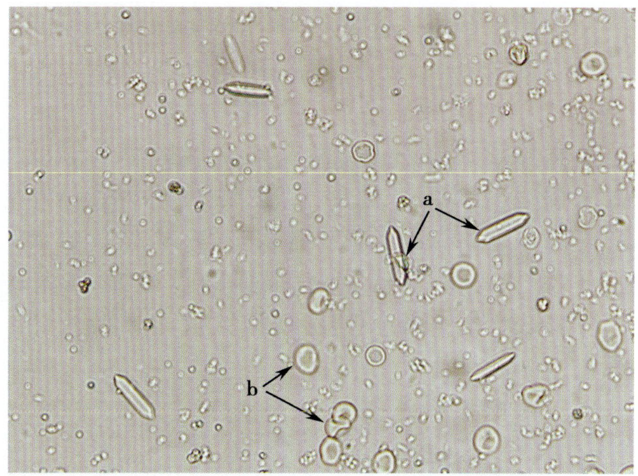

图 3-51　马尿酸结晶

a:马尿酸结晶;b:红细胞

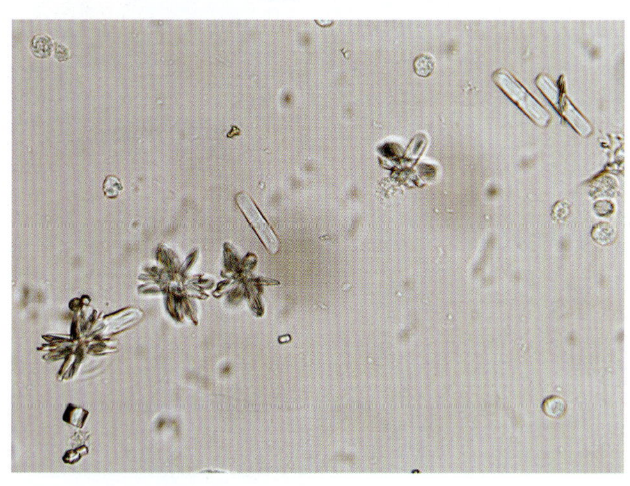

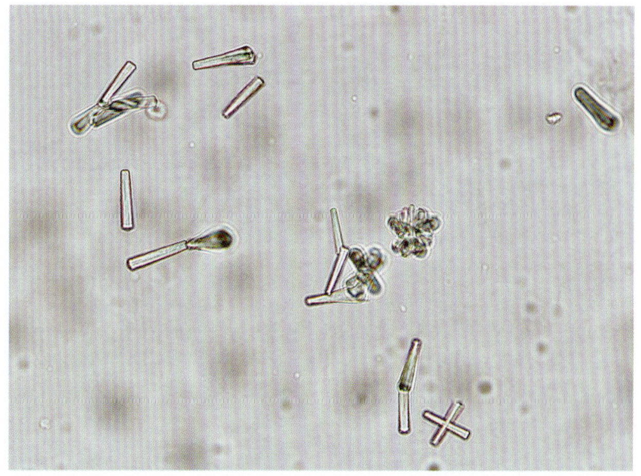

图 3-52　硫酸钙结晶

2. 碱性尿液中结晶

(1)非晶形磷酸盐结晶(non-crystal phosphate):无固定形态、细小颗粒状结晶,通常在碱性及近中性尿液中出现,一般为尿液中正常的成分,在天气寒冷时更易析出并沉淀,外观常为灰白色,有时会伴磷酸铵镁或草酸钙结晶同时出现(图 3-53)。

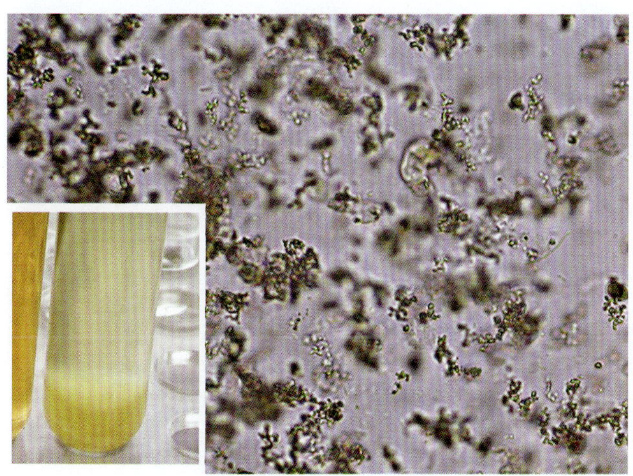

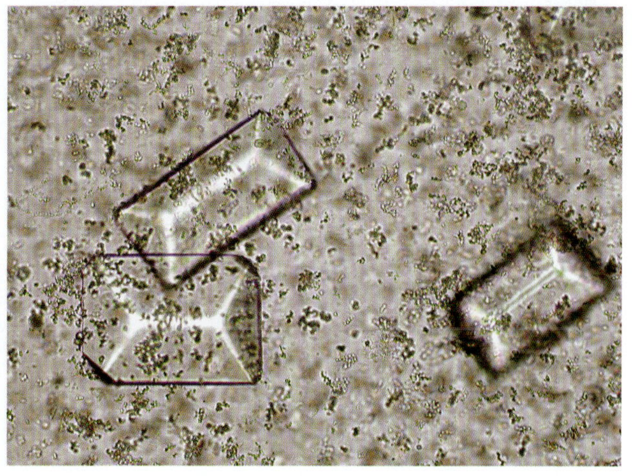

图 3-53　非晶形磷酸盐尿标本外观及结晶

(2) 磷酸铵镁结晶(phosphate ammonio magnesium crystal):也称为三联磷酸盐结晶(triple phosphate crystal)、三重磷酸盐结晶或鸟肠石结晶。常见形态为屋顶形和棱柱形,也可见信封状交叉形或羽毛状、三角形、平板形等,也易见多个结晶体聚集在一起,甚至形成放射状排列;结晶一般无色,体积大小相差悬殊,有很强的折光性,形态容易辨认(图 3-54)。其出现与饮食习惯及代谢因素有关。

(3) 磷酸钙结晶(phosphate calcium crystal):有两类不同的形态,较常见的有柱状或短棒状、也有楔形和菱形,还有体积较大的板状(图 3-55)。板状结晶常为不规则形、其表面常附有颗粒,易漂浮于尿液表面,形似泡沫,小形的片状结晶易被误认为退化的鳞状上皮细胞碎片,多为无色或灰白色,弱碱性尿液中易见。

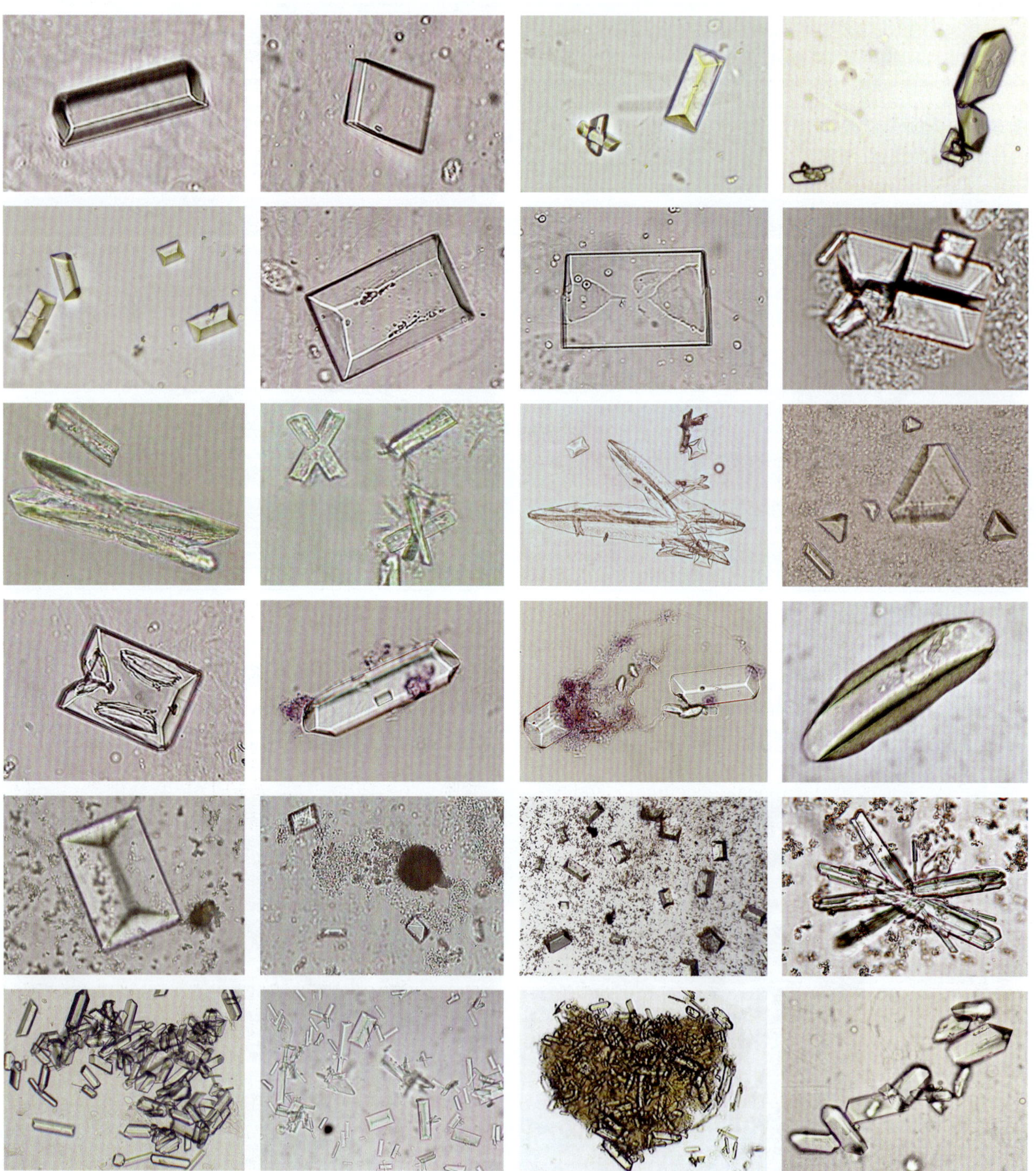

图 3-54 磷酸铵镁结晶

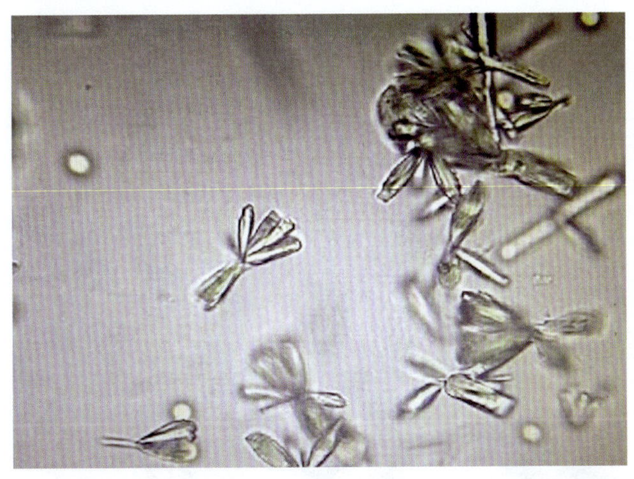
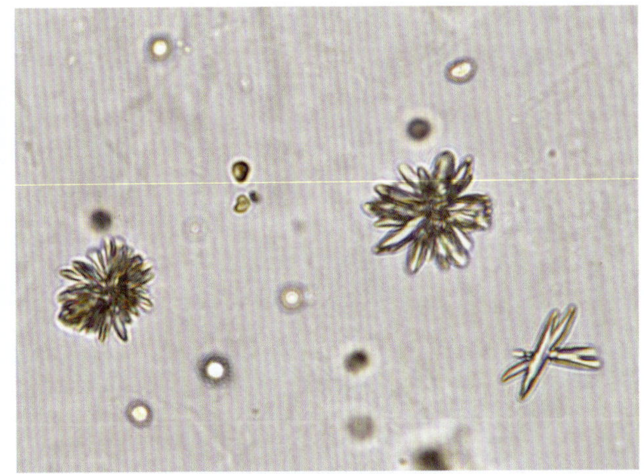
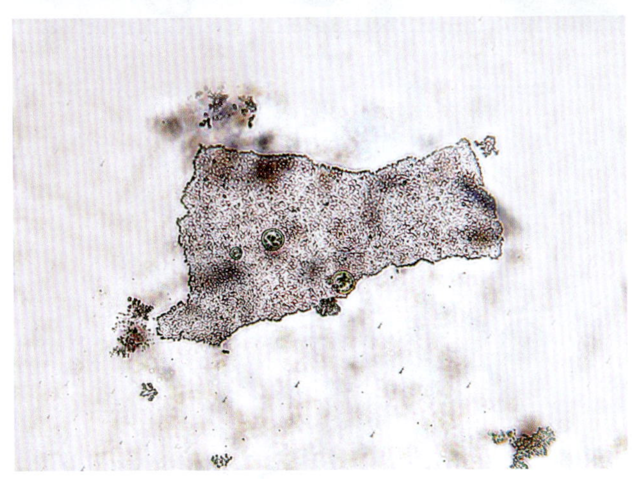
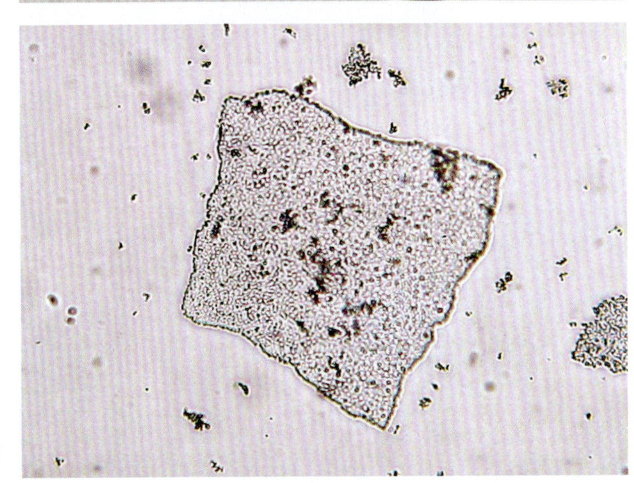

图 3-55 磷酸钙结晶

(4) 尿酸铵结晶(uric acid ammonium crystal):是碱性尿液中唯一出现的尿酸盐结晶,也可在中性或酸性尿中见到。多为黄褐色不透明样晶体,形态奇特,其典型特征是树根状、海星状、棘球状,也可见哑铃样等各种不规则的形态(图 3-56),是尿酸与游离铵结合的产物。

(5) 碳酸钙结晶(carbonate calcium crystal):常与非晶型磷酸盐同时出现,其形态为小球形、哑铃形、四联体交叉形或为非晶形颗粒状,无色或黄褐色,有较强的双折光性(图 3-57)。

(二) 病理性结晶

1. 胆固醇结晶(cholesterol crystal) 宽型扁平板状,多为缺角的几何形,大小不等,常叠摞聚集在一起,无色透明,或者被染上淡绿到黄色(图 3-58)。因其脂类的性质,密度低,常浮于尿液表面,成薄片状。见于肾淀粉样变、脂肪变性,或膀胱炎、肾盂肾炎及脂肪尿等。

2. 胆红素结晶(bilirubin crystal) 细针状或毛发状,通常会聚集成束、菱形片状、立方体样,有时可附着于白细胞或上皮细胞表面,由于氧化作用有时可呈非结晶体的色素颗粒状,颜色从黄褐色到红褐色不一(图 3-59),见于梗死性黄疸、急性肝坏死、肝硬化、肝癌、急性磷中毒等。

3. 胱氨酸结晶(cystine crystal) 外形较为一致,为无色六边形薄片状,边长可不等长,但边缘清晰,折光性强,经常见到上下重叠排列,也可单独出现(图 3-60),见于肾结石、膀胱结石等。

4. 亮氨酸结晶(leucine crystal) 为蛋白分解产物,黄色到黄褐色、大小不一、折光性强的圆形或椭圆形结晶,具有同心圆结构;某些结晶可见放射状条纹和一个位于中心的核(图 3-61)。较为罕见,常与酪氨酸同时出现。可见于胱氨酸贮积症或胱氨酸尿症,急性肝坏死、急性磷中毒、氯仿中毒、肝硬化等。

5. 酪氨酸结晶(tyrosine crystal) 为蛋白分解产物,细针状或毛发样、成束或成团或呈羽毛状出现。在显微镜下观察调整焦距时,这种结晶会呈现褐色或黑色(图 3-62)。临床意义同亮氨酸结晶。

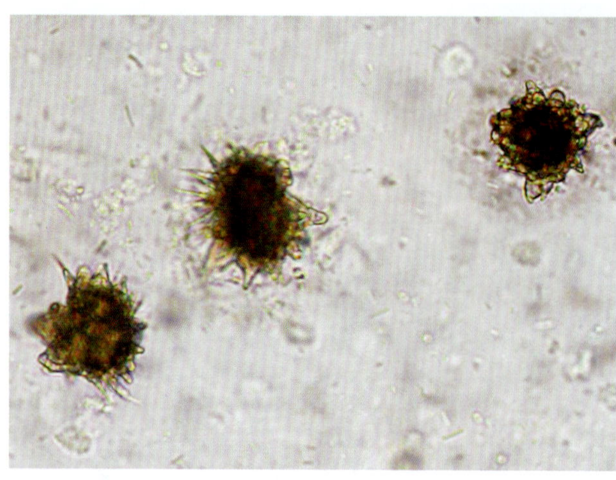
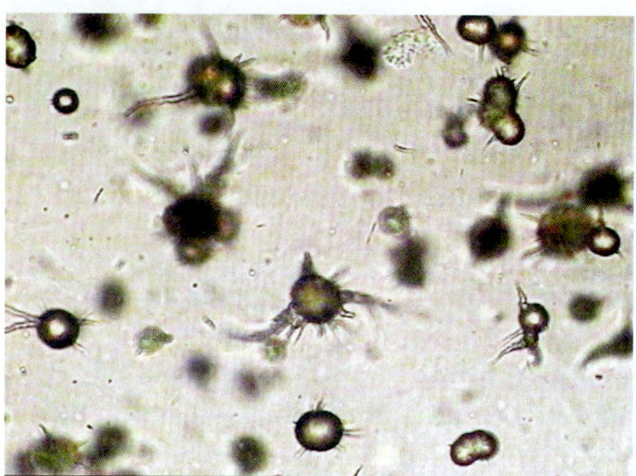

图 3-56　尿酸铵结晶

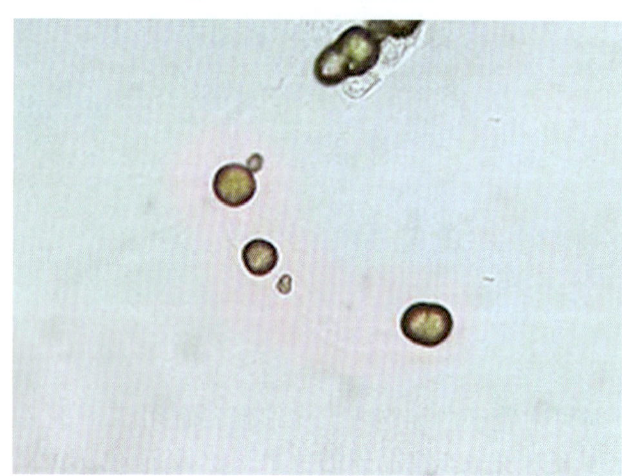
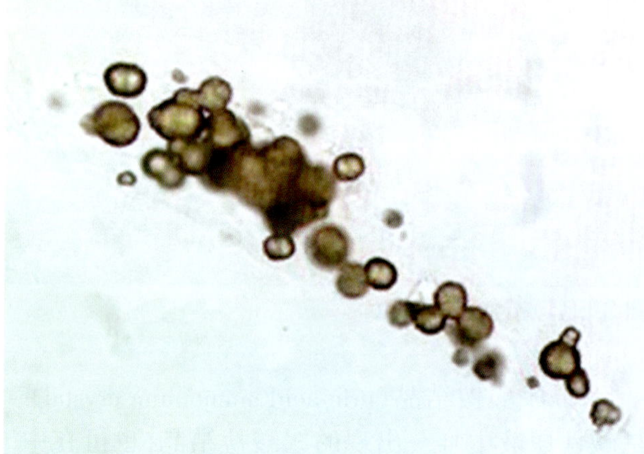

图 3-57　碳酸钙结晶

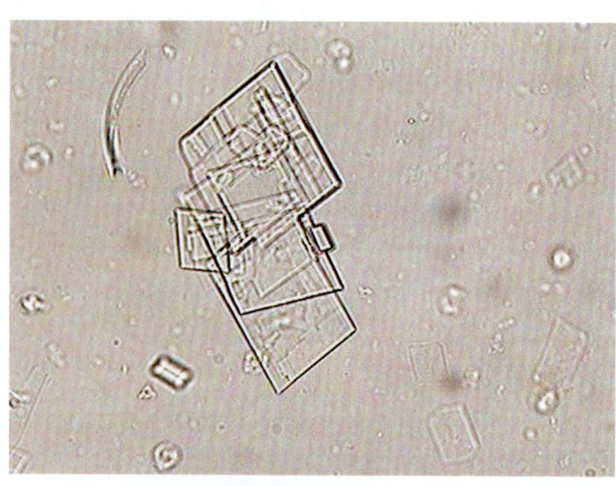
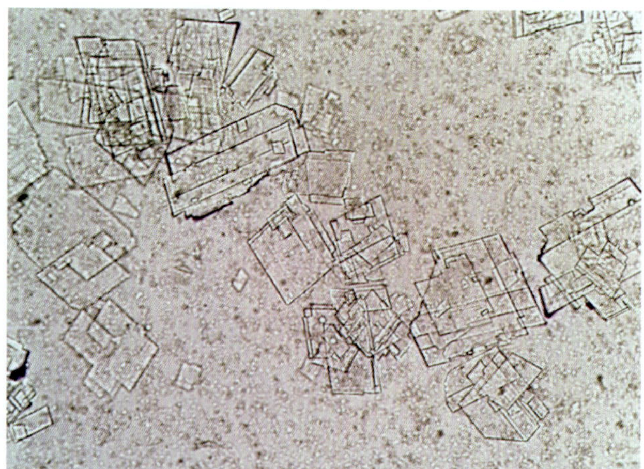

图 3-58　胆固醇结晶

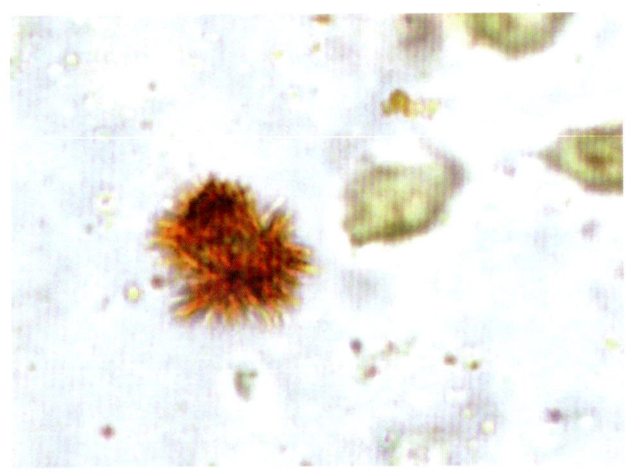
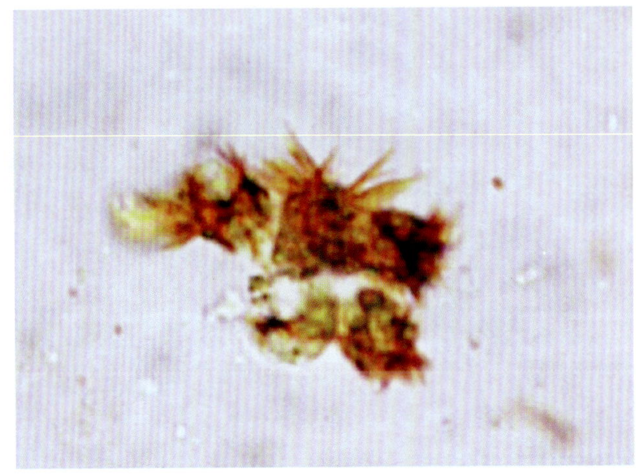

图 3-59 胆红素结晶

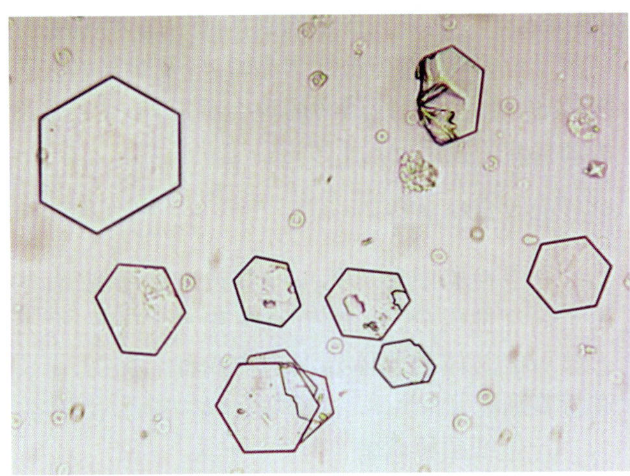
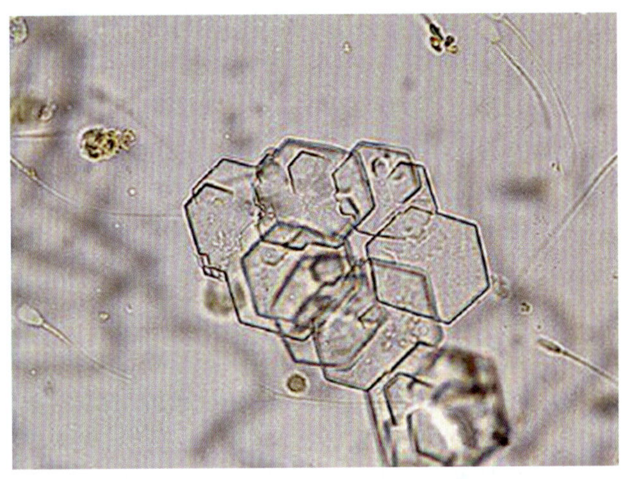

图 3-60 胱氨酸结晶

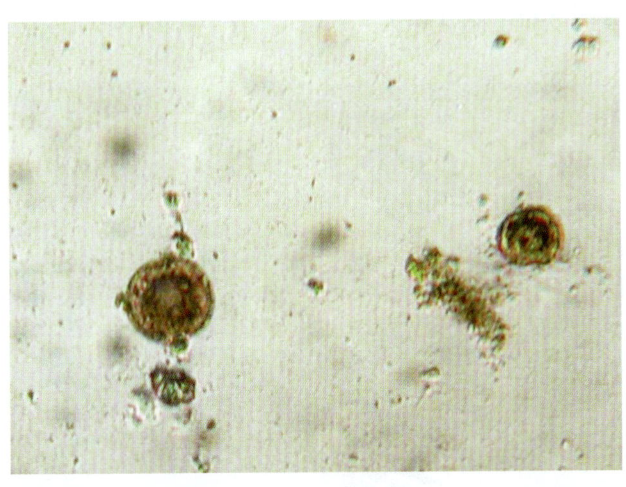
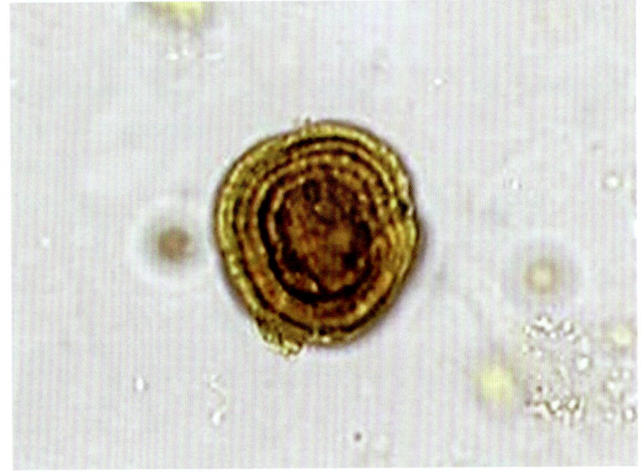

图 3-61 亮氨酸结晶

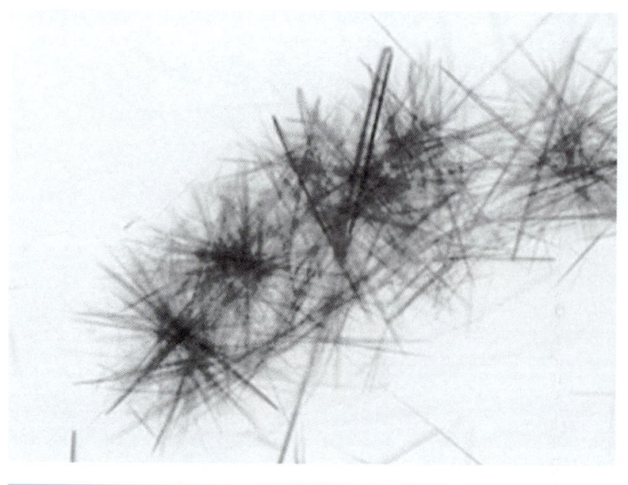
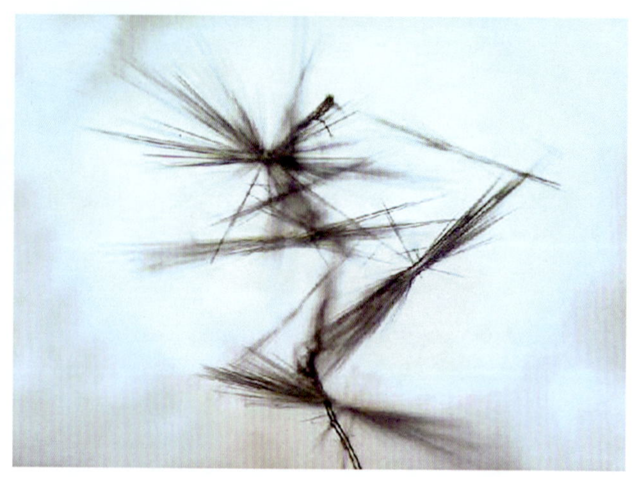

图 3-62　酪氨酸结晶

(三) 药物性结晶

1. 磺胺类药物结晶　乙酰基磺胺嘧啶结晶易在酸性尿中出现，多为棕黄色、不对称的稻草捆样或球状，也有贝壳状；磺胺甲噁唑为无色透明，长方形或正方形六面体结构；乙酰基磺胺吡啶结晶为无色透明不规则形，多为花瓣形或菱形，有时可聚集成束(图 3-63)。

2. 造影剂结晶　尿路造影检查通常使用泛影葡胺或泛影钠等造影剂，在造影检查结束后患者尿中可以发现一些呈片状、针状、束状、球状、多形性的造影剂结晶(图 3-64)，不同的造影剂其形态也有明显不同。了解患者检查情况，并可通过与放射医师或临床医师临床沟通后来鉴别和确认该类结晶。

3. 其他药物结晶　由于各种化学药物的广泛使用，一些药物性结晶逐渐显现，并有增加的趋势。例如用于控制治疗 HIV 感染的药物 Indinavir、用于抗细菌感染的各种青霉素类药物、解热镇痛药物等。这类药物结晶通常为细长的针状，或者粗棒状。可单支出现，更易呈束状聚集在一起，具有折光性(图 3-65)。在临床工作中遇到不明结晶，特别是针状的结晶，怀疑为药物性结晶时，应及时与临床医生沟通，确定其治疗药物的种类后报告，或者采用更加科学的鉴定技术手段进行确认。

四、其他成分

尿液检验中还可见一些其他成分出现，有些属于病理性成分，如细菌、真菌和寄生虫等，而另一些可能是体内或体外混入物或者干扰物，需要进行鉴别。

(一) 细菌和真菌

在尿液中可以发现细菌或真菌，一般为泌尿系统细菌或真菌感染所致，也可见于尿液不新鲜或污染所致，前者一般伴有白细胞数量的增多(图 3-66~ 图 3-67)。

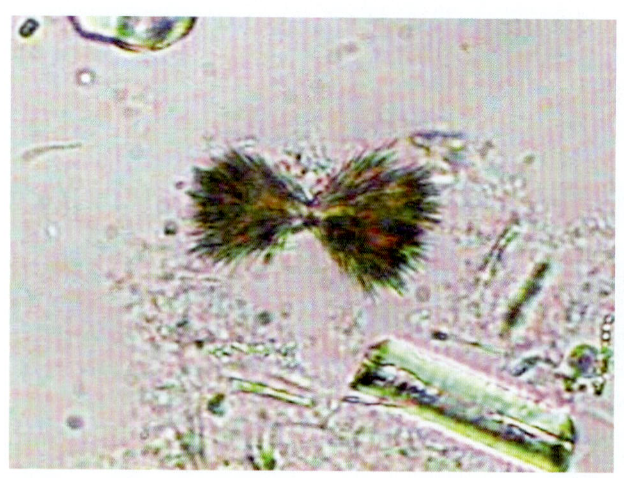
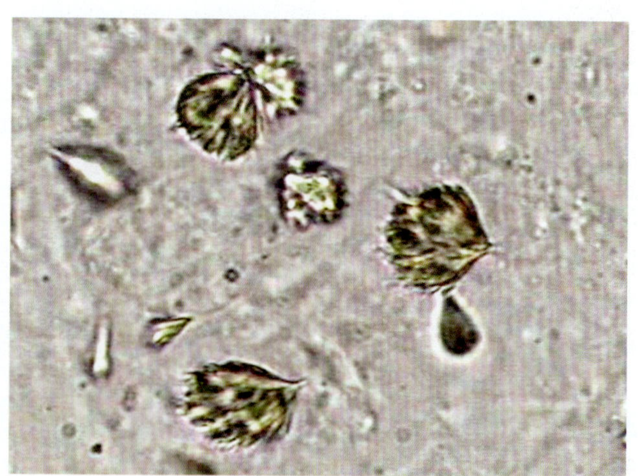

图 3-63　磺胺类药物结晶

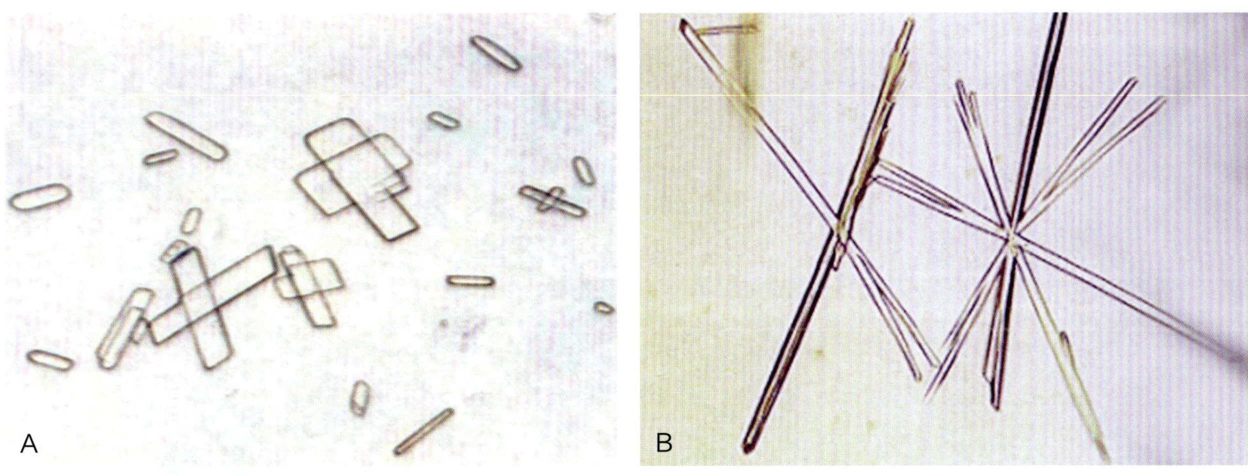

图 3-64 尿路造影剂结晶

A:片状结晶。B:针状结晶

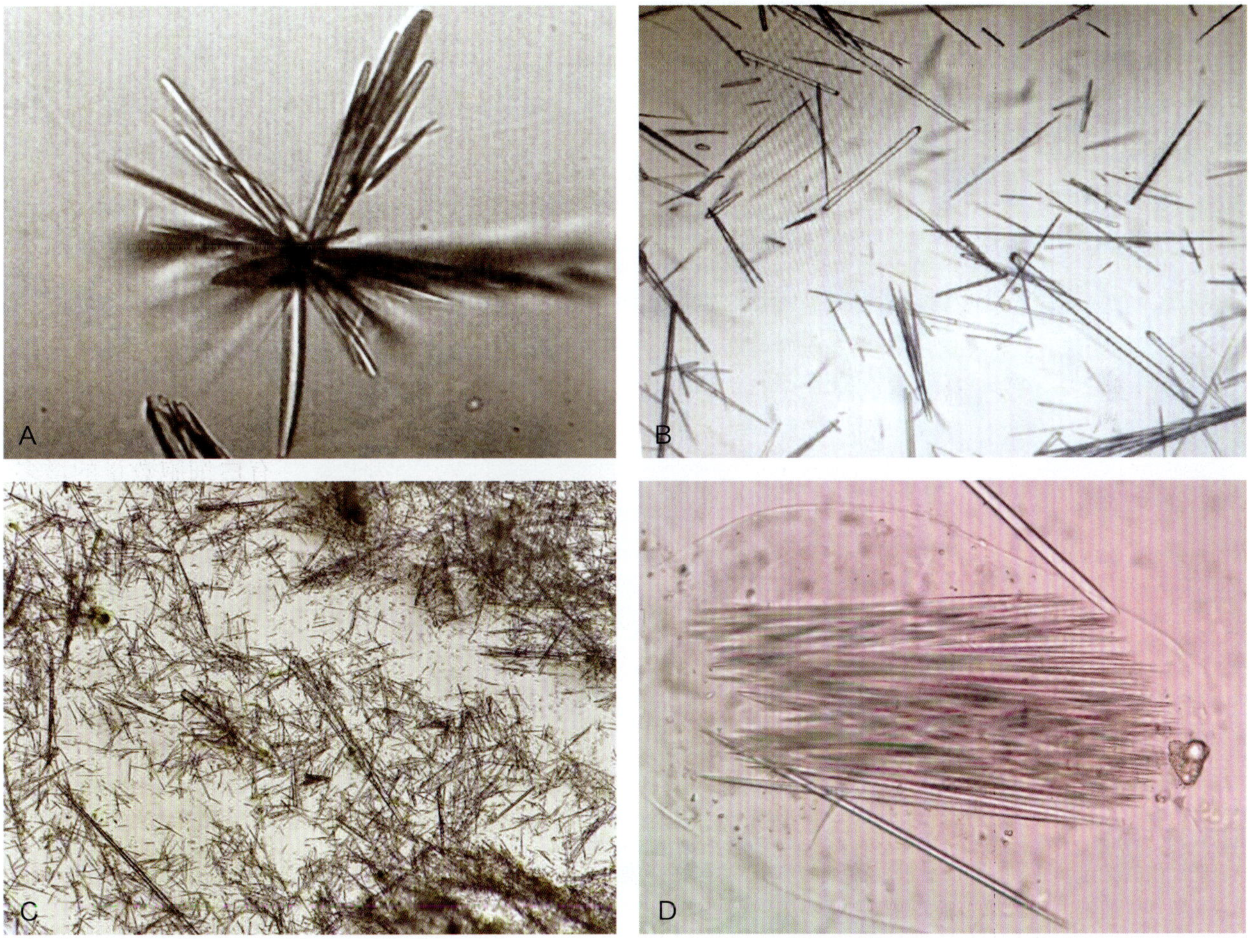

图 3-65 治疗药物结晶

A:茚地那韦(indinavir)药物结晶。B:氨苄西林结晶。C:阿莫西林舒巴坦结晶。D:不明药物结晶

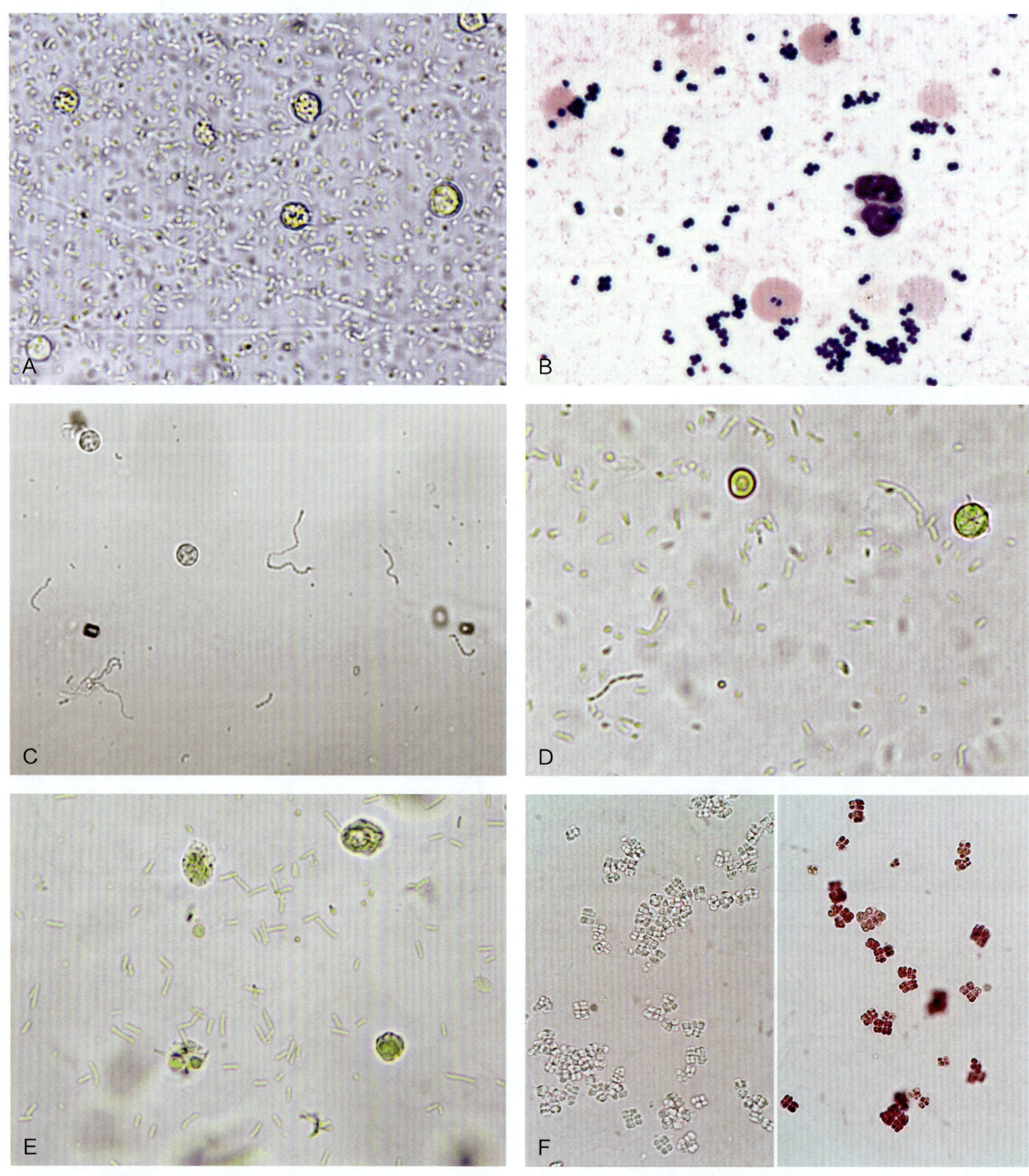

图 3-66 细菌

A：细菌和白细胞。B：细菌和白细胞、红细胞（瑞氏 - 吉姆萨染色，×1 000）。C：细菌和白细胞。D：细菌和红细胞、白细胞。E：杆菌与白细胞。F：四联八叠球菌（右图为革兰氏染色）

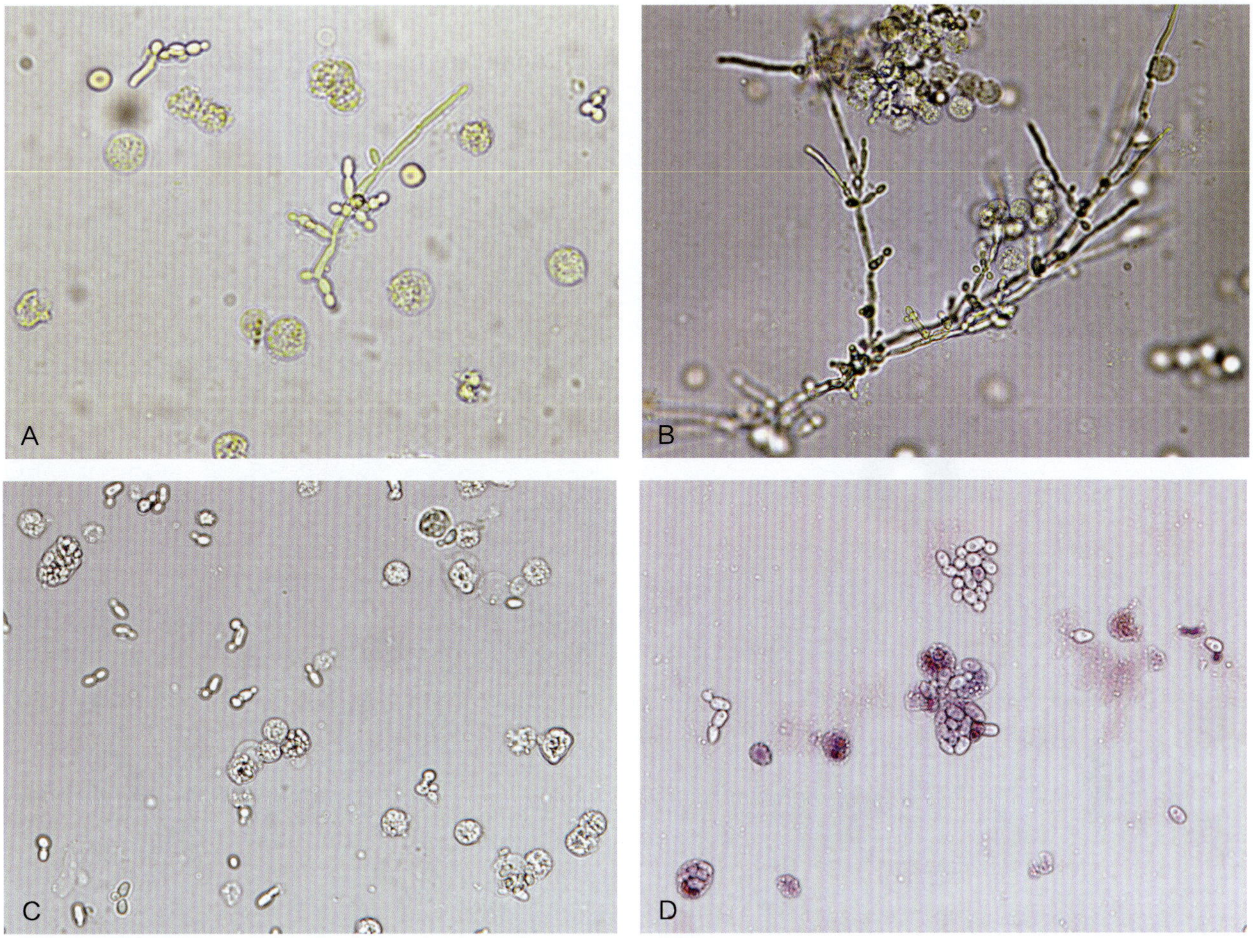

图 3-67　真菌

A、B：白细胞和真菌。C：白细胞吞噬真菌。D：白细胞吞噬真菌（SM 染色，×1 000）

（二）寄生虫

阴道滴虫（*Trichomonas vaginalis*）多以滋养体形式出现，可呈梨形或椭圆形，大小约为（7~32）μm×（5~15）μm，无色透明，有折光性。前端有 4 根鞭毛，后边有 1 根鞭毛（图 3-68）。

（三）其他有形成分

尿液中可有来自体内或体外的各种干扰成分，一般无临床意义。尿中发现精子一般无诊断

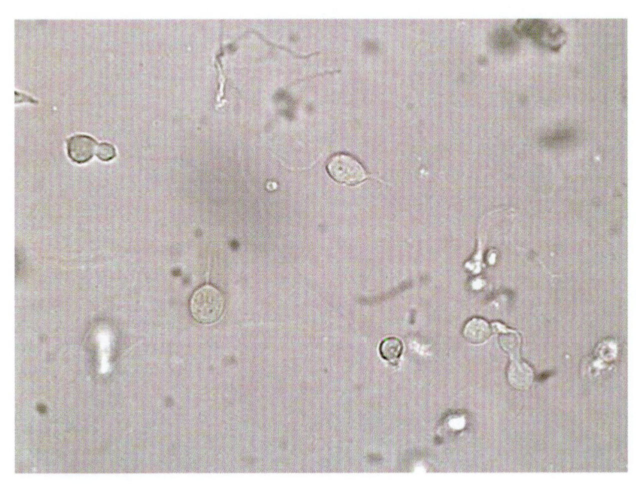

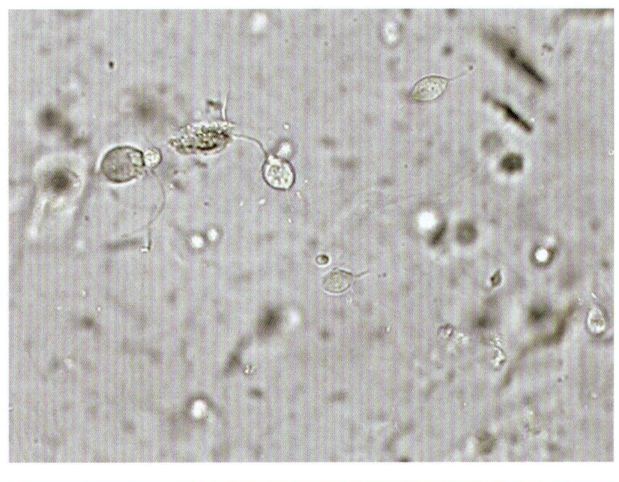

图 3-68　滴虫

价值，如非临床医师要求，可不必报告，但应关注其可能对尿蛋白测定结果造成的假阳性影响。其他几种成分，如淀粉颗粒、滑石粉颗粒、纤维、花粉等干扰物质易见，需注意鉴别，不要将其误认作尿液中病理成分（图 3-69~ 图 3-70）。

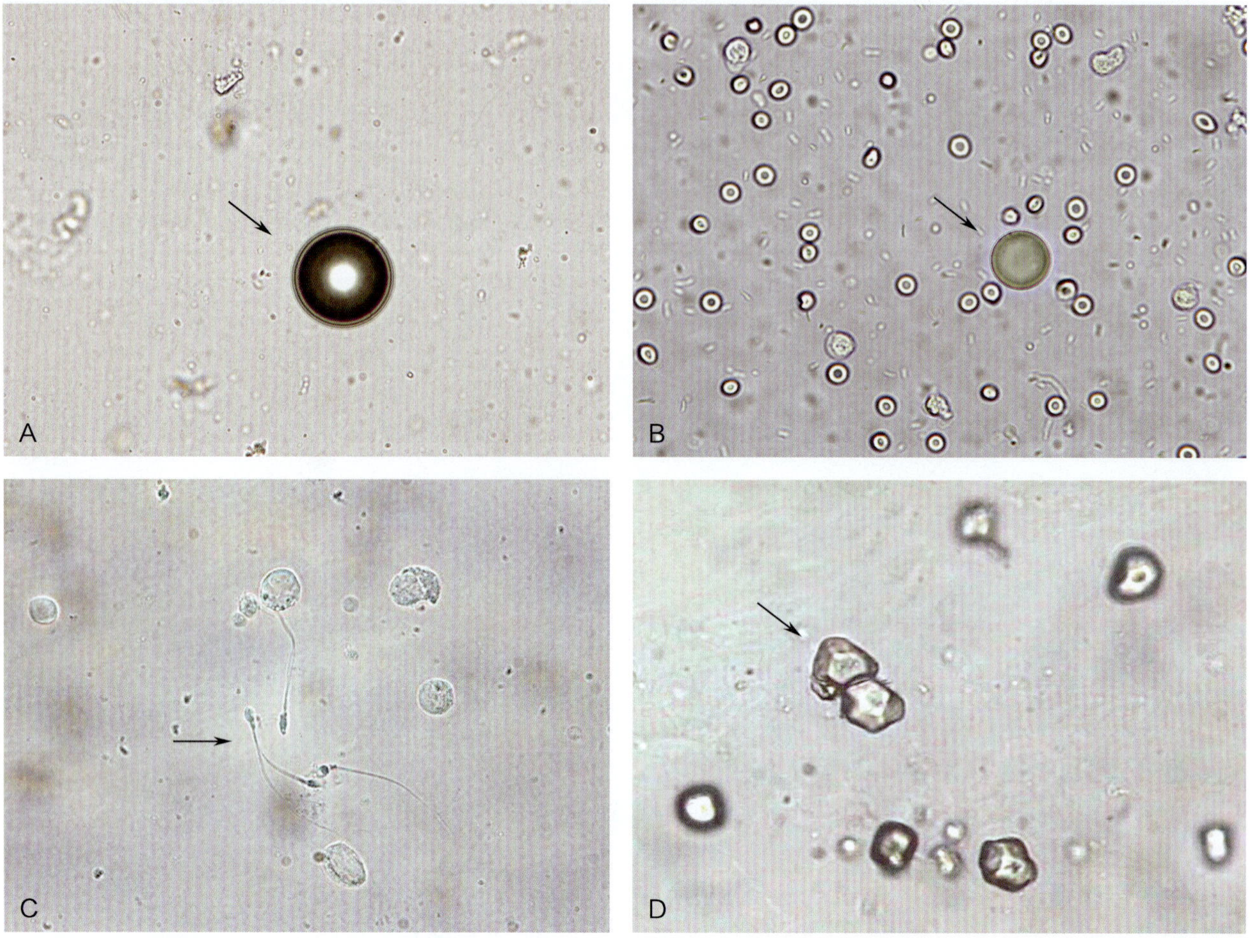

A B C D

图 3-69　干扰物质

A：气泡。B：油脂小滴。C：精子。D：淀粉颗粒

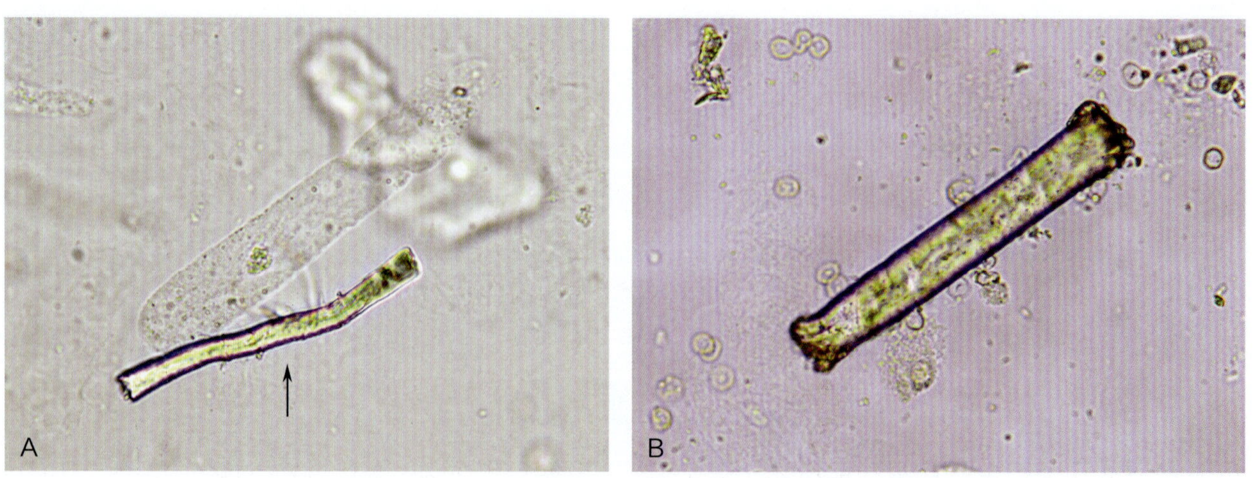

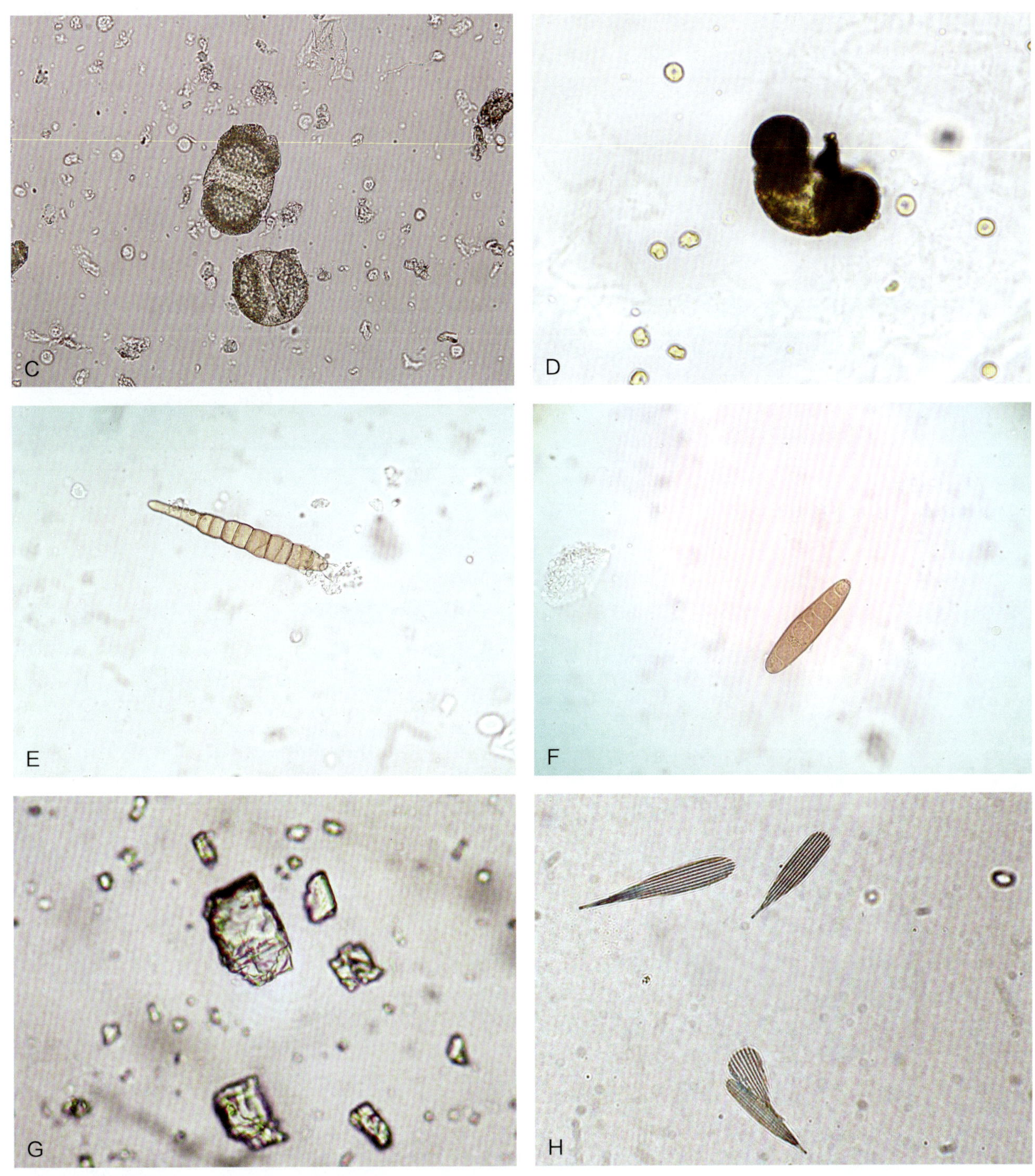

图 3-70 外来物

A:纤维。B:外来杂物。C、D:花粉颗粒。E、F:分生孢子。G:滑石粉颗粒。H:蚊虫羽翅

五、数字图像技术尿液有形成分图像

以数字图像技术为基本原理的尿液有形成分分析仪器在国内外已经有多年的应用,可以依靠仪器的自动拍摄与识别功能对尿中有形成分进行初步识别,更可以对仪器拍摄的数字图像进行屏幕审核与复检。本节图片采用 AVE 系列尿液有形成分分析仪拍摄,特选一些经典的、有代表性的数字图像供学习参考。需要强调的是此类仪器拍摄的图像以黑白图像为主,对较大的成分,如管型等可能只显示局部图像(图 3-71~ 图 3-76)。

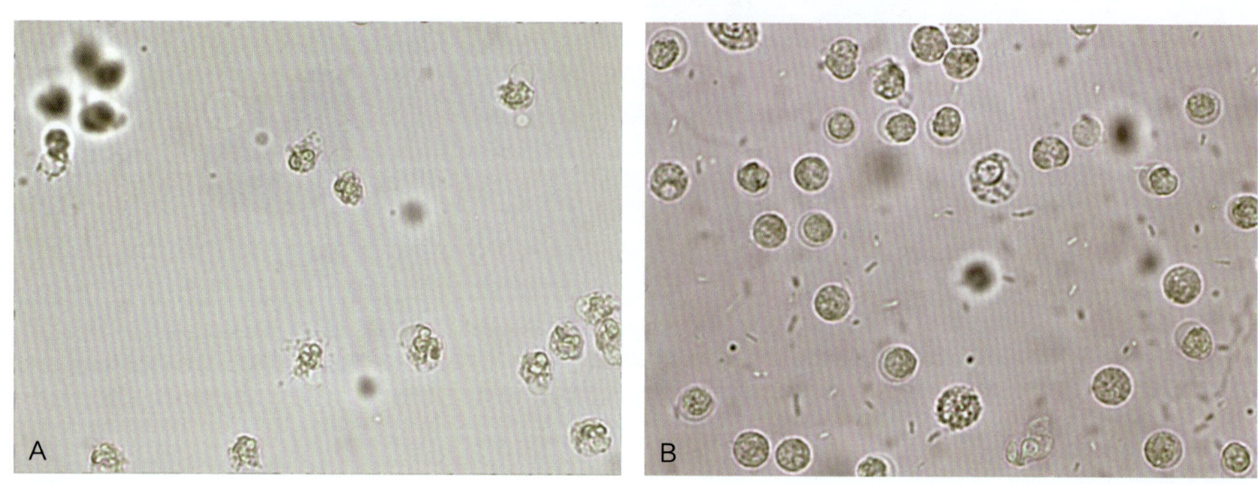

图 3-71　白细胞
A:分叶核为主。B:单个核为主

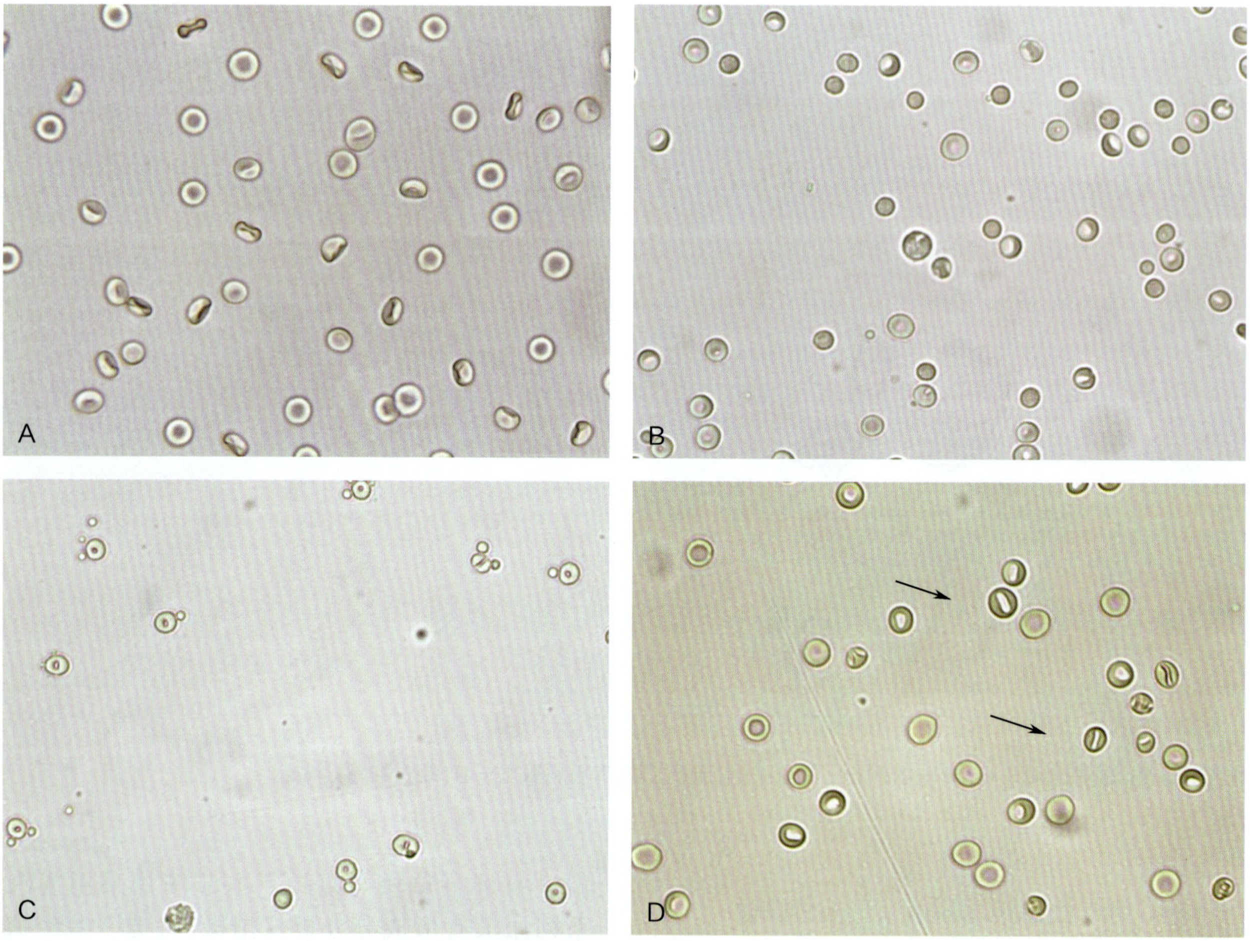

图 3-72　红细胞
A:正常红细胞。B:红细胞大小不等。C:棘形红细胞。D:口形红细胞

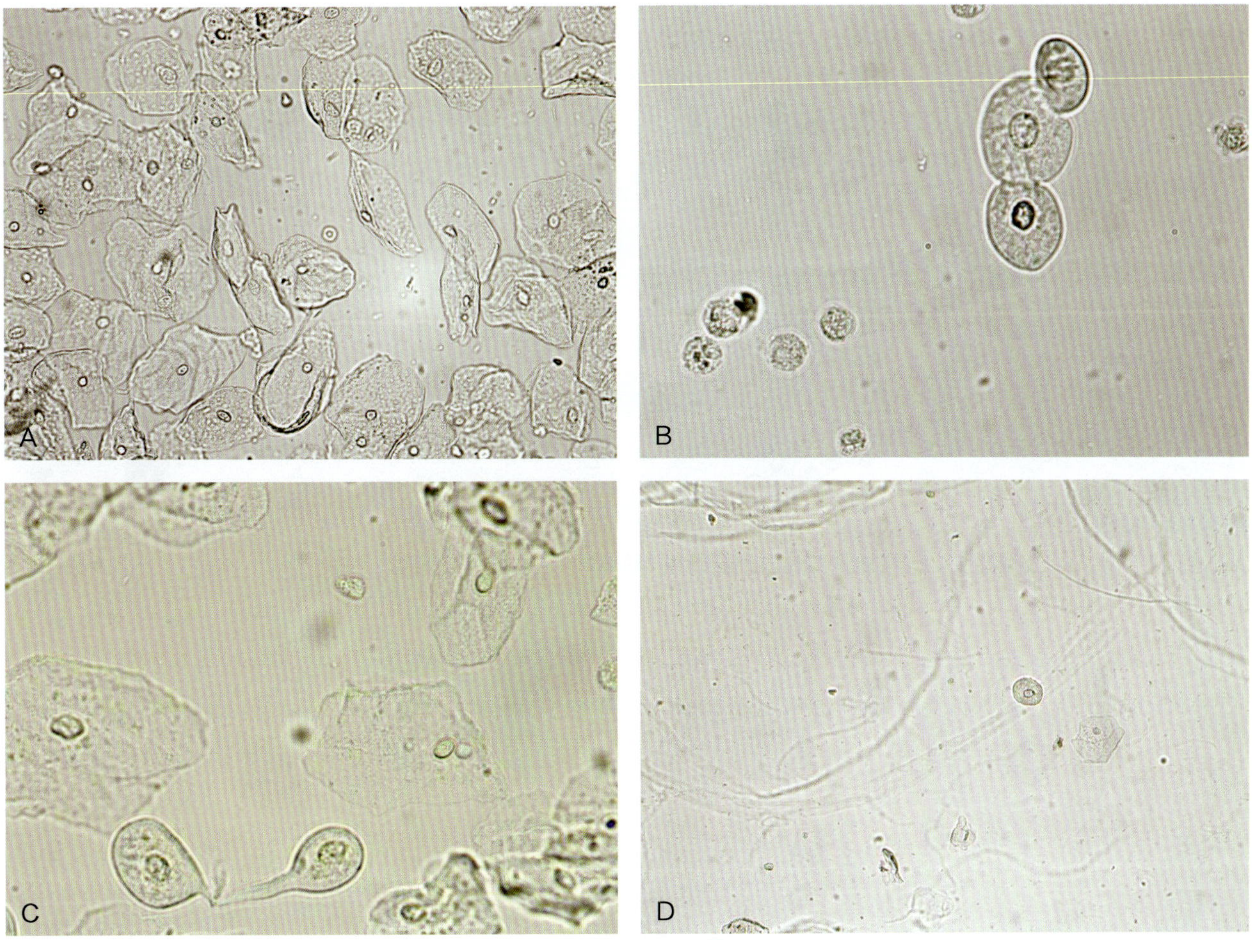

图 3-73 上皮细胞

A:鳞状上皮细胞。B:表层移形上皮细胞。C:中层移形上皮细胞。D:底层移行上皮细胞

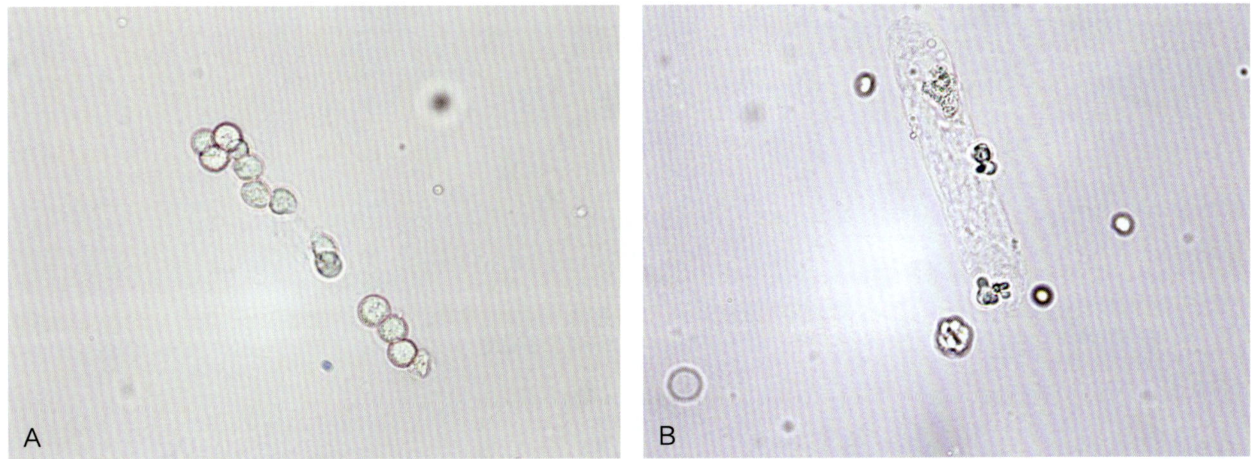

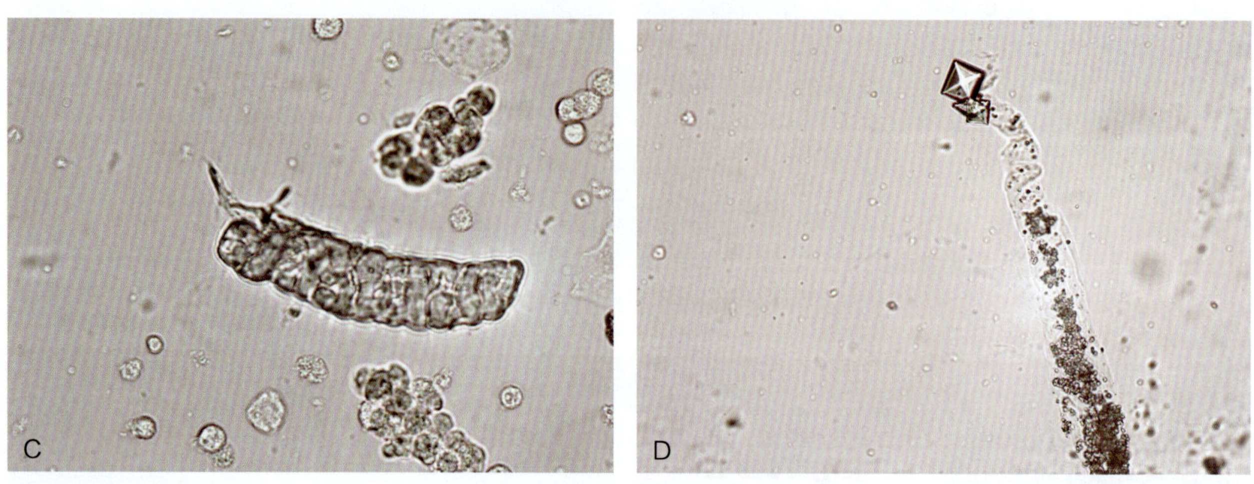

图 3-74 管型

A:白细胞管型。B:透明管型。C:蜡样管型和白细胞管型(局部)。D:盐类结晶管型

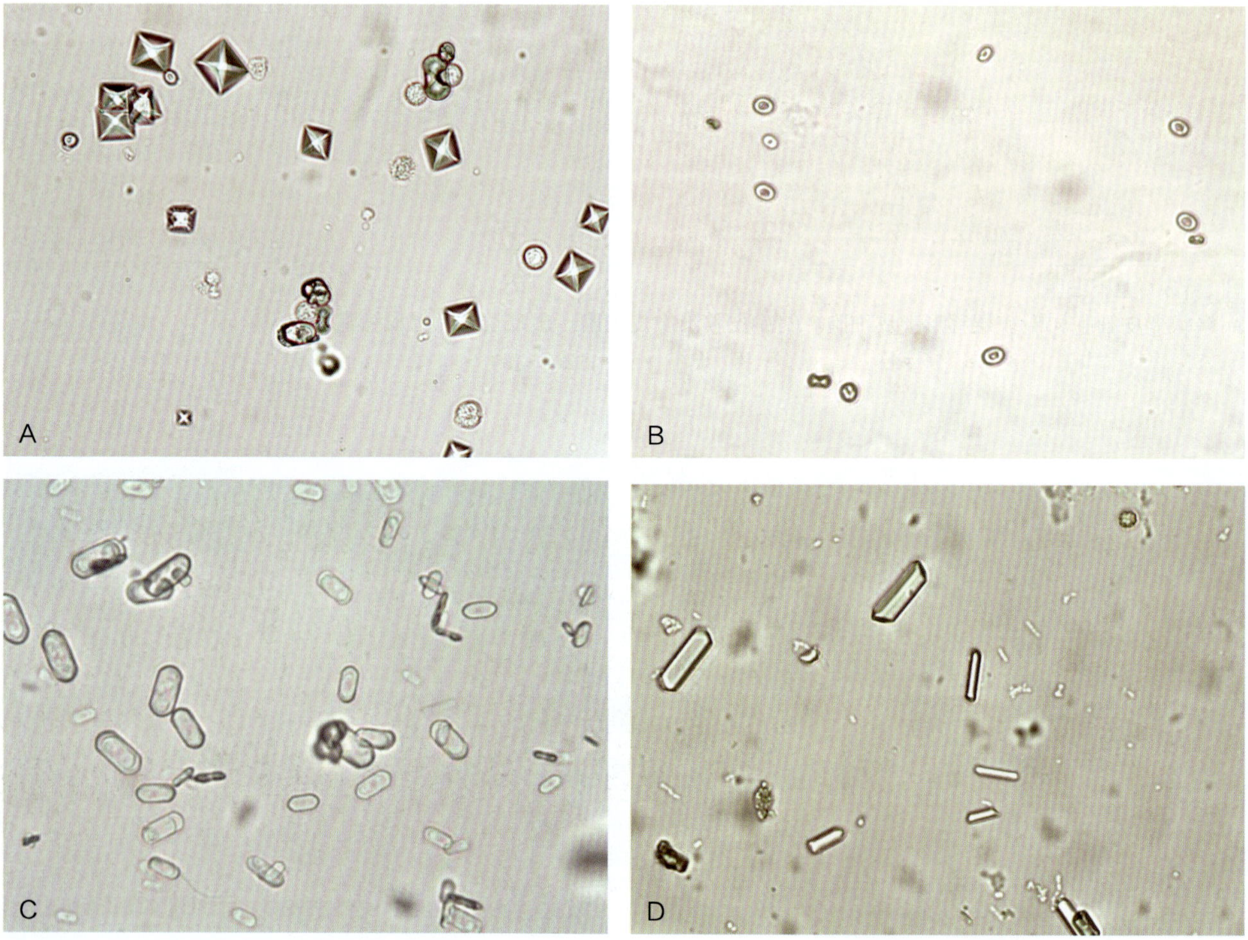

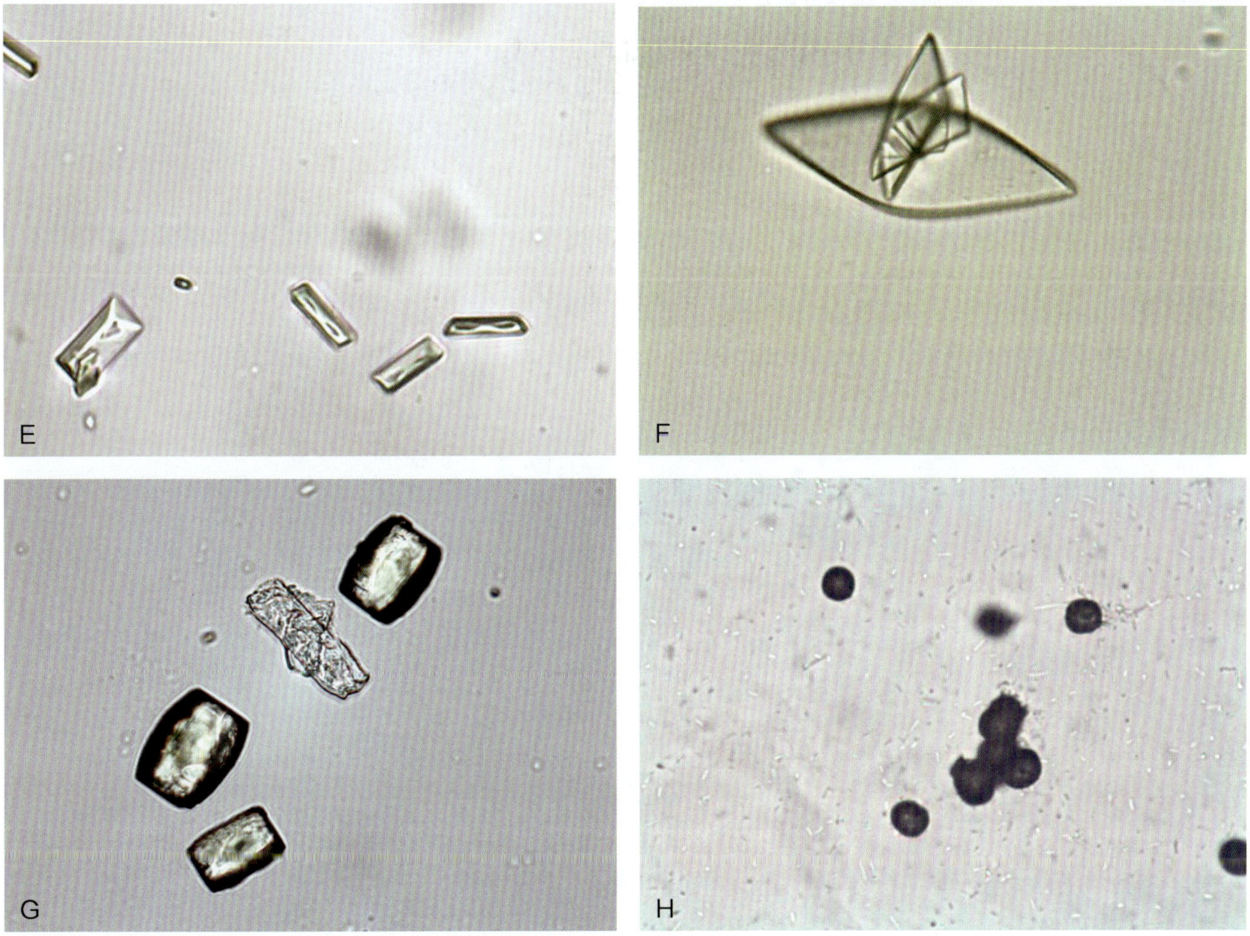

图 3-75　结晶

A~C:草酸钙结晶。D、E:磷酸铵镁结晶。F、G:尿酸结晶。H:尿酸铵结晶

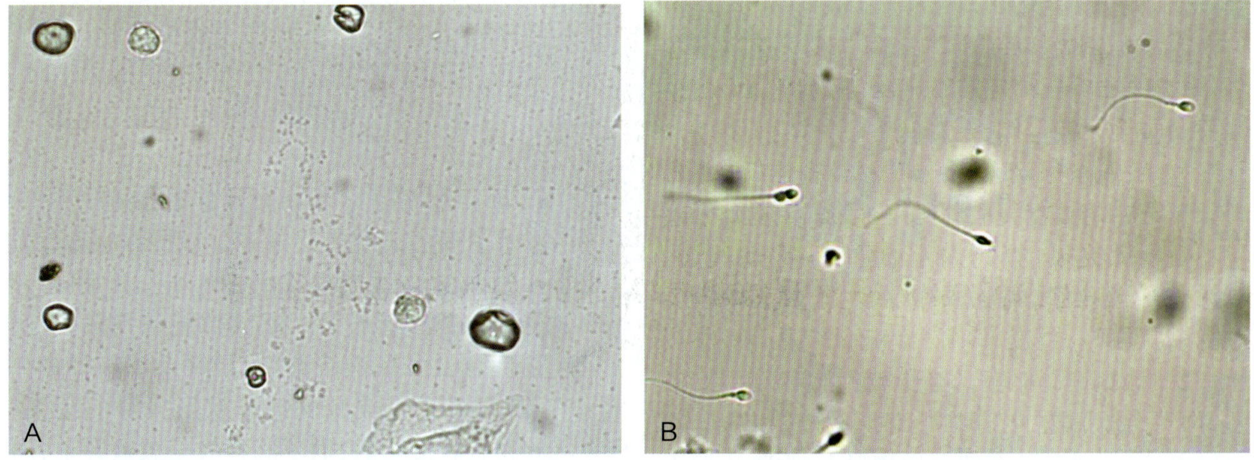

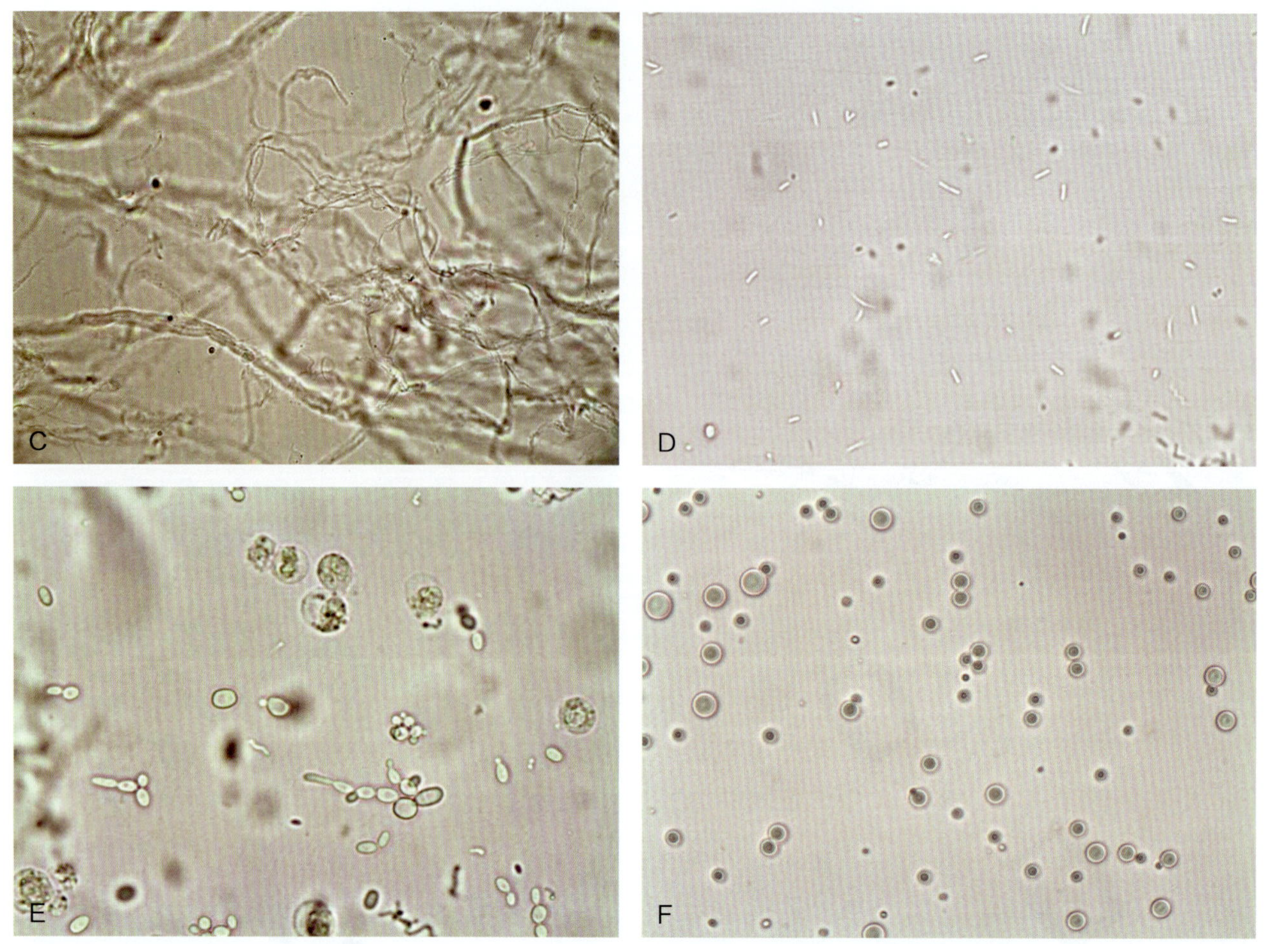

图 3-76 其他成分

A:淀粉颗粒。B:精子。C:黏液丝。D:细菌。E:真菌和白细胞。F:脂肪小滴

(张时民 丁建文 任建平 曾 涛)

第三节 尿液有形成分形态学检验质量保证

尿液有形成分形态学检查结果的影响因素较多,为了保证检查结果的可靠性,应严格作好各个环节的质量控制。

1. 标本采集与运送 ①采集容器:惰性材料,有盖,洁净干燥、光滑(防止尿液有形成分附着),有刻度标示,容积大于 50ml,一次性使用。②标本采集:宜收集晨尿标本,因尿液在体内经过浓缩且偏酸,可提高阳性检出率。因第一次晨尿在膀胱内长时间储存,会影响细胞和管型的形态,而第二次晨尿更有利于有形成分检查;应避免经血、白带、精液、粪便等异物混入,为防止混入阴道分泌物,可冲洗外阴后留取尿液;留取尿量以 15~50ml 为宜,如量过少则不够用于上机测定及进行离心镜检。③标本运送:尿液放置一定时间后,可导致细胞、管型变形、变质,尤其是细菌生长繁殖,尿液变碱,有形成分更易破坏,因此,标本采集后应及时送检,于 2 小时内完成检查。如不能按时检查,可置入冰箱,冷藏时间不超过 8 小时,或加入一定量甲醛、冷藏暂时保存,测定前应使其恢复到室温状态。

2. 离心和制备标本 ①离心要求:应使用专用的尿沉渣离心试管离心标本,应以 400g 离心力离心 5 分钟,离心力过大或离心时间过长,可使有形成分过度挤压而破坏。②涂片制备:弃除上层尿液,保留 0.2ml 尿液沉淀物,最好采用滴管吸去上清液,以防止直接倾倒造成有形成分的丢失。将沉淀物轻轻混匀后,取 1 滴释放至载玻片上,用盖玻片覆盖,期间防止产生气泡和液体蒸发。必要时,可对涂片进行染色来帮助有形成分形态学辨别，并注意染料 pH 值、染色时间对染色效果的影响。

3. 显微镜观察　先于低倍视野下观察有形成分的分布情况，查看和发现体积较大的有形成分，再转高倍视野仔细观察细胞、管型和结晶，鉴别管型种类。其中细胞至少观察 10 个视野，管型至少观察 20 个视野。注意形态相似的有形成分如红细胞与球形草酸钙、小圆上皮细胞、底层移形上皮细胞及大圆上皮细胞等的鉴别。结晶形态鉴别有困难时，可利用物理化学方法如加热、加酸或加碱等鉴别。

4. 结果报告　①直接涂片法一般以定性或半定量方式报告。即管型以"最低～最高 /LPF"，细胞以"最低～最高 /HPF"方式报告，发现其他少见异常成分可用文字直接描述。也可采用"-~4+"方式报告，但实验室应制定报告规范，如显微镜下某有形成分满视野，如细胞、结晶、细菌等也可报告为"4+"，3/4 视野报告为"3+"，1/2 视野报告为"2+"，1/4 视野报告为"+"。②推荐采用定量检查方法，用每"微升"定量方式报告，目前各种自动化尿液有形成分分析仪一般采用定量法报告方式为主。③严格审核报告结果：应综合分析相关联项目检查结果是否一致，如有形成分显微镜检查、有形成分分析仪检查及干化学相关项目检查三者检测结果之间是否相符，发现矛盾结果应及时复查与分析。④注意有形成分检查结果与临床诊断的符合性，如有明显矛盾或与最近一次检测结果有重大差异，应及时联系临床医师探讨可能存在的原因。

（曾　涛　张时民　丁建文　任建平）

第四节　尿液有形成分形态学检验病例分析

病例一　急性肾盂肾炎

【患者资料】女性，35 岁，既往身体健康。2 周前，出现尿急、尿频、尿痛而就诊。该患者无恶心、无呕吐，无咳嗽、无肉眼血尿。近三天来上述症状加重，伴有腰痛、发热。查体：体温 39.1℃，脉搏 120 次 / 分，呼吸 22 次 / 分，血压 110/70mmHg。急性病容，皮肤、浅表淋巴结、心肺正常，腹软并无压痛，肝脾未触及，双肾区叩痛，眼睑与双下肢无水肿。B 超显示无尿路阴影。实验室检查：血常规示 WBC 12.2×10^9/L，中性粒细胞比例 82%；尿常规提示外观乳白色、混浊状，WBC(3+)，RBC(+)，亚硝酸盐 NIT(+)，尿蛋白(+)。中段尿细菌定量培养发现，大肠埃希菌 >10^5CFU/ml。

【显微镜检查】尿液涂片，显微镜下发现 WBC>50 个 /HPF，脓细胞成堆存在（图 3-77），RBC 1~5/HPF，细菌(+)。

【诊断】急性肾盂肾炎。

【点评】该患者出现的尿路刺激征阳性、腰痛、发热、肾区叩痛等典型症状，临床表现怀疑为急性肾盂肾炎；尿液分析 NIT 阳性，符合尿路细菌感染，尿液显微镜检查可见大量白细胞，脓细胞成堆存在，红细胞轻度增加，同时发现细菌，支持急性肾盂肾炎诊断；中段尿细菌定量培养发现，大肠埃希菌 >10^5CFU/ml；除结合患者临床表现、检验结果外，还需与肾小球肾炎等其他疾病相鉴别，如果患者为男性还需与前列腺炎相鉴别。本病例可高度怀疑为急性肾盂肾炎，尿液常规检查为临床

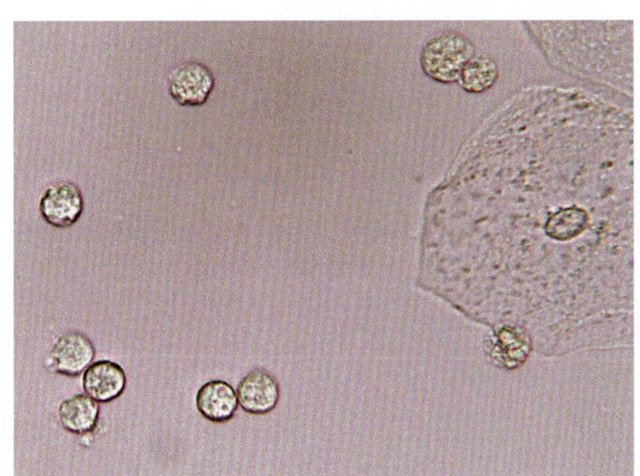

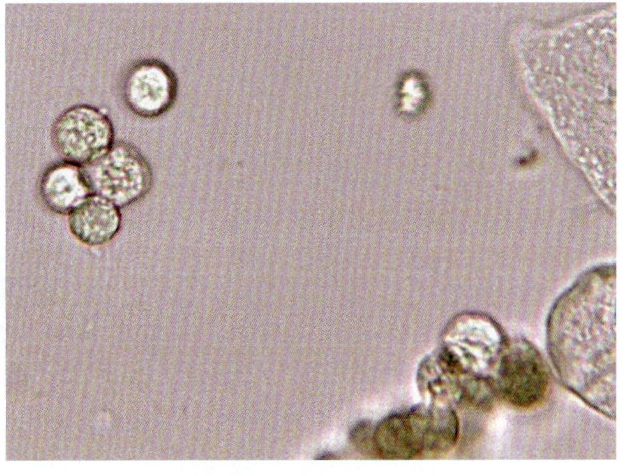

图 3-77　尿脓细胞

早期经验用药及缓解患者病情争取了时间。后续得到的尿细菌培养与药敏结果，可进一步明确诊断。该病例最终确诊为大肠埃希菌感染引起的急性肾盂肾炎。

病例二　急性肾小球肾炎

【患者资料】男性，9 岁。1 个月前受凉后出现咽部不适，伴轻咳、低热。约 2 周后，双眼睑水肿，轻度腰酸、乏力，尿量减少，出现肉眼血尿，前来就诊。查体：T 37.5℃，BP 162/97mmHg。双眼睑水肿，咽部发红，心律齐。腹软，无压痛或反跳痛，肝脾未触及，双肾区无叩痛，双下肢轻度水肿。无尿频、尿急、尿痛，无尿流不畅，无关节疼痛。既往体健，否认高血压、糖尿病、冠心病史。泌尿系统、腹部 B 超检查未见异常。实验室检查：尿液分析示红细胞(4+)，WBC(+)，尿蛋白(2+)；血常规示 RBC 5.06×10^{12}/L，Hb 141g/L，WBC 7.7×10^9/L，PLT 210×10^9/L；肝功能、电解质、血脂检查未见异常；血 IgG、IgM、IgA 正常，补体 C3 0.5g/L，抗链球菌溶血素“O”ASO 783U/L。行肾活检，诊断为急性肾小球肾炎。

【显微镜检查】尿液涂片，显微镜下发现红细胞 25~35/HPF，红细胞体积差异较大，可见大红细胞、小红细胞、棘形红细胞等，红细胞畸形率 80%；白细胞 3~6/HPF，透明管型 4~8/LPF，颗粒管型 5~10/LPF（图 3-78~ 图 3-80）。

【诊断】急性肾小球肾炎。

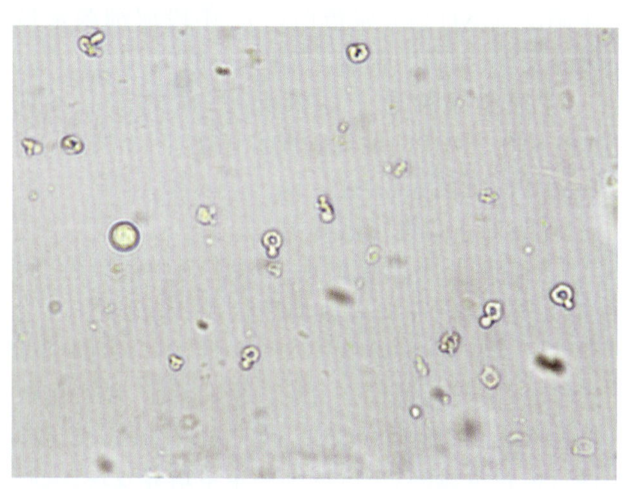
图 3-78　棘形红细胞

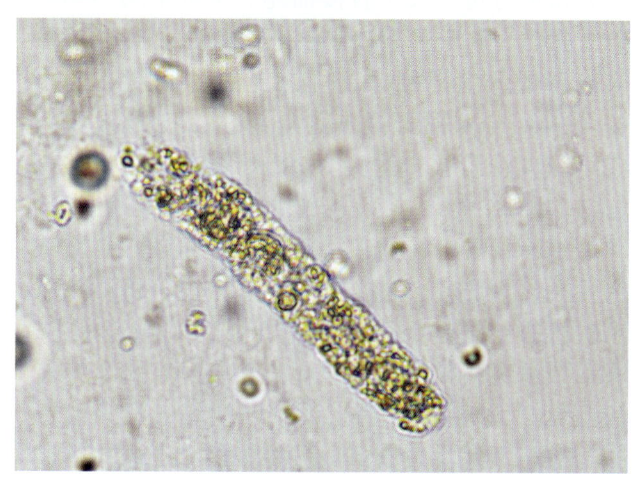
图 3-79　颗粒管型

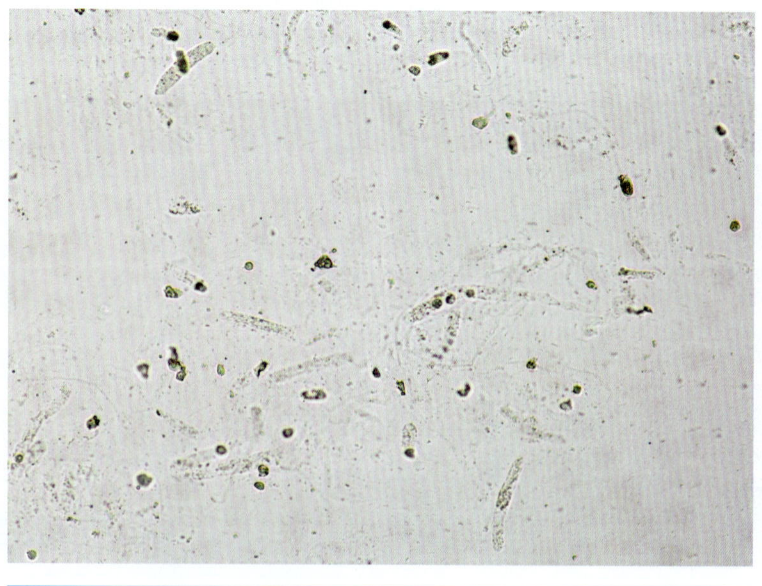
图 3-80　低倍镜下的大量管型

【点评】血尿可见于急慢性肾小球肾炎、泌尿系统结石、结核、肿瘤等。血尿根据尿液中红细胞形态学特征可分为非均一性血尿与均一性血尿，一般非均一性血尿见于肾小球源性疾病，如急慢性肾小球肾炎、IgA肾病及狼疮性肾炎等；而均一性血尿多见于非肾小球源性疾病。该患者血尿中红细胞体积差异较大，可见大红细胞、小红细胞、棘形红细胞等各种异常形态红细胞，畸形率80%，可初步判断为肾小球源性疾病。管型尤其是透明管型及颗粒管型的出现是肾脏病变特征性提示，该患者尿液中发现颗粒管型和透明管型，再结合尿蛋白阳性、血补体C3下降、抗链球菌溶血素“O”明显升高，可基本确诊为肾小球源性疾病。最后再结合肾活检结果与患者临床表现，可明确诊断。

（张时民　曾　涛）

第四章

粪便有形成分形态学检验

第一节 概 述

粪便(feces)是食物在体内被消化吸收营养成分后剩余的产物,其固体成分主要有:①未消化的食物残渣、消化但未被吸收的食糜、蛋白质和脂肪的分解产物,如植物纤维、肉类纤维、淀粉颗粒、脂肪酸等。②细菌:主要有大肠埃希菌、厌氧菌、肠球菌以及一些过路细菌等。③在病理情况下,粪便中可出现血液、大量黏液,显微镜检可见到红细胞、白细胞、寄生虫及虫卵,或包囊、致病菌、结晶等。

粪便有形成分检查方法主要有人工显微镜检查和仪器分析,其中人工显微镜检查方法常采用生理盐水直接涂片法,为了提高显微镜检查阳性率,可对标本采取沉淀(包括自然沉淀、离心沉淀和醛醚沉淀)和浮聚(包括饱和盐水和硫酸锌浮聚法)后再涂片进行显微镜检查。常用的染色方法主要有碘染色、苏丹Ⅲ染色、永久染色(包括铁-苏木素、三色染色)和改良抗酸染色等。粪便自动分析仪可以对细胞、肠道寄生虫卵、食物残渣、结晶、真菌等有形成分进行分析,操作简单,可提高检测速度及工作效率,生物安全性也得到更好的保障。人工显微镜检查是粪便有形成分检查参考方法,检验人员需提高自身有形成分检查水平,并能对所使用的仪器进行评估。

粪便有形成分检查对消化系统寄生虫感染及下消化道出血具有确诊价值,对消化系统炎症、消化功能状态、菌群失调等具有辅助诊断价值。

(丁建文 郭 翀)

第二节 粪便有形成分形态

一、细胞

1. 红细胞 粪便中红细胞有折光性,呈双凹圆盘状(图 4-1A),有时可因粪便 pH 值影响而呈皱缩状。正常粪便中无红细胞,下消化道炎症或出血,如痢疾、溃疡性结肠炎、结肠癌、直肠癌、直肠息肉、痔疮等可见到数量不等的红细胞。

2. 白细胞 粪便中常见的白细胞为中性粒细胞,呈灰白色、胞体肿胀、坏死、破碎、结构不完整、胞质内充满细小颗粒、胞核不清楚(图 4-1B)。正常粪便中无或偶见白细胞,肠炎时白细胞数量较少,细菌性痢疾、溃疡性结肠炎可见大量白细胞或成堆出现的脓细胞,肠易激综合征、肠道寄生虫病时有较多的嗜酸性粒细胞。

3. 吞噬细胞 吞噬细胞是由单核细胞吞噬了较大的异物后形成。胞体形态多为圆形、卵圆形或不规则形;体积大,为中性粒细胞 3 倍或以上;胞核 1~2 个,常偏于一侧;胞质常有伪足样突起,胞质内常有吞噬的颗粒、细菌及细胞等异物。可散在或成群出现,需注意与溶组织阿米巴滋养体相区别(图 4-1C、D)。

正常粪便中无吞噬细胞,吞噬细胞常见于细菌性痢疾,且数量较多,故可作为诊断急性细菌性痢疾的依据之一。吞噬细胞亦可见于急性出血性肠炎,偶见于溃疡性结肠炎。

4. 上皮细胞 整个小肠和大肠黏膜的上皮细胞均为柱状上皮,形态为卵圆形或两端钝圆的短柱状,结构模糊,细胞较厚。生理情况下,少量

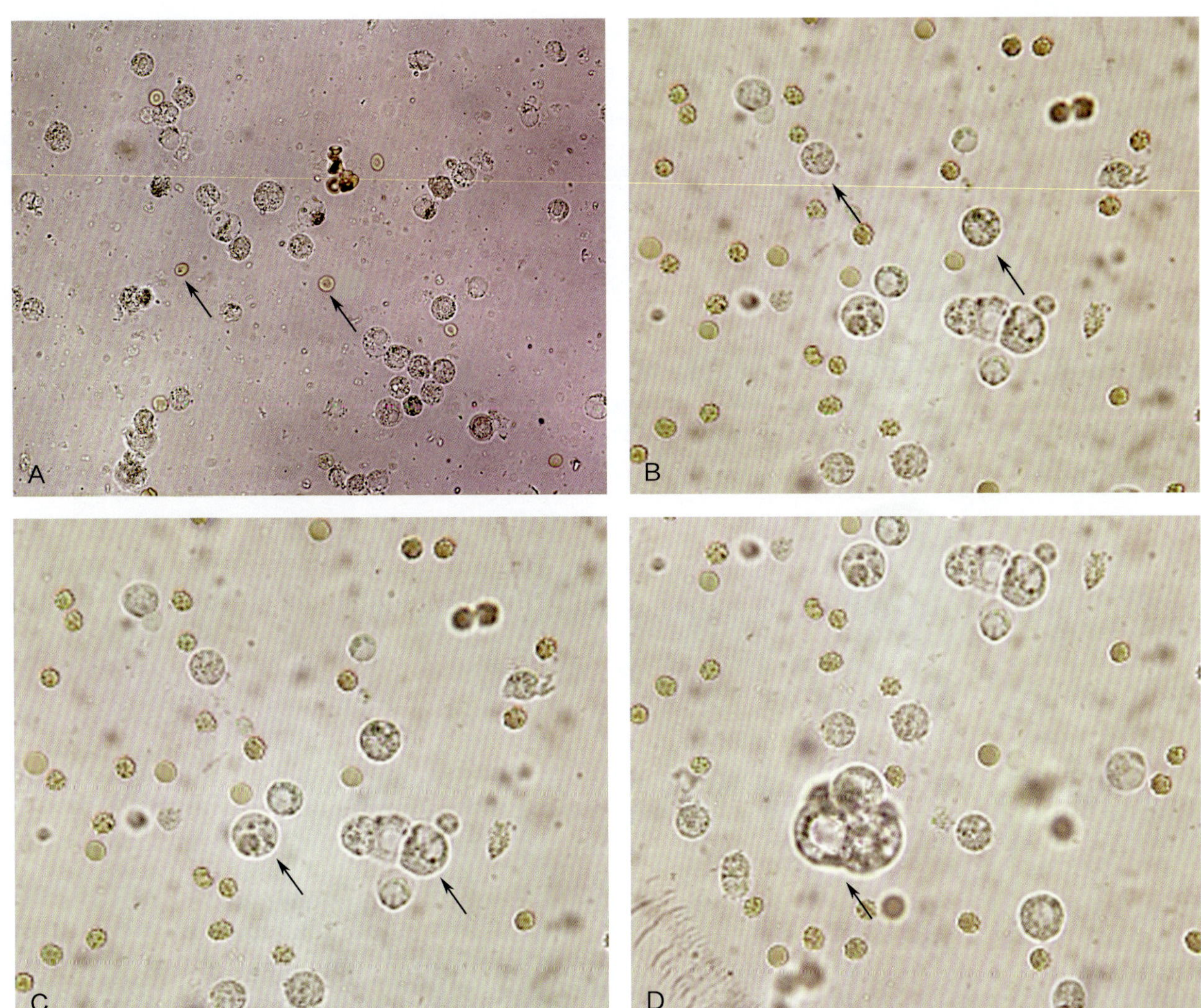

图 4-1 粪便中红细胞、白细胞及吞噬细胞
A:红细胞。B:白细胞。C、D:吞噬细胞

脱落的上皮细胞大部分被破坏,故很难发现。肠道炎症时,如霍乱、副霍乱、假膜性肠炎、坏死性肠炎等上皮细胞数量增多。假膜性肠炎时可见大量成片存在的黏膜柱状上皮细胞,且多与白细胞共同存在。

5. 肿瘤细胞 如粪便标本来源于乙状结肠癌、直肠癌患者的血液或黏液部分,经涂片染色,可以找到成堆癌细胞,但形态多不典型,不易判断。

二、病原生物

(一) 寄生虫虫卵、原虫滋养体及包囊

1. 线虫虫卵

(1) 蛔虫卵:受精蛔虫卵大小为(45~75)μm×(35~50)μm,棕黄色,椭圆形,卵壳厚,表面有一层凹凸不平的蛋白膜,壳内有一个大而圆的卵细胞;未受精蛔虫卵大小为(88~94)μm×(39~44)μm,浅棕黄色,呈长椭圆形,蛋白质膜与卵壳较薄,卵内充满卵黄颗粒(图 4-2)。

(2) 鞭虫卵:大小为(50~54)μm×(22~23)μm,黄褐色,腰鼓形或纺锤形,卵壳较厚,两端各有一个透明盖塞,刚排出的虫卵内含未分裂的卵细胞(图 4-3)。

(3)蛲虫卵:大小约(50~60)μm×(20~30)μm,无色透明,窄长形,一侧平,一侧稍凸,形似半粒花生米,卵壳较厚,有两层壳质,卵内可见蚴虫(图 4-4)。

(4) 钩虫卵:大小约(56~76)μm×(35~40)μm,长椭圆形,两端较圆,无色透明,卵壳薄,新鲜粪便中一般含 2~8 个卵细胞,卵壳与细胞之间间隙明显,便秘或粪便放置过久,卵内细胞可继续分裂,可见多细胞卵、桑葚期卵(图 4-5)。

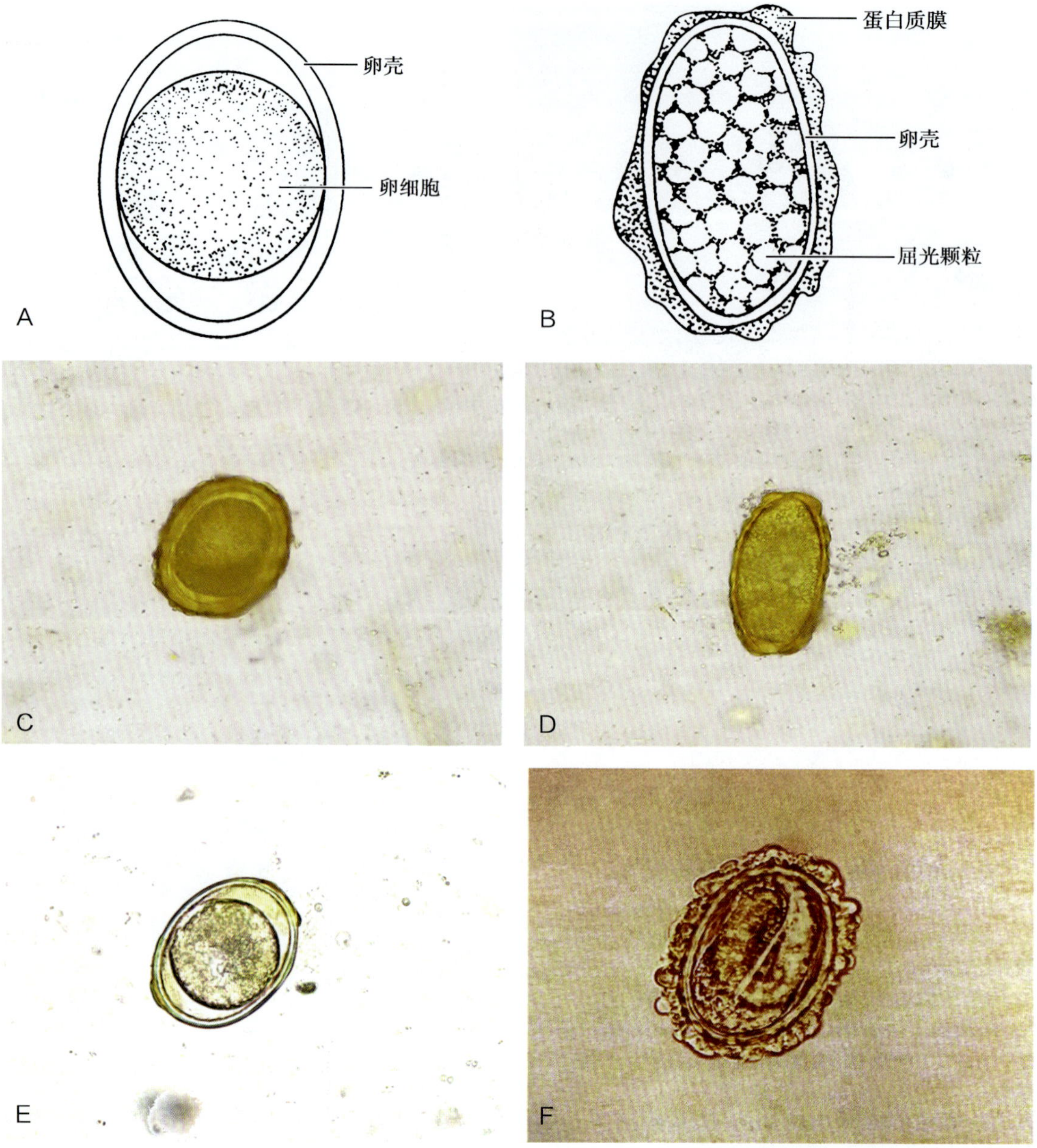

卵壳
卵细胞
A
蛋白质膜
卵壳
屈光颗粒
B
C
D
E
F

图 4-2　蛔虫卵模式图和镜下图

A:受精卵模式图。B:未受精卵模式图。C:受精卵。D:未受精卵。E:受精卵(脱膜)。F:含蚴虫

盖塞
卵壳
卵细胞
A
B

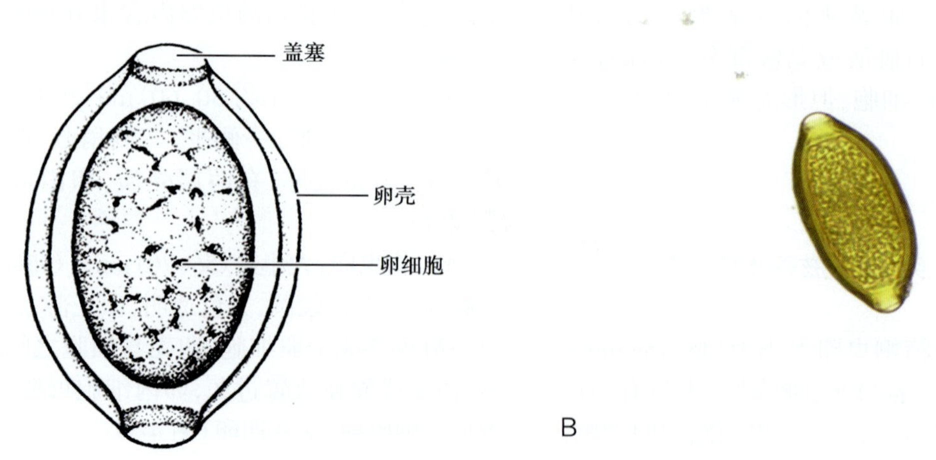

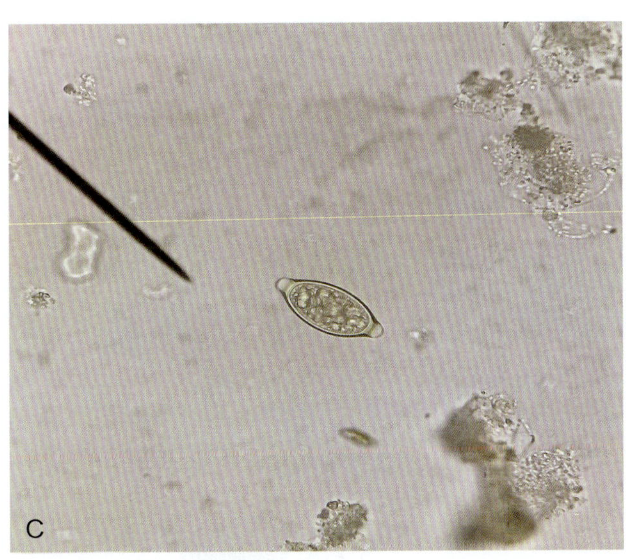

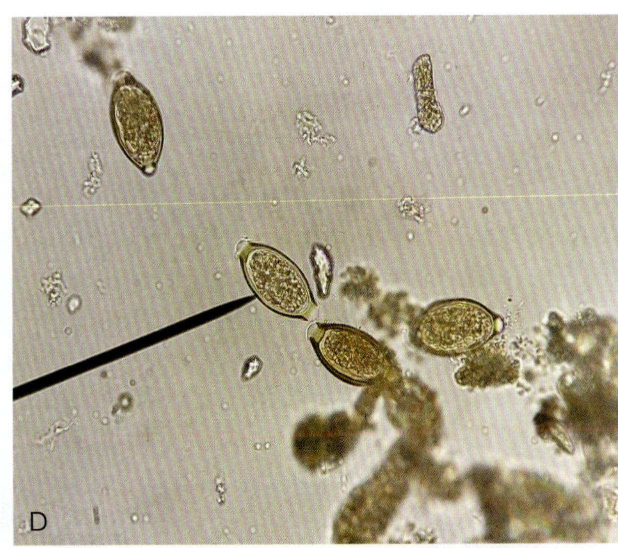

图 4-3　鞭虫卵模式图和镜下图

A：鞭虫卵模式图。B~D：鞭虫卵

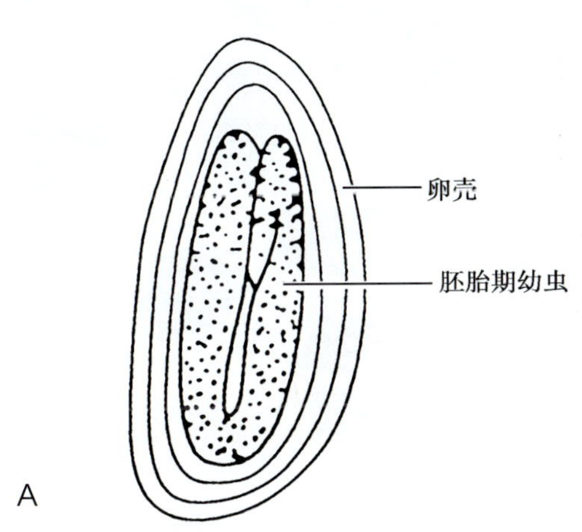

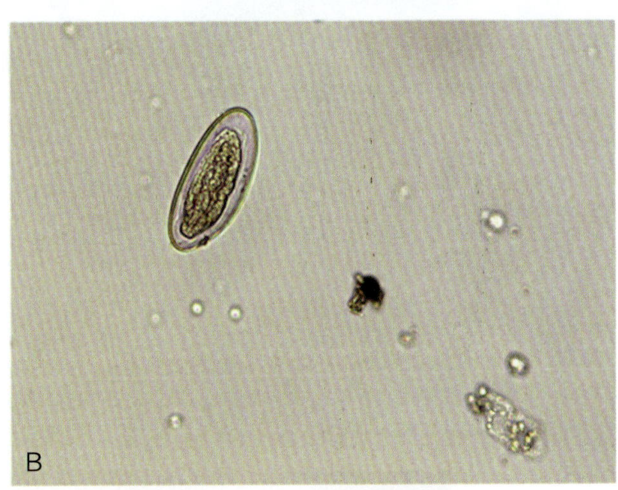

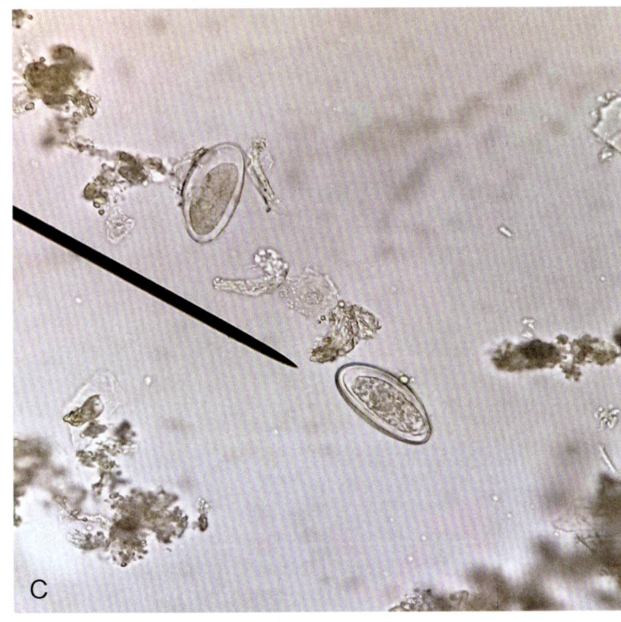

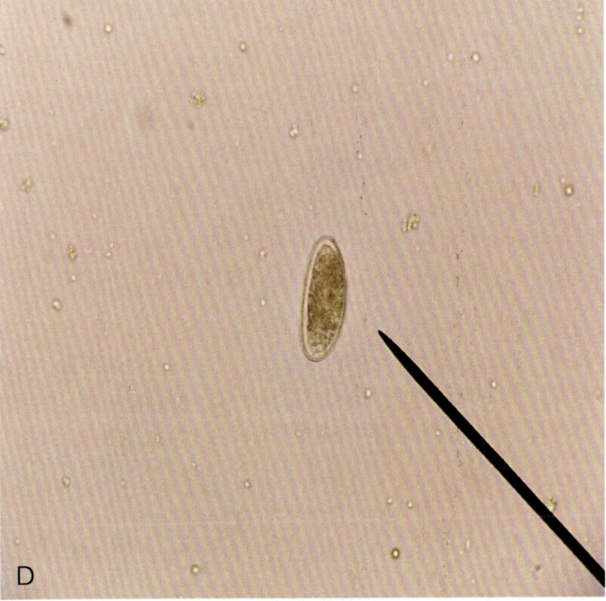

图 4-4　蛲虫卵模式图和镜下图

A：蛲虫卵模式图。B~D：蛲虫卵

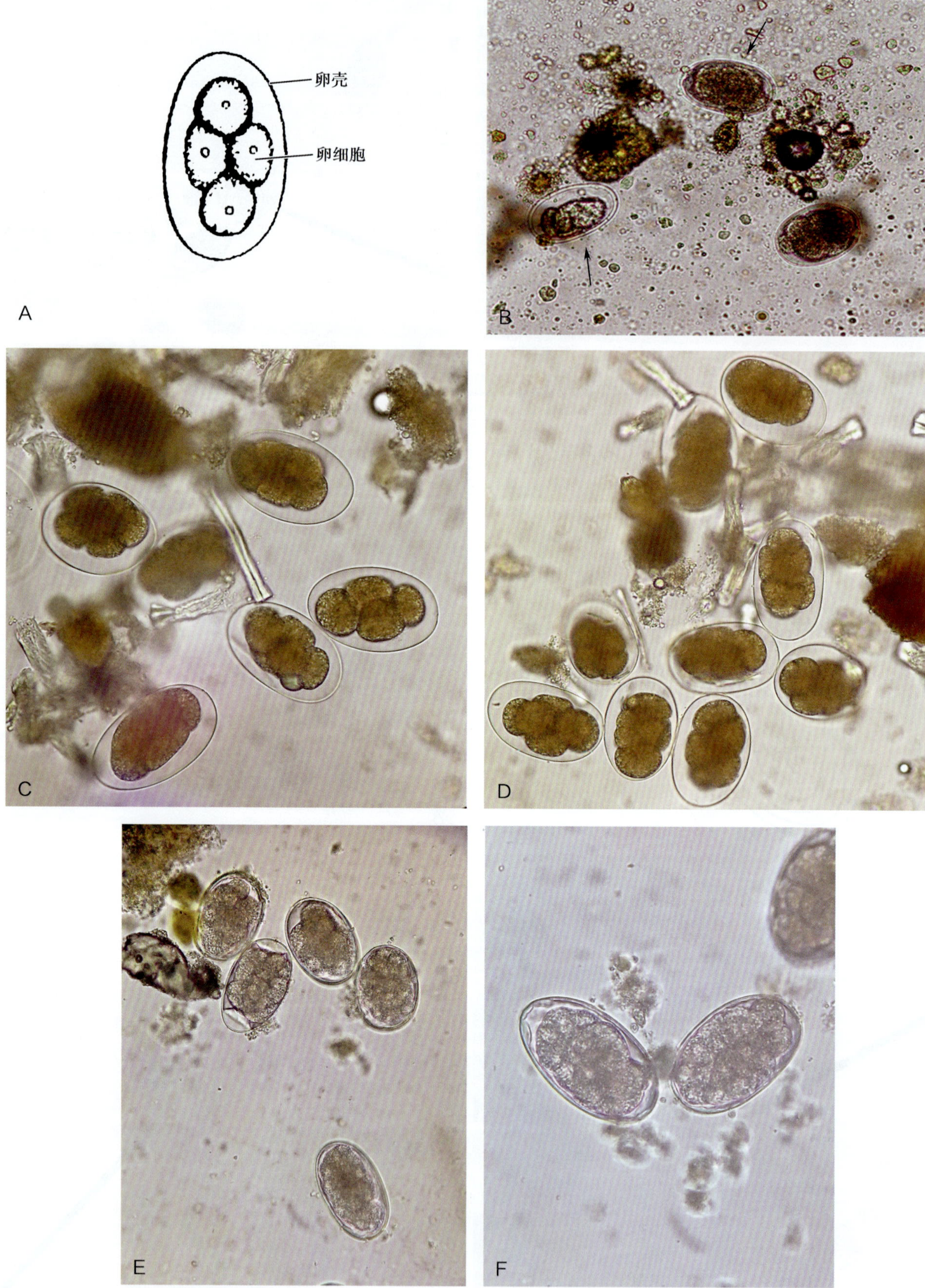

图 4-5　钩虫卵模式图及镜下图

A:钩虫卵模式图。B~F:钩虫卵

(5)粪类圆线虫卵：虫卵呈椭圆形，大小为(50~70)μm×(30~40)μm，卵壳薄，无色透明，形态与钩虫卵相似，虫卵中常见幼胚(图4-6)。粪类圆线虫在人体内完成寄生世代，粪便标本中虫卵少见，常见的为粪类圆线虫杆状蚴。注意粪类圆线虫杆状蚴与钩虫杆状蚴区别(图4-7)，粪类圆线虫生殖原基大，口腔短，而钩虫杆状蚴生殖原基小，口腔长。

(6)东方毛圆线虫卵：虫卵长圆形，无色透明，大小为(80~100)μm×(40~47)μm，直径超过横径的2倍以上，一端钝圆，另一端稍尖，尖端长可见空隙，新鲜粪便标本中常见卵细胞已分裂为10~20个卵细胞(图4-8)。东方毛圆线虫卵比钩虫卵稍长，形态没有钩虫卵规则(一端钝圆，另一端稍尖)，新鲜粪便中卵细胞比钩虫卵多。

(7)广州管圆线虫卵：虫卵形状不一，一般为椭圆形或宽椭圆形，还有一端尖细，另一端钝圆，似“初生的鸡蛋”，大小为(64.2~82.1)μm×(33.8~48.3)μm，平均为75.1μm×41.65μm，卵壳薄而透明，多为单细胞期，偶见双细胞期(图4-9)。

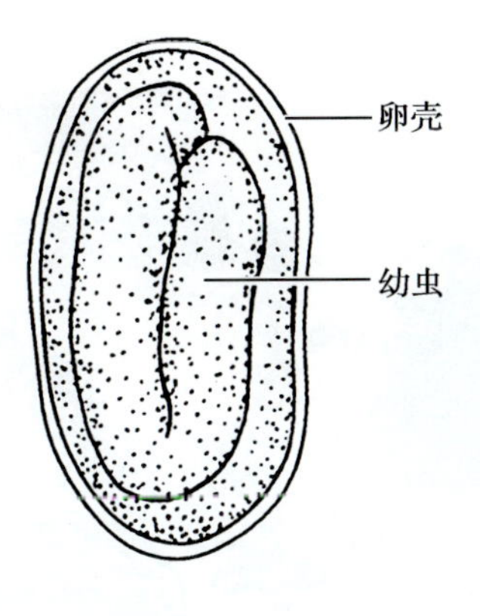

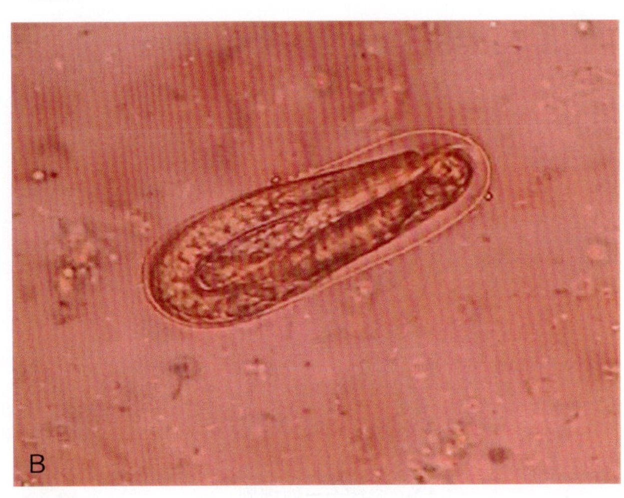

图4-6 粪类圆线虫卵模式图及镜下图

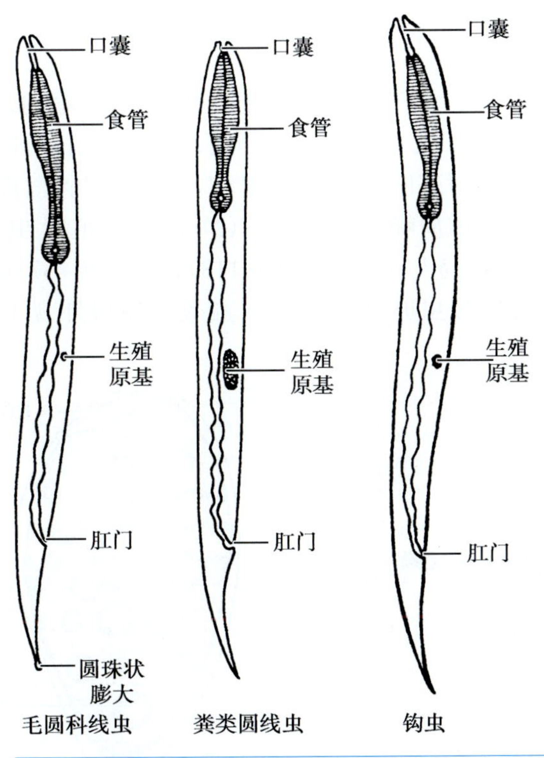

图4-7 粪类圆线虫杆状蚴及钩虫杆状蚴鉴别模式图

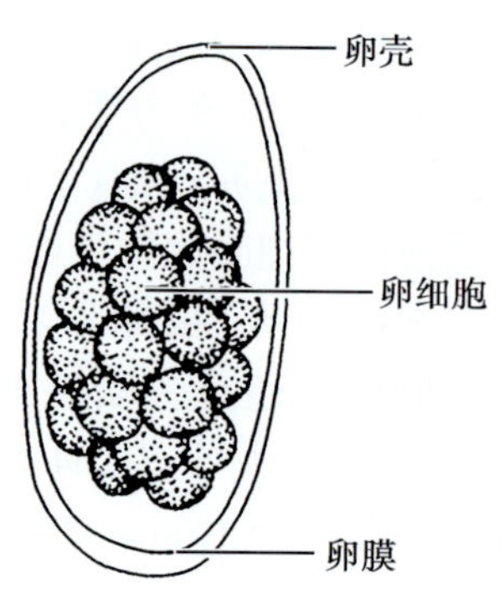

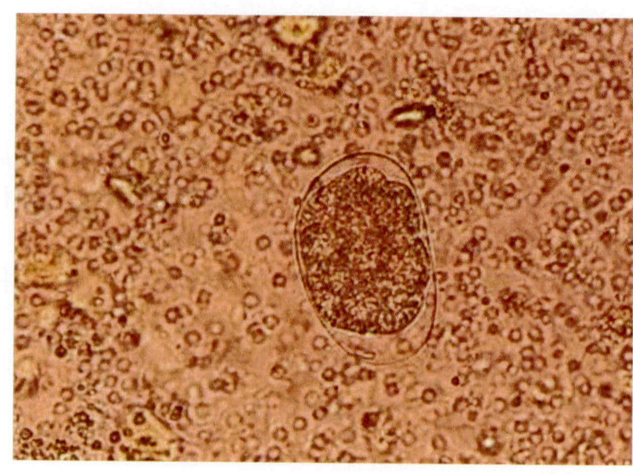

图 4-8 东方毛圆线虫卵模式图及镜下图

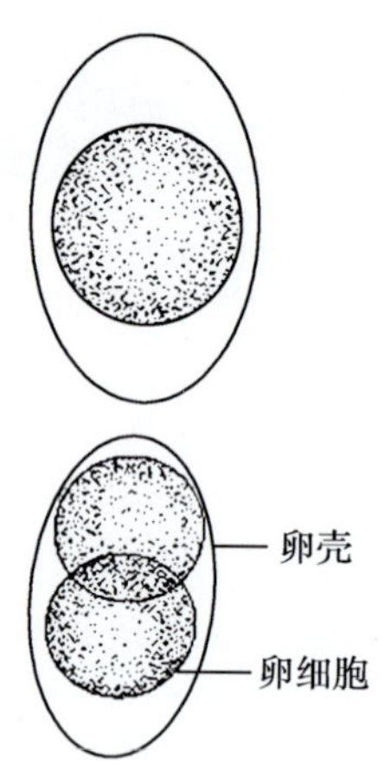

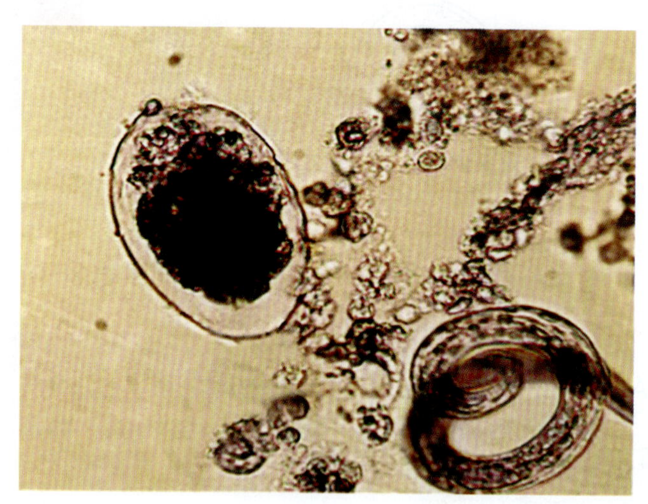

图 4-9 广州管圆线虫卵模式图及镜下图

2. 吸虫虫卵

(1) 肝吸虫卵：即华支睾吸虫卵，大小约 (27~35) μm × (12~20) μm，淡黄褐色，形似芝麻，一端较窄且有盖，卵盖周围的卵壳增厚形成肩峰，另一端有小瘤(图 4-10A、图 4-11A~C)，容易与灵芝孢子混淆。灵芝孢子形态酷似华支睾吸虫卵，但大小悬殊，须认真鉴别，避免误诊。灵芝孢子顶端无卵盖，无肩峰，后端钝圆，无小疣状突起，内部结构呈均匀颗粒样折光(图 4-11D)。

(2) 卫氏并殖吸虫卵：即肺吸虫卵，大小约 (68~118) μm × (39~67) μm，黄褐色，具有厚壁，且因一端较平使得外观不对称，较大的一端则有清

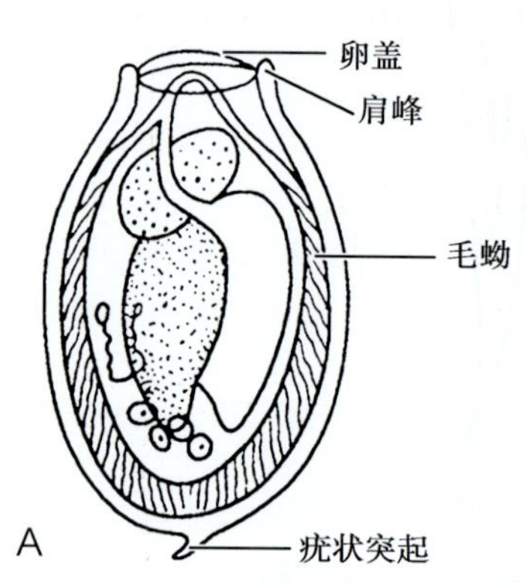

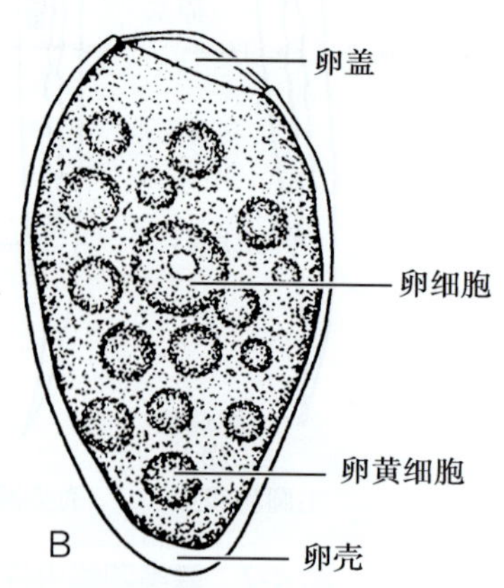

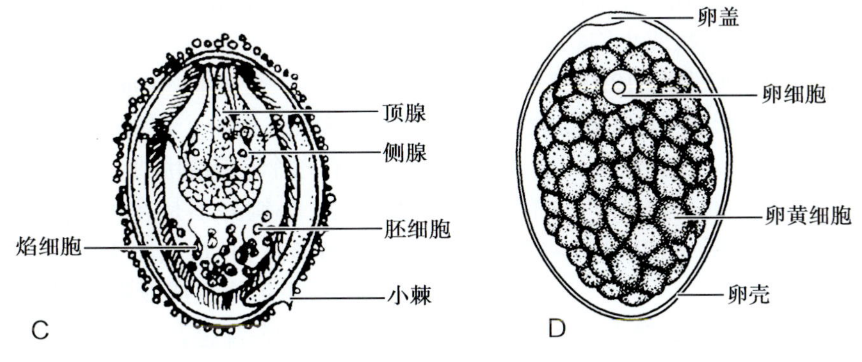

图 4-10　四种吸虫卵模式图

A:肝吸虫卵。B:卫氏并殖吸虫卵。C:血吸虫卵。D:姜片吸虫卵

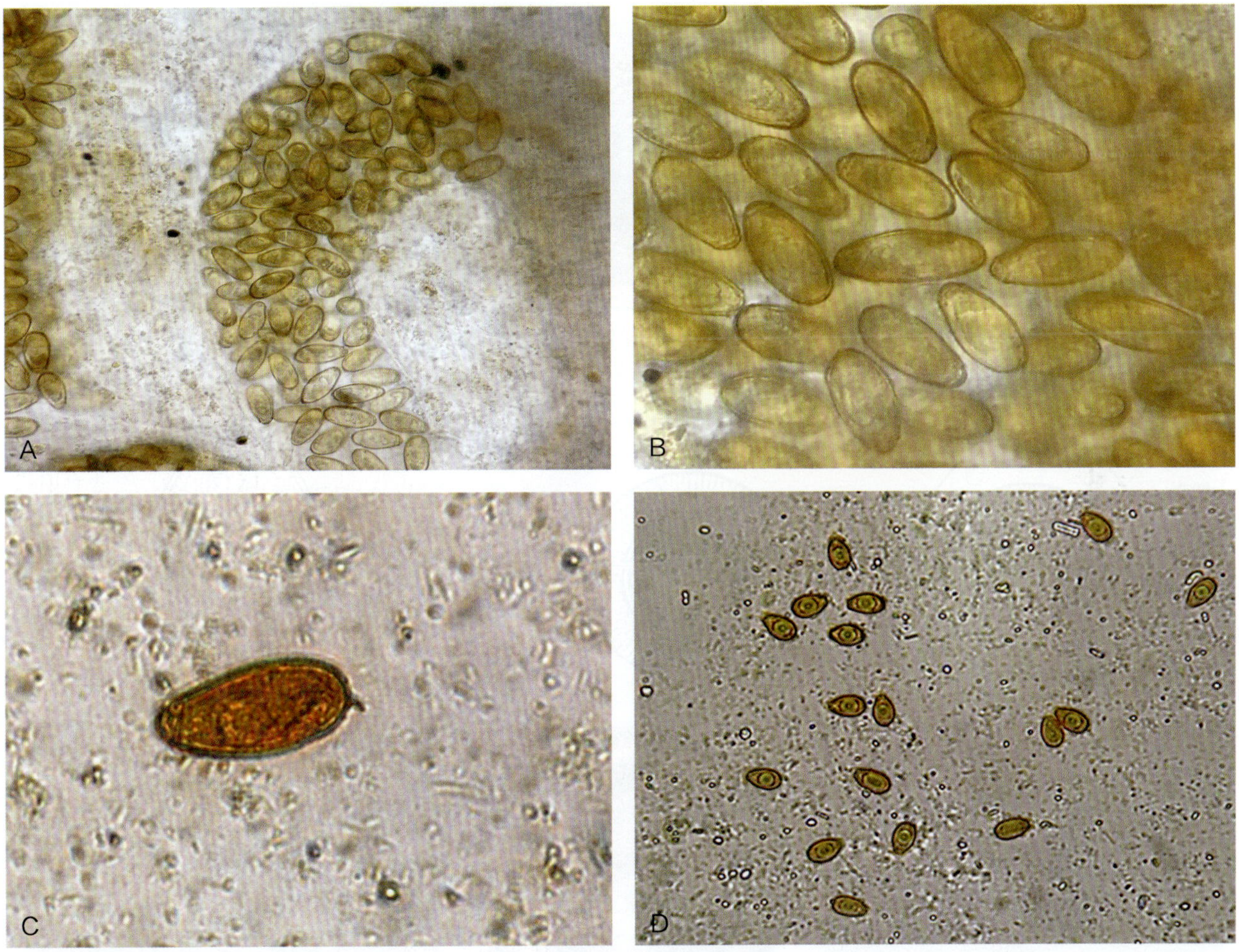

图 4-11　肝吸虫卵和灵芝孢子

A:肝吸虫卵(成虫子宫内 ×100)。B:肝吸虫卵(成虫子宫内 ×400)。C:肝吸虫卵(×400)。D:灵芝孢子(×400)

楚可见的卵盖(图 4-10B、图 4-12A)。

(3) 血吸虫卵:即裂体吸虫卵,大小约(70~106) μm × (50~80) μm,淡黄色,椭圆形,卵壳厚薄均匀,无卵盖,在卵壳一侧有一逗点状或小钩状棘突,卵内含有成熟的毛蚴(图 4-10C、图 4-12B)。

(4) 姜片虫卵:即布氏姜片虫卵,大小为(130~140) μm × (80~85) μm,淡黄色,椭圆形,卵壳薄而均匀,一端有一不明显的小盖,卵内含有一个卵细胞和数十个卵黄细胞(图 4-10D、图 4-12C)。

3. 绦虫卵

绦虫又称带虫,我国常见的绦虫有 10 多种,成虫由头节、颈节和链接(体节)组成,链接根据生殖器发育程度可分为幼节、成节和孕节,在颈部之后依次排列。绦虫成虫可寄生在人体肠道,引起不同程度的消化道症状,称为绦虫病。猪带绦虫的幼虫可寄生在人体组织,引起囊虫病(囊尾蚴病)。人体感染绦虫后可在粪便中查到虫卵、孕节和虫体,排出的孕节中含有大量虫卵。

(1) 带绦虫卵:虫卵呈卵圆形或椭圆形,大小(31~43) μm,有一个厚的,有放射条纹的胚膜,内含一个有六个小钩的胚胎,称六钩蚴(图 4-13A、B、D、E)。小钩并不是在每个虫卵都可以见到。带绦虫卵形态相似,虫卵无法在虫种水平区别是猪带绦虫、牛带绦虫或亚洲带绦虫虫卵,需要结合孕节、头节形态及患者病史鉴别。

(2) 曼氏迭宫绦虫卵:虫卵呈橄榄型,大小为(31~52) μm × (44~76) μm,卵壳薄,一端有卵盖,内有卵细胞和卵黄细胞(图 4-13C、F)。

(3) 微小膜壳绦虫卵:虫卵大小为(48~

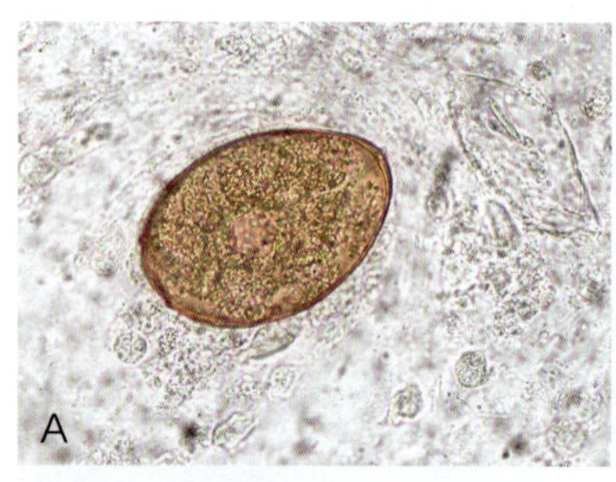

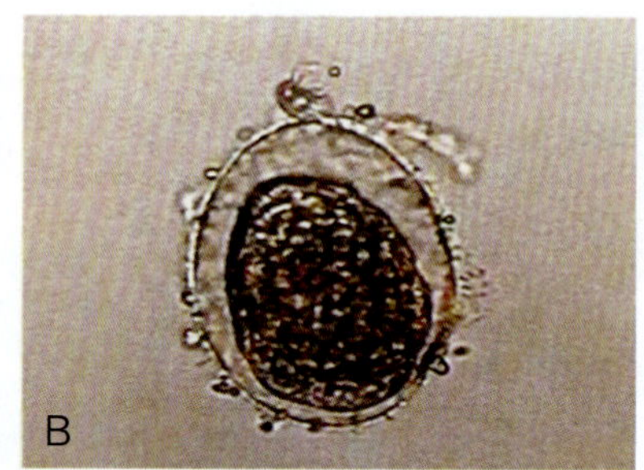

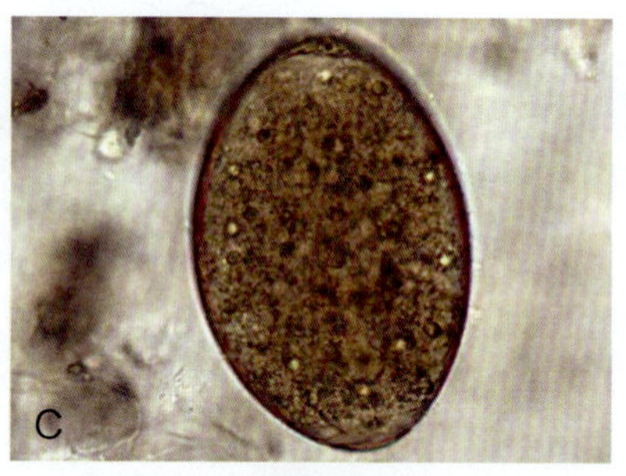

图 4-12 吸虫卵

A:卫氏并殖吸虫卵。B:血吸虫卵。C:姜片虫卵

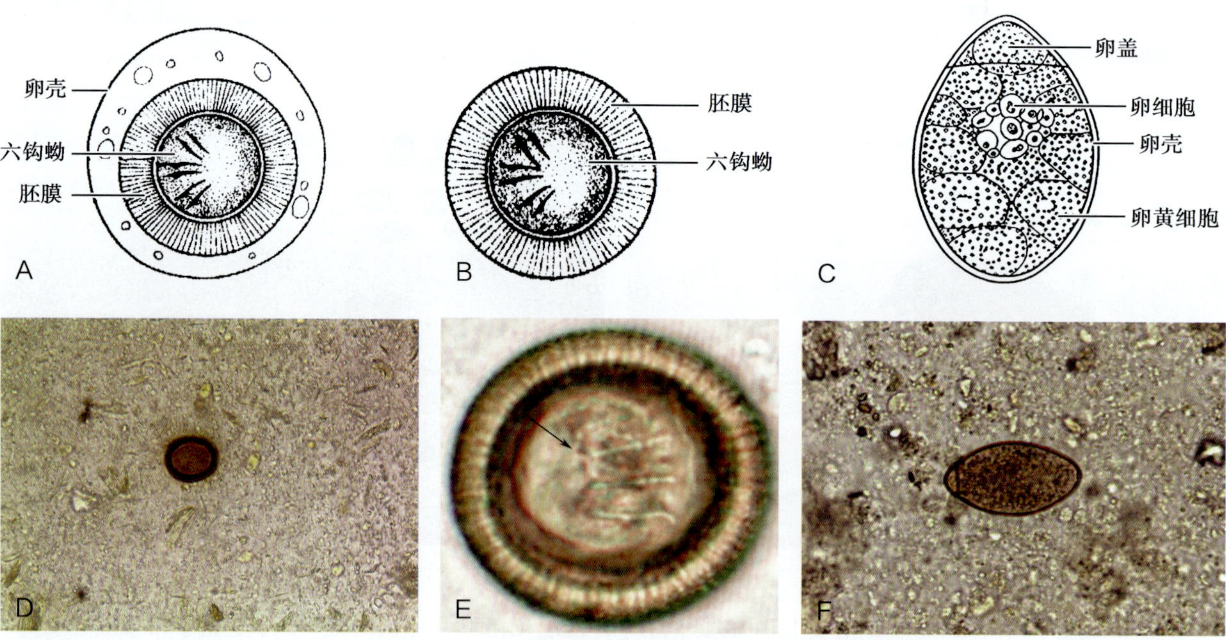

图 4-13 带绦虫卵和迭宫绦虫卵

A:带绦虫卵模式图(完整虫卵)。B:带绦虫卵模式图(不完整虫卵)。C:曼氏迭宫绦虫卵模式图。D:带绦虫卵。E:带绦虫卵中的六钩蚴。F:曼氏迭宫绦虫卵

60) μm×(36~48) μm，无色透明，近圆球形或椭圆形。卵壳很薄，其内有较厚的胚膜，胚膜内含有六钩蚴，胚膜两端略凸起并由该处各发出4~8根丝状物，弯曲地延伸在卵壳和胚膜之间(图4-14A、C)。

(4) 缩小膜壳绦虫：虫卵大小为(60~79) μm×(72~86) μm，黄褐色，椭圆形。卵壳厚，其内有较厚的胚膜，胚膜两端无丝状物，在卵壳和胚膜之间有透明的胶状物(图4-14B、D)。

4. 棘头虫

(1) 猪巨吻棘头虫卵：猪巨吻棘头虫卵大小为(67~110) μm×(40~65) μm，棕褐色，椭圆形，卵壳厚，一端闭合不全，呈透明状，易破裂，成熟卵内含1个具有小钩的幼虫(棘头蚴)(图4-15)。

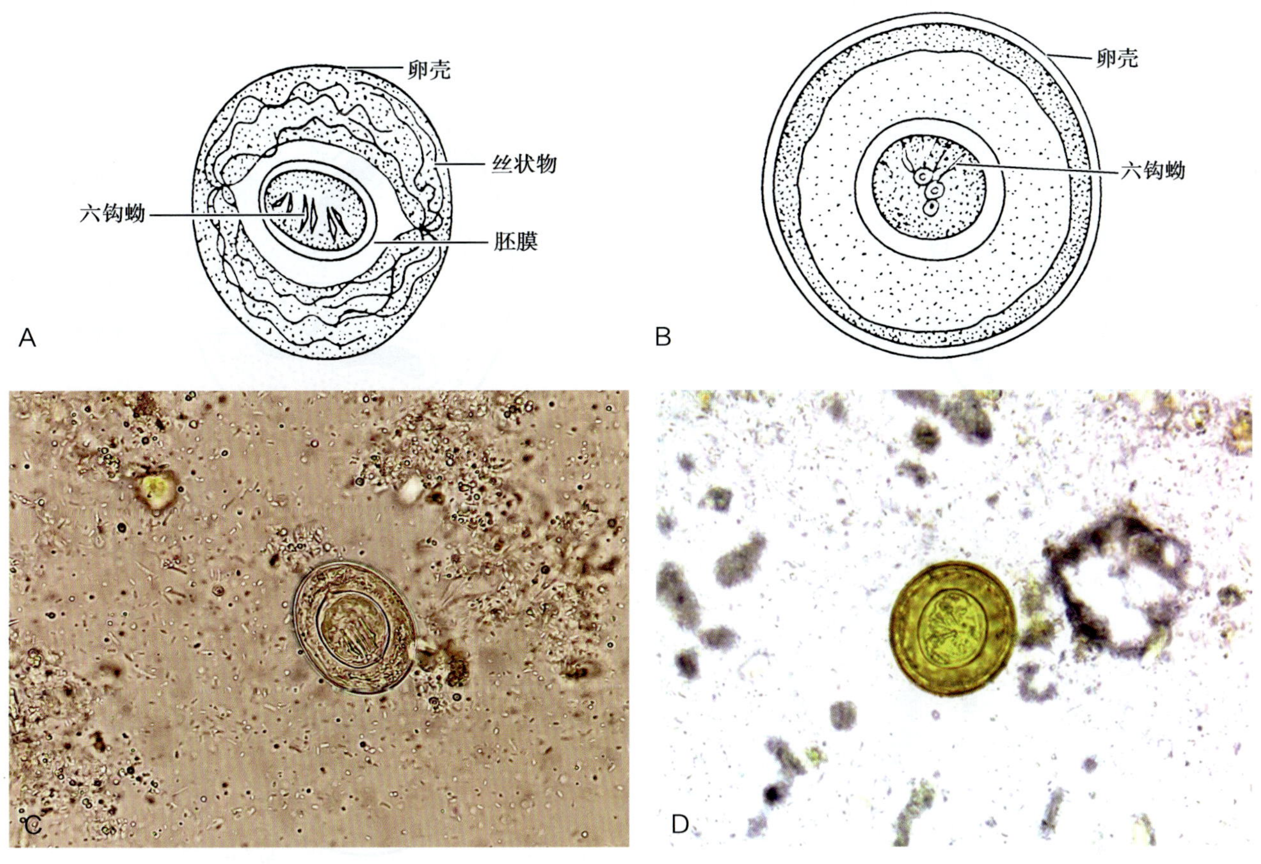

图4-14 微小膜壳绦虫卵、缩小膜壳绦虫卵模式图及镜下图

A：微小膜壳绦虫卵模式图。B：缩小膜壳绦虫卵模式图。C：微小膜壳绦虫卵。D：缩小膜壳绦虫卵

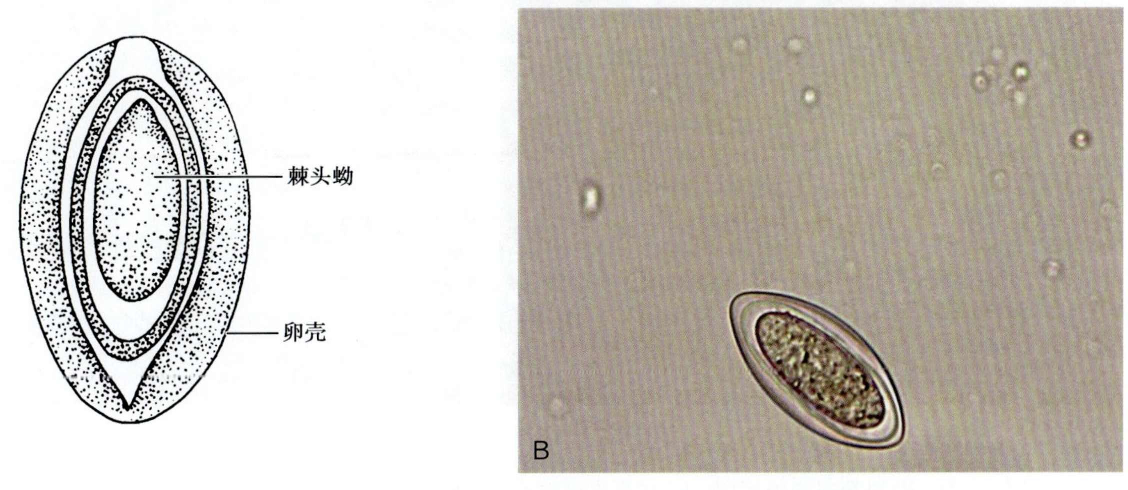

图4-15 猪巨吻棘头虫卵模式图及镜下图

5. 原虫滋养体和包囊

（1）溶组织内阿米巴滋养体和包囊：溶组织内阿米巴又称痢疾阿米巴，粪便中可查到滋养体和包囊（图 4-16）。①滋养体：直径约 10~60μm，可见单一或指状伪足，做定向阿米巴运动。内、外质界限清楚，外质透明，内质富含颗粒。有一个球形泡状核，核细小，位于中央。胞质内常可见吞噬的浅绿色红细胞或细菌，吞噬红细胞是溶组织内阿米巴的特征。②包囊：圆球形，直径约 10~20μm，囊壁较厚，囊内可有 1~4 个核，其中 4 核包囊为成熟包囊。未成熟包囊有糖原泡和拟染色体，成熟包囊糖原泡和拟染色体大多消失。碘染色后，囊壁光滑透明呈黄色，糖原泡呈棕红色，拟染色体呈棒状。铁苏木素染色包囊，核结构类似滋养体，未成熟包囊中常见短棒状、两端钝圆的拟染色体，糖原泡在染色过程中被溶解呈空泡状。

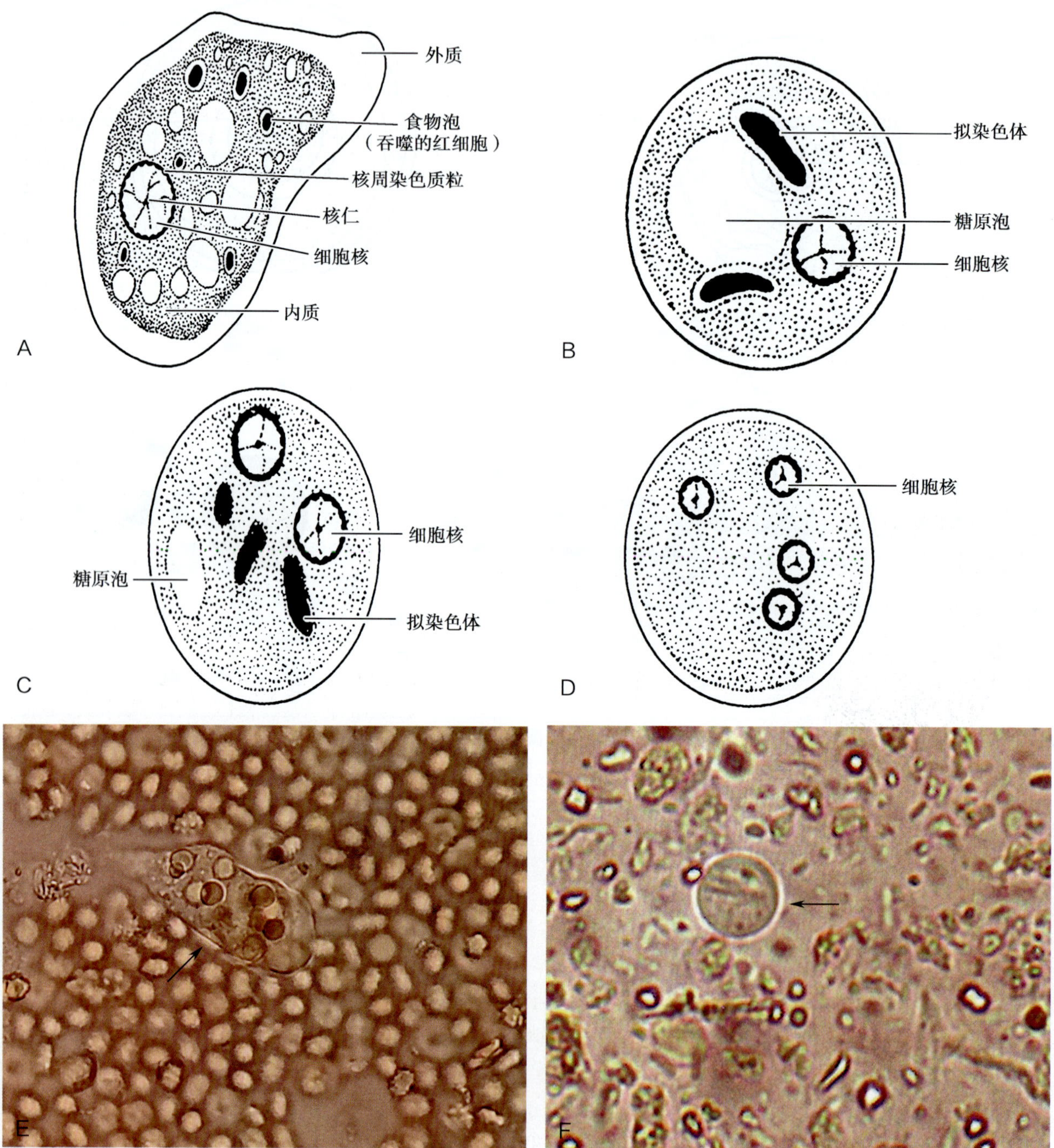

图 4-16 溶组织内阿米巴模式图及镜下图

A：滋养体模式图。B：单核包囊模式图。C：双核包囊模式图。D：四核包囊模式图。E：滋养体（吞噬红细胞，未染色）。F：包囊（未染色）

(2)结肠内阿米巴滋养体和包囊:形态与溶组织内阿米巴相似,滋养体直径为15~50μm,胞质呈颗粒状,内外质不分明,活动迟缓。1个核仁,大,偏位,核周染粒分布不均,且较粗大。包囊直径为10~30μm,圆形,囊壁厚,1~8个核,成熟包囊常见8个核(图4-17)。

(3)人芽囊原虫:机会性致病原虫,致病力弱。形态多样,直径6~40μm,可引起腹泻。可分为空泡型、颗粒型、阿米巴型和复分裂与胞囊型(图4-18)。粪便中主要可见空泡型成虫虫体,无色,圆形或卵圆形,大小不一,胞内含一大且透明的空泡,其周边绕以狭窄的细胞质,质内含有少数折光小体,核1~4个不等,呈月牙状或块状。

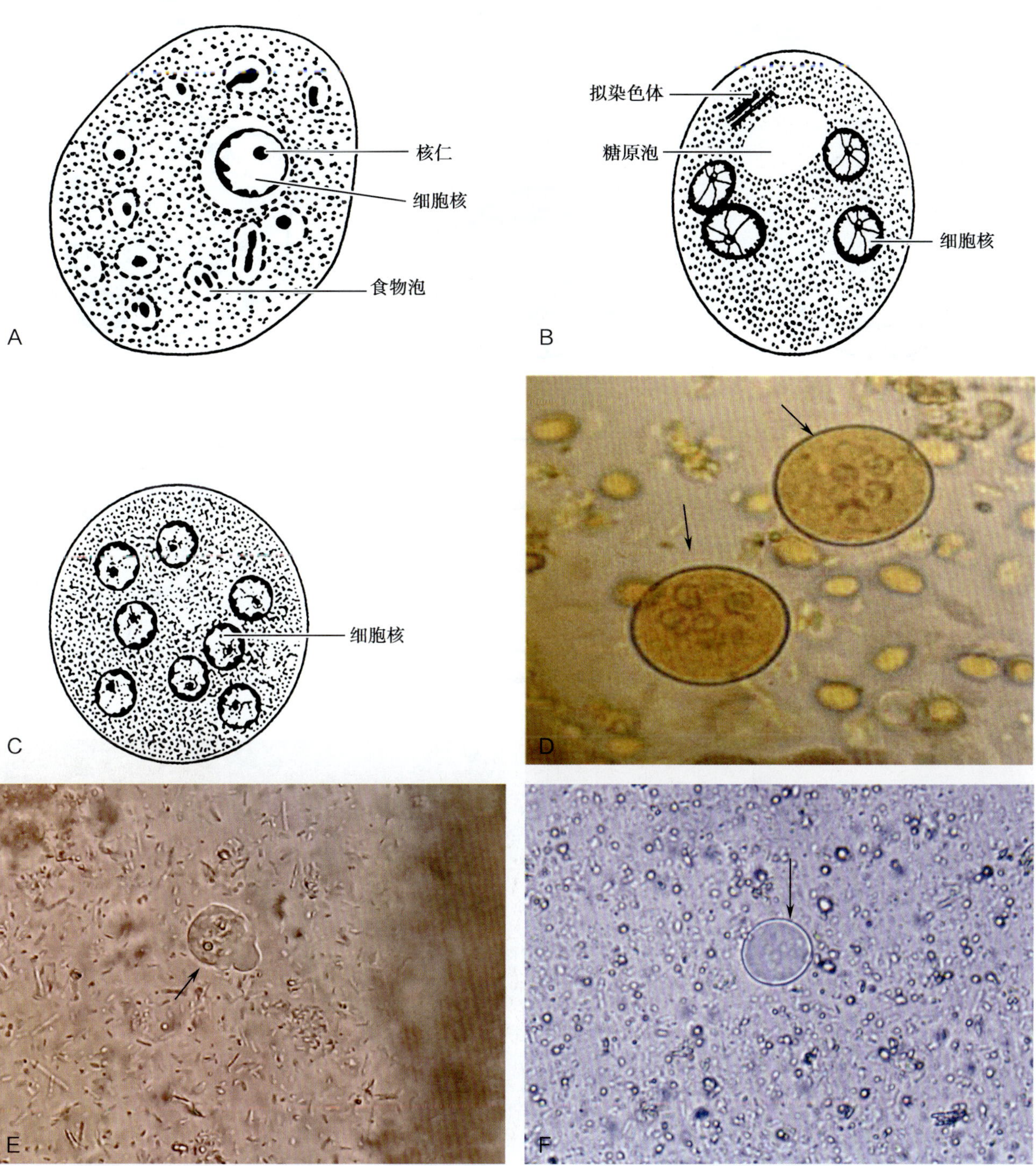

图4-17 结肠内阿米巴模式图及镜下图

A:滋养体模式图。B:未成熟包囊模式图。C:成熟包囊模式图。D:包囊(碘染色)。E:滋养体(未染色)。F:包囊(未染色)

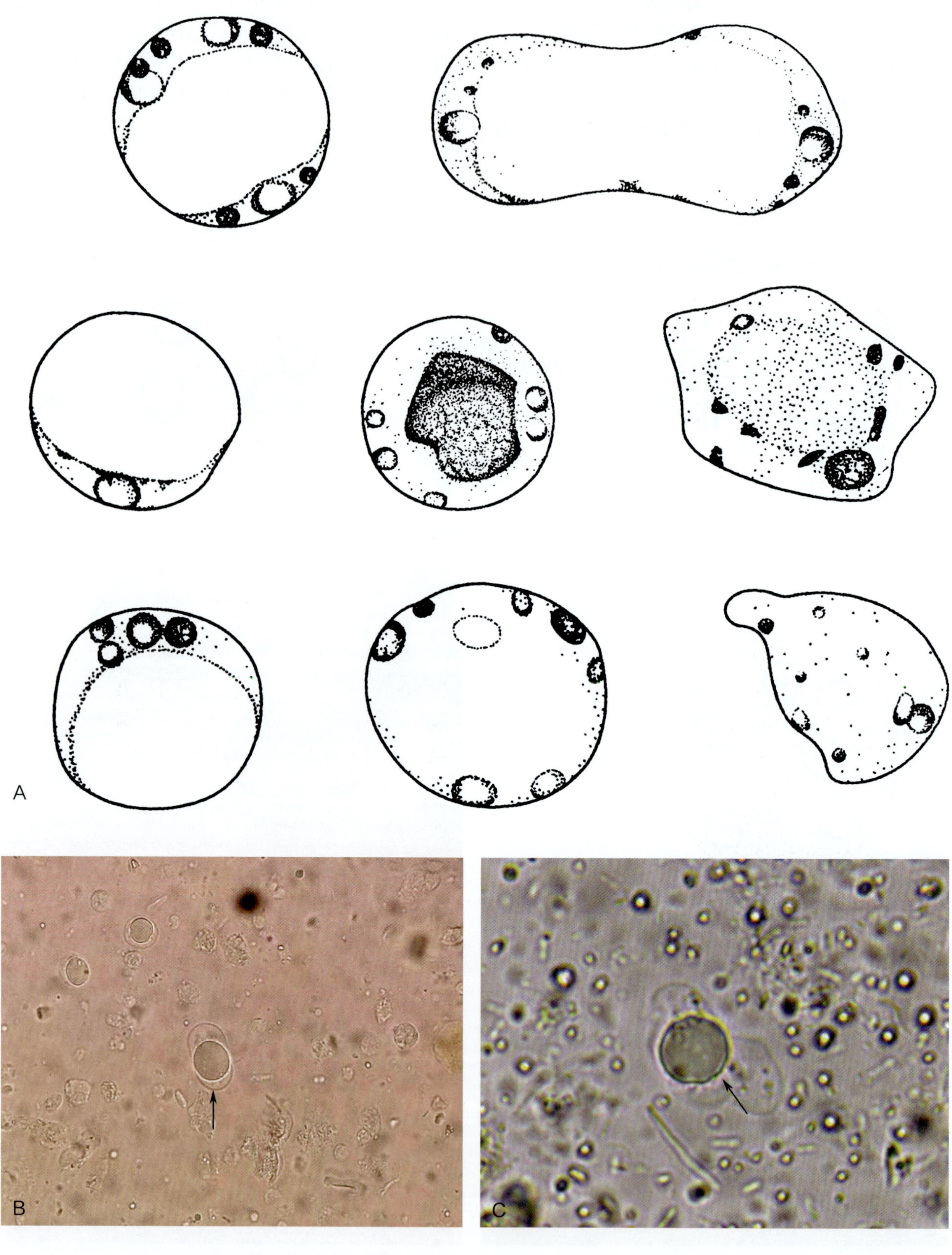
A
B
C

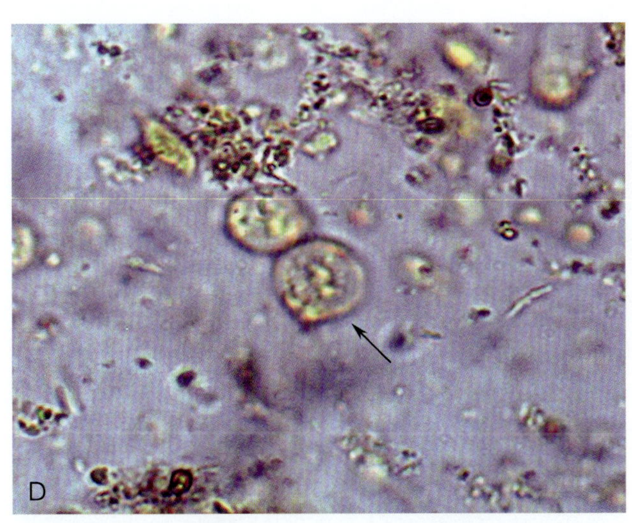

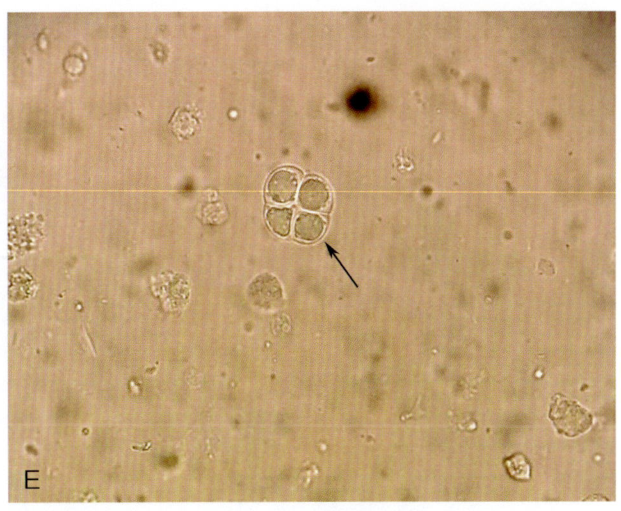

图 4-18　人芽囊原虫模式图及镜下图

A:模式图。B:空泡型。C:阿米巴型。D:颗粒型(碘染色)。E:分裂生殖型

6. 鞭毛虫

(1)蓝氏贾第鞭毛虫:①滋养体虫体(图 4-19~图 4-20A、C):呈纵切的半个倒置梨形,长约为 9~21μm,宽 5~15μm,厚 2~4μm。前端钝圆,后端尖细,腹面扁平,背面隆起。腹面前半部向内凹陷形成左右两个吸盘,1 对卵圆形的泡状细胞核位于吸盘底部,不含核仁。虫体有 4 对鞭毛,均由位于两核间靠前端的基体发出。有 1 对纵贯虫体中部且不伸出体外的轴柱,在轴柱的中部可见 2 个半月形的中体。②包囊:呈椭圆形,长约为 8~14μm,宽 7~10μm,碘染色后可见胞囊呈棕黄色,囊壁较厚,与虫体间有明显的间隙;未成熟包囊内含 2 个细胞核;成熟包囊有 4 个核,多偏于一端;囊内可见到鞭毛、丝状物及轴柱等(图 4-20B、D)。

(2)人毛滴虫:寄生在人体盲肠和结肠,仅有滋养体期,大小为 7.7~5.5μm,呈梨形,形似阴道毛滴虫。有 4 根前鞭毛和 1 根后鞭毛(图 4-21)。人体感染毛滴虫一般无临床症状,有研究认为该虫可以引起腹泻,尤其对婴儿和免疫力低下者。

7. 隐孢子虫　寄生在人体肠道的孢子虫主要有隐孢子虫,属于机会性致病原虫。有滋养体、裂殖体、配子体、合子及卵囊 5 个发育阶段。粪便中通常检查卵囊。卵囊呈圆形或椭圆形,直径

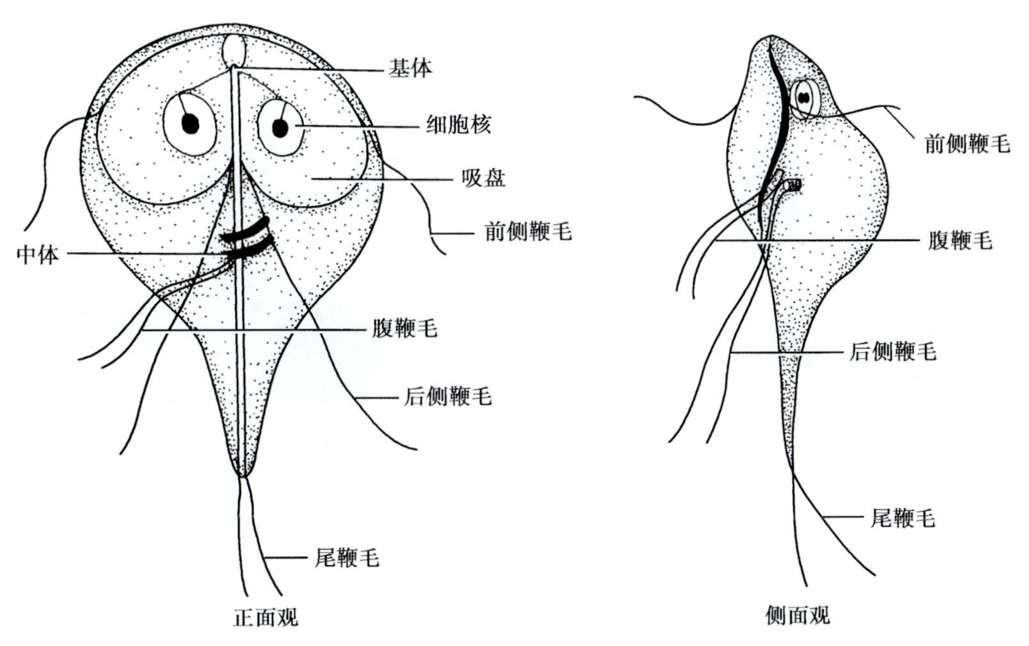

图 4-19　蓝氏贾第鞭毛虫滋养体模式图

4~6μm，成熟卵囊内含 4 个裸露的子孢子和残留体。子孢子呈月牙形，残留体由颗粒状物和一空泡组成。未染色粪便中卵囊很难识别。在改良抗酸染色标本中，卵囊为玫瑰红色，背景为蓝绿色，对比性很强，囊内子孢子排列不规则，形态多样，残留体为暗黑（棕）色颗粒状（图 4-22）。

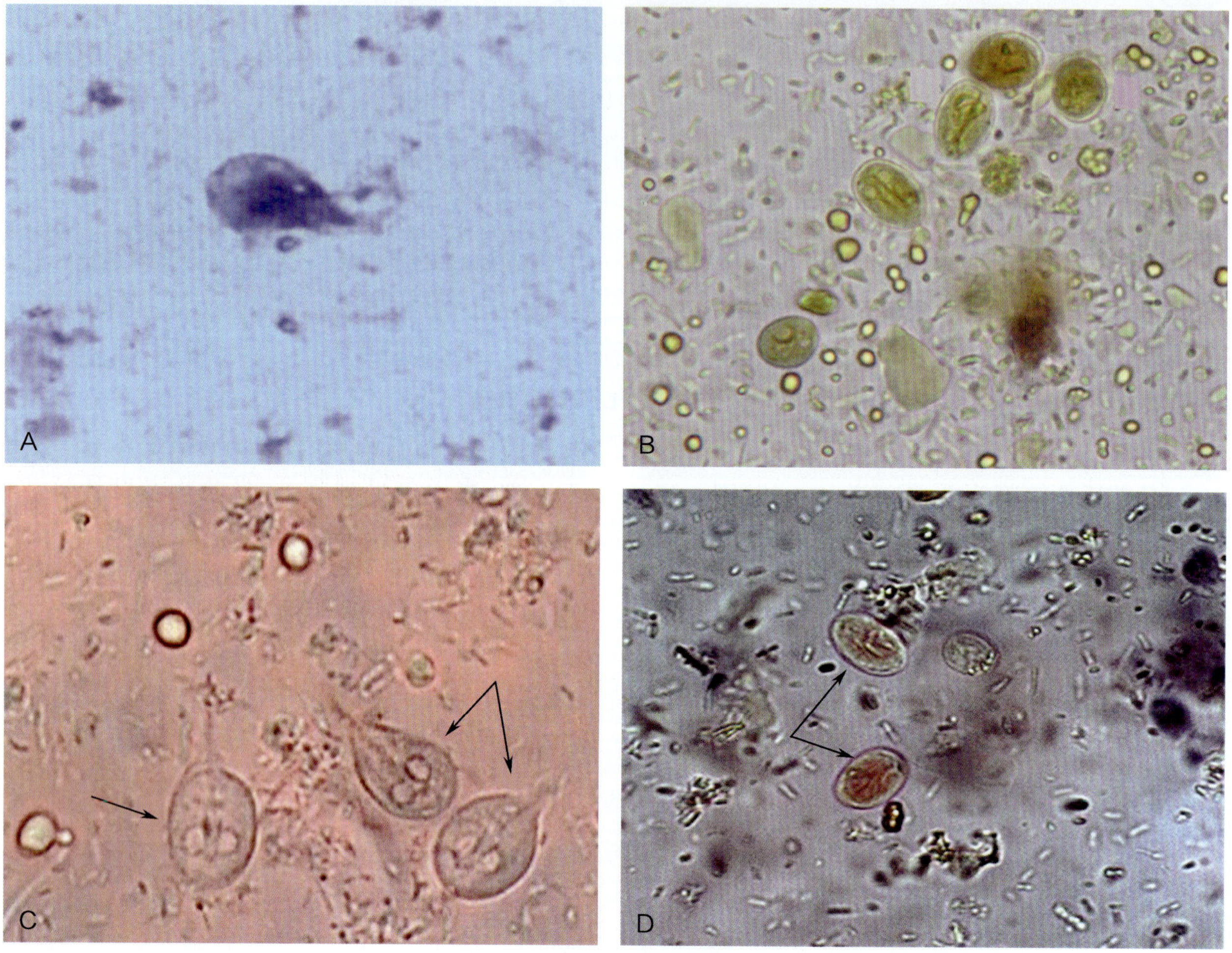

图 4-20　蓝氏贾第鞭毛虫镜下图

A：滋养体（瑞姬氏染色）B：包囊（碘染色）C：滋养体（未染色）D：包囊（碘染色）

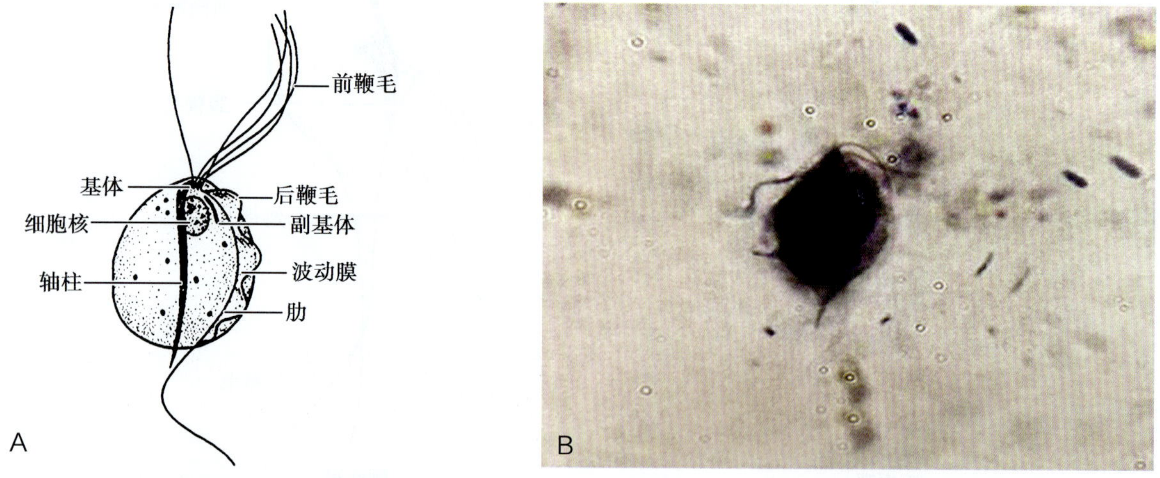

图 4-21　人毛滴虫滋养体模式图及镜下图

A：人毛滴虫滋养体模式图。B：人毛滴虫滋养体（铁苏木精染色）

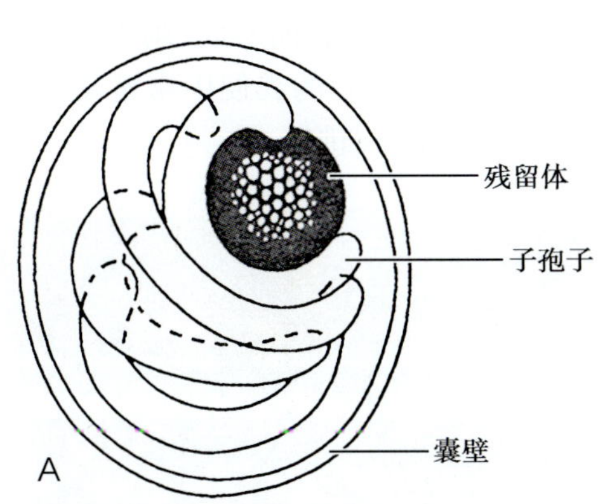

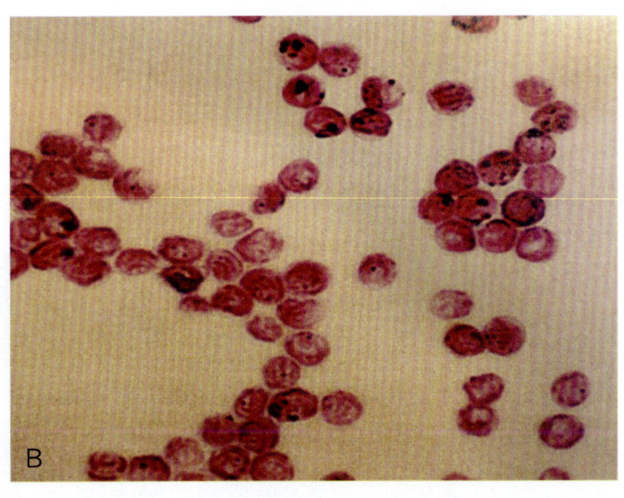

图 4-22　隐孢子虫卵囊模式图及镜下图

A:隐孢子虫卵囊模式图。B:隐孢子虫卵囊(改良抗酸染色)

(二) 微生物

1. 细菌　一般情况下,粪便中球菌(G^+)和杆菌(G-)的比例大致为 1∶10。粪便中球菌 / 杆菌比值变大,革兰氏阴性杆菌严重减少甚至消失,而球菌或真菌明显增多,称为肠道菌群失调,常因长期使用广谱抗生素、免疫抑制剂所致等。涂片、革兰氏染色后显微镜检查可大致了解粪便中球菌和杆菌比例。

2. 霍乱弧菌　菌体呈弧形或逗点状杆菌,一般长 1.5~3.0μm,宽 0.3~0.4μm,尾端有一鞭毛,运动活泼。直接涂片如见弧菌纵列呈“鱼群”样游动,视为动力阳性,此时滴加诊断血清混匀后再次观察,如细菌游动速度明显减低(动力下降),即为制动试验阳性。最终确诊仍需依靠细菌培养、鉴定。

3. 真菌　真菌孢子直径 3~5μm,圆形或椭圆形,有黄绿色折光,革兰氏染色阳性,可出芽或有菌丝。正常粪便中少见。如排除容器污染或粪便暴露室温下过久引起的污染,则主要见于大量应用广谱抗生素、激素等药物导致的肠道菌群失调引起真菌的二重感染(图 4-23)。

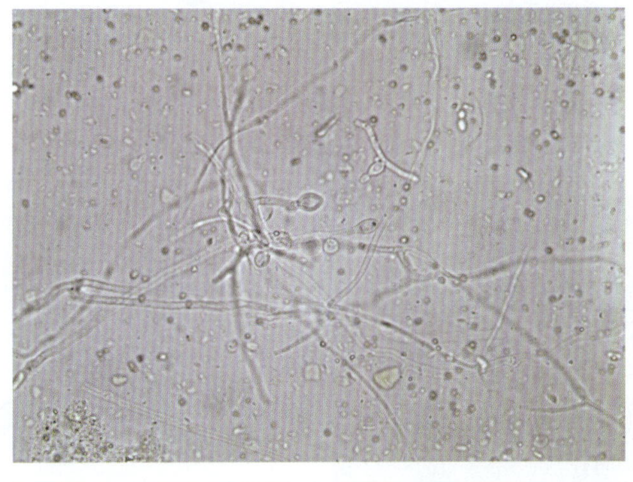

图 4-23　真菌

三、食物残渣、植物花粉和结晶

1. 淀粉颗粒　淀粉颗粒大小不一、圆形、椭圆形或不规则形,质地均匀,有一定的折光性,有同心圆或辐射状结构(图 4-24A)。正常粪便中偶见,增多常见于婴幼儿腹泻及慢性胰腺炎、胰腺功能不全等各种原因引起的胃肠功能紊乱。

2. 脂肪球　脂肪球大小不等,呈黄绿色、强折光的圆球形(图 4-24B)。正常粪便中无或偶见,常见于肝胆疾病、胰腺功能障碍、结肠炎、乳糜泻、婴幼儿消化不良等。

3. 花粉颗粒及孢子　形态多样，可见较厚细胞壁，易与虫卵混淆，应仔细鉴别（图 4-24C、D）。

4. 夏科 - 莱登结晶（Charcot-Leyden crystal）为两端尖长，大小不等，折光性强的菱形无色或浅黄色透明结晶（图 4-24E、F），可能为嗜酸性粒细胞裂解后嗜酸性颗粒相互融合而形成。阿米巴痢疾、过敏性肠炎及钩虫病患者的粪便中常常检出，有时可同时见到嗜酸性粒细胞。

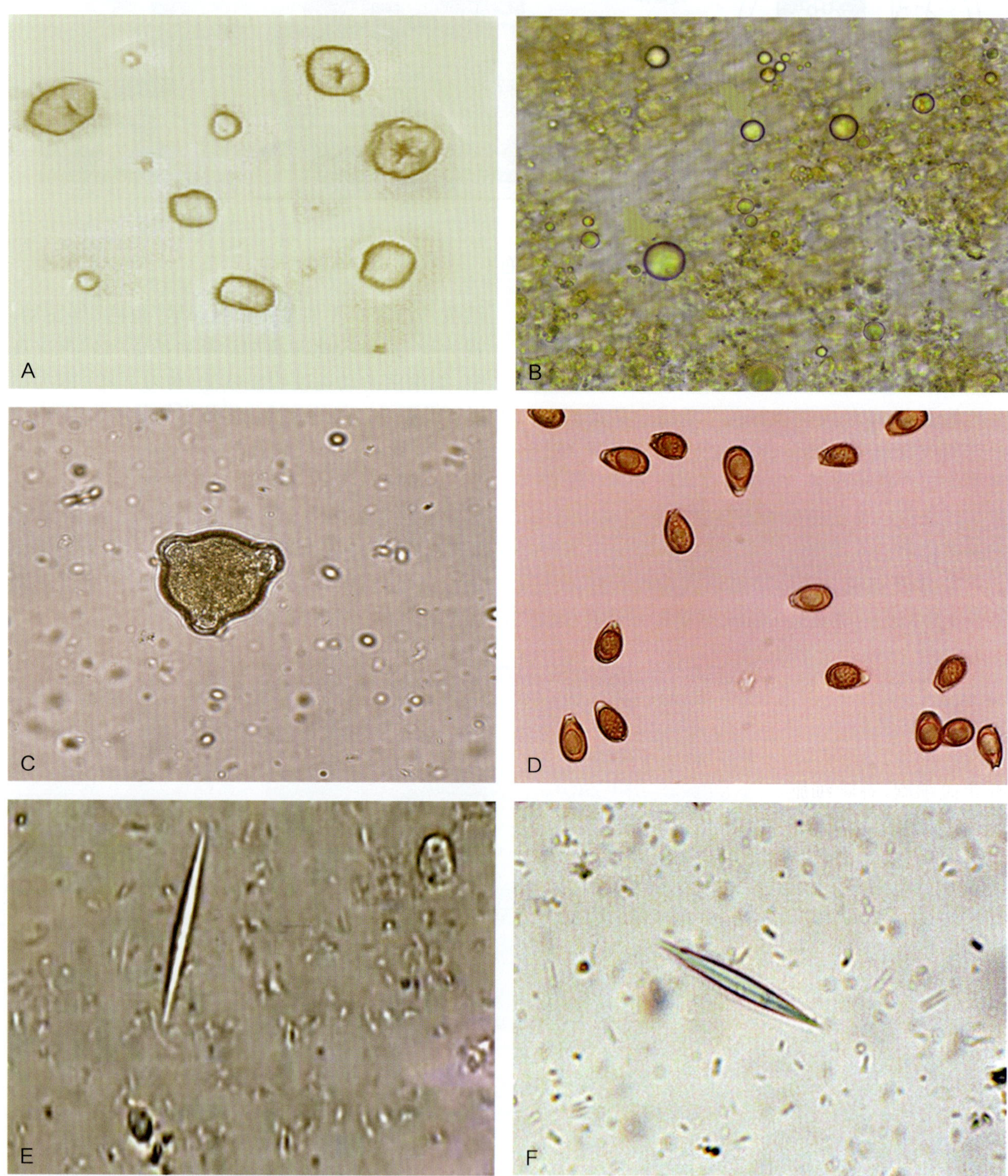

图 4-24　食物残渣、花粉和结晶

A：淀粉颗粒。B：脂肪球。C：花粉。D：灵芝孢子。E、F：夏科 - 莱登结晶

（郭　翀　陈要朋　丁建文　邓小燕）

第三节 粪便有形成分形态学检验质量保证

粪便有形成分包含细胞、虫卵、病原生物以及食物残渣等，种类复杂，形态容易混淆，易发生误判或漏检。为保证检验质量，必须要由有经验的检验人员操作，此外还应从以下几方面加强质量控制。

1. 标本采集与运送 ①根据检查项目选择合适的标本采集方法，如蛲虫卵检查需用透明薄膜拭子或棉拭子于深夜12时或清晨排便前拭取肛门四周，并立即送检。②选择粪便外观异常如黏液或脓血处送检，如外观无异常则需多处取材送检。③阿米巴滋养体检查，应于排便后立即送检，冬季应注意保温(25℃)。④为提高虫卵检查阳性率，常需多次送检。

2. 涂片制备与染色 ①生理盐水直接涂片法最常用。要求采用清洁的玻片，生理盐水要定期更换，防止被真菌污染；涂片应均匀，厚薄适宜，以透视纸上字迹为宜。②浓集法可提高寄生虫幼虫和虫卵的检出率，必要时采用。③染色：发现疑似包囊时可采用碘液染色；发现疑似脂肪滴时可采用苏丹Ⅲ染色；革兰氏染色用于观察细菌种类及比例；瑞氏染色用于计数嗜酸性粒细胞。

3. 显微镜观察 ①应按"城垛"式观察顺序，先用低倍镜观察全片，观察有无寄生虫虫卵、原虫滋养体以及其他可疑异常成分；再用高倍镜观察有无血细胞、吞噬细胞、上皮细胞等，并对可疑虫卵、滋养体进行鉴别，对病理成分进行计数。②注意血细胞辨认：注意标本中有无红细胞、白细胞、巨噬细胞和嗜酸性粒细胞等。若镜下白细胞不易于辨认，可滴加冰乙酸，此时白细胞胞质和核清晰可见。③注意虫卵或滋养体等辨认：应注意虫卵、原虫滋养体与植物细胞、灵芝孢子等的鉴别。粪便里常有酷似寄生虫卵的成分，如形态酷似受精蛔虫卵的花粉颗粒有甜瓜花粉、金盏花粉和蒲公英花粉；形态酷似钩虫卵的花粉颗粒有豌豆花粉颗粒；形态酷似日本血吸虫虫卵的花粉颗粒有含笑花粉和白菜花花粉颗粒；形态酷似带绦虫虫卵的花粉颗粒有芍药花粉和枸桔花粉颗粒；形态酷似鞭虫虫卵的花粉颗粒有蜂花粉颗粒。通常花粉颗粒呈椭圆形或近似球形，外壁一般较厚，表面光滑，少数有突起和条纹。内外分界明显，内容物密度均一。特别要注意肝吸虫卵和灵芝孢子的鉴别。遇到与寄生虫卵相似的有形成分时，应询问患者病史、用药史以及服用保健品的情况，以排除干扰物的影响，避免误诊。④注意有无淀粉颗粒、脂肪、结缔组织、肌纤维等有形成分。

4. 结果报告 ①寄生虫虫卵、原虫滋养体和包囊：未找到者注明"未找到寄生虫虫卵、原虫滋养体和包囊"；若找到，则找到几种报告，并以最低~最高/LPF报告。②细胞：未找到者注明"未发现××细胞"；发现异常细胞应写明细胞名称，并以最低~最高/HPF或1+~4+报告。③食物残渣：按种类分别以1+~4+报告。④结晶：生理性结晶如草酸钙结晶等以1+~4+报告，病理性结晶如夏科-莱登结晶以最低~最高/LPF报告。

(陈要朋 胡 晶 郭 翀)

第四节 粪便有形成分形态学检验病例分析

病例一 罕见的三种吸虫合并感染

【患者资料】男，43岁，2017年1个月起出现无明显诱因的腹泻，食欲缺乏，腹痛、腹胀、恶心、呕吐，逐渐发展为畏食、精神衰弱、消瘦、贫血、下肢水肿，伴乏力及活动耐量明显下降等症状，并进行性加重。在外院初步诊断为二尖瓣穿孔，双侧胸腔积液、心包积液，血嗜酸性粒细胞明显升高，左心房内占位等多种问题，病因未明确，未进行有效治疗。于4个月来我院就诊，经心外科手术治疗后，为进一步查找感染病因转入感染内科诊治。患者血嗜酸性粒细胞增高，且自述数年前生食牛心、牛肝、蛇胆，近年来每月生食鱼片、牡蛎、河蚌、青蛙或蝌蚪等，故临床考虑食源性寄生虫感染可能性极大。反复送检粪便标本至检验科进行寄生虫或虫卵检查。

【形态学检查】显微镜检查发现典型华支睾吸虫(肝吸虫)虫卵，数量较多，每视野可见，高倍视野甚至可同时见到2个虫卵(图4-25A)，而且和易与其相混淆的灵芝孢子差别明显，其个体大小差异极为显著(图4-25B)，油镜下细致观察可见到明显标志性的卵壳、卵盖、肩峰、卵内毛蚴及小疣(图4-25C)。

1周后再次送检粪便标本，外观成绿色糊状

便。显微镜下可见明显的肝吸虫卵，同时发现外观呈蛋型虫卵，体积略小于肝吸虫卵，有微小卵盖，无肩峰，卵内无毛蚴，但可见大小不等的卵黄成分(图 4-26A)，特别发现有两种虫卵出现在同一视野中的情况，便于对比查看(图 4-26B)。通过文献复习，确认为异形科吸虫虫卵。

5 日后再次送检粪便标本，外观绿色糊状便。此次在粪便中除了易见肝吸虫卵外，同时发现一种大型虫卵，其体积明显大于肝吸虫卵(图 4-27A)，低倍镜下即可清晰见到。该虫卵平均长度 100~105μm，平均宽度 60~65μm，有卵盖，卵壳明显，底端略厚，内含一大圆形卵细胞及众多卵黄细胞(图 4-27B)。经过反复测量对比，查找资料及结合形态特点分析，确认其为棘口科吸虫卵。

【诊断】肝吸虫、棘口吸虫及异形吸虫感染。

【点评】随着卫生条件的改善和有效的药物治疗，以前常见的肠道寄生虫如蛔虫、钩虫等感染已显著减少，但是一些饮食习惯如生食食物导致的食源性寄生虫感染时有发生，因此临床检验工作中不能忽视寄生虫的检查。显微镜下找到虫卵是诊断寄生虫感染的金标准。然而有些虫卵不常见，检验人员对其形态不熟悉，再加上直接涂片显微镜检查阳性率低，因此容易漏检。对于有寄生虫感染接触史、喜欢生食或有相关临床症状、同时血液或粪便中有嗜酸性粒细胞增高的患者，应反复多次采集标本检查或采用浓缩集卵法检查以提高检出率。同时检验人员也要练好形态学检查的基本功。本病例中患者有长期生食的习惯，而且具有相关的临床症状，如腹痛、腹泻等消化道症状以及心脏受累，血液嗜酸性粒细胞增加，因此高度怀疑食源性寄生虫感染。经粪便检查发现该患者不只感染一种寄生虫，而是同时感染三种吸虫，属于非常少见或罕见病例。然而本病例第一次送检只查出一种虫卵，第二次、第三次送检又查出不同的虫卵，可见反复多次检查对于虫卵检出的重要性。

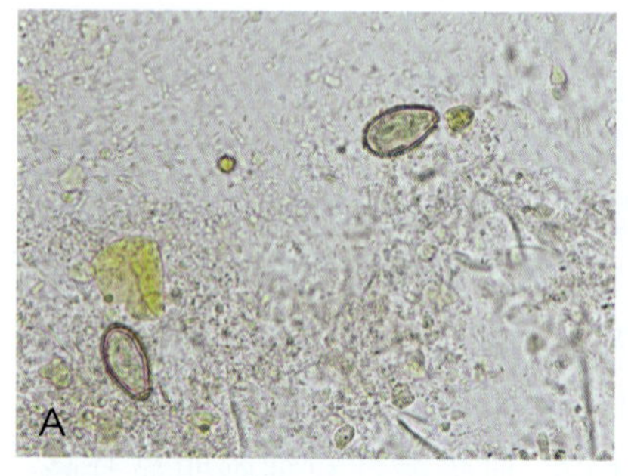

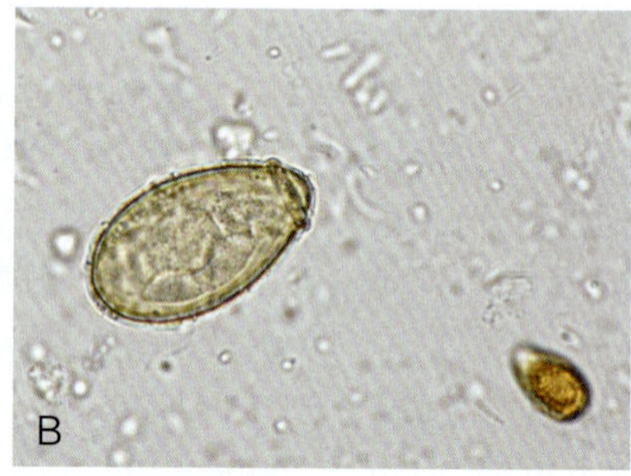

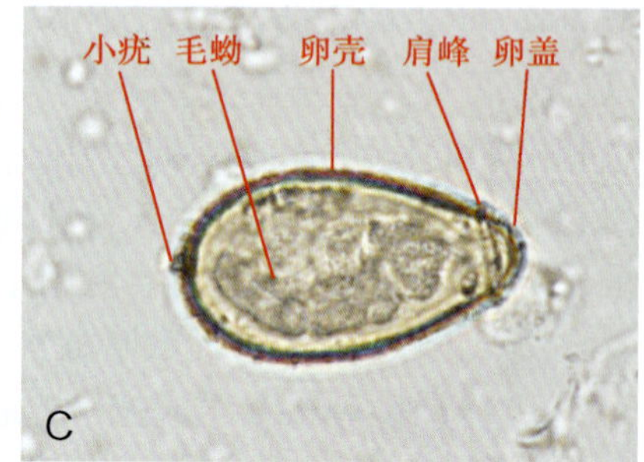

图 4-25 肝吸虫卵与灵芝孢子

A:肝吸虫卵(×400)。B:肝吸虫卵和灵芝孢子(右)(×1 000)。C:肝吸虫卵细致结构(×1 000)

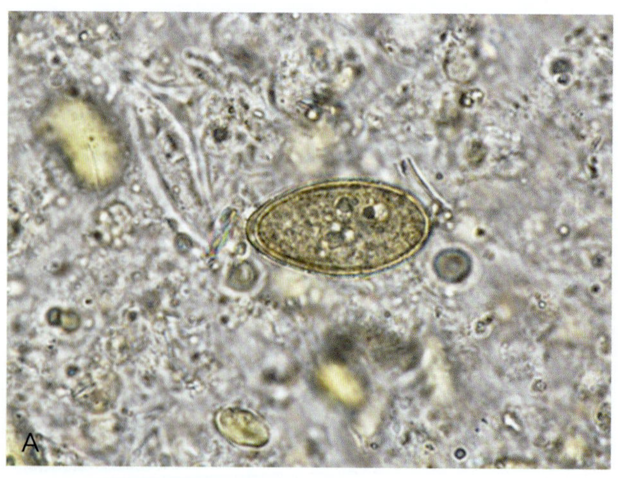

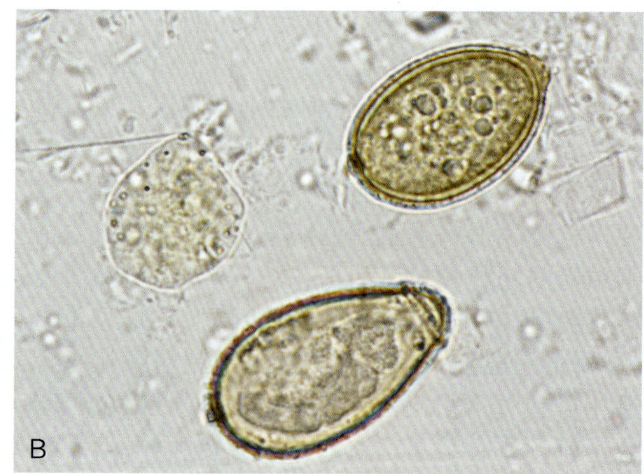

图 4-26 肝吸虫卵与异形吸虫卵

A:异形吸虫卵结构(×1 000)。B:肝吸虫卵(下)和异形吸虫卵(上)(×1 000)

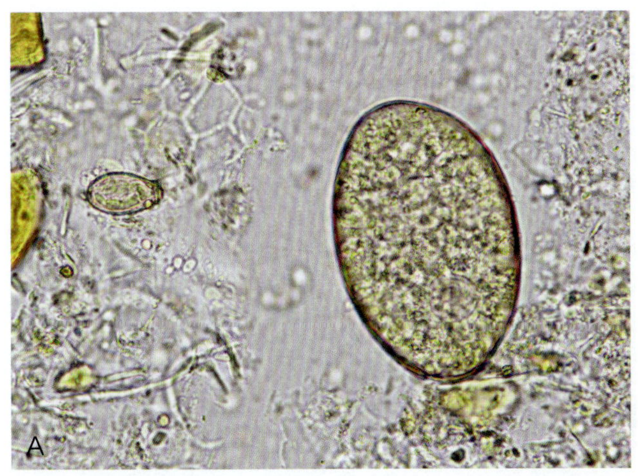

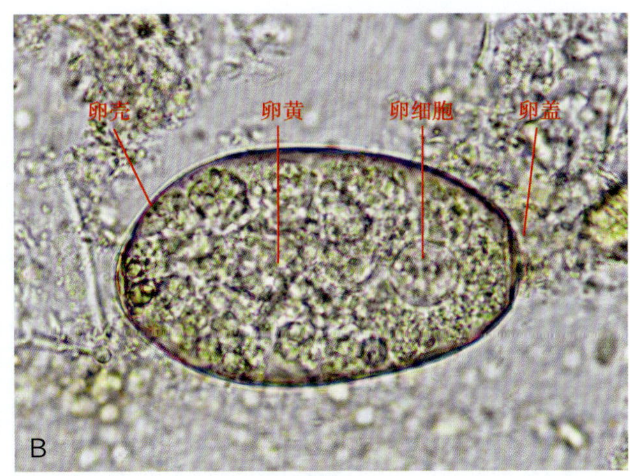

图 4-27　肝吸虫卵与棘口吸虫卵

A：肝吸虫卵（左）和棘口吸虫卵（×400）。B：棘口吸虫卵内部结构（×400）

（张时民）

病例二　鞭虫感染

【患者资料】陈先生，52 岁，因下腹阵发性绞痛伴腹泻 2 天入院，2 天前有食用不洁食物病史。自述脐周阵发性绞痛，多于便意时出现，便后能自行缓解，腹泻每日约 4~6 次，大便为糊状，每次粪便量中等。入院查体：体温 36.9℃，呼吸 22 次 / 分，脉搏 88 次 / 分，血压 145/92mmHg。肝肋下 2cm 可触及，质软，无压痛。余体格检查正常。实验室检查：血红蛋白 92g/L，红细胞 4.22×10^9/L；中性粒细胞 78%，嗜酸性粒细胞 9%，淋巴细胞 13%；血小板 146×10^9/L；尿常规正常；大便黑褐色，糊状，隐血试验（-）；肝、肾功能正常，HbsAg（+）。

【形态学检查】粪便涂片显微镜下观察，未见白细胞和红细胞，见鞭虫卵（+），该虫卵为黄褐色，长椭圆纺锤形或腰鼓形，大小为（50~54）μm×（22~23）μm，卵壳较厚，两端各具一个透明的盖塞，卵壳内的卵细胞呈多细胞状态(图 4-28)。此外，还可见另一种有形成分，低倍镜下呈芝麻大小，疑似华支睾吸虫虫卵（图 4-29A），高倍镜下形态特征为：深褐色，卵圆形，长约 8.5~11.0μm，双层壁，较厚，外壁透明，内壁褐色，顶端一侧有一透明栓子，后端钝圆，壁厚，内容物分布均匀（图 4-29B）。

【诊断】鞭虫感染。

【点评】患者出现下腹阵发性绞痛伴腹泻，排糊状便等胃肠道症状，血常规显示嗜酸性粒细胞增加伴小细胞低色素性轻度贫血，粪便有形成分分析发现鞭虫卵，粪便检出鞭虫卵是诊断机体感染鞭虫最直接和最可靠的证据。根据上述症状及

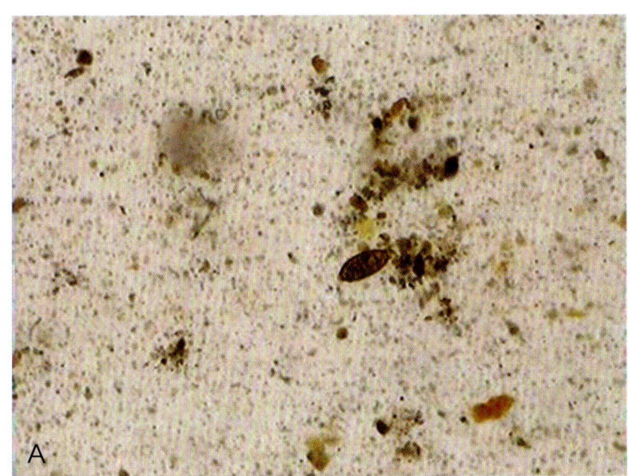

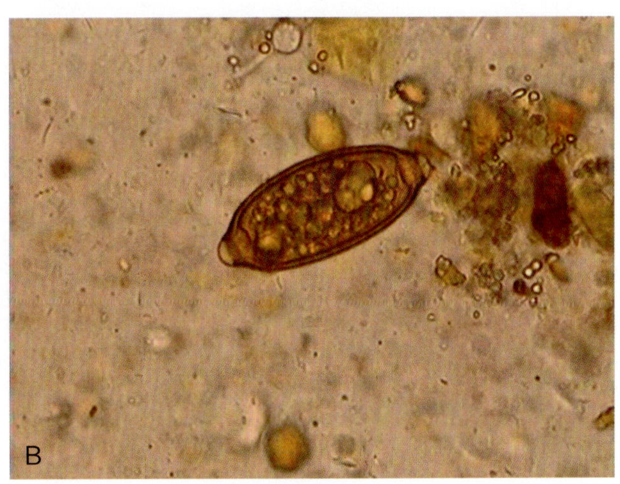

图 4-28　鞭虫卵

A：未染色，×100。B：未染色，×400

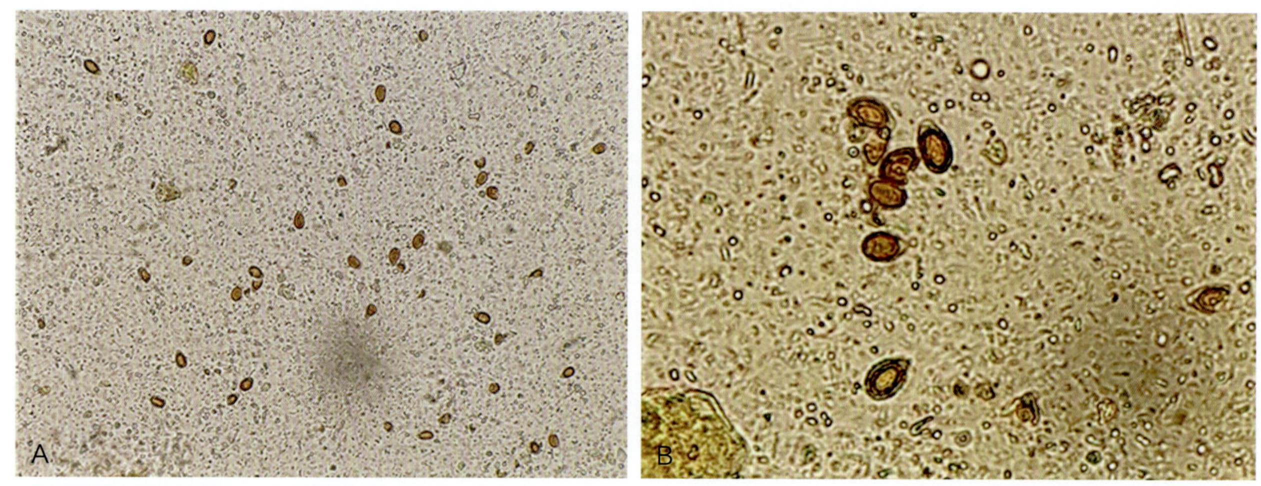

图 4-29 灵芝孢子

A：未染色，×100。B：未染色，×400

实验室检查结果可诊断患者为鞭虫感染。

需要注意的是该患者粪便中另一种有形成分，其形态类似华支睾吸虫卵，但与华支睾吸虫卵区别明显，并且经询问得知该患者因为慢性乙型肝炎感染，一直服用灵芝孢子粉进行保养，结合形态特征和用药史，更加确定这种成分为灵芝孢子而不是虫卵。目前，有许多肿瘤、乙肝等患者服用灵芝孢子粉以增强免疫力，由于未破壁的灵芝孢子不能被消化吸收，直接经粪便排出，其形态酷似华支睾吸虫卵，易被经验不足的检验人员误认为虫卵，因此临床上必须认真鉴别，避免误诊。

（邓小燕）

第五章

精液有形成分形态学检验

第一节　概　述

精液(semen)中的有形成分由精子和非精子细胞成分组成，后者包括泌尿生殖道上皮细胞、白细胞和未成熟生精细胞（又称圆形细胞）及断裂的精子头部或尾部，未成熟的生精细胞有精原细胞、初级精母细胞、次级精母细胞、早期和晚期的精子细胞及无核胞质体。

目前精子形态和生精细胞主要是通过染色的方法进行鉴别。常用的染色方法有：Shorr 染色法、Diff-Quik 染色法、巴氏染色法、瑞氏 - 吉姆萨染色法、HE 染色法和改良巴氏染色法等。不同的染色方法染色效果不同，Shorr、Diff-Quik 染色法可以清楚区分顶体和核，其次为 HE 染色法，而巴氏、瑞氏和瑞 - 吉混合染色的精子顶体和核分界不很明显。基于各种染色方法对精子头部大小的影响、染色效果及操作的简易与否，WHO 精液检查第五版推荐使用巴氏染色、Shorr 或 Diff-Quick 染色。在亮视野光学显微镜下，通过这 3 种方法染色的精子顶体区域为淡蓝色，顶体后区为深蓝色，中段为偏红色，尾部为蓝色或淡红色。胞质残余体，通常位于头部后面，且包绕中段，在巴氏染色通常为粉红色或者红色，在 Shorr 染色通常为粉红或橙色。有些细胞成分在染色后的涂片中如果难以区别，还可以用过氧化物酶技术和单克隆抗体技术来进行鉴别。

未稀释的精液标本和洗涤后的精子，制备涂片的方法不同。WHO 推荐前者采用推片法，即取 1 滴或者数滴精液置于载玻片的一端，然后采用推片将其扩散并推片；后者采用吸管法，滴 1 滴精子混悬液在玻片上，然后平着推动吸管使它在玻片表面扩散开来。待精子涂片干燥后固定，固定程序取决于染色方法。

正常形态精子百分率是评价精子致孕能力的重要指标之一，精液细胞形态学分析在诊断男性不育、评价男性生殖功能方面有着极为重要的价值。本章图如未特殊注明，为瑞氏 - 吉姆萨染色、油镜（×1 000）视野拍摄。

（莫　非　林东红）

第二节　精液有形成分形态

生殖功能正常男性精液的有形成分主要是精子，此外还有少量的上皮细胞、白细胞和少量未成熟的生殖细胞。病理情况下，精液中可出现红细胞、异常生精细胞、大量死亡精子、凋亡细胞、癌细胞及病原生物等。

一、精子

精子(sperm)是在睾丸的生精小管(曲细精管)内生成，生精上皮经历精原细胞、初级精母细胞、次级精母细胞、精子细胞等生精过程，在附睾内成熟为精子。

（一）正常精子

人精子形态呈蝌蚪状，全长约 60μm，由头、颈、中段、主段和末段组成(图 5-1)。光镜下，精子未染色时较透亮，头部呈现卵圆形或近梨形，尾部较直或弯曲自然，呈直线运动(图 5-2)。瑞氏 - 吉姆萨染色，顶体呈淡红色，向后逐渐均匀深染，核呈深紫红色或紫红色，尾部呈淡紫红色；改良巴氏染色顶体呈淡绿色，核呈深紫红色或紫蓝色，尾部呈淡绿色；Shorr 染色或 Diff-Quik 染色，顶体区呈淡蓝色，核呈深蓝色；HE 染色顶体呈淡蓝色，核呈深蓝色，尾部呈淡红色(图 5-3)。

1. 头　正面观呈卵圆形，侧面观呈近梨形，光滑、轮廓规则，长 4~5μm，宽 2~3μm，长宽之比是 1.5∶2(图 5-4A~C)。头部主要由顶体和细胞核组成，顶体呈扁囊状结构，位于头顶部 2/3，占头部 40%~70%，顶体区域偶见含有 1 个或 2 个空泡，不能超过 3 个空泡，空泡大小不能超过头部面积的 20%(图 5-4D、E)；核位于精子头部中央偏后，呈高度浓缩状态，不能出现空泡(图 5-5A、B)；顶体与核之间有一清晰深染带，称为赤道板，界限清楚(图 5-5C)。顶体内含多种水解酶(如顶体蛋白酶、磷酯酶、酸性磷酸酶、透明质酸酶、胶原酶样多肽酶和放射冠穿透酶等)，透明质酸酶、顶体蛋白酶和放射冠穿透酶与精子穿越放射冠、透明带及卵细胞膜有关。

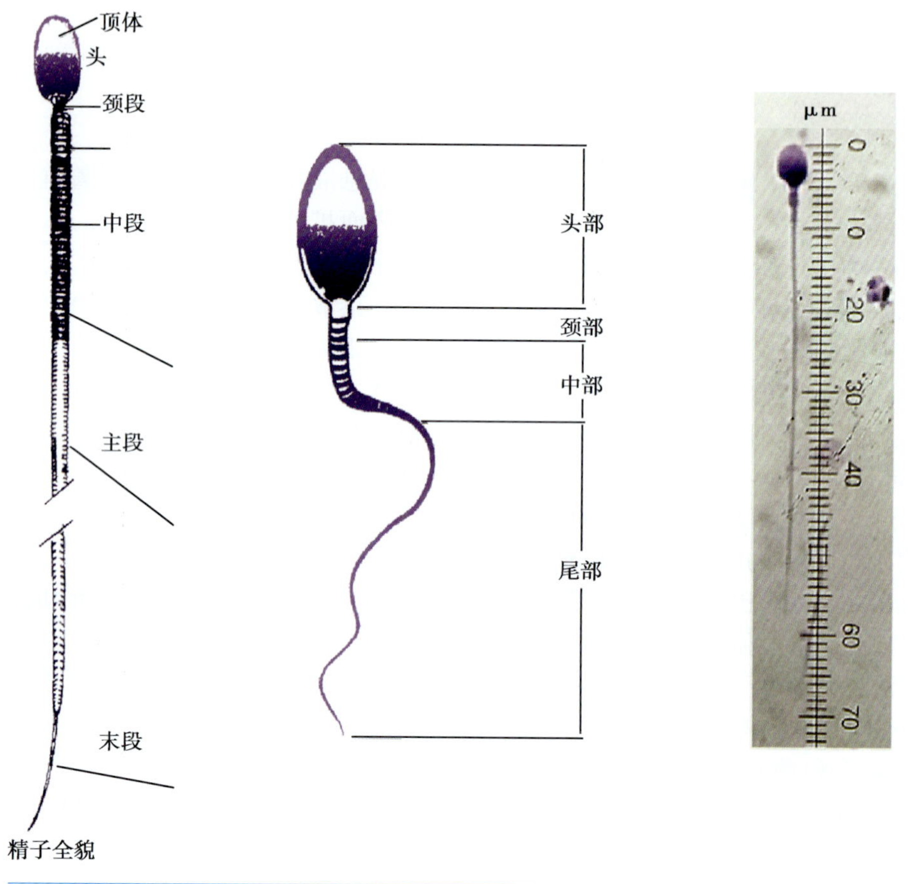

图 5-1　正常精子模式图
左：精子全貌；中：精子简称；右：精子实体

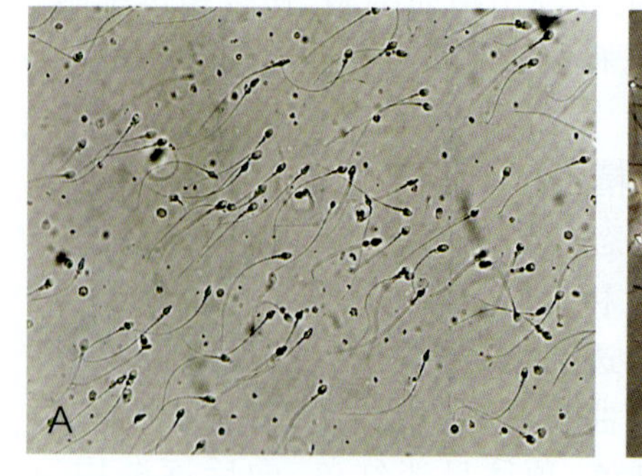

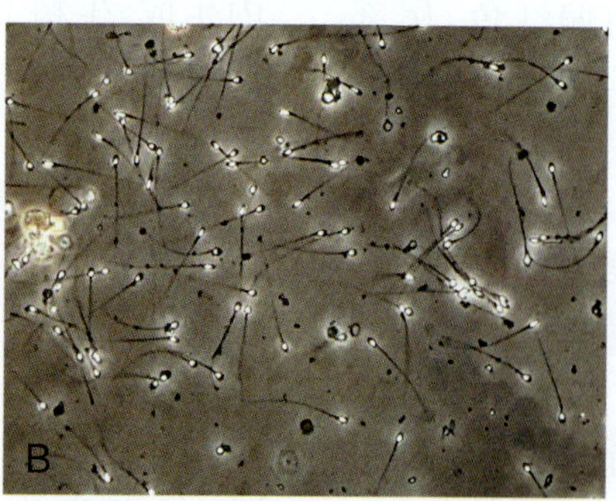

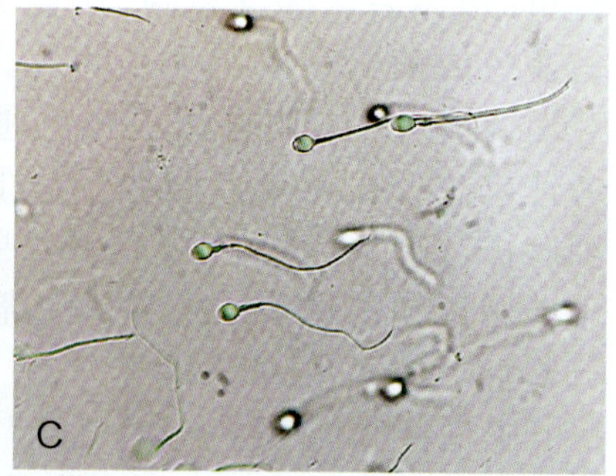

图 5-2　精子湿片图
A：精液湿片(未染色，×400)。B：精子湿片(相差显微镜，×400)。C：精液湿片(未染色，×1 000)

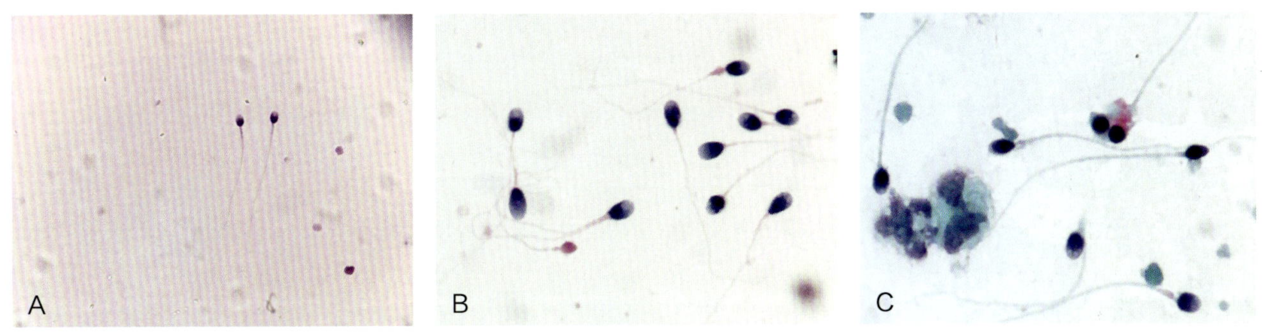

图 5-3 精子干片图

A:瑞氏 - 吉姆萨染色,×400。B:HE 染色,×1 000。C:巴氏染色,×1 000

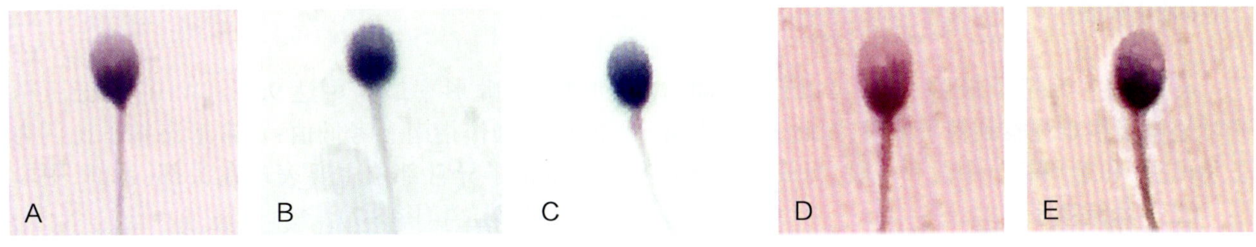

图 5-4 正常精子头部形态

A:正面观。B:正面观(巴氏染色)。C:正面观(HE 染色)。D:头部顶体区有 1 个空泡。E:头部顶体区有 2 个小空泡

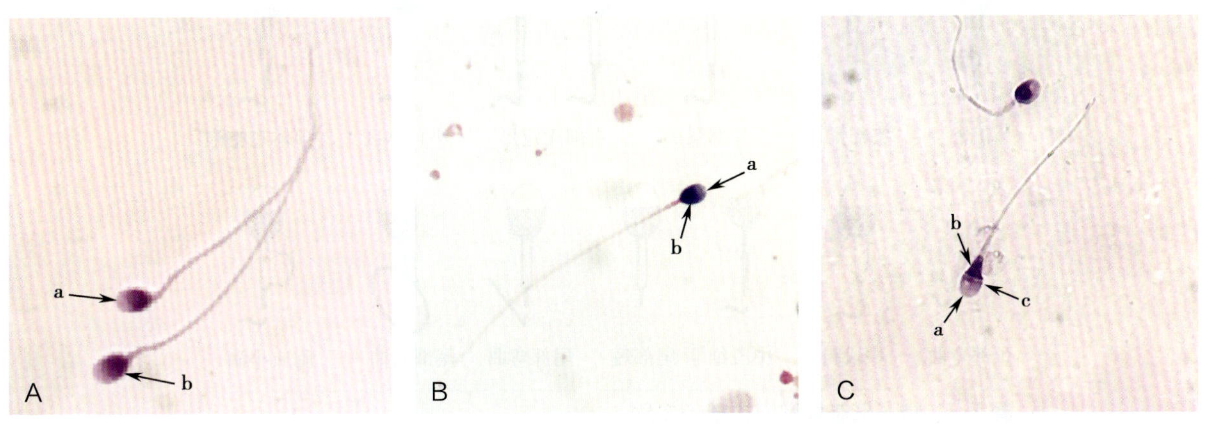

图 5-5 正常精子头部结构(B 为 HE 染色)

a:顶体;b:精子核;c:赤道板

2. 颈中段　精子颈段非常短,连接头部与尾部。中段位于颈段和主段之间,细长、规则,长约 5~7μm,与头部长度基本相等。中段主轴与头部长轴成一直线,偶见精子胞质残余体,即胞质小滴,大小一般不超过精子头部的 1/3。过多的胞质残余体与生精过程缺陷导致异常精子生成有关,不宜称为胞质小滴(图 5-6)。

3. 主段　是精子尾部的主要组成部分,比中段细,均一,长约 45μm(约为头部 10 倍),为精子尾部最长部分。主段可以自身卷曲成环状,或涂片推成不同程度的自然弯曲状态,不出现锐利折角(图 5-6)。

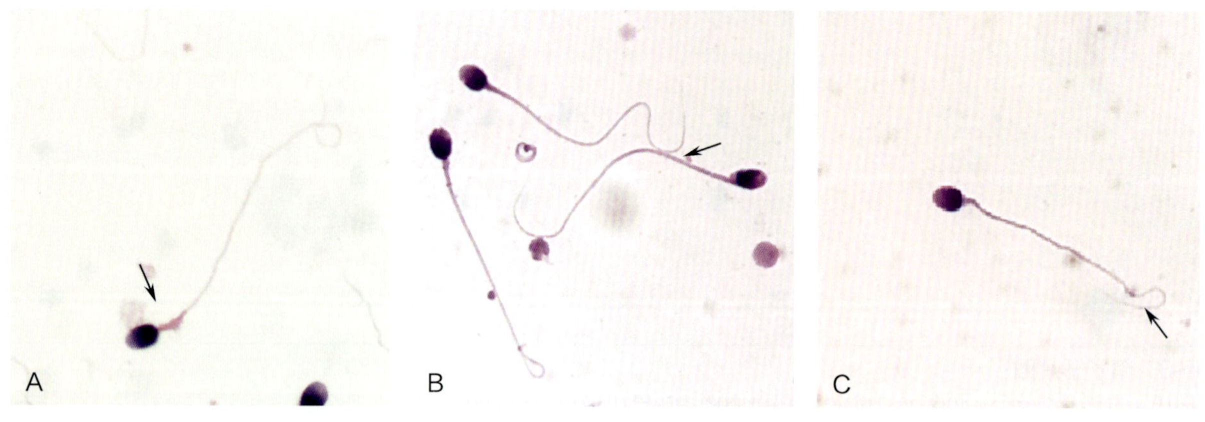

图 5-6 正常精子中段和尾部结构

A:正常精子(HE 染色),颈中段有少量胞质残余体,小于头部 1/3。B:正常精子尾部自然卷曲,转角大于 90°。C:尾部卷曲正常精子

4. 末段 为精子最后一段,可以自然弯曲。光学显微镜很难观察到精子末段,因此,可认为精子是由头(和颈)和尾(中段和主段)组成(图 5-6)。

(二) 异常精子

正常人精液里可存在一定数量不同类型的畸形精子,畸形率最高可达 96%。WHO 第五版精液检测操作指南参考低值:正常形态精子比例为 4%。精子异常部位主要表现在头部、颈部、中段以及尾部异常(图 5-7)。

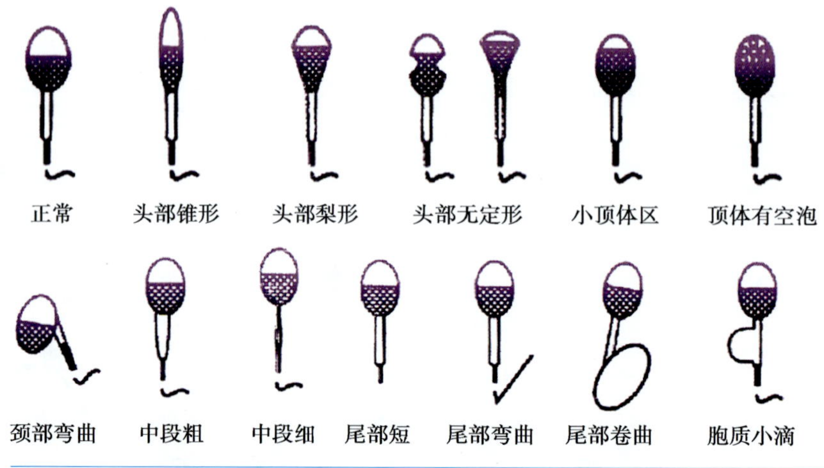

图 5-7 精子形态异常模式图

1. 精子头部异常 主要包括精子头部形状及大小异常、顶体异常和精子头部核空泡异常等。

(1) 长头精子:头部长度明显增长,超过 6μm,甚至可达 12μm,头的长宽之比超过 2。可分为:①单纯长头精子:精子头部长度增加,宽度正常,轮廓清楚,头基底部及顶体端圆形(图 5-8A)。②纤细形长头精子:精子头部增长,宽度减小,呈两头两端尖(图 5-8B)。③锥形长头精子:精子顶体部位纤细,在头核部位变宽(图 5-8C)。④梨形长头精子:精子头部前宽后窄,并变长(图 5-8D)。⑤哑铃形长头精子:精子头部长,顶体和头部核部位变宽,赤道部变窄,整个精子呈哑铃形(图 5-8E)。⑥球拍样长头精子:头前部椭圆,后部变细,似球拍样(图 5-8F)。

(2) 大头精子:精子长和宽均超过参考区间,分为:①有顶体大头精子(图 5-9B、D)。②无顶体大头精子:精子长和宽失常,顶体消失、深染,属凋亡精子(图 5-9C)。

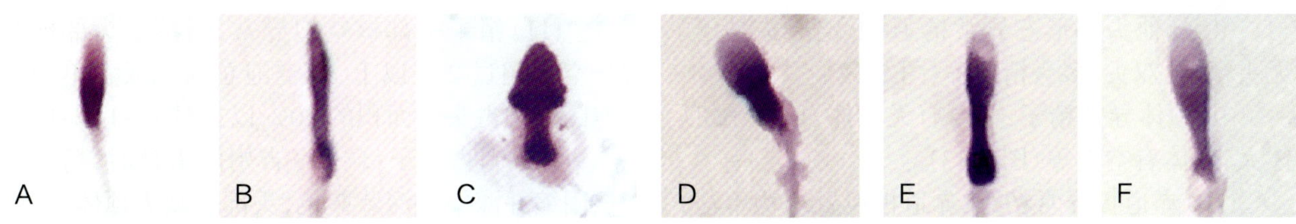

图 5-8　长头精子
A:单纯长头精子。B:纤细形长头精子。C:锥形长头精子。D:梨形长头精子。E:哑铃形长头精子。F:球拍样长头精子

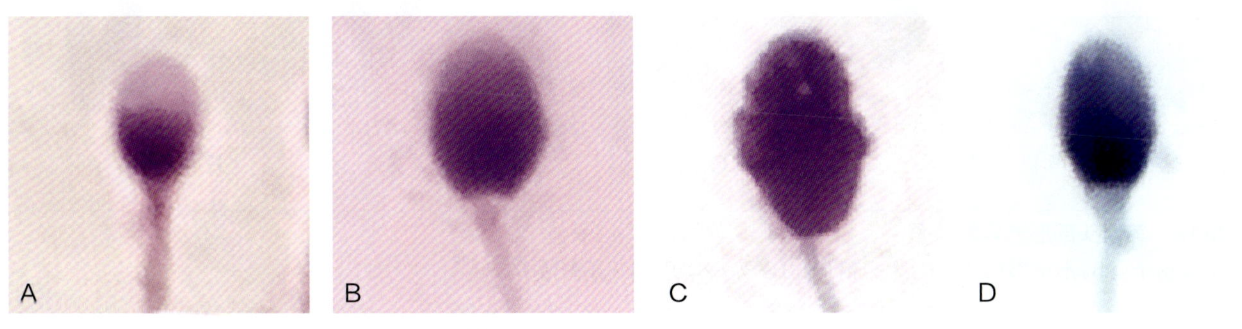

图 5-9　大头精子
A:正常精子。B:有顶体大头精子。C:无顶体大头精子。D:有顶体大头精子(巴氏染色)

(3)小头精子:精子长和宽均小于参考区间,顶体小于头部 40%,甚至缺少或出现凋亡精子(图 5-10B、C)。

(4)圆头精子:头部为圆形,一般无顶体,长宽之比在 1.00~1.12 之间。有大圆头、中圆头和小圆头之分,由于圆头精子无顶体,也有学者把它列入无顶体精子行列(图 5-10D、E)。

(5)扁平底头精子:见图 5-11B、C。

(6)锥形头精子:见图 5-11D。

(7)梨形头精子:见图 5-11E。

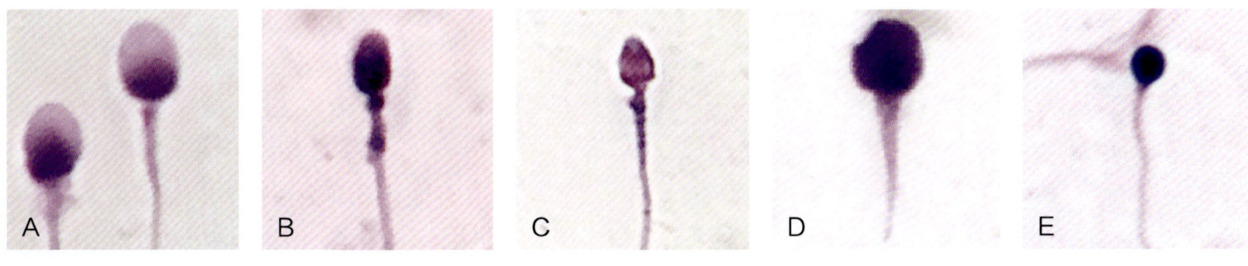

图 5-10　小头和圆头精子
A:正常精子。B:小头精子。C:小头精子。D:圆头精子(大)。E:圆头精子(小)

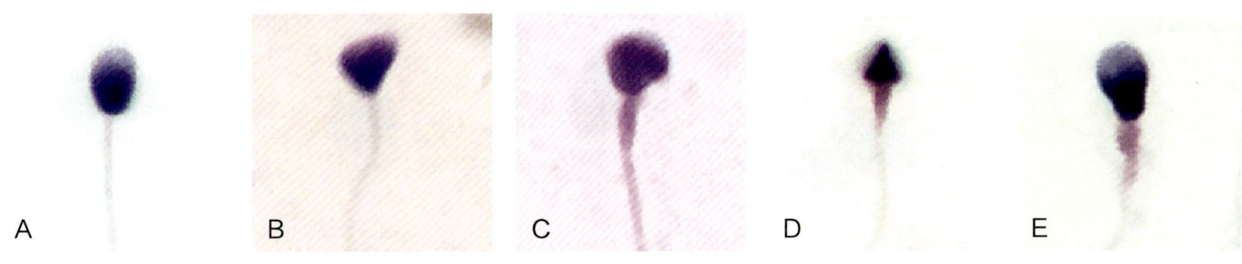

图 5-11　小头及头部形态异常精子
A:正常精子(HE)。B:扁平底头精子。C:扁平底头精子。D:锥形头精子(HE)。E:梨形头精子(HE)

(8) 其他头部形态异常精子：不定形头精子、无头精子、双头、多头精子等（图 5-12）。

(9) 顶体异常精子：主要有无顶体、顶体小、顶体大、顶体有空泡等（图 5-13）。

(10) 赤道板异常精子：赤道板位置结构不清，或双层或多层排列，或突出显现等（图 5-14B）。

(11) 精子头部核空泡异常：指精子头部核部分空泡超过 2 个以上，且空泡总面积或者单个空泡区面积占头部面积的 20% 以上（图 5-14C~E）。

(12) 凋亡精子：瑞氏 - 吉姆萨染色时，精子头核固缩并深染成深紫蓝色，头部多缺失顶体，常伴随头部形态异常（图 5-15）。

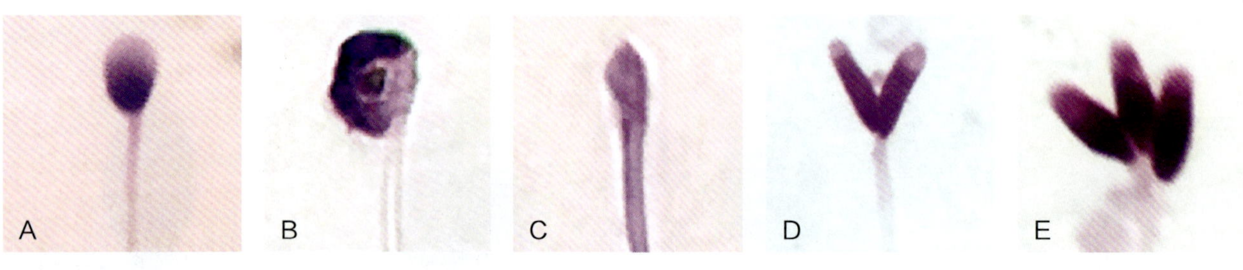

图 5-12 其他头部形态异常精子

A：正常精子。B：不定形精子。C：无头精子。D：双头精子。E：多头精子

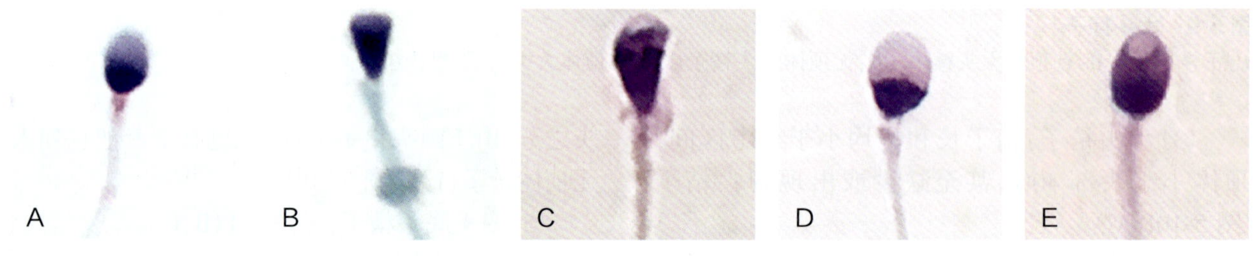

图 5-13 顶体异常精子

A：正常精子。B：无顶体精子（巴氏染色）。C：顶体过小精子。D：顶体过大精子。E：顶体有大空泡

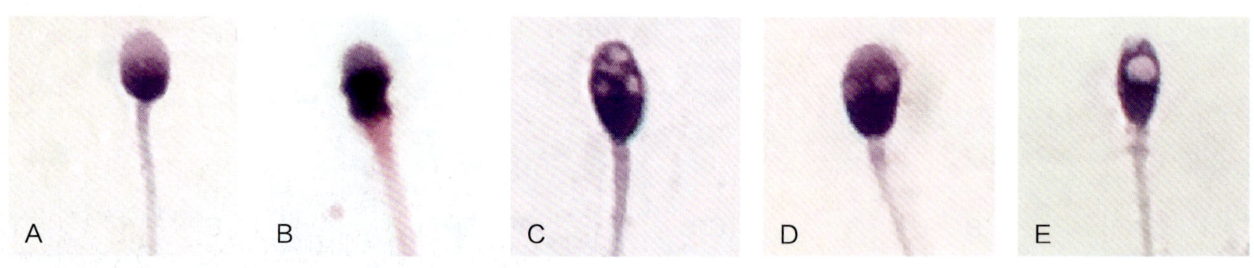

图 5-14 精子赤道板及头部核空泡异常

A：正常精子。B：赤道板异常精子。C：精子头部核有多个空泡。D：精子头部核 2 个空泡精子。E：精子头部核空泡面积超过 20%

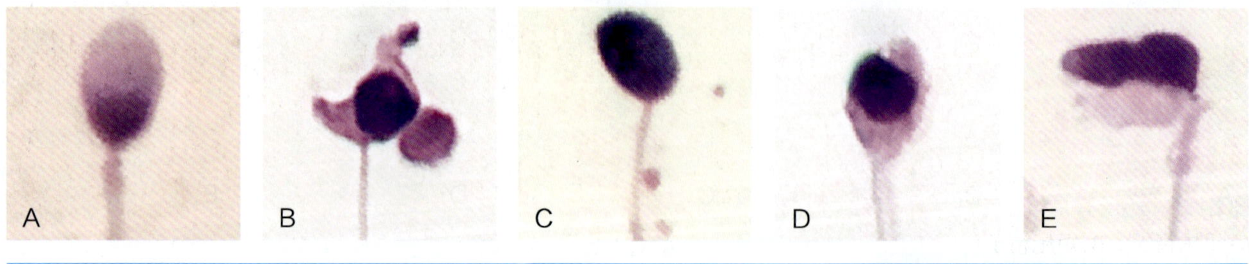

图 5-15 凋亡精子

A：正常精子。B~E：凋亡精子

2. 颈中段异常精子 主要包括:①颈中段变粗、变细或不规则。②斜颈、颈部折角(折角 <90°)。③中段插入(中段非对称接在头部)。④胞质小滴异常精子(即残余胞质超过精子头部 1/3,甚至 1/2 以上,通常伴中段缺陷)(图 5-16)。

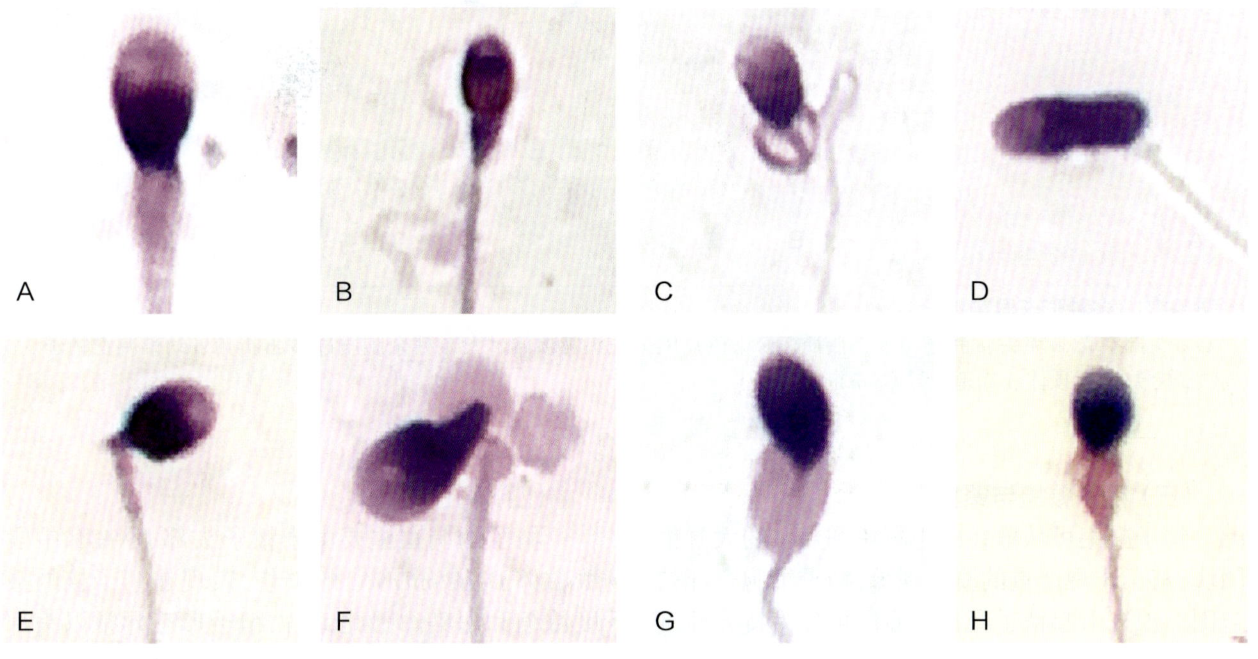

图 5-16 颈中段异常精子

A:颈中段变粗。B:颈中段变细。C:颈中段不规则。D:斜颈。E:颈部折角。F:颈折角精子伴胞质小滴。G、H:胞质小滴异常

3. 尾部异常精子 主要有粗尾、短尾、断尾、无头尾、双尾、多尾、卷尾、发夹形或回形针形尾、弯曲尾等(图 5-17)。其中短粗尾多为化学药物(尤其农药)中毒引起,尾部卷曲 >360°,提示可能附睾功能障碍。

4. 多种形态异常精子 当生精功能缺陷和某些附睾病变时,通常会导致精子形态异常率明显增高,精子形态异常通常呈混合型(图 5-18)。

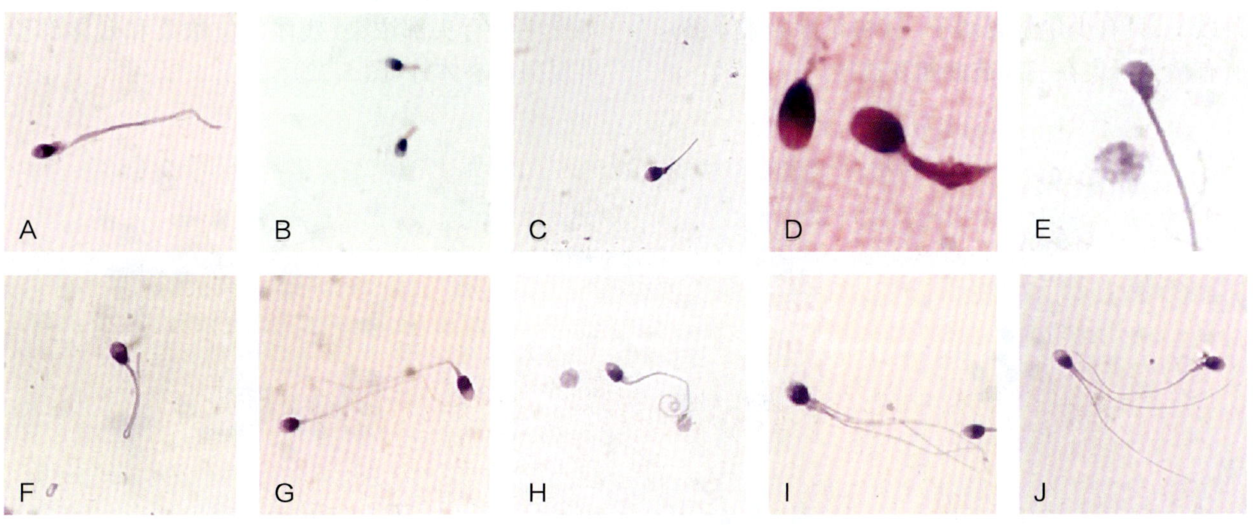

图 5-17 尾部异常精子

A:粗尾精子。B:短尾精子(HE 染色)。C:断尾精子。D:短粗尾精子。E:无头尾精子。F:尾部发夹形弯曲精子。G:尾部锐角弯曲精子。H:尾部环状卷曲精子。I:多尾精子。J:双尾精子

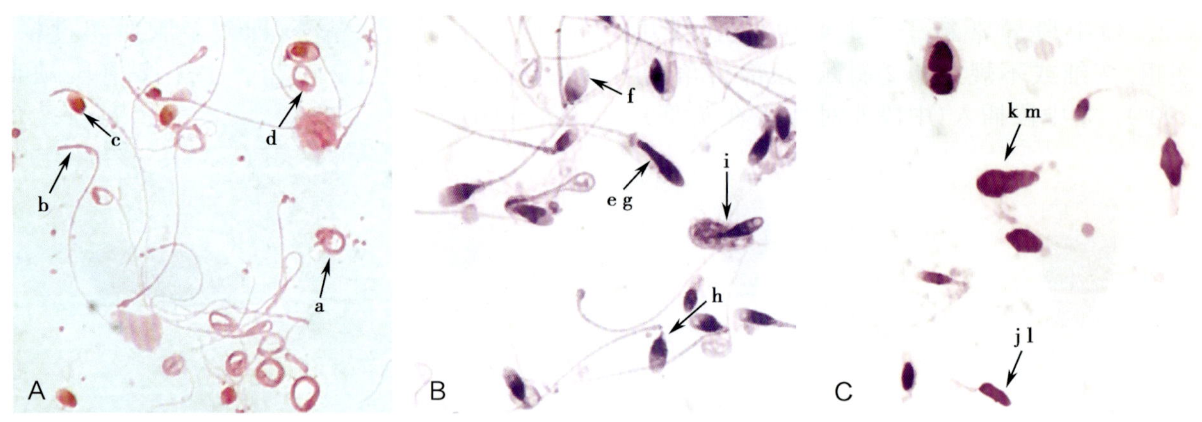

图 5-18 多种形态异常精子

A：a 头部空壳、b 无头、c 断尾、d 脱落胞质（HE 染色）。B：e 长头、f 顶体过大、g 残余胞质过多、h 折角、i 幼稚凋亡精子。C：j 尖头、k 无顶体、l 赤道板异常、m 断尾

（三）精子凝集与聚集

精子凝集可从散在的小凝块到众多的大凝集团块，甚至出现严重的凝集现象，精子细胞全部被包围。根据引起精子凝集的原因可分为特异性凝集和非特异性凝集。非特异性凝集通常称聚集，是由于精子与精液中的黏液丝或细胞碎片等网络聚在一起；特异性凝集主要是由于精液中存在精子抗体，使精子发生特异性凝集。

凝集类型表现为头对头、尾对尾或头尾相连（图 5-19）。按凝集程度可分为 4 级：①轻度凝集（1 级）：凝集团中少于 10 条精子，多为游离状态。②中度凝集（2 级）：有 10~50 条精子凝集，有部分游离精子。③重度凝集（3 级）：凝集精子数在 50 条以上，只有少量游离精子。④极重度凝集（4 级）：所有精子凝集在一起彼此相互连接。

（四）凋亡精子

精子的凋亡主要由于精子头部 DNA 和中段线粒体 DNA（mDNA）的损伤，表现在精子核的极度浓缩和深染。因此，凋亡精子形态异常以头部和颈中段较为多见（图 5-20）。

1. 凋亡精子头部形态　凋亡精子头部形态特征主要有：头部核畸形、核凸出、核深染、核浓缩、核边聚、出现凋亡小体等。

2. 凋亡精子颈中段形态　凋亡精子颈中段形态特征主要有颈中段膨大深染带尾部、颈中段畸形无尾部和颈中段出现凋亡小体等（图 5-21）。

3. 幼稚凋亡精子形态　幼稚凋亡精子形态特征主要有头部浓染、残体部位浓染和残体部位出现凋亡小体等（图 5-22）。

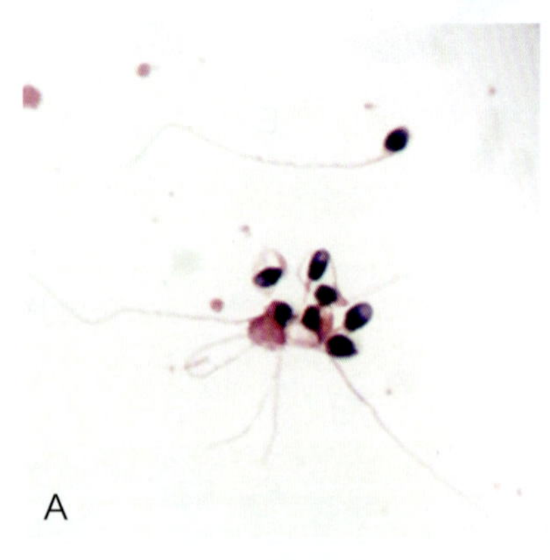

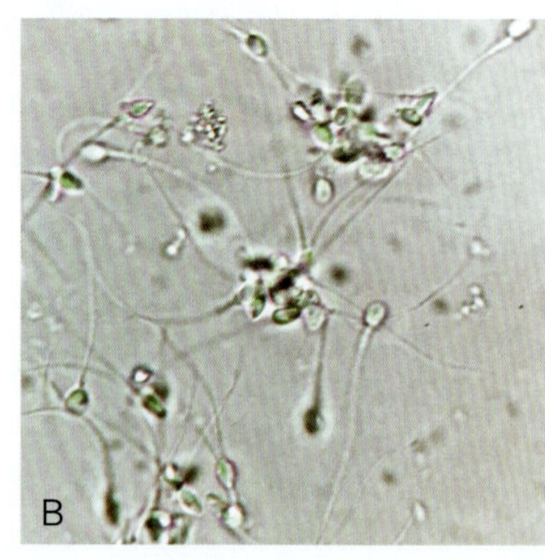

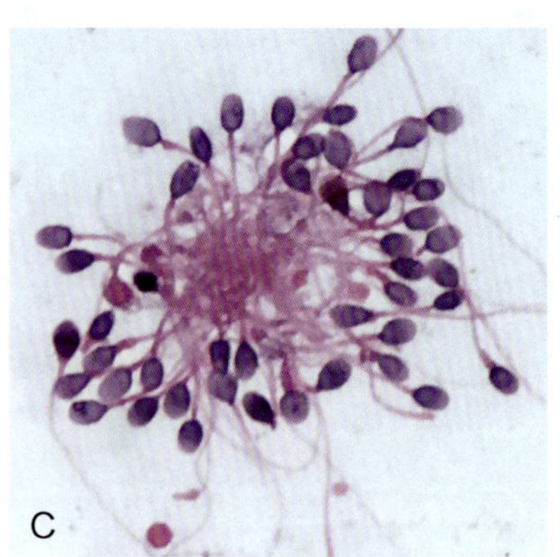

图 5-19 精子凝集现象

A：轻度凝集，头 - 头凝集（HE 染色）。B：轻度凝集，头 - 头凝集（未染色）。C：重度凝集，尾 - 尾凝集（HE 染色）

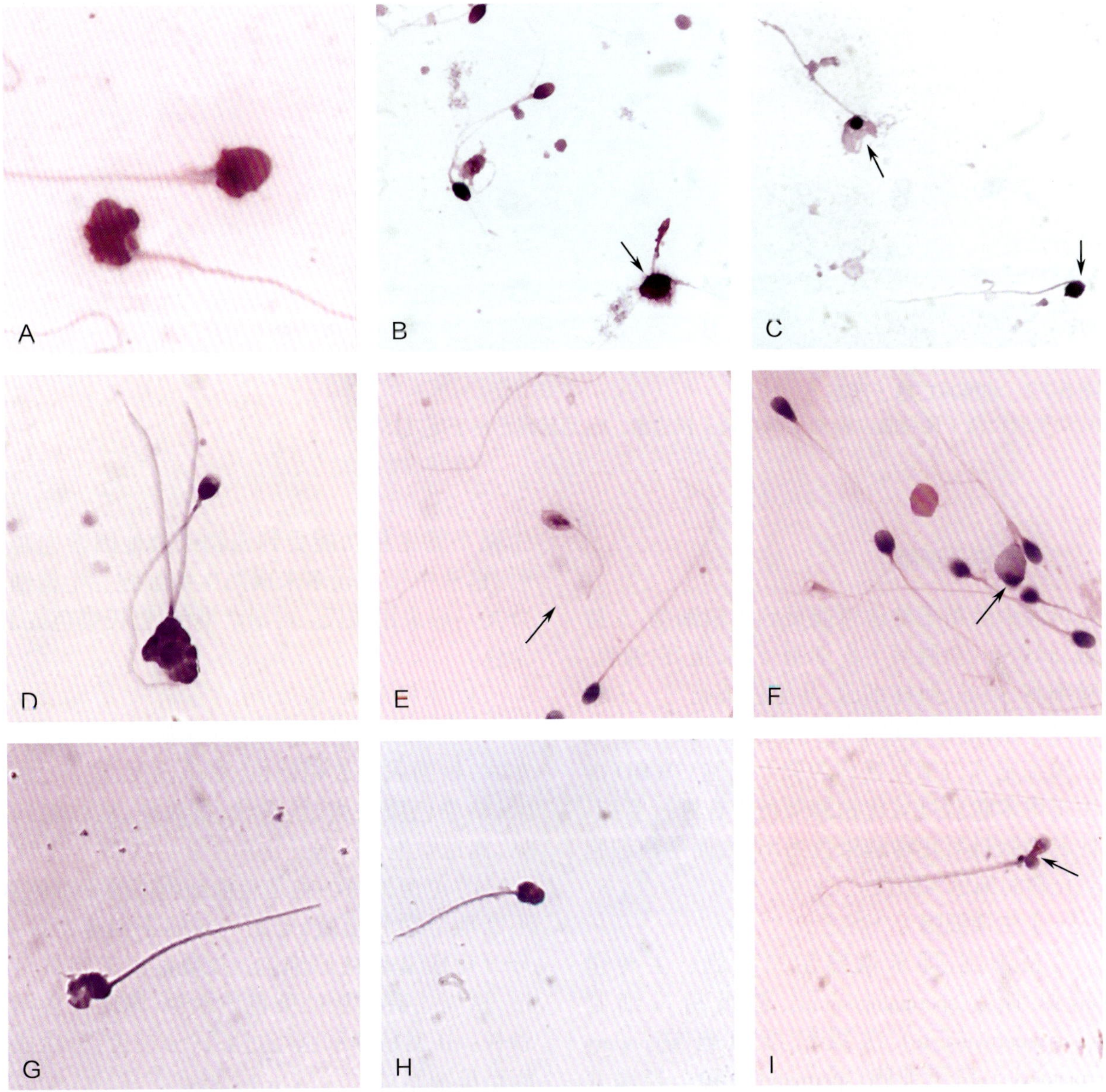

图 5-20　精子细胞凋亡头部形态

A:凋亡精子核畸形。B:凋亡精子核边不整齐并核深染。C:凋亡精子核浓缩。D:多头凋亡精子。E:凋亡精子核中聚。F:凋亡精子核边聚。G:凋亡精子核深染并有凋亡小体。H:凋亡精子核凸出。I:凋亡精子核无浓染并有凋亡小体

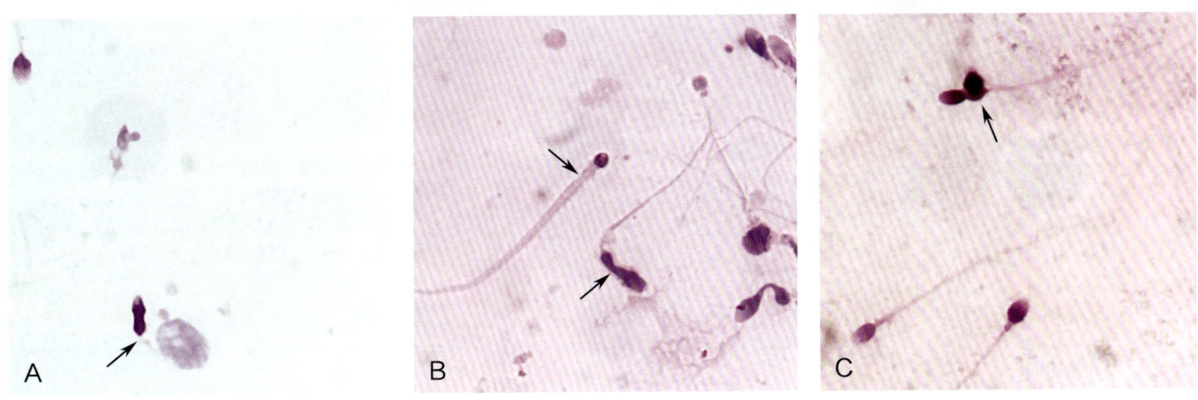

图 5-21　凋亡精子颈中段形态

A:颈中段畸形无尾部。B:颈中段膨大深染带尾部。C:颈中段出现凋亡小体

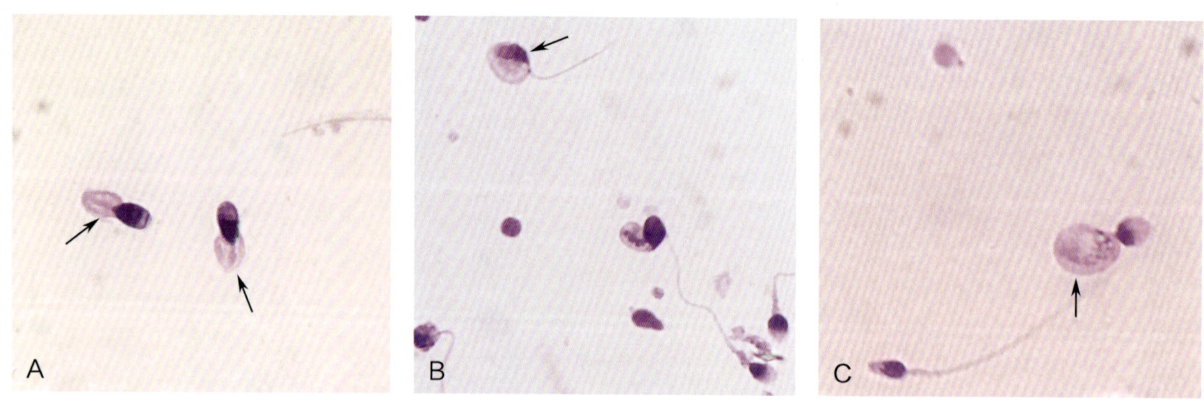

图 5-22　幼稚凋亡精子形态

A:幼稚凋亡精子尾卷曲。B:幼稚凋亡精子核边聚。C:幼稚凋亡精子尾残体

二、非精子细胞

精液中除精子外还可能见到生精细胞、支持细胞、间质细胞、脱落上皮细胞、红细胞、白细胞、巨噬细胞、结晶、肌样细胞、甚至癌细胞等。未染色情况下，除精子外的非精子细胞难以区分，通常把生殖细胞和白细胞统称为圆形细胞。WHO 推荐用正甲苯胺蓝过氧化物酶染色检查进行鉴别，中性粒细胞过氧化物酶染色为阳性，而生精细胞过氧化物酶染色为阴性。

(一) 生精细胞

生精细胞，即未成熟生殖细胞。主要包括精原细胞(spermatogonium)、初级精母细胞(primary spermatocyte)、次级精母细胞(secondary spermatocyte)、精子细胞(spermatid) 4 种。当睾丸生精小管生精功能受到药物或其他因素的影响时，精液中可见较多未成熟生殖细胞。生精细胞分类一般采用瑞氏 - 吉姆萨染色、巴氏染色或 HE 染色。

1. 生精细胞

(1) 精原细胞：呈圆形或椭圆形，直径 12μm 左右，核圆居中或稍偏位，核质比大，核占 2/3 以上，核染色质致密，颗粒状，核深染，核仁隐约可见，偶见空泡。根据分化程度分为 A 型与 B 型(图 5-23)。A 型精原细胞是生精细胞中的干细胞，能不断地分裂和增殖，复制成新的干细胞，另一部分分化成 B 型精原细胞。B 型精原细胞核呈圆形，核周边有较粗的染色质颗粒，胞质富含糖原颗粒。B 型精原细胞经过数次分裂后，分化成初级精母细胞。

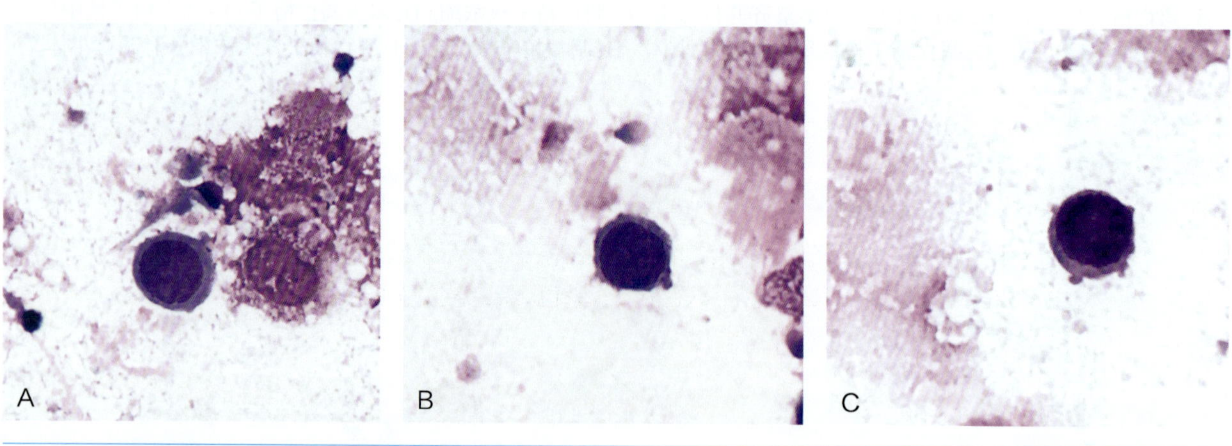

图 5-23　精原细胞

A、B:A 型。C:B 型

(2)初级精母细胞:初级精母细胞体积较大,直径可达 18μm,胞核大而圆,细胞质较丰富(图 5-24)。除细线期初级精母细胞体积小及细胞质较少外,各期初级精母细胞主要区别在于核染色质的颗粒大小及疏松状态变化。细线期初级精母细胞:细胞核染色质(体)疏松,呈细颗粒状,可见核仁(图 5-24A、B)。偶线期初级精母细胞:核染色体双双配对,染色质(体)呈细网状,可见核仁(图 5-24C、D)。粗线期初级精母细胞:细胞核染色质(体)呈颗粒状、细团状,无核仁(图 5-24E)。双线期初级精母细胞:细胞核染色质(体)呈双线团状,无核仁(图 5-24F)。

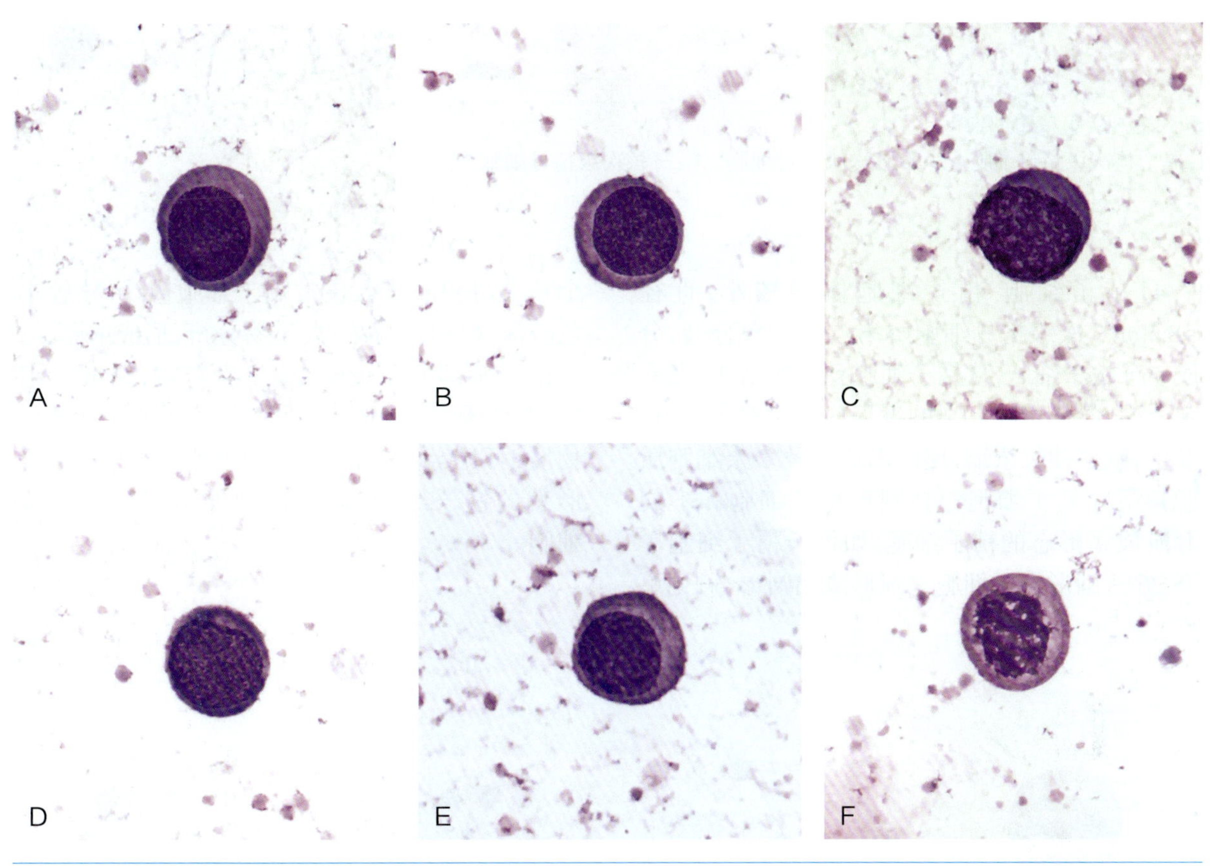

图 5-24 初级精母细胞

A、B:细线期。C、D:偶线期。E:粗线期。F:双线期

(3)次级精母细胞:次级精母细胞存在时间较短,体积较小,直径 6.5~13.85μm,胞体圆形。细胞核直径 6.75μm 左右,核圆形或椭圆形,染色质呈细网状或颗粒状,瑞氏 - 吉姆萨染色呈深紫红色,巴氏染色或 HE 染色呈紫蓝色,可见单个核、双核或多核,或呈现分裂象,以双核多见;单个核时常居中或稍偏于一侧(图 5-25A),双核时对称排列(图 5-25B),三核或多核时呈重叠排列(图 5-25C)。细胞质丰富,瑞氏 - 吉姆萨染色呈浅紫色或淡紫红色,有时可出现蓝色颗粒状物质,巴氏染色呈浅绿色,HE 染色呈淡红色。

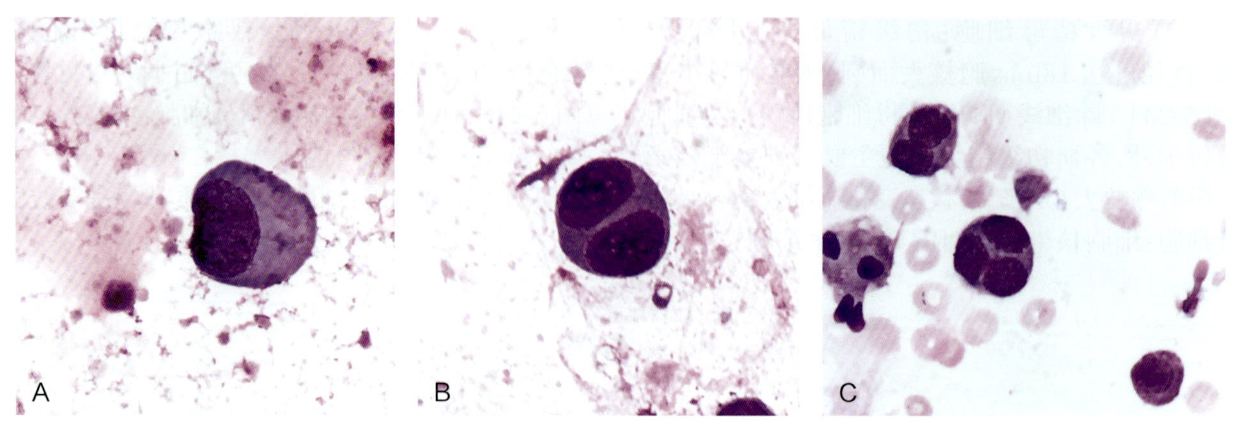

图 5-25 次级精母细胞

A:单个核次级精母细胞。B:双核次级精母细胞。C:三核次级精母细胞

(4) 精子细胞:精子细胞体积较小,直径4.0~8.6μm。次级精母细胞经第二次减数分裂,分化成4个精子细胞,从精子细胞到形成精子,没有细胞分裂,而是历经复杂的过程分化为精子,如顶体发生、胞核伸长浓缩、尾的形成以及多余细胞质的脱落等。精子细胞包括圆形精子细胞和不同发育阶段多形态的精子细胞,如伸长精子细胞等(图 5-26)。圆形精子细胞呈圆形或椭圆形,可见单个核、双核和多核,核常贴于细胞边缘,核较小染色较深,核内颗粒浓染,不易分辨,形成浓厚、结实的精子头部锥形;线粒体呈颗粒状,分散于细胞质中;细胞质呈浅紫红色,有时出现蓝色颗粒状物质,可见空泡。精液中可见到不同发育阶段多形态的精子细胞,甚至出现伸出尾鞭毛的精子细胞。

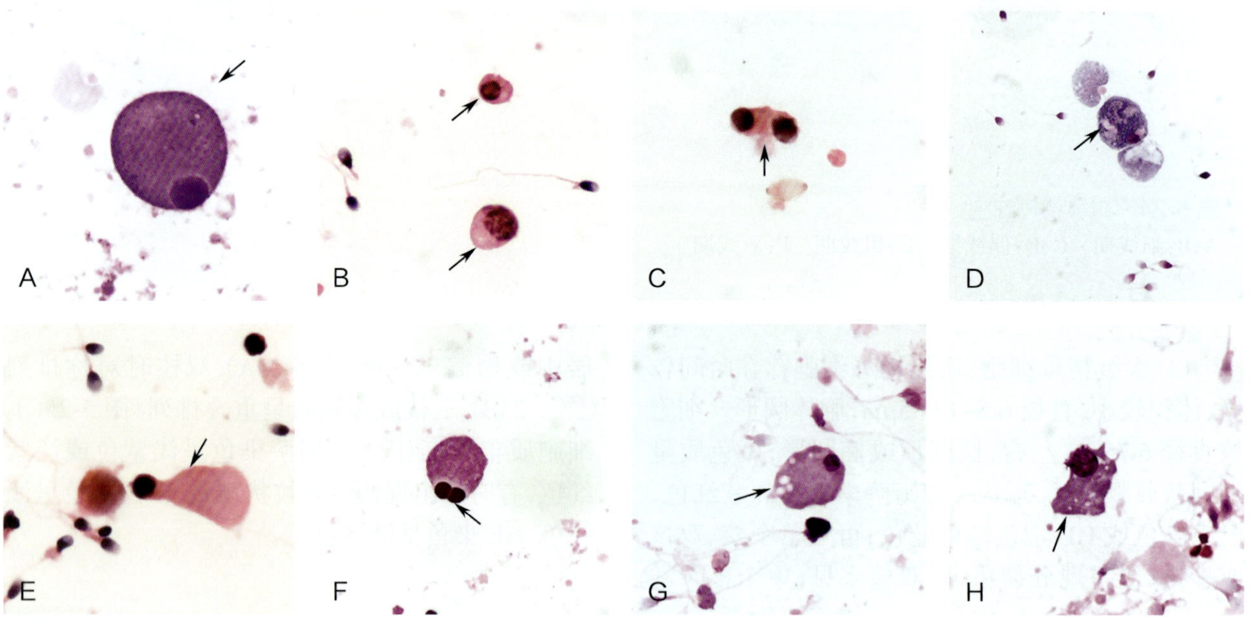

图 5-26 精子细胞

A:圆形精子细胞。B:圆形精子细胞(HE 染色)。C:双核精子细胞(HE 染色)。D:圆形精子细胞(胞质有蓝色颗粒)。E:伸长精子细胞(HE 染色)。F:双核伸长精子细胞。G:圆形精子细胞(胞质有空泡)。H:伸长形精子细胞(胞质有空泡)

2. 凋亡生精细胞

(1)生精细胞凋亡核的形态变化：生精细胞凋亡以核的变化最为显著，分为固缩型、破碎型、边聚型、突出型、中空型、纤维型、核膜肿胀亡型和凋亡小体型等（图5-27）。

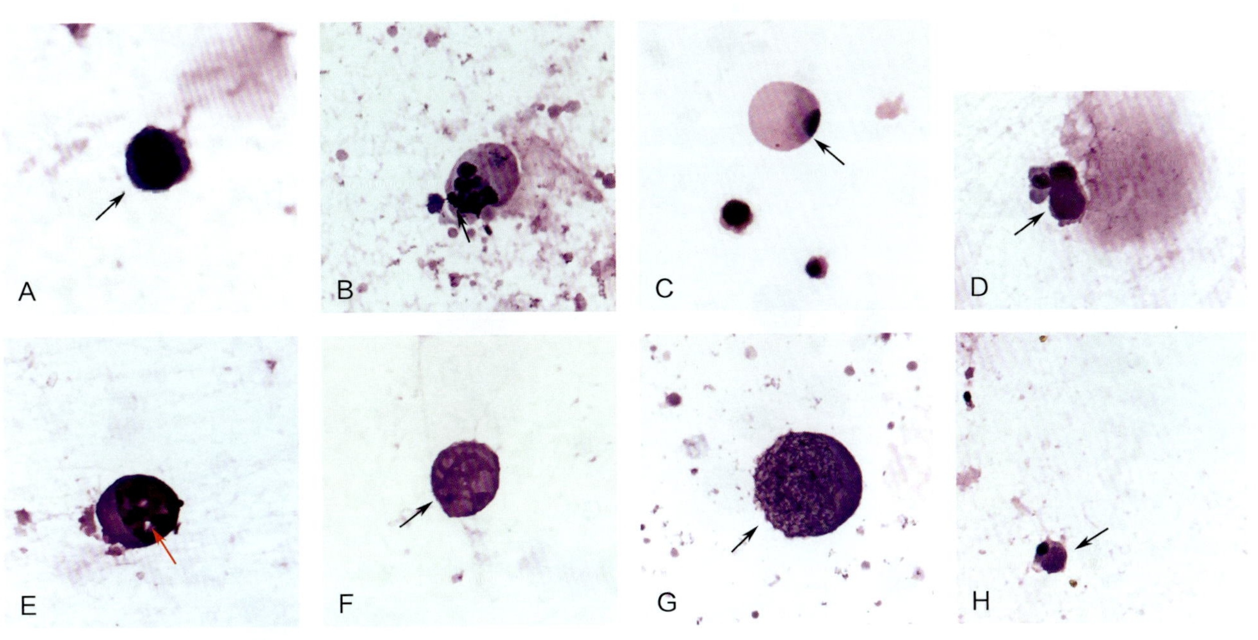

图5-27　生精细胞凋亡核的形态变化

A：核固缩。B：核破（碎裂）。C：核边聚。D：核突出。E：核中空。F：核纤维丝样变。G：核膜肿胀。H：凋亡小体

(2)生精细胞凋亡胞质的形态变化：初级、次级精子细胞凋亡胞质变化主要表现在量的变化、包含体、异常颗粒、胞质空泡、胞质溶解等特征（图5-28）。

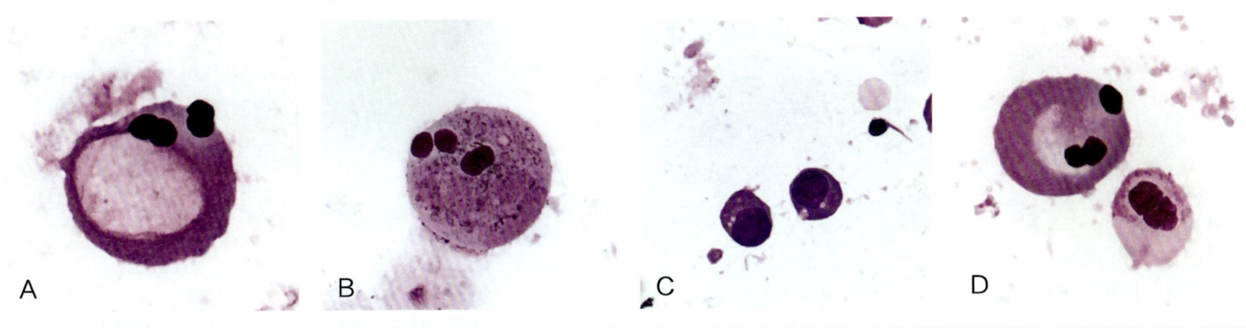

图5-28　生精细胞凋亡胞质的形态变化

A：包含体。B：胞质异常颗粒。C：胞质空泡。D：胞质溶解

(二) 其他成分

精液中其他细胞主要有红细胞、白细胞、巨噬细胞、脱落上皮细胞、支持细胞、间质细胞、线索细胞、精细小管界膜内的肌样细胞、微生物、癌细胞等（图5-29）。

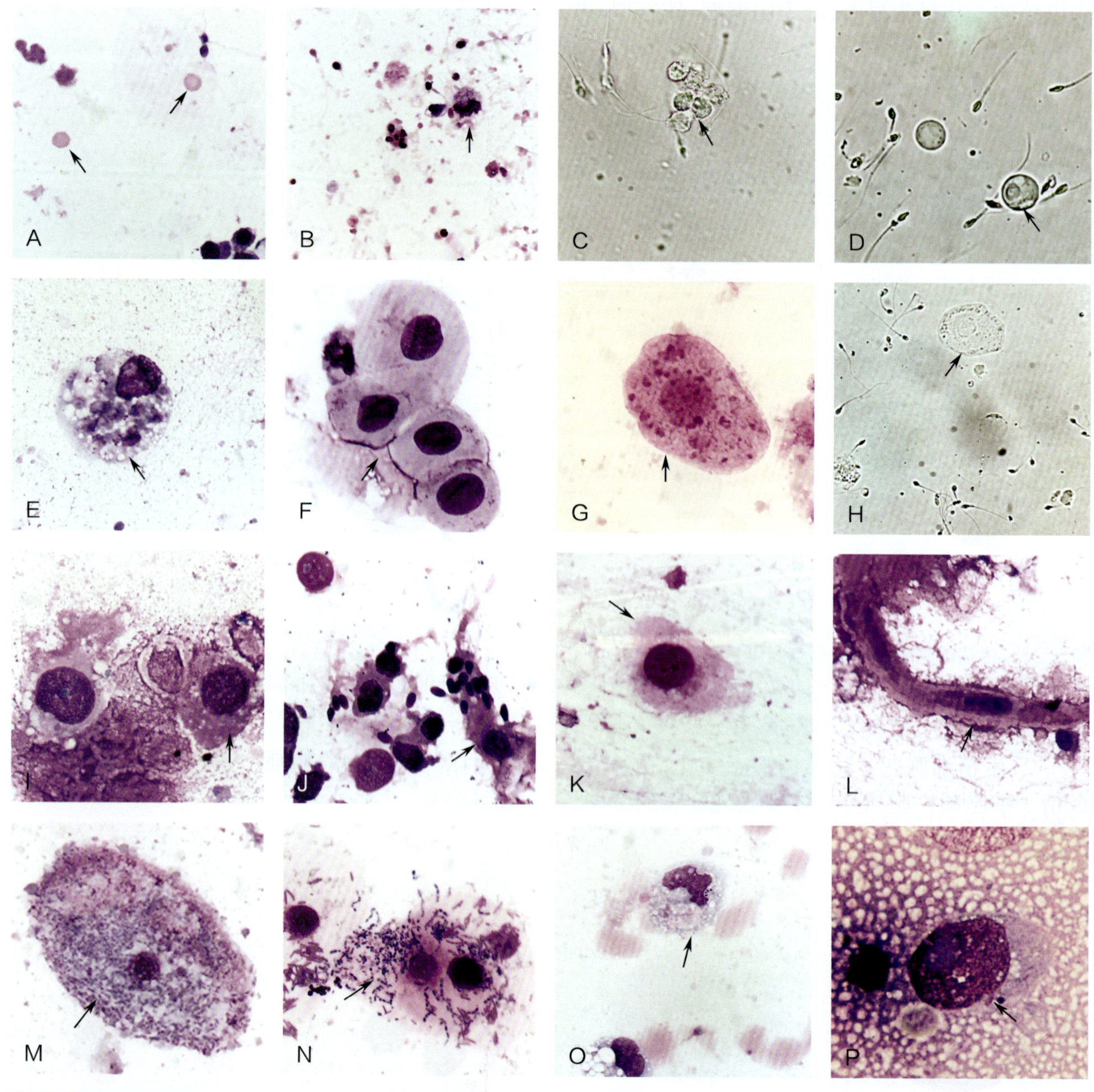

图 5-29 其他细胞

A:红细胞。B:白细胞。C:白细胞(未染色)。D:巨噬细胞(未染色)。E:巨噬细胞。F:前列腺上皮细胞。G:精囊腺上皮细胞。H:鳞状上皮细胞(未染色)。I:支持细胞。J:支持细胞(精子细胞嵌入支持细胞内)。K:间质细胞。L:精细小管界膜内的肌样细胞。M:线索细胞。N:细菌(球菌和杆菌)。O:巨噬细胞。P:睾丸癌细胞

(黄道连 林东红 莫 非 张纪云)

第三节　精液有形成分形态学检验质量保证

为保证精液有形成分检查结果的准确性，应加强每个环节的质量控制，主要有：

1. 标本采集和运送　按要求采集标本，冬季标本于 20~37℃条件下保温，最好在 30 分钟内送检，不超过 1 小时。

2. 标本处理和取样　①取标本前充分混匀，但应注意避免剧烈振荡产生气泡，损伤精子；混匀后立即取精液标本，以免精子在悬浮液中沉降。②黏稠度高的标本，会造成涂层厚度不均，可参照液化不良的标本处理后进行涂片。③当精子密度很低（$<2\times10^6$/ml），需要浓缩精液标本：以 600g 离心 10 分钟，去除大部分上清，用吸管轻轻混匀剩下的精液，但精子密度不要超过 50×10^6/ml。

3. 涂片制备与染色　①每份标本应制备两张或更多的涂片，以防染色发生问题或载玻片破碎，最好对两张重复涂片的两张涂片都进行形态学检查，两次结果相差应在可接受范围。②由于干燥、固定和染色，精子比精液中活精子会变小一些，未成熟精子的头会膨胀，尽管保留了大量的过多残留胞质，但对渗透压敏感的胞质小滴会丢失。一旦精液涂片空气干燥后，应立即固定并染色。③ WHO 推荐用巴氏染色、Shorr 染色或 Diff-Quik 染色法，对难以鉴别的白细胞、炎症细胞和生精细胞，WHO 推荐采用正甲苯胺蓝过氧化物酶染色法，中性粒细胞过氧化物酶染色呈阳性，而生精细胞过氧化物酶染色则呈阴性。

4. 显微镜检查　①对未染色的新鲜精液标本建议使用相差显微镜进行检查。②为达到最低的样本误差，应重复观察评估至少 200 个精子。③只有头、颈和尾部都正常的精子才属正常精子，形态学处于临界状态的精子均列为异常。衰老精子体部也可膨大并有被膜，不宜列入形态异常精子。④若精子同时存在有多种缺陷，记录异常的顺序为头部、颈和中段，最后是尾部。游离的精子头计入形态异常精子，但游离的精子尾不计入，以免重复。⑤最好同时观察两张涂片，计算两次评估正常精子比例均值和误差。如果误差在可接受范围之内，则按平均数报告；如误差较大，则需用相同的涂片重新评估。⑥应观察精液中含有的非精子细胞成分，包括生精细胞、泌尿生殖道上皮细胞、前列腺上皮细胞、红细胞和白细胞等。⑦观察精子凝集时，任何精子的头部、尾部或中段有黏附现象都应如实记录。不活动精子之间、活动精子与黏液丝之间、非精子细胞成分或细胞碎片等黏在一起，为非特异性凝集，也应如实记录。

5. 结果报告　①油镜下观察至少 200 个精子。WHO 要求，最好两张涂片两次计数总共评估 400 个精子，计数形态正常与形态异常的精子数量，并计算百分率报告。② WHO 推荐，分类计数各缺陷类型精子百分数。头、颈、尾部缺陷分别表示为 %H、%M、%P，带多余胞质小滴的表示为 %C。③非精子细胞成分的计数和报告同精子计数方法，或根据染色涂片中生精细胞或白细胞与精子的比例来进行计算。④精子凝集报告：WHO 将精子凝集分为 4 级：1 级为多数精子是游离的，<10% 的精子发生凝集，2 级为 10%~50% 的精子发生凝集，3 级为 >50% 的精子发生凝集，4 级为所有精子发生凝集。

6. 标本复检　精液检查结果受许多因素影响，建议 7 天后再次采集精液检查，综合分析两次的结果。

（林东红　莫　非）

第四节　精液有形成分形态学检验病例分析

病例一　畸形精子症

【患者资料】男性，31 岁，工人，结婚三年，未避孕，正常性生活，未育。第二性征发育正常，生殖器、睾丸、附睾未见明显异常，无精索静脉曲张。妻子检查结果未见异常。精液检查：禁欲 6 天，量 3.5ml，pH 7.4，液化时间 30 分钟，灰白色，稍稠，精子浓度 59.5×10^6/ml，前向运动（A+B 级）50%。

【形态学检查】精液涂片瑞氏 - 吉姆萨染色，显微镜检查。正常精子 1%，精子畸形率 99%，其中头部缺陷（圆头）31%，颈部缺陷（颈部伸长）59%，尾部缺陷（短尾）9%（图 5-30A）。

【诊断】男性不育症，畸形精子症。

【点评】精子分析是判断男性生育力的重要指标，精子畸形率高，畸形精子很难与卵子结合，导致男性生育能力下降。

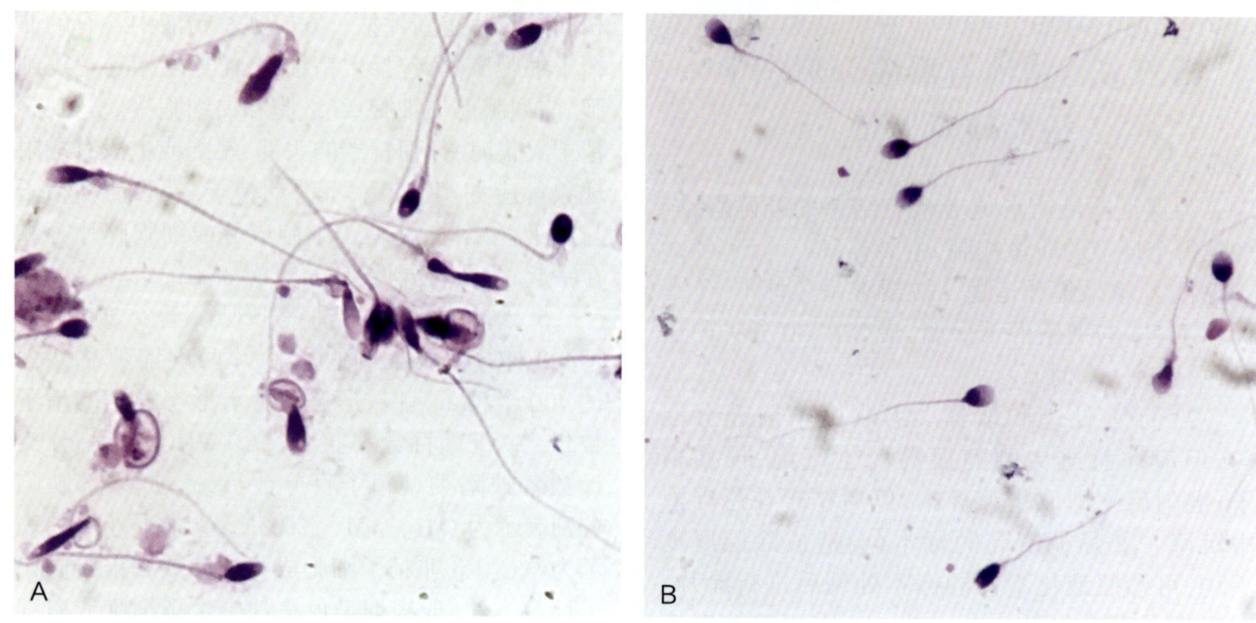

图 5-30 男性不育症治疗前后精子形态变化
A：治疗前的精子形态。B：治疗后的精子形态

精子畸形包括头部畸形、颈部畸形、尾部畸形等，高温可导致精子颈部伸长、增粗及浓染，精子运动缓慢或失去活动能力。该患者正常精子仅有1%，异形精子高达99%，而且畸形精子以颈部缺陷（颈部伸长）比率较高，考虑与热源性有关。再次细问患者具体职业和病史，从事锅炉工作6年，吸烟史8年。建议改善工作环境，降低高温作业，并给予生精胶囊、维生素E、左卡尼丁口服液和中药制剂等治疗3个月。对症治疗后，卓有成效，复查精子形态（图5-30B），正常精子上升至达4%，妻子受孕生育健康胎儿。

不同的病因所引起精子形态的改变有一定的特征性，因此通过观察精子的形态特征，为临床诊断与鉴别男性不育症，指导临床精准治疗具有重要作用。

（黄道连　林东红　张丽霞）

第六章

前列腺液有形成分形态学检验

第一节 概 述

前列腺液（prostatic fluid）是由前列腺分泌的不透明的淡乳白色液体，是构成精液的主要成分之一，参与精液的凝固与液化过程，并提供精子生存的营养物质。

前列腺液有形成分检查一般采用湿片涂片直接检查。当直接镜检见到畸形、巨大细胞或疑有肿瘤细胞时，可选用瑞氏 - 吉姆萨染色、巴氏染色或 HE 染色；怀疑为细菌感染时选用革兰氏染色，再用油镜检查。

前列腺液有形成分检查可用于前列腺炎、前列腺结核、前列腺脓肿及前列腺癌等疾病的诊断、辅助诊断及疗效观察，也可用于性传播疾病的诊断。

（闵 讯 林东红）

第二节 前列腺液有形成分形态

正常情况下，前列腺液中有磷脂酰胆碱小体、前列腺颗粒细胞、淀粉样小体、上皮细胞、白细胞、红细胞等，混入精液后可见精子。病理情况下，前列腺液中可出现细菌、支原体、寄生虫等病原生物，红细胞、白细胞增多。

一、磷脂酰胆碱小体

磷脂酰胆碱小体又称为前列腺小体或卵磷脂小体，由前列腺上皮细胞分泌，有 3 层膜结构，有时可以看到 5 层甚至更多的结构。磷脂酰胆碱小体直径约 150nm，呈圆球状，透明、折光性强，与脂滴相似，大小不等，似血小板但略大。正常前列腺液中磷脂酰胆碱小体几乎均匀布满视野（图 6-1A）。

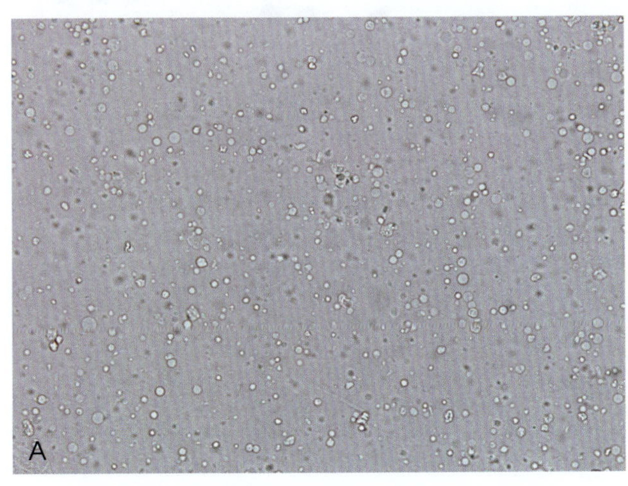

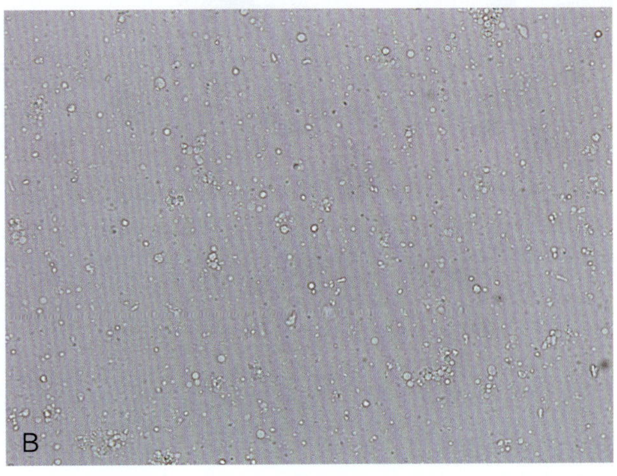

图 6-1 前列腺液磷脂酰胆碱小体（未染色，×400）
A：正常男性前列腺液。B：前列腺炎患者前列腺液

前列腺炎时，由于炎性反应致前列腺小管肿胀，前列腺上皮分泌减少，磷脂酰胆碱小体减少，并成簇分布，可形成空泡，同时由于巨噬细胞吞噬大量脂类造成卵磷脂小体进一步减少（图 6-1B）。因此，磷脂酰胆碱小体的多少可作为前列腺炎疗效监测的指标之一。

二、细胞

（一）白细胞

前列腺液中的白细胞可散在或成堆出现，与外周血中的形态相似，若处于凋亡状态，其形态略不典型（图 6-2A）。正常情况下，前列腺液中可有一定量的白细胞（≤ 10/HPF），分散存在。若前列腺液中 WBC>10/HPF，则为增多，并呈现聚集、成簇状分布（图 6-2B~D），是慢性前列腺炎的特征之一。

（二）红细胞

前列腺液中红细胞呈圆盘状，草黄色，与尿液中出现的红细胞形态类似（图 6-3）。正常前列腺液中红细胞 <5/HPF，在精囊炎、前列腺炎、前列腺癌或前列腺按摩挤压过重时可大量出现。

（三）前列腺颗粒细胞

前列腺颗粒细胞体积大，来源于血液中单核细胞。其大小不一，为白细胞的 3~5 倍，呈圆形；胞核圆形，可见双核、多核；因吞噬有异物，胞质中出现多少不等、大小不一的半透明状或较暗的颗粒（图 6-4A、B）。一般情况下主要吞噬磷脂酰胆碱小体，故又称为脂质巨噬细胞。也可以吞噬淀粉颗粒、细胞碎片、白细胞和细菌等，是典型的清道夫细胞。瑞氏 - 吉姆萨染色后，前列腺颗粒细胞圆形或类圆形，大小不一；胞核圆形或卵圆形，可见核分裂及核内空泡；胞质内有空泡和吞噬物（图 6-4C、D）。

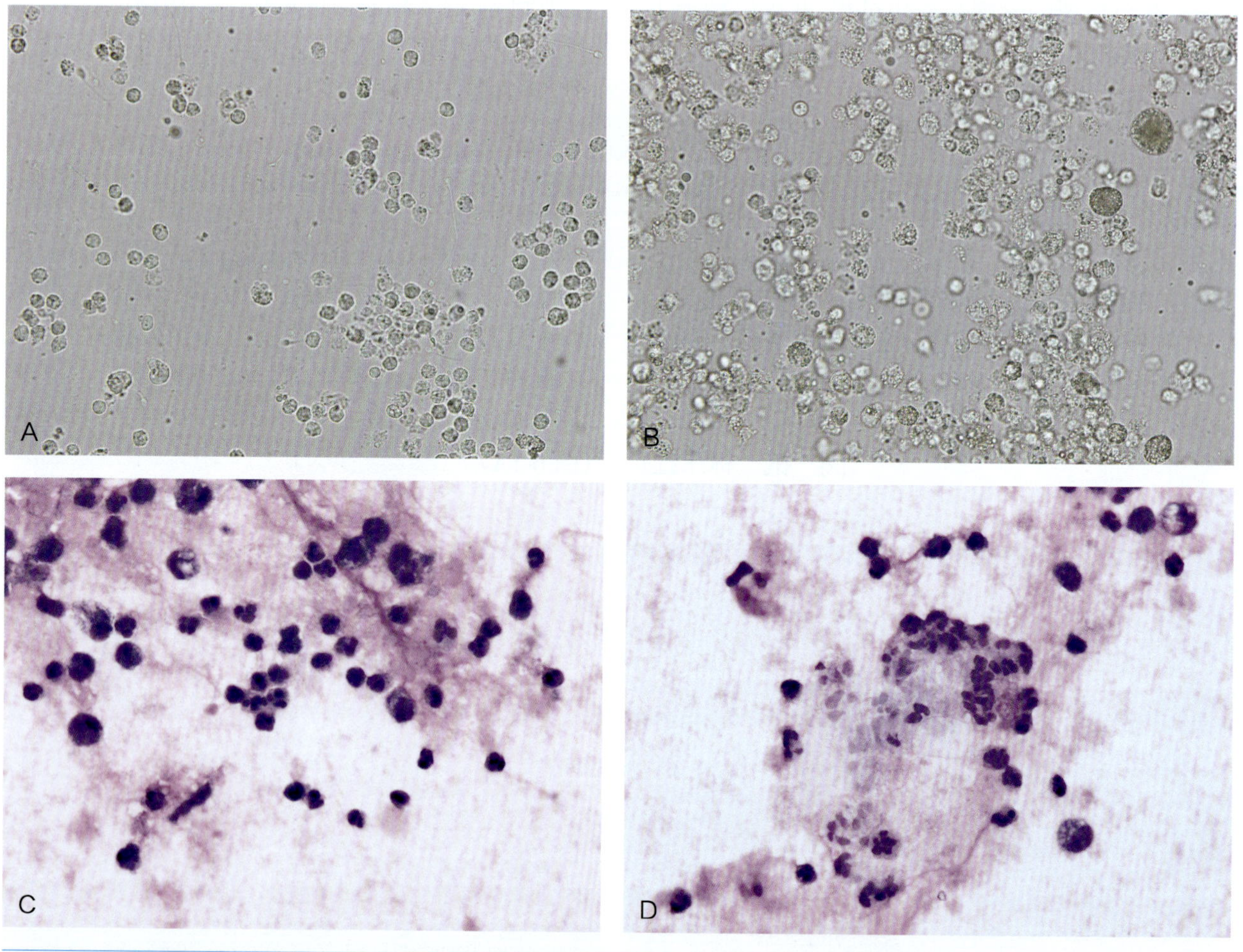

图 6-2 白细胞

A、B：未染色，×400。C、D：瑞氏 - 吉姆萨染色，×1 000

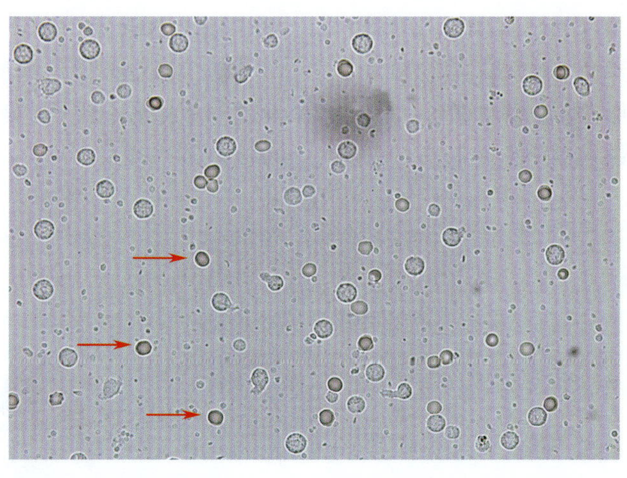

图 6-3　红细胞（未染色，×400）

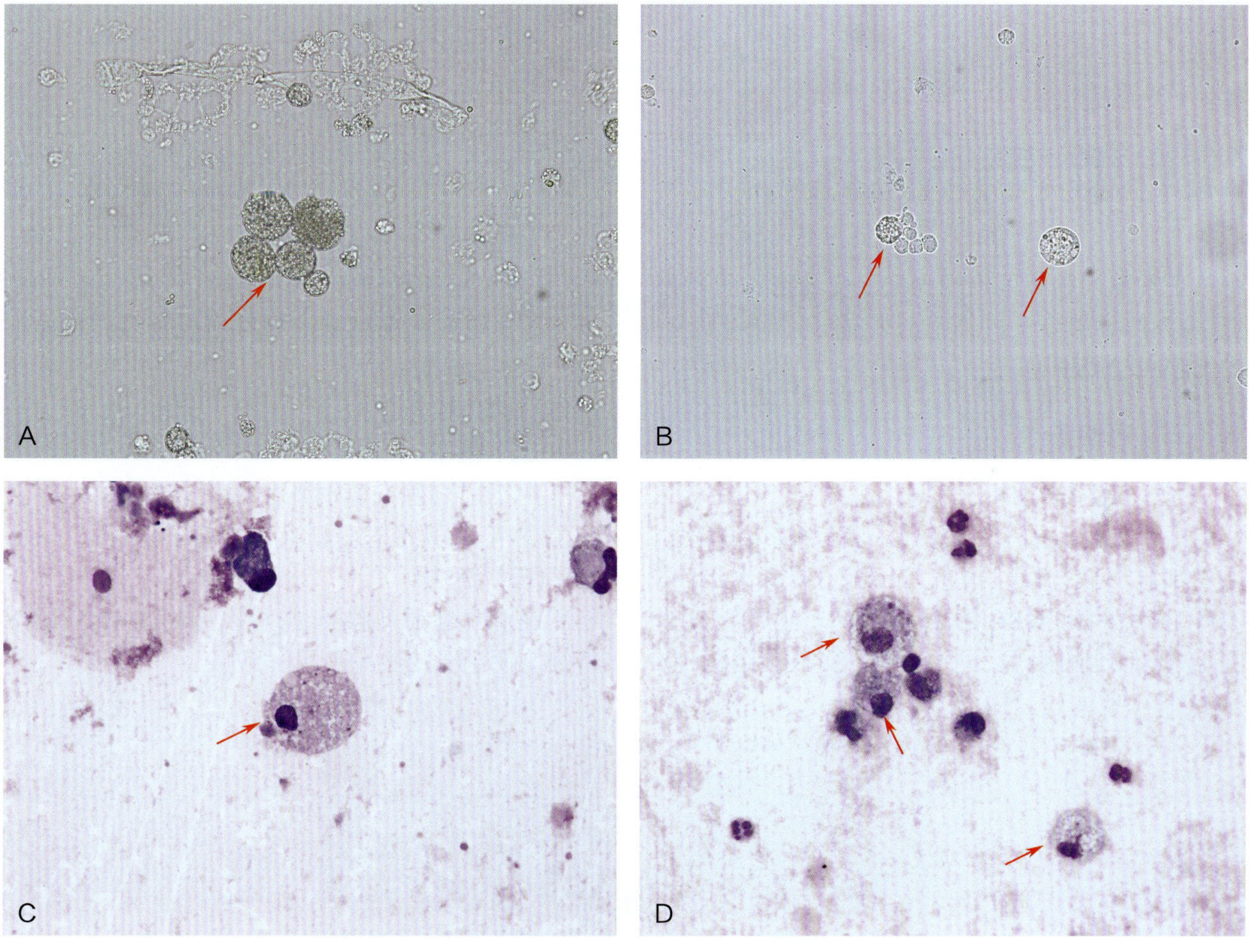

图 6-4　前列腺颗粒细胞

A、B：未染色，×400。C、D：瑞氏 - 吉姆萨染色，×1 000

在正常年轻人的前列腺液中颗粒细胞很少看到，但随着年龄增长，前列腺液中颗粒细胞逐渐增多，无临床意义。在非细菌性前列腺炎患者中颗粒细胞可以升高 8~10 倍，在细菌性前列腺炎患者中颗粒细胞增多更加显著。

（四）上皮细胞

前列腺上皮细胞有分泌性上皮细胞（主上皮细胞）、基底细胞（基上皮细胞）和神经内分泌细胞三种。前列腺液中出现的上皮细胞主要为分泌性上皮细胞和基底细胞，以分泌性上皮细胞为主。

1. 分泌性上皮细胞　为单层柱状或复层柱状，脱落后常成群分布，排列如栅栏状。细胞较大，呈圆形、椭圆形或不规则形；胞核相对较小，呈圆形或椭圆形，染色质呈粗颗粒状；胞质丰富，嗜酸或嗜碱性染色（图 6-5）。

2. 基底细胞　细胞呈圆形或柱状，胞质较少，胞核大而不规则，染色质比较致密，可见明显的核仁。

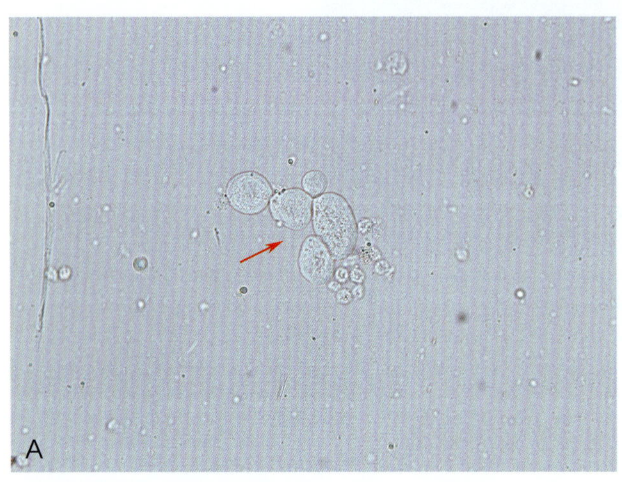

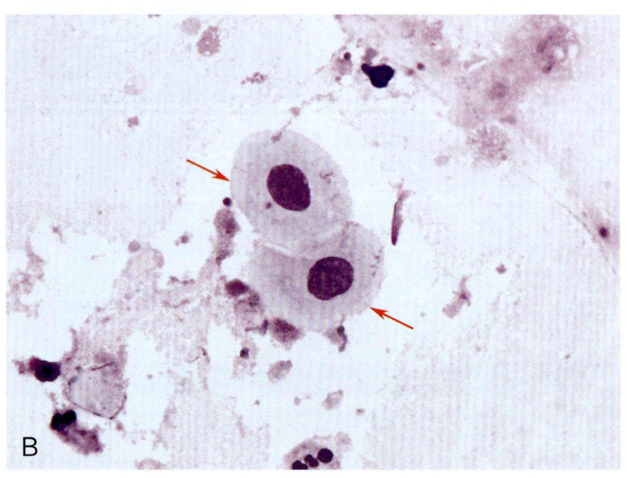

图 6-5　分泌性上皮细胞
A：未染色，×400。B：瑞氏 - 吉姆萨染色，×1 000

正常前列腺液可出现少量上皮细胞。前列腺炎、前列腺癌患者上皮细胞增多；前列腺增生时上皮细胞减少或不见。

三、其他成分

（一）淀粉样小体

由脂肪、核蛋白、结晶、胆固醇等包绕脱落的上皮细胞形成，微黄、黄色、深黄色；体积大，大小不等，直径约为 WBC 的 10 倍；形态呈圆形或卵圆形、形似淀粉颗粒，同心圆线、纹层状结构，陈旧的小体可以看到年轮样结构（图 6-6）；数量多少不等。老年人前列腺液中可出现较多淀粉样小体，无临床意义。青壮年前列腺液中出现淀粉样小体与前列腺炎有关。

（二）精子

由于前列腺按摩时压迫精囊，可在前列腺液中出现精子，其形态与精液中的精子一致。

（三）滴虫

在滴虫性前列腺炎时，可以见到滴虫，其形态特征与阴道分泌物中所见一致。

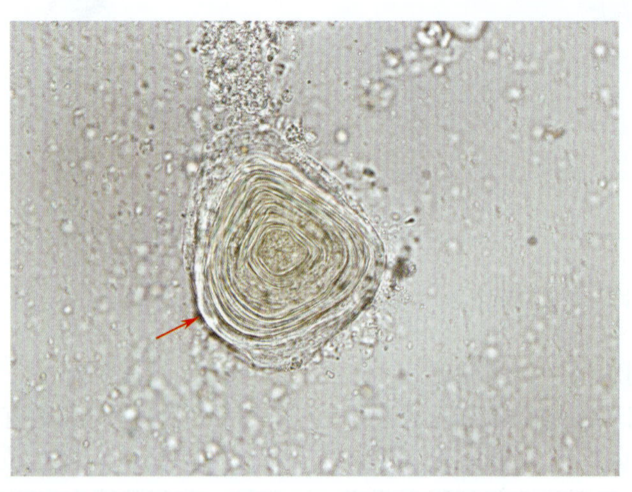

图 6-6　淀粉样小体（未染色，×400）

（四）细菌

前列腺炎患者，其前列腺液中可以找到细菌。以葡萄球菌为常见，链球菌次之。此外在前列腺结核患者，可以查到结核分枝杆菌，如已确诊生殖系统结核时，不宜作此项检查，以防前列腺按摩引起扩散。

（五）肿瘤细胞

前列腺肿瘤患者，可以在前列腺液中查到肿瘤细胞，以腺癌多见。

（张纪云　任伟宏　闵　迅　马　丽）

第三节　前列腺液有形成分形态学检验质量保证

为保证前列腺有形成分检查结果的准确性，应加强以下几个环节的质量控制。

1. 标本采集与送检　检查前72小时内应禁欲，通过前列腺按摩采集标本。但前列腺结核、急性前列腺炎及前列腺肿瘤且压痛明显者，前列腺按摩应慎重。标本采集时应弃去尿道分泌出的第一滴液体，标本采集后置于无菌盒中，需及时送检，避免干涸。

2. 标本涂片及染色　常规检查通常采用直接涂片镜检法，要求涂片均匀，厚薄适宜。但特殊细胞及病原生物检查，涂片需自然干燥，用乙醇乙醚液固定，瑞-吉、HE或巴氏染色及革兰氏染色后检查，有助于清晰辨认细胞结构，提高结果的准确性。

3. 显微镜检查　先低倍镜观察全片，再高倍镜观察至少10个高倍视野内有形成分的种类、形态、数量及分布。

4. 结果报告　磷脂酰胆碱小体依据所占显微镜视野的面积，按“+～++++”报告。白细胞、红细胞、前列腺颗粒细胞均按“最低～最高/HPF”或按“+～++++”报告。若检出其他特殊成分如滴虫、肿瘤细胞，或标本采集时压迫精囊出现精子时均应报告。

（马　丽　林东红）

第四节　前列腺液有形成分形态学检验病例分析

病例一　慢性前列腺炎

【患者资料】男性，36岁。1年来出现尿频、尿痛、尿不尽感，下腹部隐痛、肛门坠胀、夜尿增多等症状。近一月因劳累后上述症状加重，患者精神紧张，极为痛苦。查体：肛门指诊双侧前列腺明显增大、压痛，质偏硬，有结节感，中央沟变浅，肛门括约肌无松弛。

【形态学检查】前列腺液湿片高倍镜视野中主要为成堆及条索状分布的白细胞，磷脂酰胆碱小体显著减少，并可见小簇状排列，可见较多的前列腺颗粒细胞（图6-7）。抗感染治疗后，患者尿道刺激症状消失，排尿通畅。复查前列腺常规，卵磷脂小体基本恢复正常，白细胞5~8个/HPF，其余大致正常（图6-8）。

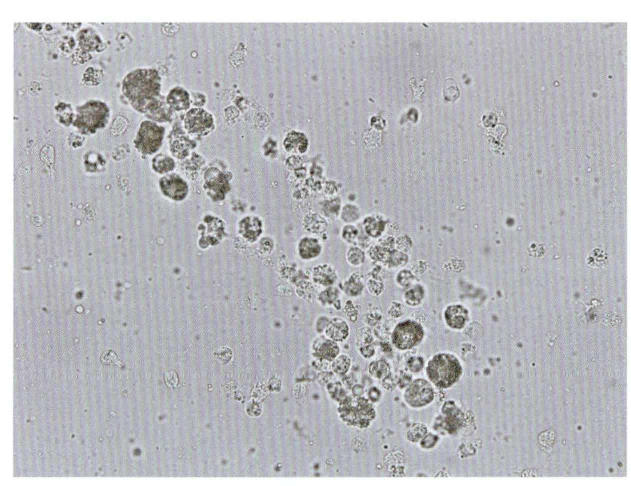

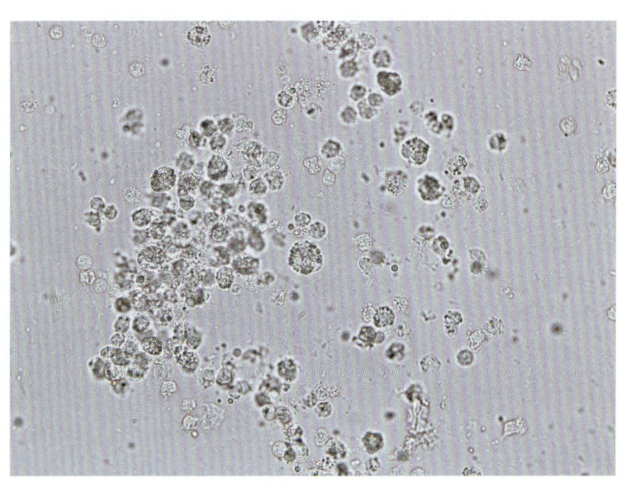

图6-7　前列腺液（治疗前，未染色，×400）

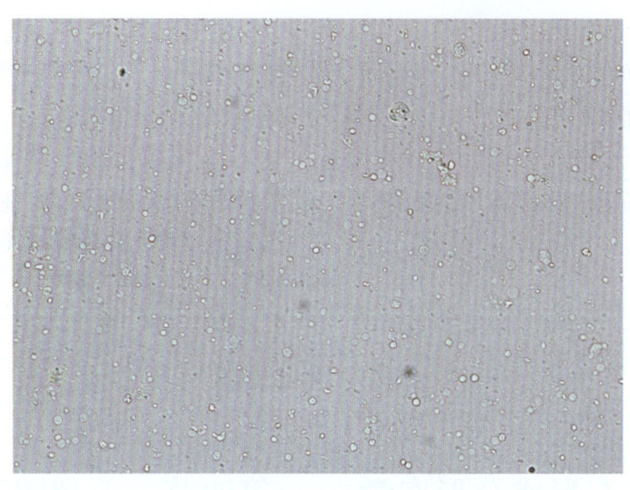

图 6-8　前列腺液（治疗后，未染色，×400）

【诊断】慢性前列腺炎。

【点评】当前，对于前列腺炎的诊断仍主要依赖于前列腺液的显微镜检查和微生物学检查，前列腺液中细胞和磷脂酰胆碱小体等成分的多少和分布状况，反映前列腺的功能状态和感染状况。前列腺液中白细胞增高（>10 个 /HPF）、前列腺颗粒细胞增多和磷脂酰胆碱小体减少是前列腺炎的主要特征。本例患者前列腺炎症状明显，白细胞显著增多，并成堆及条索状分布，前列腺颗粒细胞增多，磷脂酰胆碱小体显著减少，符合前列腺炎的诊断条件。治疗后复查前列腺常规卵磷脂小体基本恢复正常，因此前列腺液的显微镜检查也可用于判断治疗效果。

（张纪云　闵　迅）

第七章

阴道分泌物有形成分形态学检验

第一节 概 述

阴道分泌物(vaginal discharge)为阴道内排出的分泌物,俗称“白带”(leucorrhea)。阴道分泌物有形成分显微镜检查主要包括清洁度检查、病原生物检查和细胞学检查等。检查方法一般采用生理盐水直接涂片检查,必要时可以选用瑞氏或瑞氏 - 吉姆萨染色、革兰氏染色、巴氏或 HE 染色等。

正常情况下,阴道分泌物量很少,主要成分为大小阴唇、前庭大腺、宫颈腺体、子宫内膜及输卵管分泌的黏液、阴道黏膜的渗出物、子宫和阴道脱落的表皮细胞,以及少量的白细胞和非致病性阴道杆菌等。女性生殖系统疾病时,阴道分泌物有形成分种类、数量等发生改变,阴道分泌物有形成分形态学检查对女性生殖系统炎症诊断及疗效观察有较大的价值,也可用于性传播疾病和生殖道肿瘤诊断以及雌激素水平监测等。

(柯培锋 龚道元)

第二节 阴道分泌物有形成分形态

一、细胞

阴道分泌物中的细胞主要有鳞状上皮细胞(squamous epithelial cell)(表层、中层和底层包括外底层和内底层)、柱状上皮细胞(columnar epithelial cell)(宫颈黏液细胞、纤毛型宫颈内膜上皮细胞、子宫内膜细胞)、红细胞、白细胞和组织细胞(吞噬细胞、巨型多核组织细胞)等。成年女性正常情况下阴道分泌物中以鳞状上皮细胞为主,但在生殖道疾病时,可以出现各种白细胞、组织细胞和异常细胞等;月经期可见到大量红细胞;发生癌症病变时,分泌物常呈血性,可以见较多的红细胞、白细胞,并可检出癌细胞。

(一) 红细胞和白细胞

未染色标本红细胞呈圆形,折光性较强,胞内充满血红蛋白而呈现微黄色。新鲜的红细胞呈双凹盘碟状;陈旧的红细胞个体较圆,呈现球形化或皱缩状,也可见毛刺状等(图 7-1A)。白细胞圆形,比红细胞大,折光性中等强,微调下隐约可见细胞核。炎症较严重时,中性粒细胞易溶解退化,核结构变得模糊不清,细胞边缘不整齐,易黏聚成团,形成脓细胞(pus cell)(图 7-1A)。宫颈黏液里的白细胞涂片时容易被拉长而呈长条形。革兰氏染色下中性粒细胞核清晰可见,核呈紫红色,胞质呈红色,核呈分叶状(图 7-1B),形成的脓细胞则结构不清。

(二) 上皮细胞

女性阴道上皮脱落细胞的组成及其形态,受卵巢内分泌激素的调节控制,有周期性的变化。正常成年女性雌激素水平较高,阴道上皮发育良好,分泌物中脱落细胞以表层上皮细胞为主(图 7-2A)。巴氏染色后,上皮表层角化前细胞核呈现固缩,染成紫红色,胞质呈绿色;角化细胞核固缩,染成深紫黑色,胞质呈红色(图 7-2B);完全角化细胞胞核消失,胞质染成黄色。标本采集到宫颈管部位时,可见到纤毛型宫颈内膜上皮细胞,常呈栅栏状排列,细胞的一端可见纤毛(图 7-2E)。更年期女性雌激素水平较低,阴道上皮开始萎缩,脱落细胞以外底层和内底层上皮细胞为主（图 7-2C、D）。怀孕期妇女，孕激素水平较雌激素水平高，脱落细胞以中层上皮细胞为主。中层上皮细胞呈荷叶状，多角多边形，边缘常有卷折（亦称舟形细胞），胞质量多，有厚重感，胞质内含糖原丰富，为阴道乳酸杆菌的生长提供了丰富的营养。乳酸杆菌分解中层上皮细胞胞质中的糖原后，上皮细胞破碎，边缘不整齐，胞质溶解甚至消失，剩下圆形或枣核形的裸核（图 7-2F），分泌物涂片经常见到（易误认为白细胞），涂片背景见大量的乳酸杆菌（图 7-2F）。病理情况下可见中层或底层鳞状上皮增多，甚至出现异常细胞。

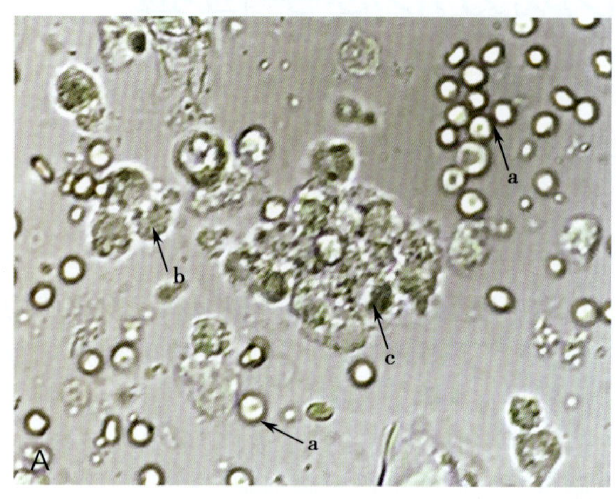

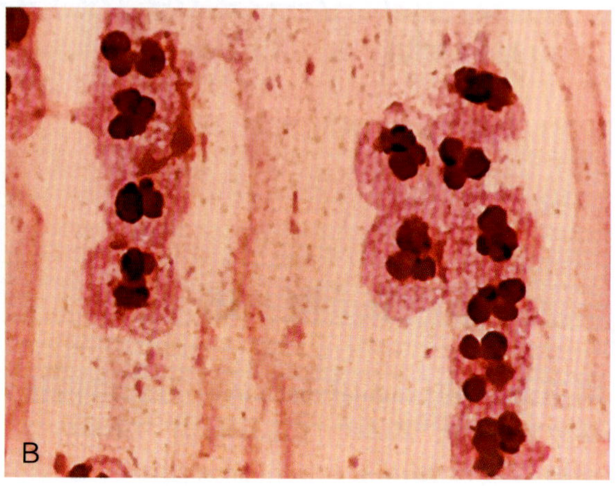

图 7-1　红细胞和白细胞

A：a 红细胞，b 白细胞，c 脓细胞（未染色，×400）。B：中性粒细胞（革兰氏染色，×1 000）

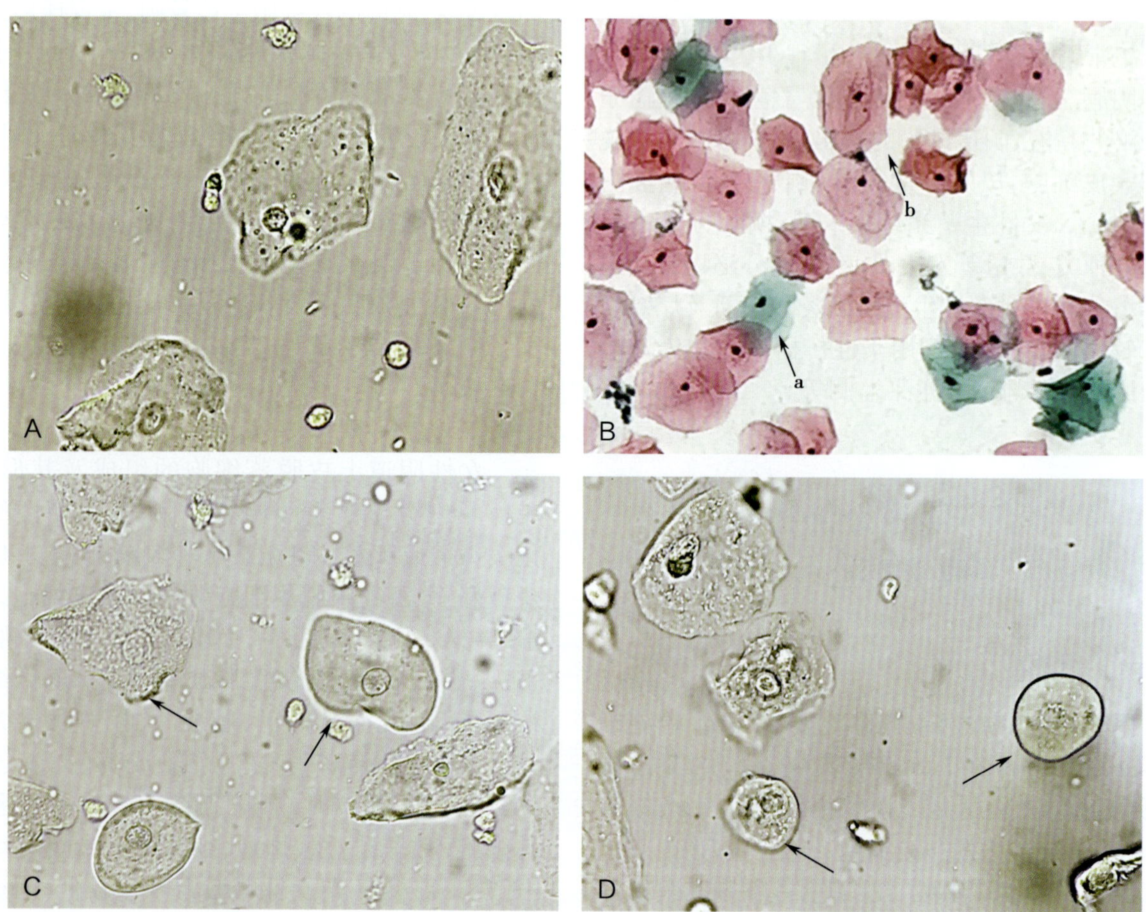

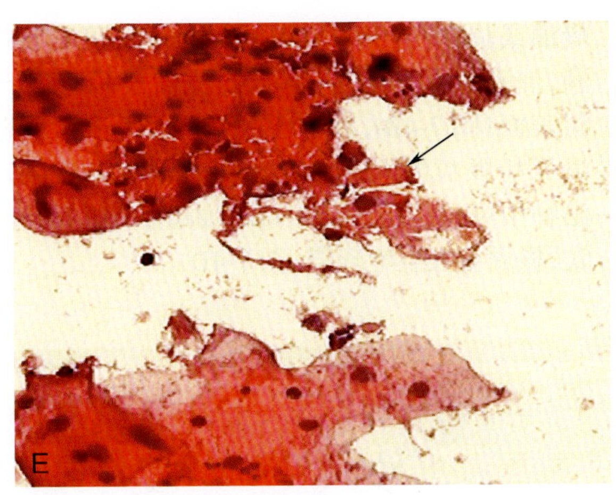

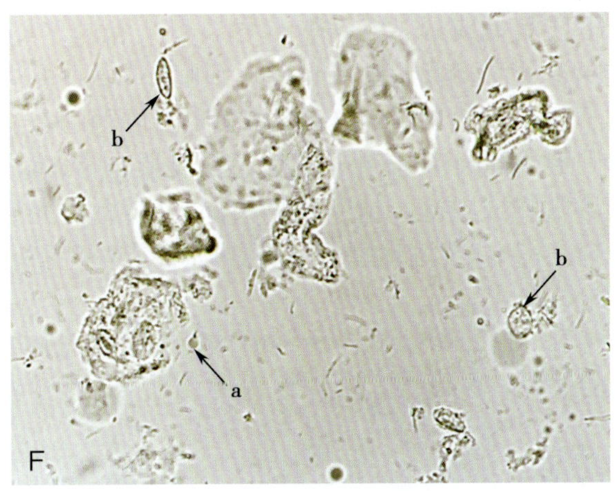

图 7-2 上皮细胞

A：鳞状上皮细胞表层（未染色，×400）。B：鳞状上皮细胞表层（a 角化前细胞，b 角化细胞）（巴氏染色，×400）。C：鳞状上皮细胞中层（未染色，×400）。D：鳞状上皮细胞底层（未染色，×400）。E：纤毛型宫颈内膜上皮细胞（HE 染色，×400）。F：鳞状上皮细胞及裸核（a 鳞状上皮细胞，b 鳞状上皮细胞裸核（未染色，×400）

（三）线索细胞

线索细胞（clue cell）为阴道鳞状上皮细胞黏附大量加德纳菌（*Gardnerella vaginalis*，GV）及其他短小杆菌，似线索状排列，在高倍镜下该细胞边缘呈锯齿状，细胞可见溶解，核模糊或不清，胞质上布满折光性强的斑点或小颗粒，涂片背景也有大量的加德纳菌，使视野变得模糊，有不洁之感（图 7-3）。

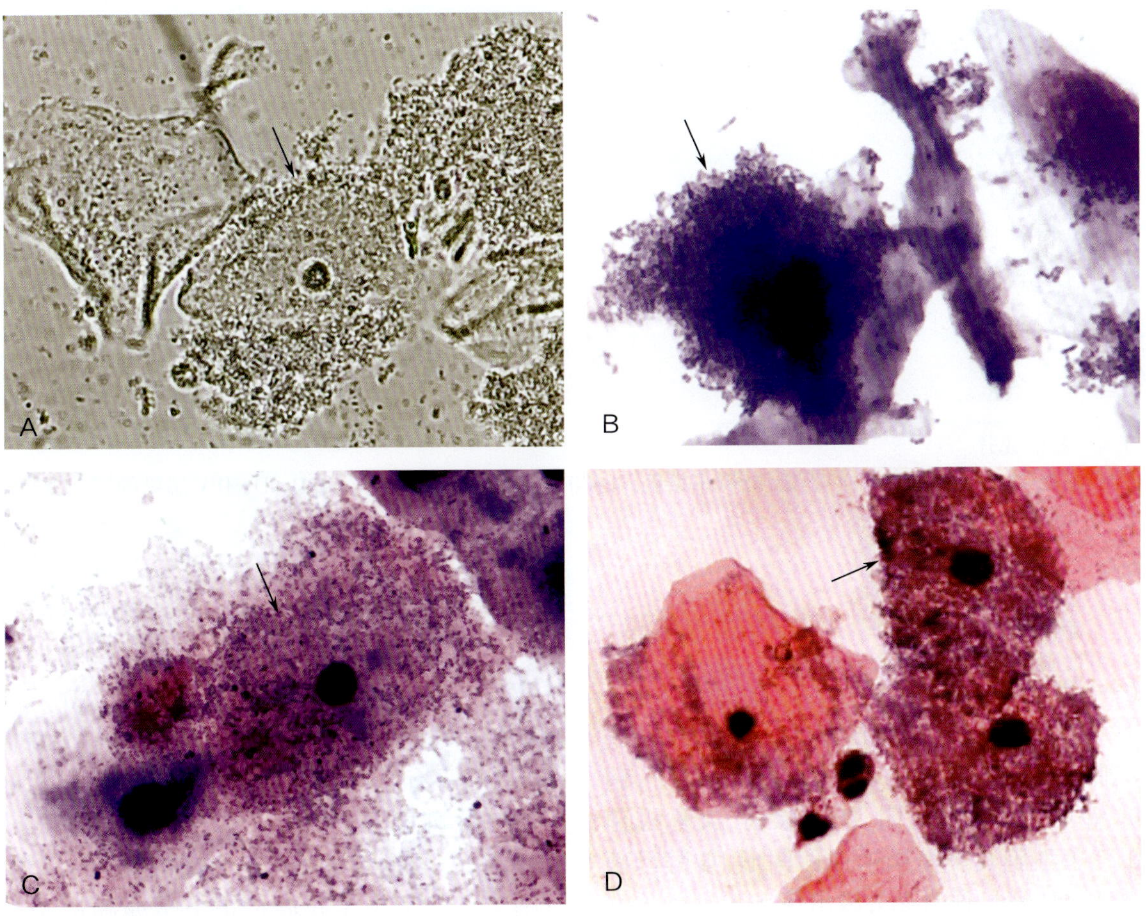

图 7-3 线索细胞

A：未染色，×400。B：瑞氏 - 吉姆萨染色，×1 000。C：革兰氏染色，×1 000。D：HE 染色，×1 000

(四) 其他成分

阴道分泌物背景中偶见吞噬细胞(phagocyte)和精子(sperm)(图 7-4A、C)。吞噬细胞体积较大,胞体圆形或椭圆形,核小,常偏一侧,胞质丰富,常可见吞噬物或空泡。精子可见头部和尾部,折光性较强。标本取材器械(如窥阴器)常涂有一些石蜡油或临床用药后,分泌物涂片中可见到石蜡油滴,油滴大小不等,呈球形,折光性很强,漂浮于液层表面(图 7-4B),有时还可见乳胶手套上脱落的滑石粉颗粒混入分泌物中。HPV 感染者阴道分泌物中可见挖空细胞(hollow cell),该细胞核周空穴,核周有大空泡环绕(图 7-4D)。

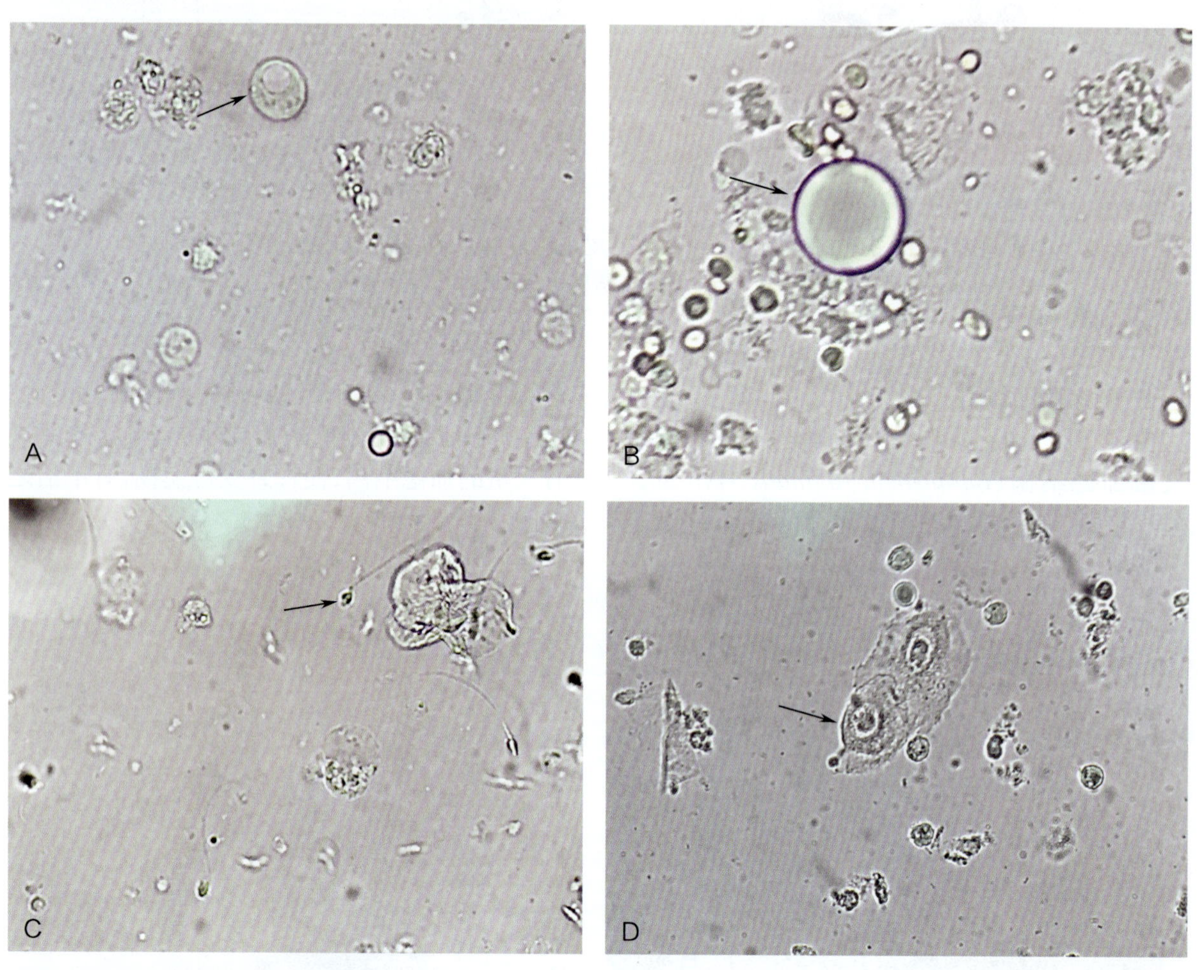

图 7-4 其他成分

A:吞噬细胞(未染色,×400)。B:石蜡油滴(未染色,×400)。C:精子(未染色,×400)。D:HPV 感染的挖空细胞(未染色,×400)

二、病原生物

(一) 微生物

1. 真菌(fungus) 按形态可分为单细胞真菌、多细胞真菌。多细胞真菌有菌丝和孢子,菌丝伸长呈枝状,交织成团,叫丝状菌,又称霉菌(mold)。单细胞真菌呈圆形或卵圆形,如酵母菌和类酵母菌(酵母样真菌),以出芽方式进行无性繁殖,芽细胞(子细胞)形成后不脱离母细胞,多个子细胞相互连接,连接处呈缩缢状,形成竹节状、藕节状、念珠状的假菌丝,故称假丝酵母菌。导致女性阴道炎的病原体有白假丝酵母菌(占80%~90%)、光滑假丝酵母菌(10%~20%)、热带假丝酵母菌和近平滑假丝酵母菌等。因白假丝酵母菌具有念珠状的假菌丝结构,以往俗称它为“白色念珠菌”。

白假丝酵母菌菌丝呈树枝状、竹节状、藕节状(图 7-5A~C),孢子在高倍镜下呈卵圆形、8 字形、保龄球样或出芽状(图 7-5D)。HE 染色菌丝着色不均,呈紫黑色,孢子呈深黑色;瑞氏 - 吉姆萨染色菌丝着色不均，呈深紫色或黑色散点状分布，孢子呈紫黑色（图 7-5E、F）。阴道分泌物中白假丝酵母菌菌丝常见穿入上皮细胞胞质中，把一个个上皮细胞串连在一起，镜下不易发现（图 7-5A），可加 10% 氢氧化钾，待上皮细胞透明化后，菌丝和孢子变得清晰易见（图 7-5C）。

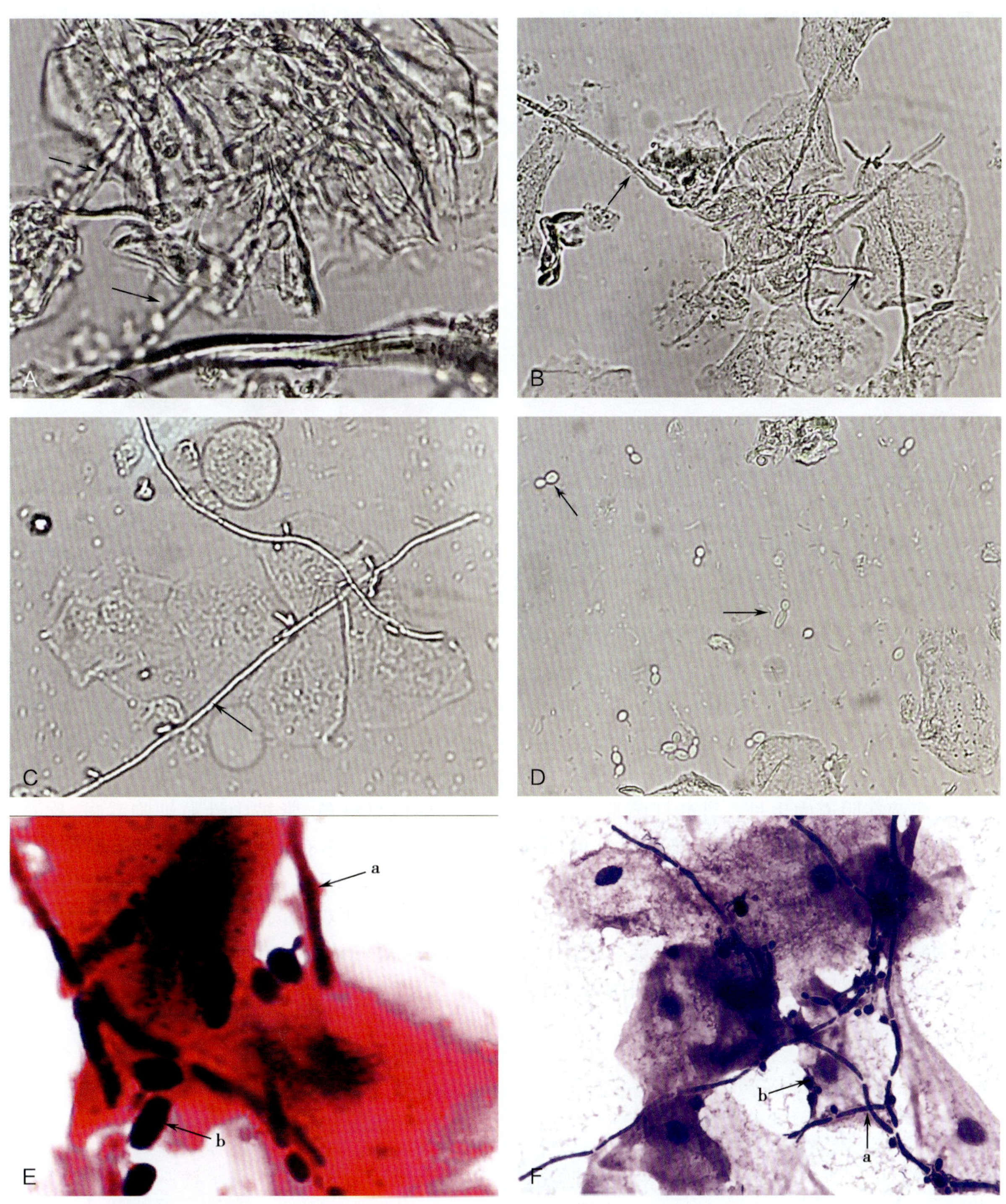

图 7-5　白假丝酵母菌

A、B：白假丝酵母菌菌丝（未染色，×400）。C：白假丝酵母菌菌丝，加 10% 氢氧化钾后（未染色，×400）。D：白假丝酵母菌孢子（未染色，×400）。E：白假丝酵母菌菌丝和孢子（a 菌丝，b 孢子）（HE 染色，×1 000）。F：白假丝酵母菌菌丝和孢子（a 菌丝，b 孢子）（瑞氏 - 吉姆萨染色，×1 000）

2. 纤毛菌和放线菌　纤毛菌也是真菌的一种，镜下如头发丝，可以引起细胞的炎症反应，有时与滴虫或白假丝酵母菌并存，革兰氏染色呈红色、纤毛状（图 7-6A）。放线菌为放线菌属的原核细胞型微生物，对人致病的主要有衣氏放线菌和牛放线菌。放线菌感染者的病灶和脓汁中可找到肉眼可见的黄色小颗粒，称硫磺样颗粒，压片后镜检可见菌丝末端膨大呈棒状、放射状，形似菊花，故将该菌称为放线菌。菌体多呈菊花状排列，革兰氏染色中央部位的菌丝为阳性，四周菌丝末端膨大部分为阴性；用 HE 染色菌体呈紫色，菌丝细长无分隔，有分枝，形如破絮状。放线菌感染部位多见于颈面部和肺部，亦可见于女性宫内放置节育器所致感染（图 7-6B）。

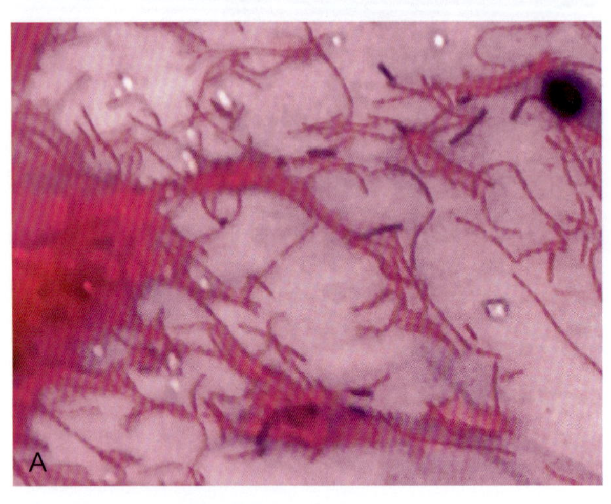

图 7-6　纤毛菌和放线菌

A：纤毛菌（革兰氏染色，×1 000）。B：放线菌（HE 染色，×1 000）

3. 乳酸杆菌、球菌、加德纳菌、革兰氏阴性双球菌　乳酸杆菌（lactobacilli）是阴道杆菌正常菌群中的主要益生菌成员，它依靠分解上皮细胞胞质内的糖原而生长繁殖，能将阴道上皮细胞胞质内的糖原分解为乳酸，维持阴道的酸性内环境，抑制其他致病菌在阴道内生长。乳酸杆菌常附着在上皮细胞上（图 7-7A、B），革兰氏染色呈红色（阴性），菌体细长，可有弯曲（图 7-7B）。当阴道上皮细胞萎缩时，以不含糖原的底层细胞为主，因而乳酸杆菌减少或消失，容易滋生其他革兰氏阳性或革兰氏阴性球菌和杆菌，以及加德纳菌等杂菌（图 7-7C~F），引起细菌性阴道病。

革兰氏阴性双球菌是导致女性淋病的主要病原体，在宫颈管黏液中更容易找见。革兰氏阴性双球菌的菌体较大，成双排列，两菌接触面平坦，似“咖啡豆”，亦有呈球形或短链状排列，革兰氏染色呈红色，常被中性粒细胞吞噬，称 G^- 双球菌胞内菌，亦有在细胞外散在分布称胞外菌（图 7-7G）。在阴道分泌物中（宫颈管分泌物）找见革兰氏阴性双球菌的胞内菌（图 7-7H），对淋病（gonorrhea）的诊断具有极其重要意义。

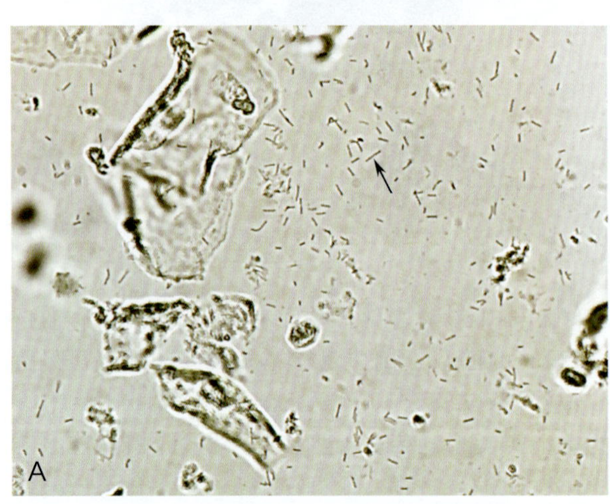

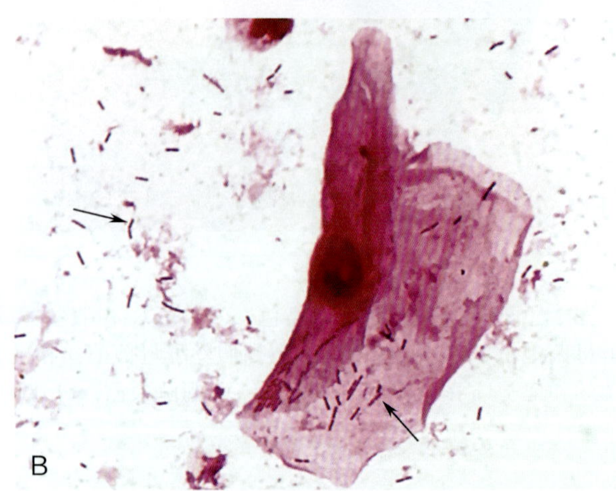

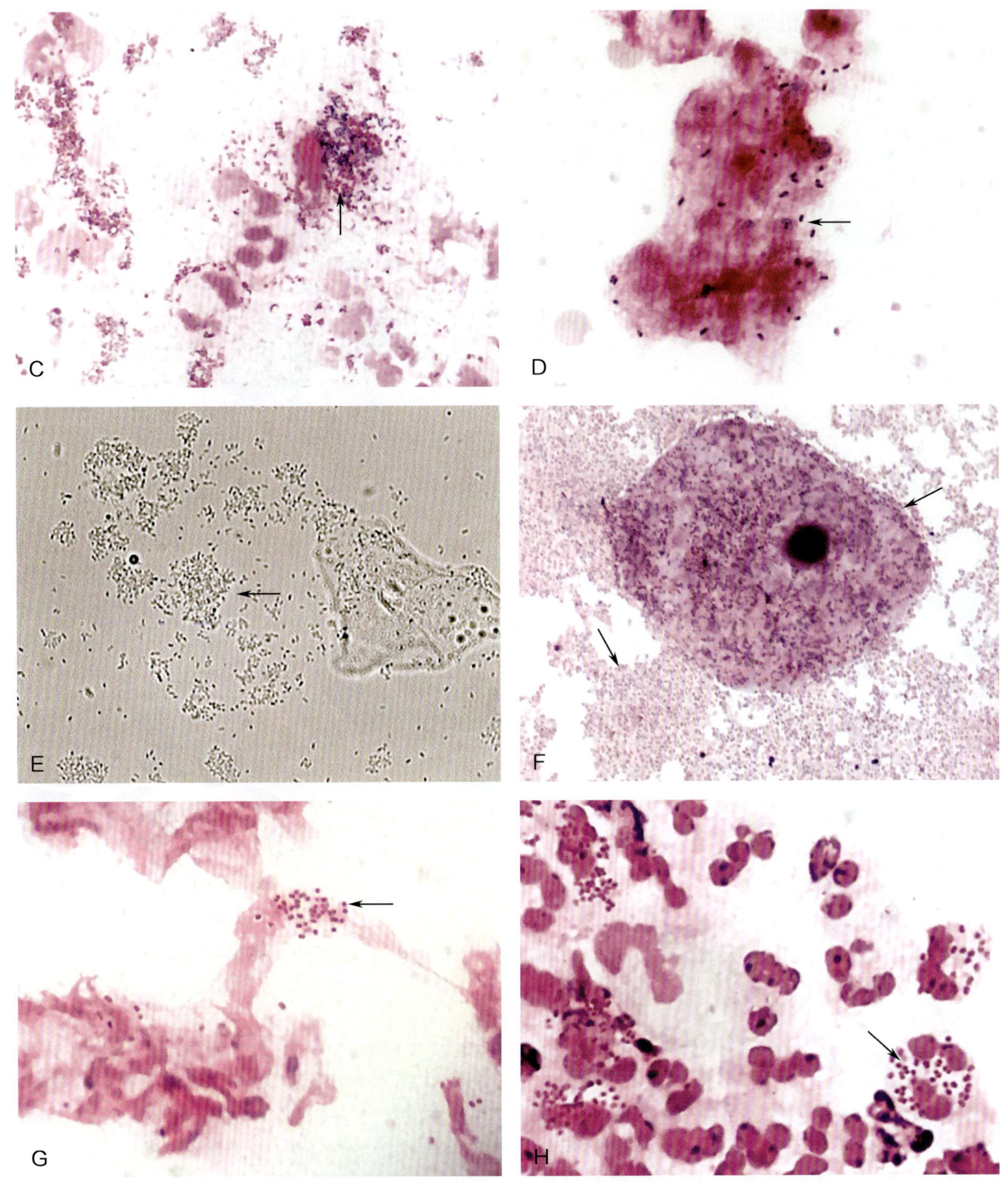

图 7-7　乳酸杆菌、球菌、加德纳菌、革兰氏阴性双球菌

A：乳酸杆菌湿片（未染色，×400）。B：乳酸杆菌染色（革兰氏染色，×1 000）。C、D：球菌（革兰氏染色，×1 000）。E：加德纳菌湿片（未染色，×400）。F：加德纳菌染色（革兰氏染色，×1 000）。G：细胞外革兰氏阴性双球菌（革兰氏染色，×1 000）。H：中性粒细胞内革兰氏阴性双球菌（革兰氏染色，×1 000）

（二）阴道毛滴虫

阴道毛滴虫活体时呈倒置梨形，大小为白细胞的 2 倍，体前 1/3 处有椭圆形或枣形的核，虫体顶端有鞭毛 4 根，后端有鞭毛 1 根（图 7-8A），镜下可见虫体作螺旋式运动。瑞氏 - 吉姆萨染色滴虫胞体较白细胞大，胞质染成灰紫色，可见深紫红色颗粒，体前含一个似枣形的胞核，染成紫红色（图 7-8B）；革兰氏染色后滴虫呈梨形、圆形、椭圆形或

不规则形，胞质内可见粗细均匀的红色颗粒，使胞质呈红色泡沫状；核小、椭圆形，位于虫体前端；能隐约观察到鞭毛（图 7-8C）；巴氏染色滴虫胞质呈绿色，胞核偏位，染成深紫色（图 7-8D）。

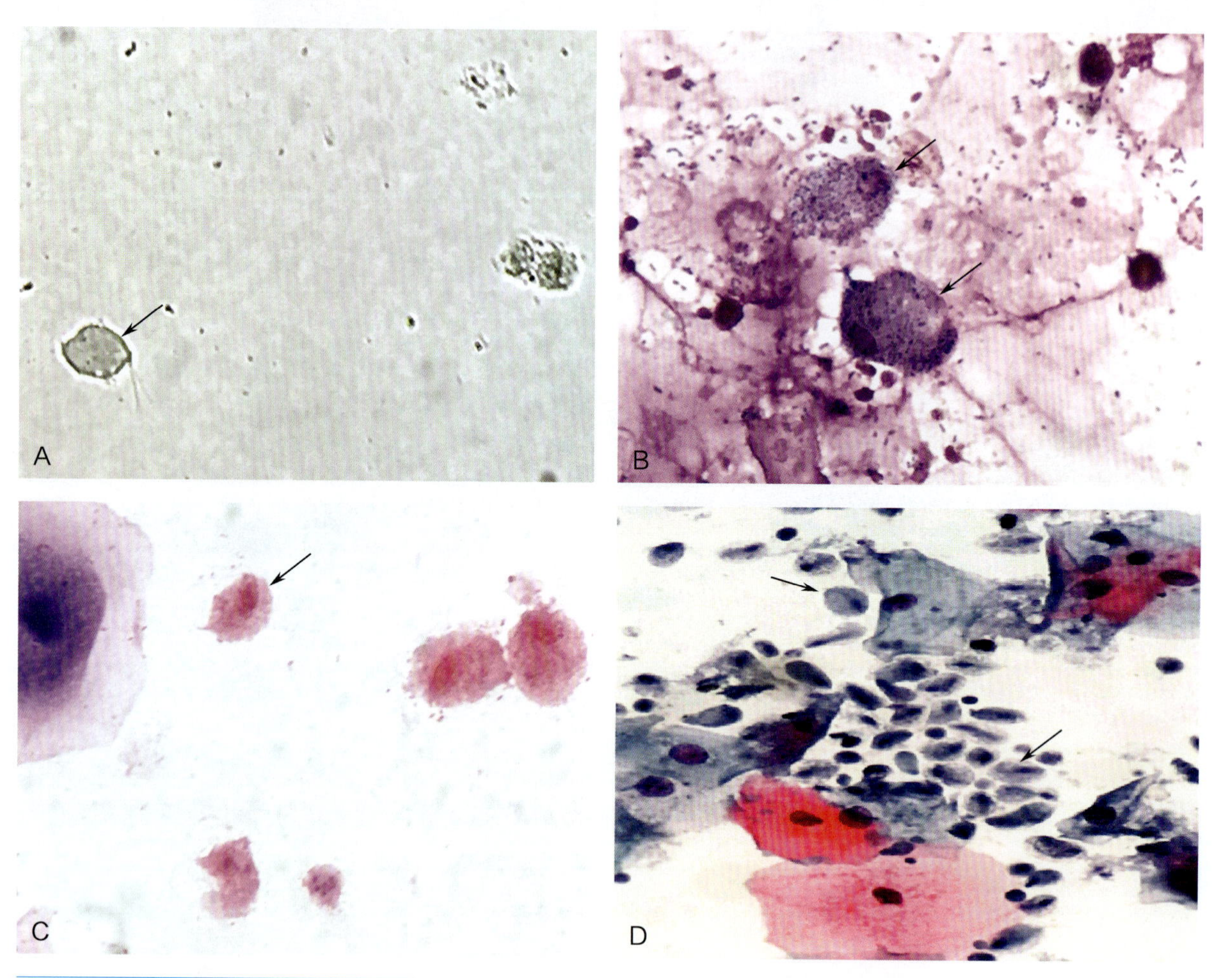

图 7-8 阴道毛滴虫

A：湿片，未染色，×400。B：瑞氏 - 吉姆萨染色，×1 000。C：革兰氏染色，×400。D：巴氏染色，×1 000

三、其他有形成分

成年女性宫颈管内的黏液细胞，在雌激素作用下分泌的黏液量及其理化性质，随月经周期会发生不同的改变。月经来潮后，体内雌激素水平降低，宫颈管分泌的黏液很少，随着雌激素分泌的不断增加，宫颈黏液分泌量也不断增加，至排卵期变得稀薄、透明，拉丝长度可达 10cm 以上，氯化钠含量也增加，此时采集宫颈管内黏液涂于载玻片上，干燥后镜检，可看见羊齿植物叶形状的结晶体，称羊齿植物叶状结晶。在排卵期羊齿植物叶状结晶最典型，呈现主干粗、大而长、笔直，分支也较大并与主干垂直，即为Ⅳ型羊齿植物叶状结晶（图 7-9A）。Ⅲ型羊齿植物叶状结晶主干稍粗，分支较细，均稍弯曲（图 7-9B）。Ⅱ型羊齿植物叶状结晶的主干和分支区分不清，均较细而短，并很弯曲（图 7-9C、D）。到月经周期第 22 天左右，结晶完全消失，可见排列成行的椭圆体，即为Ⅰ型。早年临床上检查宫颈黏液羊齿植物叶状结晶，用于判断排卵期（排卵期可见Ⅳ型或Ⅲ型羊齿植物叶状结晶），以了解卵巢功能。随着女性性激素水平检测手段和项目的不断增加，用检查宫颈黏液羊齿植物叶状结晶来判断排卵期已经成为过去时。

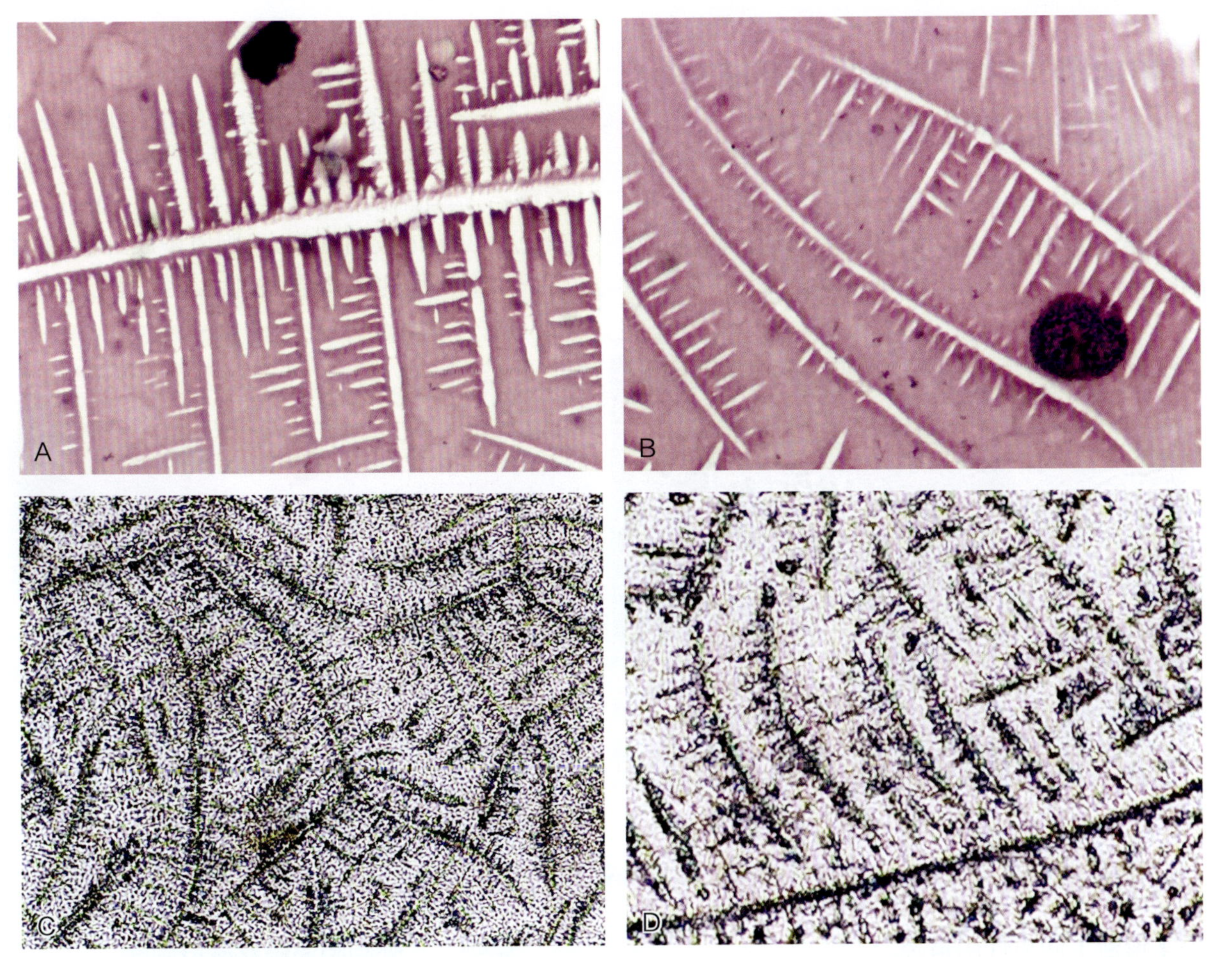

图 7-9 宫颈管黏液羊齿植物叶状结晶

A：Ⅳ型（瑞氏 - 吉姆萨染色，×400）。B：Ⅲ型（瑞氏 - 吉姆萨染色，×400）。C、D：Ⅱ型（未染色，×400）

（黄道连 张纪云 柯培锋 康 梅）

第三节 阴道分泌物有形成分形态学检验质量保证

阴道分泌物检查主要用于女性生殖系统疾病的诊断，为了保证检查结果的准确性，应加强各个环节的质量控制，主要如下：

1. 标本采集与运送 ①月经期间不宜进行检查；检查 24 小时内禁止盆浴、局部用药及阴道灌洗。②标本采集后立即送检，及时检查。③载玻片必须洁净、干燥，防止长霉。

2. 显微镜检查 ①滴虫检查：如温度过低，应注意保温（37℃）；检查时，光线不要太强，应仔细观察滴虫动力和形态；如因温度或时间原因，标本中滴虫已死，可采用涂片染色检查。②真菌检查：盐水新鲜，定期更换，以防真菌污染；细胞太多，会干扰菌丝和孢子的观察，可加 1 滴 10%KOH 溶液，破坏白细胞和上皮细胞等，再进行检查。先用低倍镜仔细查找菌丝，发现菌丝后高倍镜检查；真菌菌丝和孢子折光性较强，检查时，光线可稍偏暗，当发现孢子应注意仔细查找菌丝。③细菌检查：涂片厚薄适宜，应重点在白细胞内查找革兰氏阴性双球菌，宫颈管或后穹窿分泌物查找革兰氏阴性双球菌有利于阳性率的提高。

3. 结果报告 ①真菌：以“未发现真菌”或“发现真菌”方式报告；当发现真菌时，建议注明发现的是孢子和（或）菌丝。②细菌：涂片染色法只能报告“发现革兰氏阴性双球菌”或“未发现革兰氏阴性双球菌”，且需注明“细胞内”或“细胞外”，不可报告发现“淋病奈瑟菌”。

（康 梅 龚道元 张丽霞）

第四节 阴道分泌物有形成分形态学检验病例分析

病例一 滴虫性阴道炎

【患者资料】女性，28岁，外阴瘙痒、疼痛、白带增多、有臭味10天就诊。妇科检查：阴道及宫颈阴道部黏膜红肿，有散在红色斑点，后穹窿有较多黄白色泡沫状分泌物。

【形态学检查】阴道分泌物加生理盐水直接涂片镜检，清洁度Ⅳ度，见到大量梨形、折光性强、有鞭毛、运动活跃的阴道毛滴虫（图7-10A）；革兰氏染色滴虫胞体较白细胞大，胞质染成红色，前体内含一个似枣形的胞核，隐约可见鞭毛（图7-10B）。

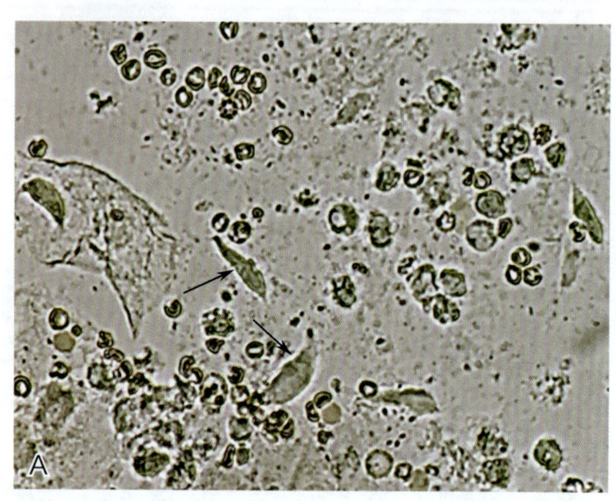

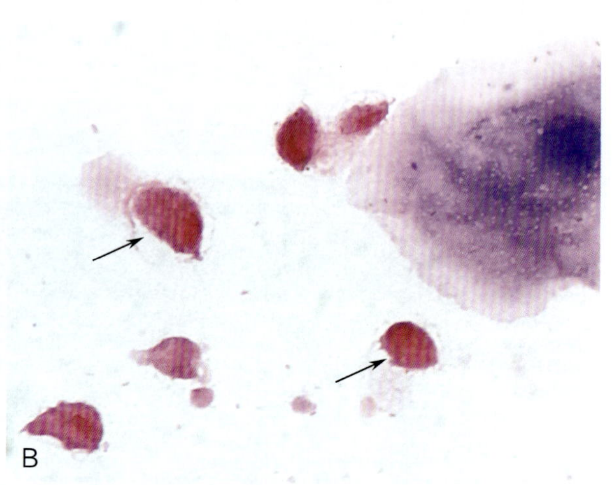

图7-10 阴道毛滴虫

A：阴道滴虫湿片（未染色，×400）。B：阴道滴虫（革兰氏染色，×1 000）

【诊断】滴虫性阴道炎。

【点评】滴虫性阴道炎是由阴道毛滴虫感染引起的常见阴道炎。阴道毛滴虫适宜在温度25~40℃、pH 5.0~6.6的潮湿环境中生长，在pH 5.0以下或7.5以上环境中则生长不良。滴虫生活史简单，只有滋养体而无包囊期，滋养体生活力较强，能在3~5℃生存21日，在46℃生存20~60分钟，在半干燥环境中约生存10小时，在普通肥皂水中也能生存45~120分钟。月经前、后阴道pH值发生变化，月经后接近中性，故隐藏在腺体及阴道皱襞中的滴虫于月经前后常得以繁殖，引起炎症发作。滴虫能消耗或吞噬阴道上皮细胞内的糖原，阻碍乳酸生成，使阴道pH值升高，滴虫性阴道炎患者的阴道pH值在5.0~6.6之间。滴虫不仅寄生于阴道，还常侵入尿道或尿道旁腺、前庭大腺，甚至膀胱、肾盂以及男性的包皮皱褶、尿道或前列腺中。可由性交直接传染，也可经浴池、盆具、游泳池、衣物及污染的器械等间接传播。典型病例容易诊断，若在阴道分泌物中找到滴虫即可确诊，对可疑患者，若多次湿片法未能发现滴虫时，可进行细菌培养。此病例在阴道分泌物中找到滴虫，提示患者为滴虫性阴道炎。

病例二 外阴阴道假丝酵母菌病

【患者资料】女性，23岁，外阴瘙痒、灼疼、性交痛及尿痛1周就诊。妇科检查：外阴红斑、水肿，伴有抓痕。阴道黏膜红肿，小阴唇内侧及阴道黏膜附有白色块状物，呈豆渣样。

【形态学检查】阴道分泌物加生理盐水直接涂片镜检，清洁度Ⅳ度，见到白假丝酵母菌菌丝，呈分枝状和竹节状，并见到折光性强的椭圆形或保龄球状的孢子（图7-11A）。革兰氏染色白假丝酵母菌菌丝着色不均匀，呈紫黑色，孢子呈深紫黑色（图7-11B）。

【诊断】外阴阴道假丝酵母菌病。

【点评】外阴阴道假丝酵母菌病是由假丝酵母菌引起的常见外阴阴道炎，80%~90%病原体为白色假丝酵母菌，10%~20%为光滑假丝酵母菌、近平滑假丝酵母菌和热带假丝酵母菌等。酸性环境适宜假丝酵母菌生长，有假丝酵母菌感染的阴道pH值多在4.0~4.7，通常小于4.5。阴道假丝酵母菌为条件致病菌，10%~20%的非孕妇女及30%的孕妇阴道中有此菌寄生，但并不引起症状。常见的发病诱因有妊娠、糖尿病、大量应用免疫抑制剂及广谱抗生素、胃肠道念珠菌、穿紧身化纤内裤及肥胖，部分患者无发病诱因。外阴阴道假丝酵母菌病主要为内源性感染，部分患者可通过性交直接传染或通过接触感染的衣物间接传染。实验室检查为涂片法及悬滴法，若有临床症状，而多次悬滴法检查为阴性，或为顽固病例，为确诊是否为白色假丝酵母菌感染，可采用培养法及药敏试验，以了解菌株类型，并根据药敏试验结果选择药物。此病例在阴道分泌物中找到芽生孢子和菌丝，提示患者为阴道假丝酵母菌病。

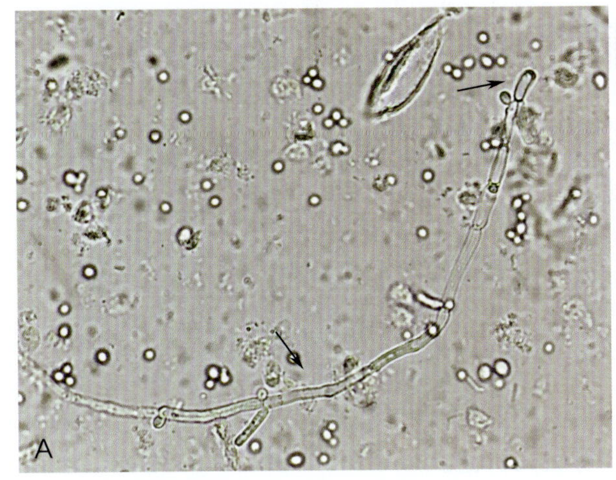

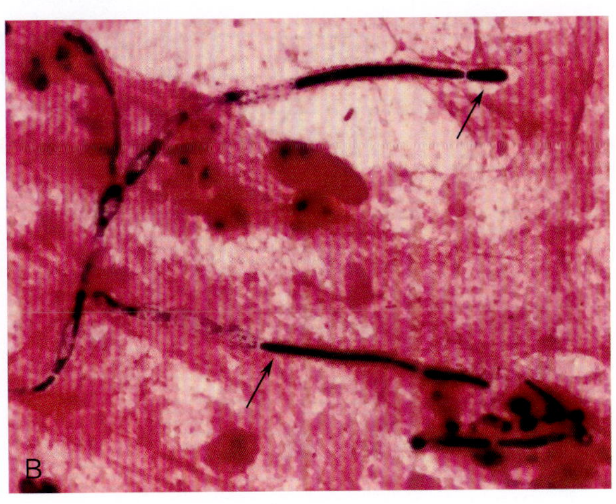

图 7-11　白假丝酵母菌及孢子

A：湿片，未染色，×400。B：革兰氏染色，×1 000

（黄道连　康　梅　任伟宏）

第八章

痰液及支气管肺泡灌洗液有形成分形态学检验

第一节 概 述

痰液(sputum)一般指气管、支气管和肺泡产生的分泌物。支气管肺泡灌洗液(bronchoalveolar lavage fluid,BALF)是应用纤维支气管镜进行支气管肺泡灌洗,采集的肺泡表面衬液。痰液和支气管肺泡灌洗液有形成分主要有:①细胞:包括红细胞、白细胞、巨噬细胞、上皮细胞和肿瘤细胞等。②结晶:包括夏科 - 莱登结晶(Charcot-Leyden crystal)、胆红素结晶和胆固醇结晶等。③微生物:包括肺炎链球菌、抗酸杆菌、放线菌、真菌和耶氏肺孢子菌等。④寄生虫:包括肺吸虫卵、广州管圆线虫幼虫、粪类圆线虫丝状蚴、蛔虫幼虫、钩虫钩蚴、细粒棘球蚴、血吸虫虫卵或童虫、阿米巴滋养体、口腔毛滴虫、微孢子虫和螨类等。检查方法主要有盐水直接涂片和涂片染色检查,常用的染色方法主要有抗酸染色、革兰氏染色、瑞氏染色、瑞氏 - 吉姆萨染色、巴氏染色、HE 染色、银染色和铁染色等。其中银染色主要用于耶氏肺孢子菌感染的检查,铁染色主要用于含铁血黄素颗粒检查。

健康人无痰或仅咳出少量泡沫样或黏液样痰,呈白色或灰白色,无特殊气味,无红细胞,可有少量中性粒细胞和少量上皮细胞,无寄生虫卵及致病菌。支气管肺泡灌洗液中细胞总数为 $(5\sim10)\times10^6/L$,单核巨噬细胞约占 85%,淋巴细胞 <12%,中性粒细胞 <2%,嗜酸性粒细胞 <1%。吸烟者的细胞总数、巨噬细胞和中性粒细胞数量均明显高于非吸烟者,而淋巴细胞数量无明显差异。

痰液及支气管肺泡灌洗液有形成分检查对呼吸系统某些疾病的诊断、鉴别诊断及疗效观察具有较大价值。

(李启欣 刘 文)

第二节 痰液及支气管肺泡灌洗液有形成分形态

一、细胞

1. 上皮细胞 正常呼吸道上皮细胞不会自然脱落,痰液标本中少见,而在支气管肺泡灌洗液中常见。

(1) 鳞状上皮细胞(squamous epithelial cell):胞体大而薄,多边形或圆形,散在分布。多由口腔、咽喉部脱落而混入痰中。在急性喉炎、咽炎和上呼吸道炎症时可见大量鳞状上皮细胞(图 8-1A)。

(2) 纤毛柱状上皮细胞(ciliated columnar epithelium):来自鼻咽部、气管、支气管黏膜等部位。呈狭长形,其宽端有一个圆形或椭圆形小核,细胞锥形,细胞顶端有一明显横线,称为终板,终板之上垂直长出许多纤毛。细胞退变时易脱落,有时畸形聚集成堆。存在纤毛是良性细胞的特征,增多见于气管炎、支气管炎及支气管哮喘等;恶性细胞一般无纤毛(图 8-1B)。

(3) 杯状细胞(goblet cell):也称分泌型柱状细胞。与纤毛柱状细胞大小类似,无纤毛,上宽下窄,核位于基底端,细胞质变化大,有时呈泡沫状,有时呈空泡状,胞质含有较多黏液时,细胞肥大呈杯状。慢性炎症时增多(图 8-1C)。

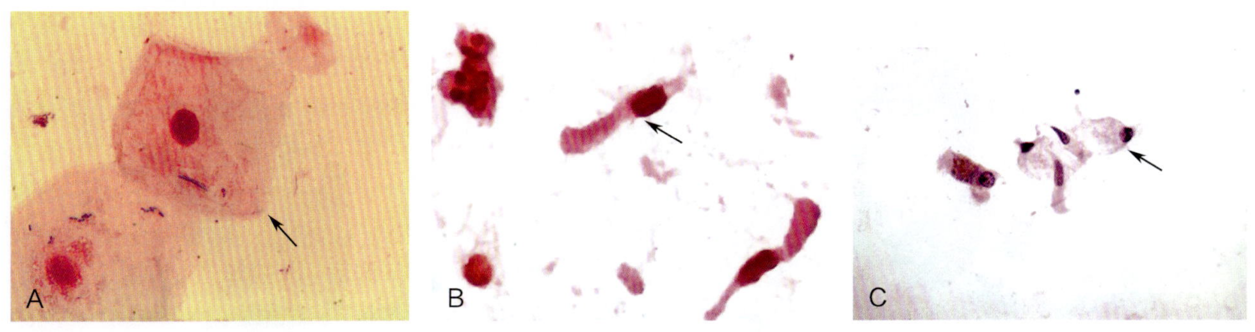

图 8-1　痰液上皮细胞（A、B：革兰氏染色，×1 000；C：巴氏染色，×400）
A：鳞状上皮细胞。B：纤毛柱状上皮细胞。C：杯状细胞

2. 红细胞和白细胞　健康非吸烟成人痰液中无红细胞，仅含少量中性粒细胞和少量上皮细胞。支气管肺泡灌洗液淋巴细胞 <12%，中性粒细胞 <2%，嗜酸性粒细胞 <1%。红细胞主要见于各种原因所致气管、支气管或肺出血；中性粒细胞增多主要见于呼吸道化脓性感染、支气管哮喘、支气管炎和肺吸虫等；淋巴细胞增多主要见于肺结核、非特异性间质性肺炎和淋巴细胞增殖性疾病等；嗜酸性粒细胞增多主要见于支气管哮喘、嗜酸性粒细胞性肺炎、过敏性肺炎、寄生虫感染及真菌感染等（图 8-2）。

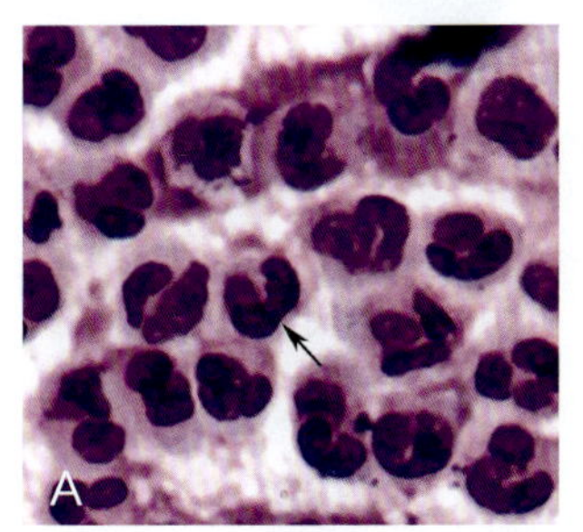
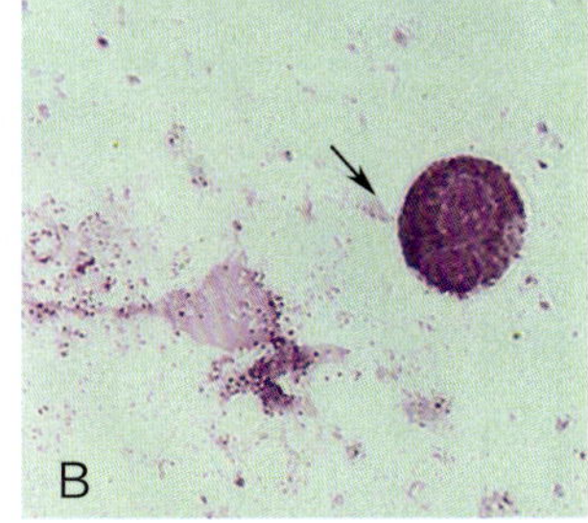
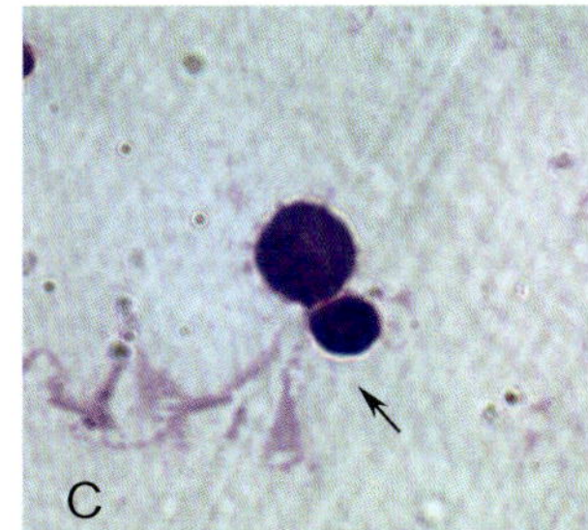
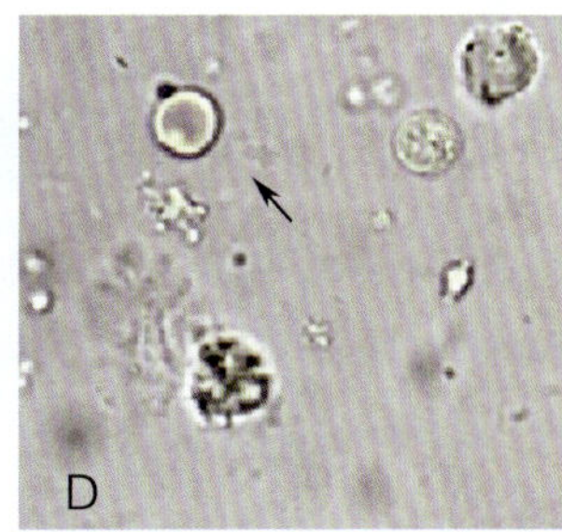

图 8-2　红细胞和白细胞
A：中性粒细胞。B：嗜酸性粒细胞。C：淋巴细胞。A~C：BALF，瑞氏 - 吉姆萨染色，×1 000。D：红细胞，痰液，未染色，×400

3. 巨噬细胞　痰液中出现巨噬细胞提示标本来源于肺深部，支气管肺泡灌洗液中巨噬细胞约占 85%，由单核细胞分化而来，胞体较大且大小差异明显，胞质丰富，核呈圆形、卵圆形或肾形，稍偏位，染色质细致均匀，偶见核仁（图 8-3）。根据吞噬内容物不同，可分为：①尘细胞（dust-laden macrophage）：指吞噬了灰尘颗粒的巨噬细胞，胞质中见黑色或棕色的粉末颗粒，使细胞结构模糊不清（图 8-4）。②心衰细胞（heart failure cell）：也称含铁血黄素细胞，巨噬细胞吞噬了红细胞后，将血红蛋白分解为含铁血黄素，呈粗大的棕色颗粒，有折光性，铁反应阳性（图 8-5）。见于左心力衰竭所致肺淤血，肺部陈旧性出血。③泡沫细胞（foam cell）：巨噬细胞吞噬了脂肪小滴，胞质丰富呈泡沫状，即泡沫细胞，或称脂质吞噬细胞（图 8-6）。出现泡沫细胞表示有组织坏死或外来的脂肪侵入（如脂质性肺炎）。

4. 肿瘤细胞

（1）鳞癌（squamous carcinoma）：鳞癌细胞形态大小不一，可见长梭形、圆形或蝌蚪形，细胞核大，大小不一，不规则，浓染，成团块状或墨水滴样，可见异常核仁（图 8-7）。胞质丰富，角化癌细胞胞质着橘黄色，未角化着蓝色（巴氏染色）。

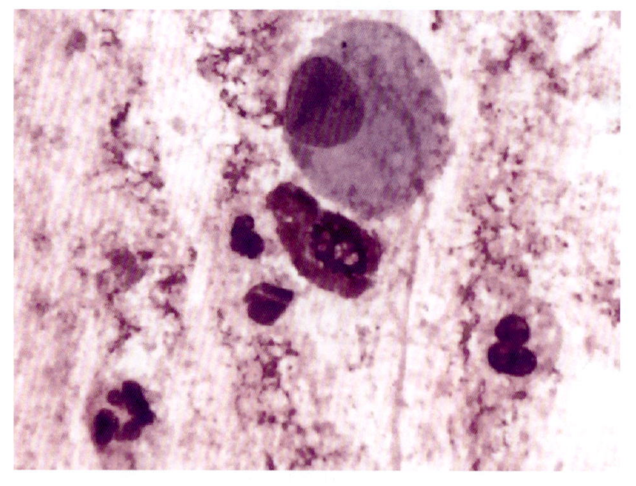

图 8-3　巨噬细胞（瑞氏 - 吉姆萨染色，× 1 000）

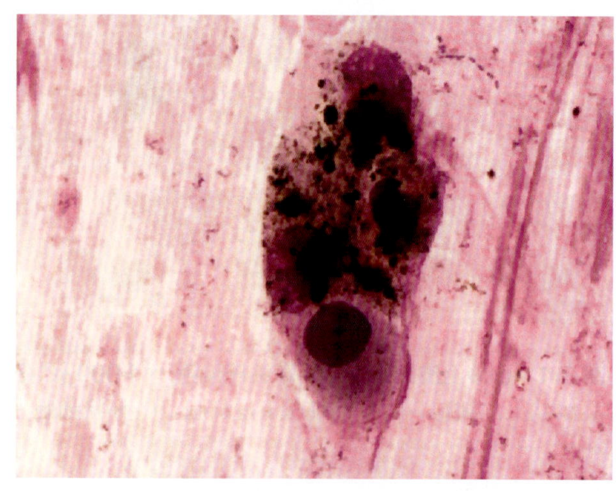

图 8-4　尘细胞（瑞氏 - 吉姆萨染色，× 1 000）

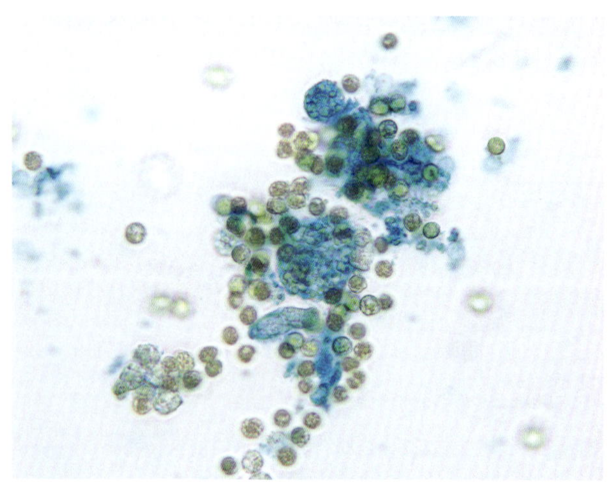

图 8-5　含铁血黄素细胞（铁染色，× 400）

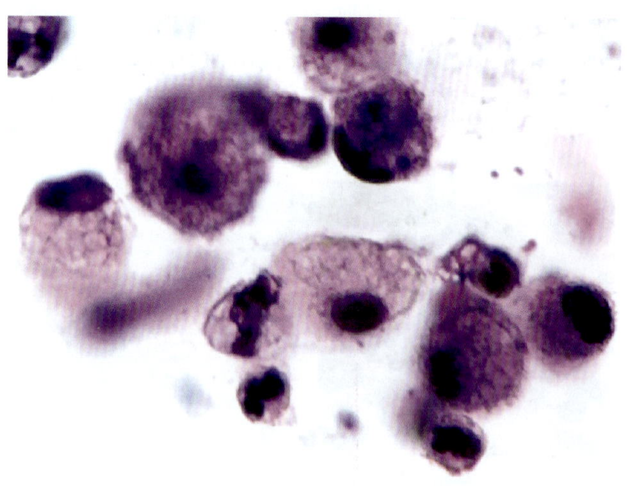

图 8-6　泡沫细胞（瑞氏 - 吉姆萨染色，× 1 000）

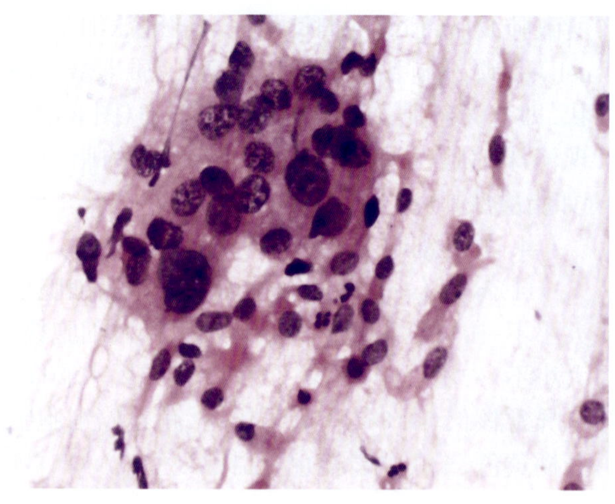

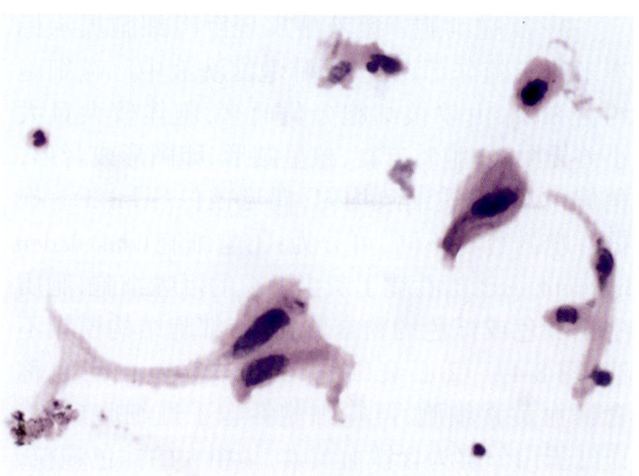

图 8-7　肺鳞癌（BALF，HE 染色，× 400）

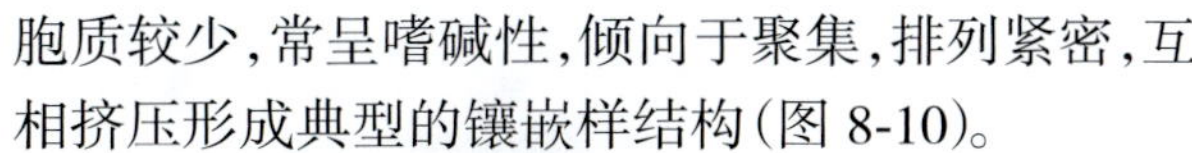

(2) 腺癌(adenocarcinoma):癌细胞大,呈圆形或多角形,偶见柱状,常密集成团。细胞核较大,偏位,常见多核,染色质呈粗细不等网状颗粒,分布不均。核膜较粗糙,有1个或多个明显的核仁,胞质嗜碱性,内有大小不等之空泡(图8-8)。

(3) 大细胞未分化癌:高度恶性未分化肿瘤,多为单个细胞脱落,亦可成群出现,很少重叠,细胞体积大,核大而不规则,核仁明显,胞质较多,嗜碱性(图8-9)。

(4) 小细胞未分化癌:肺癌中较常见、恶性程度最高的一种类型,按癌细胞大小分为燕麦细胞癌、中间型和混合型。燕麦细胞癌:癌细胞小,大小不一,细胞核相对较大,有些核形似燕麦粒,细胞质较少,常呈嗜碱性,倾向于聚集,排列紧密,互相挤压形成典型的镶嵌样结构(图8-10)。

5. 上皮细胞不典型增生(atypical hyperplasia)又称核异质,分为以下三种:

(1) 轻度核异质:细胞边界清楚,核轻度增大,轻至中度畸形,核染色稍加深,核质比正常,多由慢性炎症刺激所致(图8-11A)。

(2) 中度核异质:细胞边界尚清楚,核中度增大,核大小不一,形态略畸形,染色质浓密不均,深染,核仁增大,核分裂象较多(图8-11B)。

(3) 重度核异质:细胞边界不清楚,极性紊乱;细胞大小不一、异型性明显;核明显增大,核仁明显增大,核质比增大,核分裂象增多(图8-11C)。

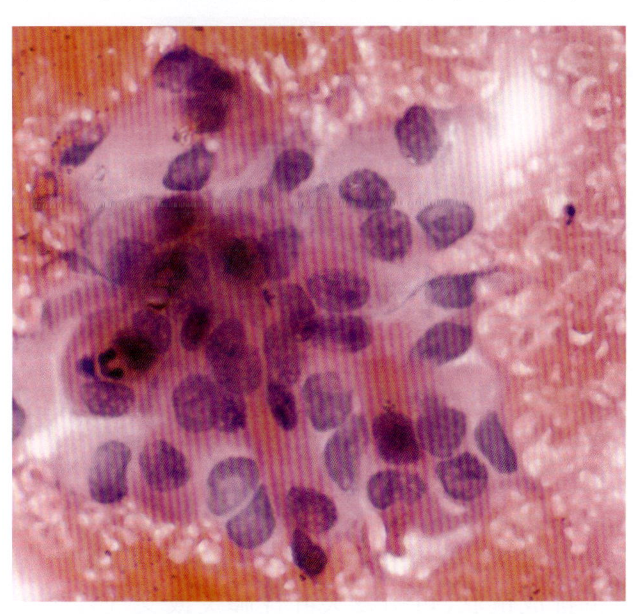

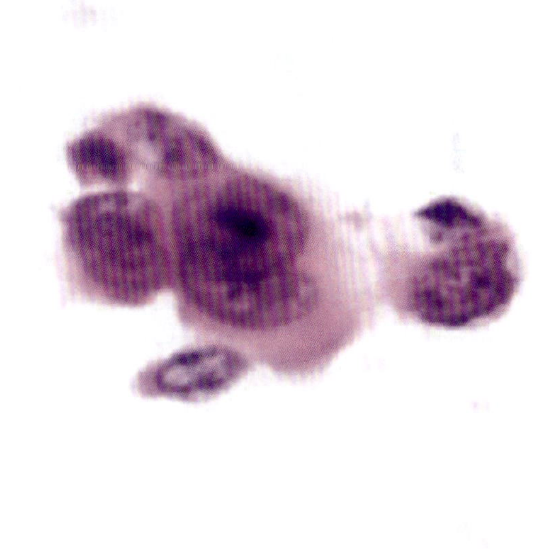

图8-8　肺腺癌(BALF,HE染色,×400)

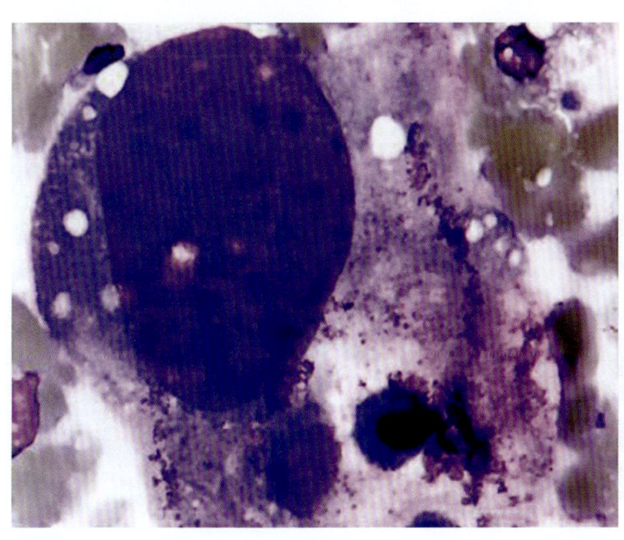

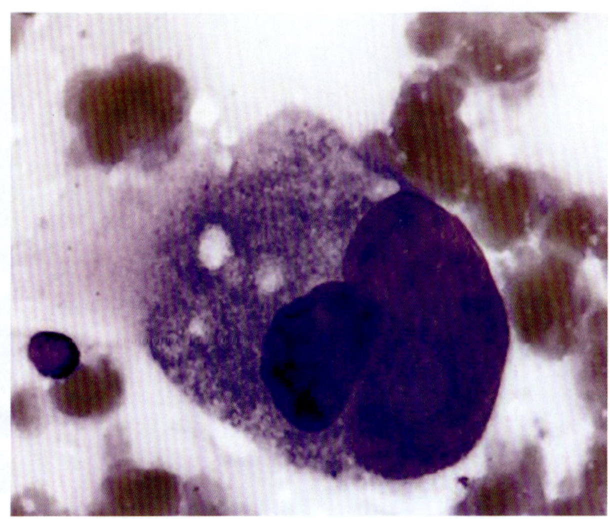

图8-9　大细胞肺癌(痰液,瑞氏-吉姆萨染色,×1 000)

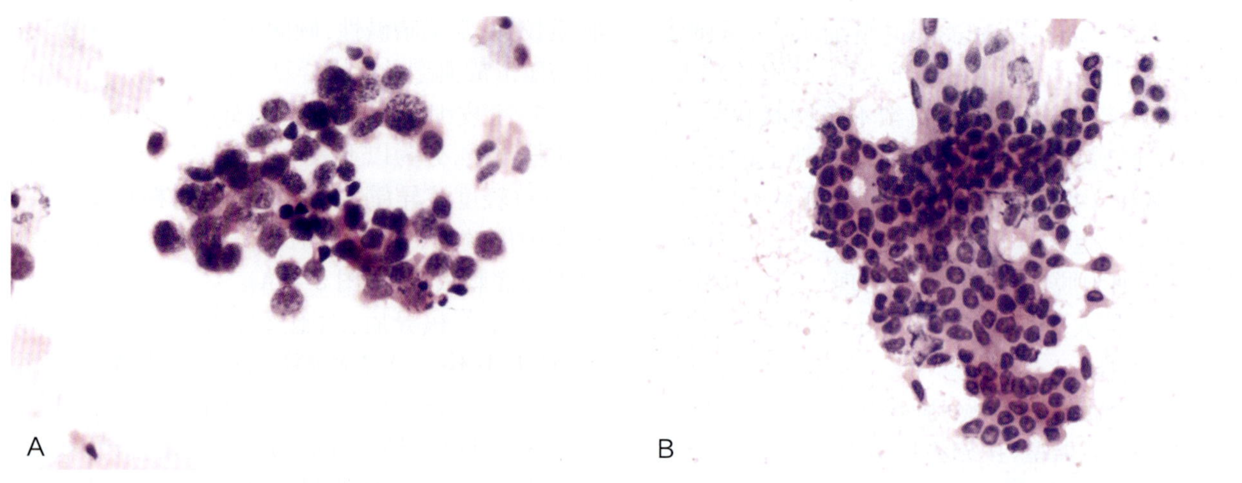

图 8-10　小细胞肺癌（BALF，HE 染色，×400）

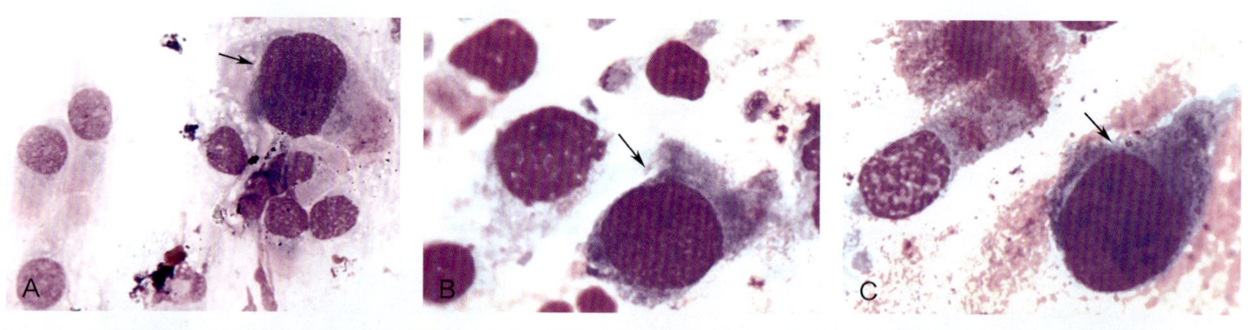

图 8-11　核异质细胞（瑞氏 - 吉姆萨染色，×1 000）
A：轻度核异质细胞。B：中度核异质细胞。C：重度核异质细胞

二、病原生物

1. 微生物　肺部感染常见病原菌为肺炎链球菌、流感嗜血杆菌、抗酸杆菌等。此外还可见放线菌、星形诺卡菌、真菌等。肺泡灌洗液不易受上呼吸道杂菌的污染，故其涂片的意义较大，但确诊仍需细菌培养及鉴定。

（1）肺炎链球菌：为矛头状或瓜籽仁形、常成双排列、尖端相背的革兰氏阳性双球菌，很少排成链状，可引发大叶性肺炎或支气管炎等（图 8-12A）。

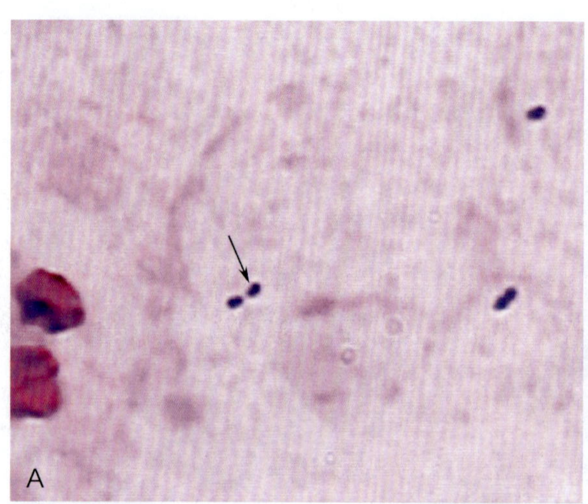

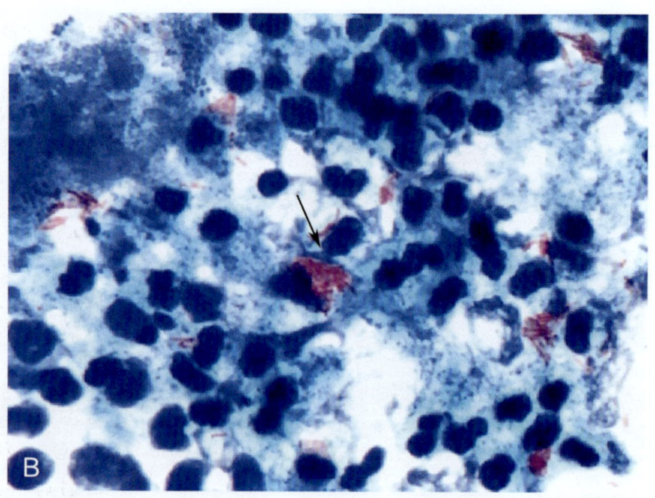

图 8-12　肺炎链球菌和抗酸杆菌
A：肺炎链球菌（革兰氏染色，×1 000）。B：抗酸杆菌（抗酸染色，×1 000）

(2)抗酸杆菌:结核分枝杆菌是一种直或略弯曲、两端钝圆的细长杆菌,呈单个、V、T、Y或条索状排列,抗酸染色阳性(图 8-12B)。

(3)放线菌:放线菌肺部感染时可以见到"硫磺样颗粒",该颗粒呈黄色,颗粒压片镜检可见革兰氏阳性分枝杆菌,抗酸染色阴性(图 8-13A)。

(4)星形诺卡菌:为条件致病菌,可引起原发性化脓性肺部感染,出现类似结核症状。肺部感染可以见到淡黄色、红色或黑色的色素颗粒(类似"硫磺样颗粒"),通过压片镜检,可见菌体呈多向的革兰氏染色阳性或不定的分枝杆菌,改良抗酸染色弱阳性(图 8-13B)。

(5)真菌:痰中查到真菌孢子和菌丝主要见于严重免疫功能低下者,也见于广谱抗生素及肾上腺皮质激素的大剂量使用、严重糖尿病、白血病和白细胞减少患者继发感染(图 8-13C)。

(6)耶氏肺孢子菌(*Pneumocystis jirovecci*):过去称卡氏肺孢子菌(图 8-14),是一种酵母样真菌,条件致病。其发育过程经历以下几个阶段:①滋养体:形态呈圆、椭圆或不规则形,直径约 1~5μm,胞质呈灰蓝至蓝色,核紫红色。包括小滋养体(圆形,含 1 个核)和大滋养体(不规则形,含 1 个核),大滋养体为可变多形体,由细足和伪足形成,类似阿米巴。②囊前期:圆形或卵圆形,囊壁较薄。③孢子囊:呈圆或类圆形,直径 5~12μm,囊壁通常不着色,囊壁内含有 2~8 个孢子(又称囊内小体,完全成熟一般为 8 个),呈玫瑰花状或不规则排列。成熟后破裂释放出孢子。在 BALF 涂片中包囊和滋养体多聚集成云絮斑片状分布。

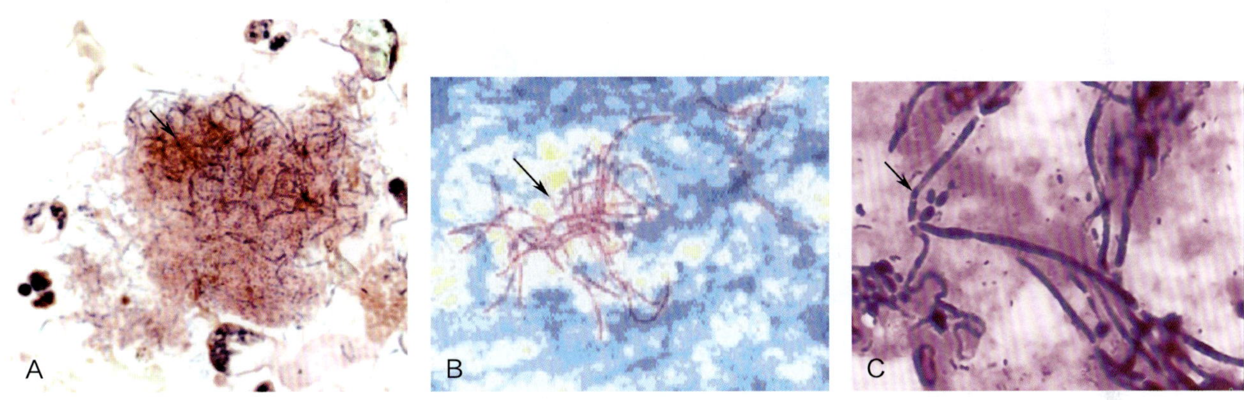

图 8-13 放线菌、星形诺卡菌和真菌(痰液,×1 000)

A:放线菌(革兰氏染色)。B:星形诺卡菌(抗酸染色)。C:真菌孢子和菌丝(革兰氏染色)

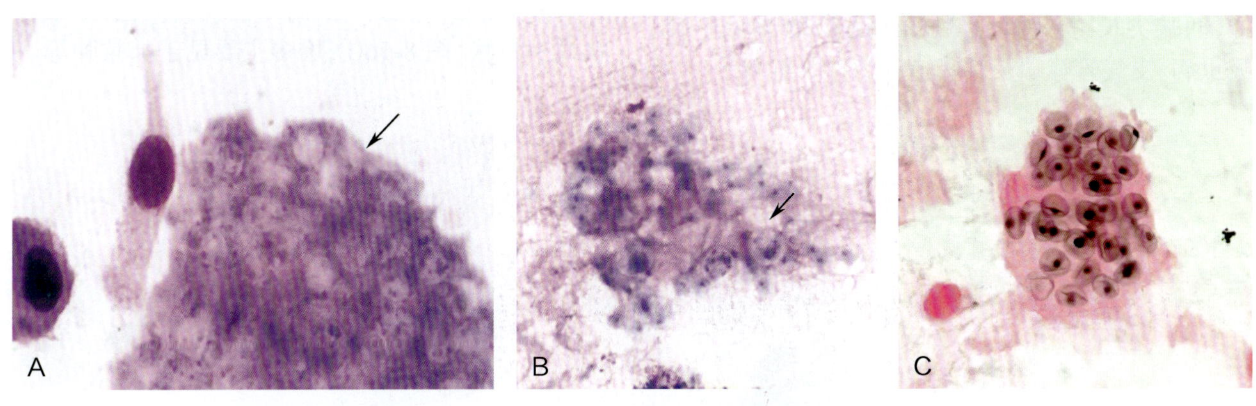

图 8-14 耶氏肺孢子菌孢子囊和滋养体

A、B:肺孢子菌孢子囊(痰液,瑞氏 - 吉姆萨染色,×1 000)。C:肺孢子菌滋养体(BALF,六胺银染色,×1 000)

常用的染色方法有瑞氏-吉姆萨染色、环六亚甲基四胺银染色（六胺银染色）和亚甲胺蓝染色。①瑞氏-吉姆萨染色：囊内小体胞质呈浅蓝色，不易观察，核1个呈紫红色，见到含8个子孢子的孢子囊为确诊依据。②环六亚甲基四胺银染色：孢子囊壁成黑色深染的轮廓，其囊内小体模糊不清或隐约可见，滋养体不着色。③亚甲胺蓝染色：孢子囊壁呈紫蓝色，囊内小体不着色，背景淡蓝色。

肺孢子菌吸入肺内，多为无症状隐形感染，当人体抵抗力下降或使用免疫抑制剂，如艾滋病、器官移植、肿瘤等患者，潜伏的肺孢子菌在肺内大量繁殖扩散，导致间质性肺炎。

2. 寄生虫　可在痰液和支气管肺泡灌洗液中检测出的寄生虫包括肺吸虫虫卵、蛔蚴、钩蚴、广州管圆线虫和粪类圆线虫的幼虫、血吸虫虫卵或童虫，细粒棘球蚴原头节、阿米巴大滋养体、口腔毛滴虫、微孢子虫、粉螨和螨卵等。

肺吸虫虫卵：即卫氏并殖吸虫卵，椭圆形，左右多不对称，大小为(80~118)μm×(48~60)μm，前端较宽，有扁平卵盖，后端稍窄，卵内含有1个卵细胞和10多个卵黄细胞。肺吸虫主要寄生在肺部，可形成囊肿，痰液检查可查到虫卵，有时可查到成虫（图8-15）。

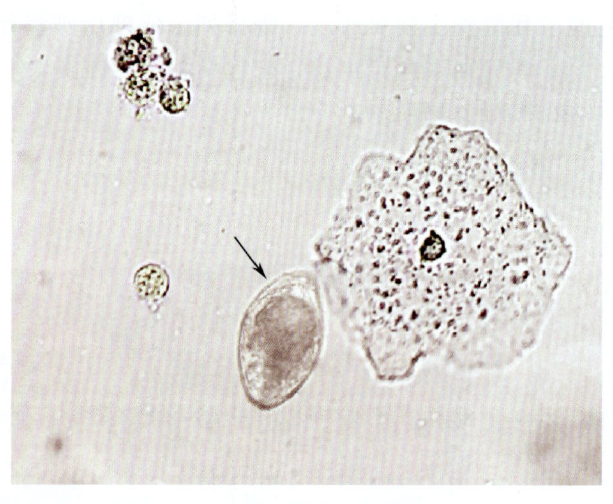

图8-15　肺吸虫卵（痰液，未染色，×400）

三、其他有形成分

1. 夏科-莱登结晶　主要为嗜酸性粒细胞裂解后颗粒互相融合形成，为菱形无色透明指南针样，两端尖长，折光性强（图8-16A）。增多见于肺吸虫病、支气管哮喘及呼吸道亚急性炎症等。

2. 胆固醇结晶　为缺角的长方形或方形，无色透明（图8-16B），增多见于慢性肺脓肿、脓胸、肺结核、肺肿瘤等。

3. 胆红素结晶　呈橘红色或黄褐色，呈束针状或小块状（图8-16C），增多主要见于肺脓肿等。

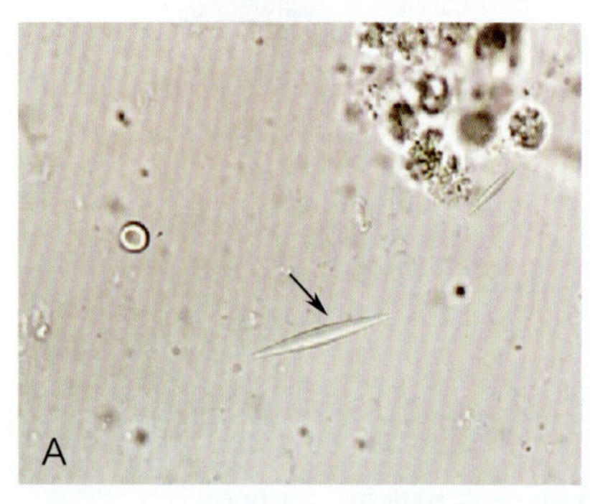

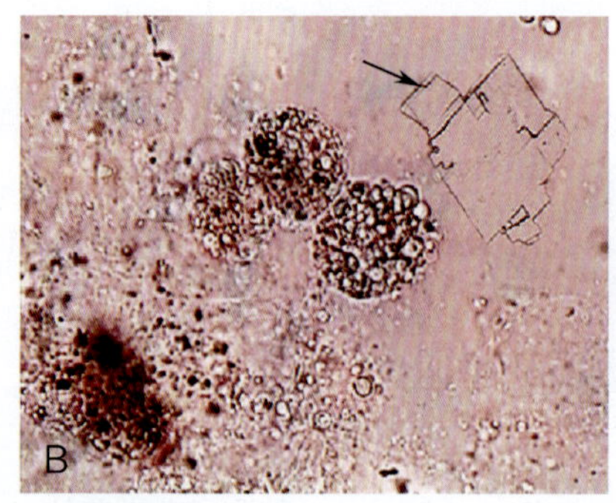

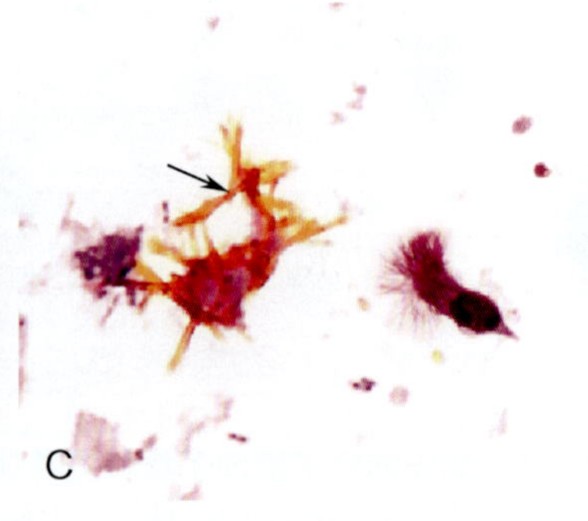

图8-16　结晶

A：夏科-莱登结晶（痰液，未染色，×400）。B：胆固醇结晶（痰液，未染色，×400）。C：胆红素结晶（痰液，瑞氏-吉姆萨染色，×1 000）

4. 库施曼(Curschmann)螺旋体　是由黏液丝扭转而成的毛虫状或螺旋状卷曲，又称黏液管型。中心有一无色发亮的纤维，轴着色深，周围包绕一层柔细纤维及稀薄黏液呈半透明；长度0.52cm，宽度0.5~1mm。常与嗜酸性粒细胞、夏科-莱登结晶一起出现在支气管哮喘和肺吸虫病等痰液中，也见于各种原因引起的气道不完全阻塞(图8-17A)。

5. 石棉小体　又称铁锈色小体，宽约1μm，长约50μm，透明状，包被蛋白质和铁后呈黄褐色，分叶状，末端突起。有时可被巨噬细胞吞噬。多见于建筑人员、吸烟者和肺纤维化患者(图8-17B)。

痰液里其他还可以见如淀粉样小体(图8-18)和钙化球等，前者主要见于慢性肺水肿，由糖蛋白组成，巴氏染色被染成黄色或者橙色薄片状；后者主要见于慢性阻塞性肺病或者肺结核等，由钙磷铁镁等组成，层状或者具有致密中心的非层状物。

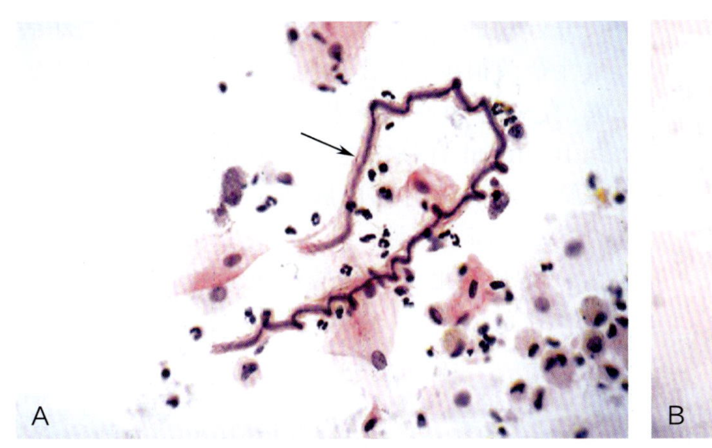

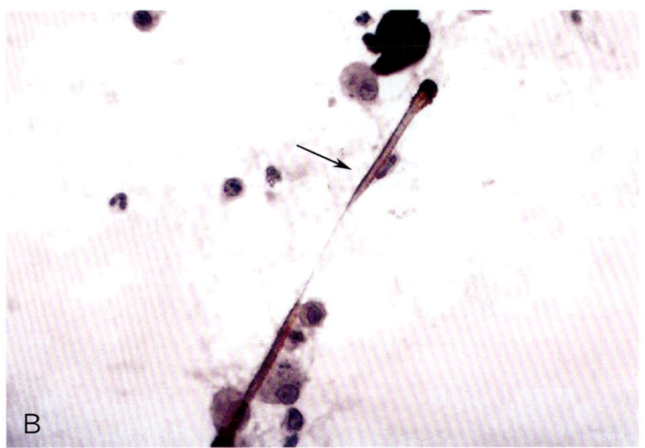

图8-17　Curschmann螺旋体和石棉小体(痰液，巴氏染色，×200)
A：Curschmann螺旋体。B：石棉小体

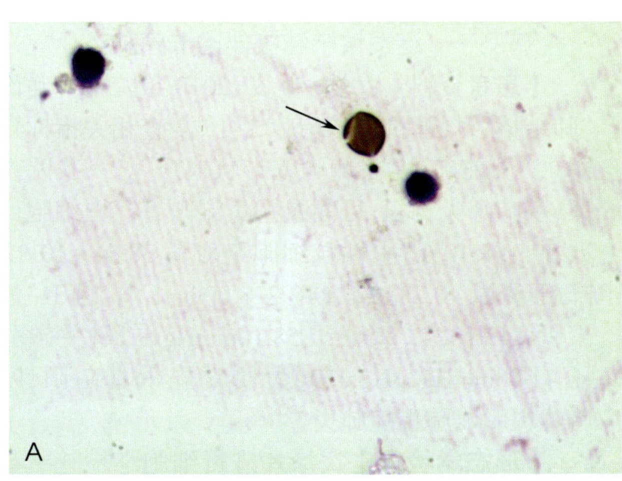

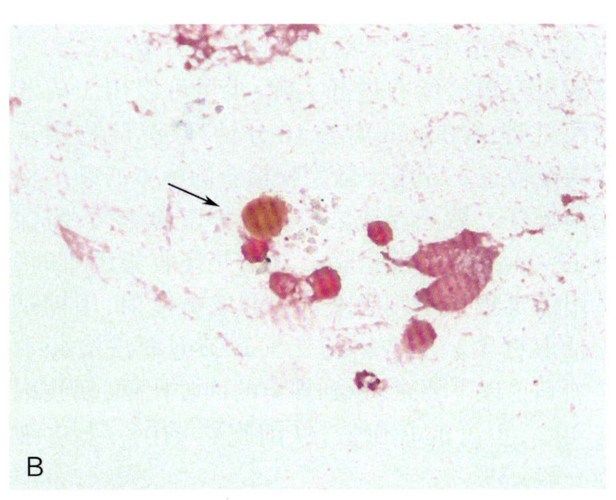

图8-18　淀粉样小体(BALF)
A：瑞氏-吉姆萨染色，×1 000。B：革兰氏染色，×1 000

(伍　勇　张丽霞　李启欣　张　望)

第三节　痰液及支气管肺泡灌洗液有形成分形态学检验质量保证

痰液和支气管肺泡灌洗液检查主要用于呼吸系统疾病的诊断，为了保证检查结果的准确性，检验人员应熟练掌握痰液和支气管肺泡灌洗液中正常和异常有形成分的形态特点，提高阳性检出率，并应加强各个环节的质量控制，主要如下：

1. 标本采集与涂片　①所留取的痰液必须是从肺部咳出，不得混有唾液、鼻咽部分泌物、食物、嗽口水等。因此，留痰时患者应先用清水漱口数次，用力咳出气管深处痰液，装入专用清洁、干燥容器。支气管肺泡灌洗液由临床医生行纤维支气管镜检查时采集。②痰液一般检查以清晨深咳1~2口痰为好；做细胞学检查时，每次咳痰5~6口，总量在5ml左右；或收集上午9~10时的新鲜痰液。③痰液标本必须立即送检，及时检查(1小时内)，以免细胞与细菌自溶破坏。若不能及时送检，可暂时冷藏保存，但不宜超过24小时。支气管肺泡灌洗液送检要求：30分钟内室温送检；30~60分钟，4℃保存送检；>60分钟，可于250~300g离心10分钟后重悬于培养液中4℃保存送检。④选择标本中有脓液、血液等异常部分进行检查，涂片要均匀，厚薄适中，用于染色检查的涂片要薄。大量黏液可经单层纱布过滤去除；少量可以用二硫苏糖醇处理，800r/min离心10分钟，取沉淀物用于显微镜检查。⑤用于微生物检查的标本必须严格无菌操作。做漂浮或浓集结核杆菌检查时，需保留12~24小时痰液送检。⑥幼儿痰收集困难时，可用消毒棉拭子刺激喉部引起咳嗽反射，用棉拭子括取标本。⑦合格的支气管肺泡灌洗液标本必须满足以下要求：达到规定的回收比例，回收率≥40%；不可混有血液，红细胞数<10%；上皮细胞一般<3%。

2. 显微镜检查　①熟练掌握痰液和支气管肺泡灌洗液中正常和异常有形成分的形态特点，提高阳性检出率。纤毛柱状上皮细胞离体后仍能活动，易被误认为微生物，应注意区别。②对标本较少或有形成分较少的标本，应增加观察视野。选择标本中有脓液、血液等异常部分进行检查，涂片要均匀，厚薄适中，用于染色检查的涂片要薄，可使用细胞离心涂片机以保证涂片质量。③细胞分类时鳞状上皮细胞百分比应单独报告，为提高准确性应尽可能计数400个除鳞状上皮细胞外的细胞。④直接涂片发现较大、形态异常细胞应进行染色检验，或采用液基细胞技术，以提高阳性率。对检查结果有疑问时，应请上级检验医师验证，对检查结果进行双重复核。⑤支气管肺泡灌洗液的非病原性杂菌很少，适用于涂片检查病原菌；用于细菌、真菌等病原微生物的培养时，培养细菌数≥10^5cfu/ml有临床意义。⑥寄生虫检查：支气管肺泡灌洗液对耶氏肺孢子菌、卫氏并殖吸虫的检出率高于痰液。

3. 结果报告　抗酸染色阳性，不能报告发现“结核杆菌”，严格遵守各标本检验结果报告程序。

(伍　勇　黄道连　刘　文)

第四节　痰液及支气管肺泡灌洗液有形成分形态学检验病例分析

病例一　继发性肺结核伴诺卡菌肺炎

【患者资料】女性，70岁，2010年院外曾确诊“肺结核”，规律抗结核治疗1年，复查相关指标转阴。2周前确诊“右侧胸壁带状疱疹”。入我院查体：双肺呼吸音粗，可闻及大量湿啰音。白细胞计数39.91×10^9/L，中性粒细胞绝对值38.54×10^9/L，降钙素原40.73μg/L，CRP228.00mg/L，真菌D-葡聚糖142.1ng/L，氧分压58.10mmHg，二氧化碳分压41.00mmHg，pH7.479，大便常规示真菌阳性。胸片提示双肺重症肺炎。

【形态学检查】痰涂片进行细胞学检查。黄黏痰，带少许血丝，涂片后抗酸染色，显微镜下可见直或略弯曲的细长阳性杆菌，以及阳性放射状菌丝排列的诺卡菌(图8-19)。

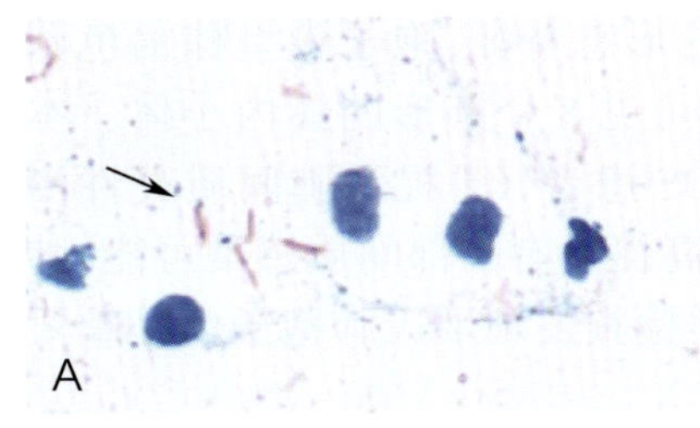
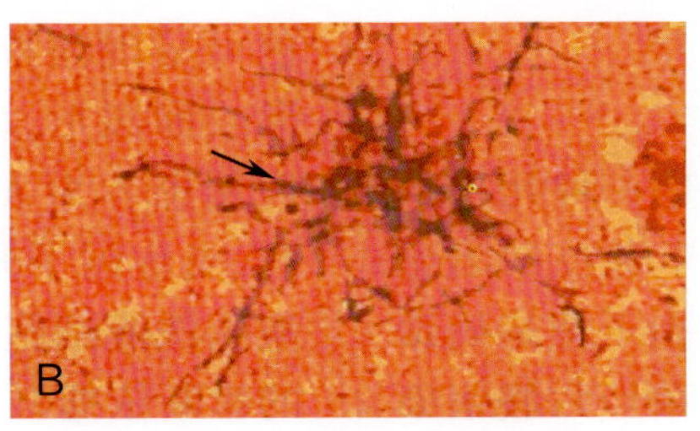
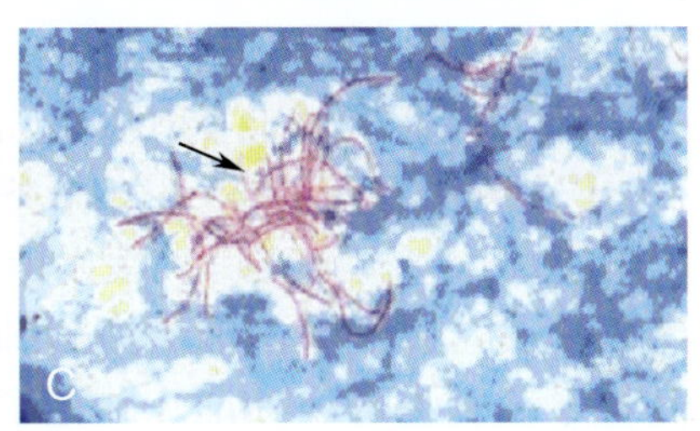

图 8-19 抗酸菌及诺卡菌(痰涂片)
A:抗酸染色,×1 000。B:革兰氏染色,×1 000。C:抗酸染色,×1 000

【诊断】①继发性肺结核;②诺卡菌肺炎。

【点评】肺结核病是由结核分枝杆菌引起的慢性传染性疾病,可经呼吸道传播,多表现有低热、盗汗、咳嗽、咳痰、乏力、消瘦等。诺卡菌是一种条件致病菌,表现与肺结核类似,影像学特征也与结核较相似,需注意鉴别,其最有价值的特征为痰标本抗酸染色后出现红色放射状菌丝。痰涂片找到抗酸菌及诺卡菌,结合患者既往病史、外院多种抗生素使用史,患者免疫力低下、菌群失调,考虑肺结核复发可能性大,且患者白细胞(以中性粒细胞为主)、降钙素原、CRP 均高,考虑存在细菌、真菌和结核混合感染。

病例二 鲍曼不动杆菌肺炎

【患者资料】女性,69 岁,因"突发昏迷 8 小时余"入外院。查体:双肺呼吸音粗,可闻及湿啰音。颅脑 + 胸部 CT 显示脑萎缩、双肺感染。后至我院在全麻下行双侧脑室钻孔引流 + 颅内压探头植入术,术后出现发热,查白细胞计数 17.31×10^9/L,中性粒细胞绝对值 2.69×10^9/L,降钙素原 10.40μg/L,CRP 125.0mg/L。后行痰培养 + 药敏,提示鲍曼不动杆菌,用美罗培南治疗后症状较前明显好转。

【形态学检查】痰涂片进行细胞学检查。黄脓痰,涂片、革兰氏染色,显微镜下可见革兰氏阴性菌,球状或者球杆状,成双排列为主,无芽胞和鞭毛(图 8-20)。

【诊断】①右侧基底核区脑出血破入脑室;②肺炎。

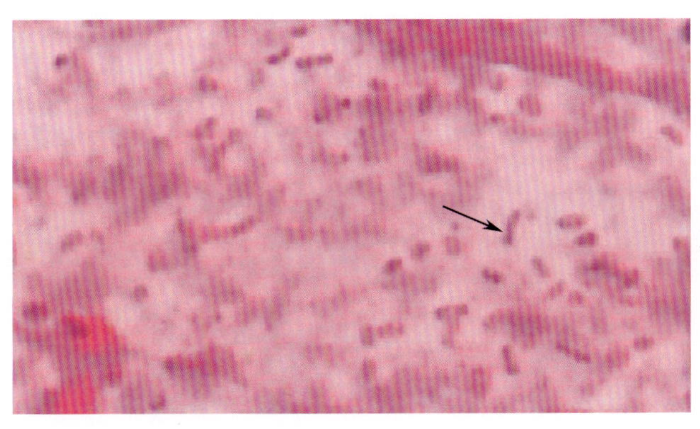
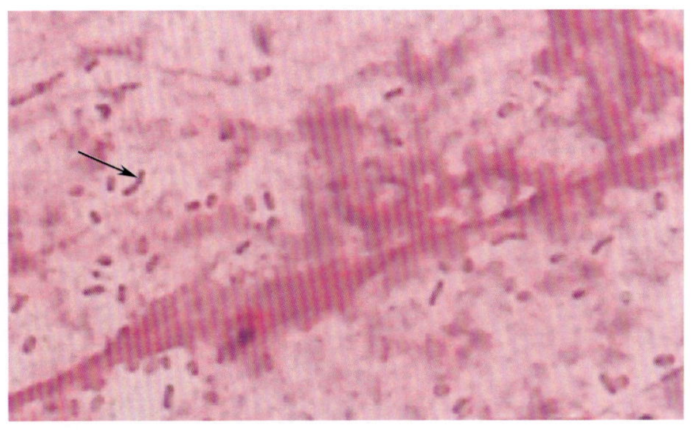

图 8-20 鲍曼不动杆菌(痰涂片,革兰氏染色,×1 000)

【点评】鲍曼不动杆菌最常见部位是肺部,是医院获得性肺炎、尤其是呼吸机相关性肺炎重要的致病菌。其属于条件致病菌,常见于有基础疾病、机体抵抗力弱或长期使用抗生素治疗的患者。特别需要注意的是,鲍曼不动杆菌革兰氏染色不易脱色,尤其是血培养阳性标本容易染成阳性球菌,有时容易产生误导。

病例三 耶氏肺孢子菌肺炎

【患者资料】男性,30 岁。2 年前出现咽喉部不适,无胸闷气短,无发热,1 周前症状加重,活动后胸闷气短,伴畏寒,无咳嗽咳痰,无胸痛,无发热。查体:呼吸音减弱,未闻及明显干湿啰音。入院后胸部 CT 示:双肺弥漫性斑片状、毛玻璃样改变,提示双肺感染。血常规提示中性粒细胞比例升高,CRP、降钙素原升高。Anti-HIV 阳性。肺泡灌洗液涂片 + 染色示:检出耶氏肺孢子菌。考虑患者肺部感染为"耶氏肺孢子菌肺炎"可能性大。

【形态学检查】肺泡灌洗液六胺银染色发现

耶氏肺孢子菌滋养体（图 8-21）。

【诊断】耶氏肺孢子菌肺炎。

【点评】耶氏肺孢子菌肺炎是一种死亡率极高的真菌感染性肺炎，常发生于免疫缺陷患者。痰或者肺泡灌洗液中找到肺孢子菌是确诊肺孢子菌肺炎的金标准。肺孢子菌经六胺银染色可呈现独特的形态特征，孢子囊呈棕褐色圆形或卵圆形，内可见 8 个圆形的囊内小体。本病例患者为 AIDS 患者，CT 提示肺间质炎性浸润，炎症因子升高提示有肺部间质感染可能；肺泡灌洗液细胞学检查发现耶氏肺孢子菌是重要的诊断依据。

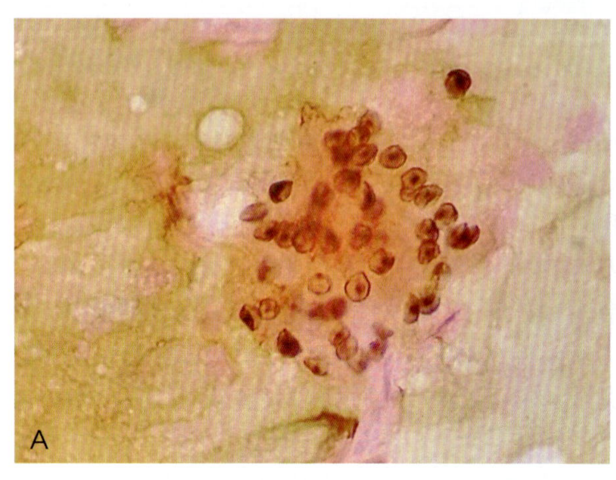

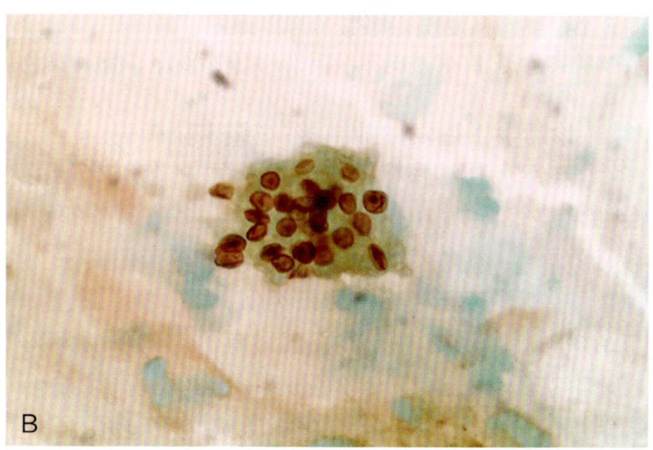

图 8-21　耶氏肺孢子菌（六胺银染色，×1 000）

（张丽霞　张　望　任伟宏）

第九章

脑脊液有形成分形态学检验

第一节 概 述

脑脊液(cerebrospinal fluid,CSF)为无色透明的液体,充满在各脑室、蛛网膜下腔和脊髓中央管内,发挥重要的生理作用。正常脑脊液中有形成分极少,没有红细胞,仅有少量淋巴细胞和单核细胞,两者比例约为 6∶4 或 7∶3,发挥免疫监视和清除作用。

脑脊液有形成分检查内容主要包括红细胞计数、有核细胞计数、有核细胞分类和病原生物检查等。推荐采用细胞玻片离心方法收集有形成分,经瑞氏 - 吉姆萨染色后通过显微镜进行细胞识别、分类和病原检查,以减少误诊、漏诊的发生。细菌检查可采用革兰氏染色,隐球菌检查采用墨汁染色。

在病理情况下,脑脊液有形成分种类和数量可发生明显改变,不同的疾病有不同的变化特点,因此脑脊液有形成分检查有助于疾病的诊断和鉴别诊断。如化脓性脑膜炎脑脊液白细胞总数显著增多,以中性粒细胞为主,胞内发现细菌可确诊;结核性脑膜炎急性期(早期)以中性粒细胞反应为主,亚急性期(中期)中性粒细胞、淋巴细胞、单核细胞并存,后期则以淋巴细胞为主,抗酸染色发现抗酸杆菌可协助诊断;病毒性脑膜炎以淋巴细胞反应为主;新型隐球菌性脑膜炎以淋巴细胞、中性粒细胞增多为主,发现隐球菌可确诊;脑寄生虫病嗜酸性粒细胞和浆细胞可明显升高,有时可查到相应虫卵、幼虫或滋养体等;脑脊液中找到白血病细胞或肿瘤细胞可协助诊断脑膜白血病或脑膜癌病。

本章中图片,如无特殊说明染色方法均为瑞氏 - 吉姆萨染色,放大倍数为 1 000 倍。

(陈海生 彭永正)

第二节 脑脊液有形成分形态

一、细胞

1. 红细胞 当出现红细胞时需排除穿刺损伤或脑蛛网膜下腔出血的可能。出血时间较短时,红细胞形态和着色良好(图 9-1);反之,细胞形态变得不规则,溶解、破坏,着色不良(图 9-2)。因此,红细胞的形态特点可作为出血时间长短的参考。

2. 中性粒细胞 出现中性粒细胞提示炎症存在,但需除外穿刺损伤出血带入的可能。当脑脊液白细胞数量和中性粒细胞比例显著升高时,称为中性粒细胞反应(图 9-3),常提示急性炎症反应,此时应重点关注中性粒细胞胞质内外是否能发现病原生物。如发现吞噬杆菌,即可确诊为杆菌感染(图 9-4)。

3. 嗜酸性粒细胞 当脑脊液中嗜酸性粒细胞比例明显升高时,称为嗜酸性粒细胞反应,提示机体存在过敏反应。当嗜酸性粒细胞和浆细胞比例明显升高时(图 9-5),应重点排除脑寄生虫感染的可能。此外,嗜酸性粒细胞增高也可见于病毒性脑膜炎、隐球菌性脑膜炎、结核性脑膜炎、放疗患者和部分脑室引流患者。

4. 嗜碱性粒细胞 可见于各种炎症反应、异物反应和脑寄生虫感染等(图 9-6)。

5. 淋巴细胞 在抗原刺激下,淋巴细胞可发生多种形态改变,按形态学分为小淋巴细胞、大淋巴细胞、反应性淋巴细胞(图 9-7)。小淋巴细胞是正常脑脊液中主要细胞成分,占细胞总数的60%~80%;大淋巴细胞偶见于正常脑脊液,明显增多时,则视为异常;反应性淋巴细胞是淋巴细胞受抗原刺激转化而成。此外,脑脊液中浆细胞的出现,提示机体受到抗原刺激并获得一定的免疫力或处于疾病恢复期,多见于中枢神经系统感染、多发性硬化、出血等。

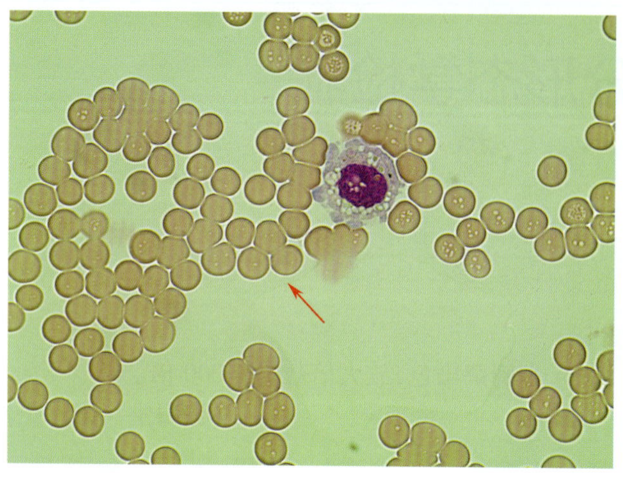

图 9-1 新鲜红细胞

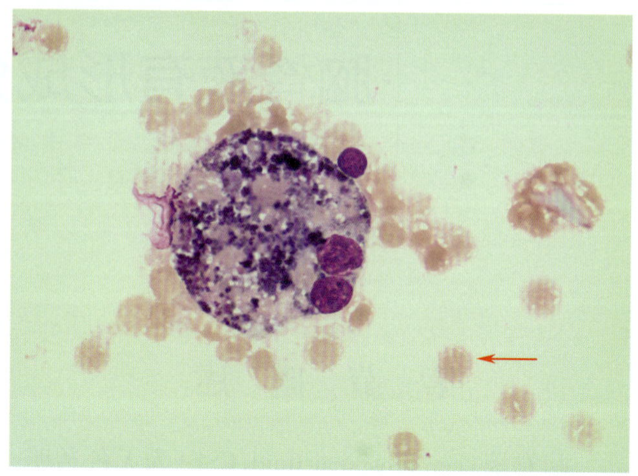

图 9-2 陈旧红细胞

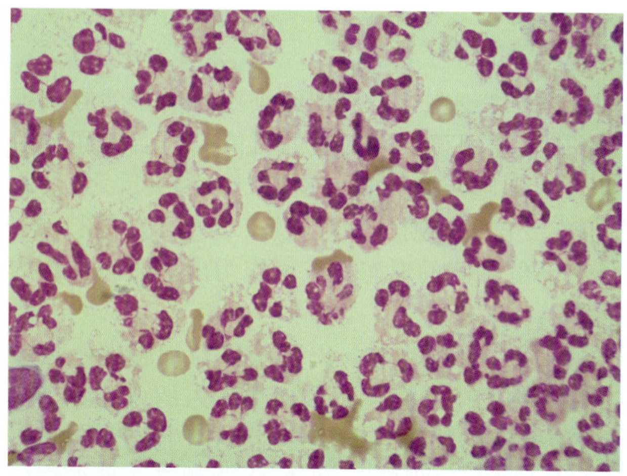

图 9-3 中性粒细胞反应

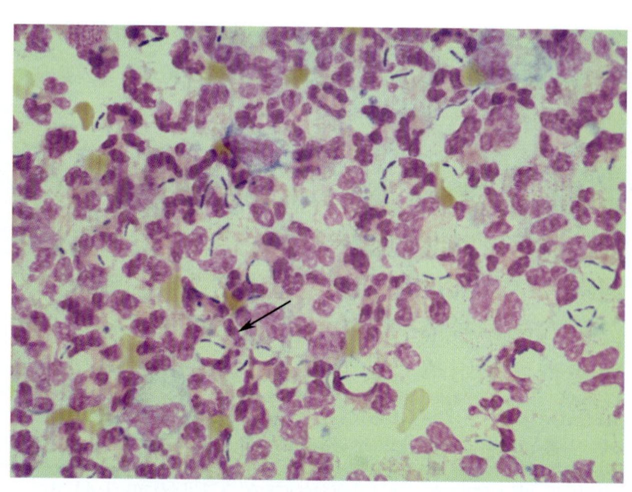

图 9-4 中性粒细胞吞噬杆菌

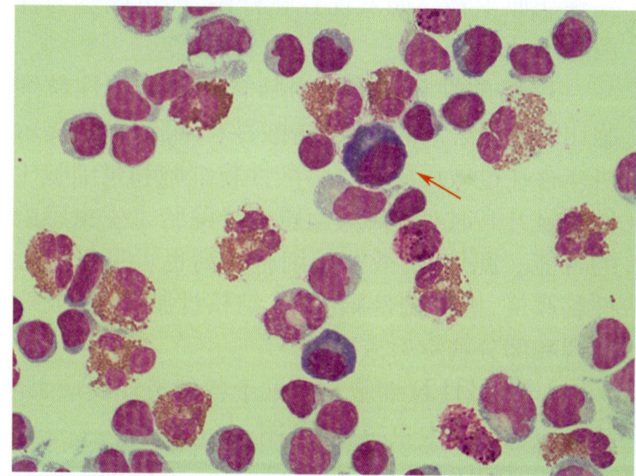

图 9-5 嗜酸性粒细胞反应伴浆细胞

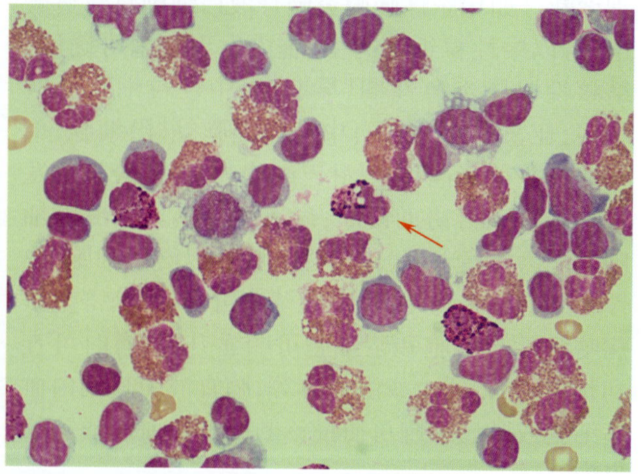

图 9-6 嗜酸性粒细胞反应伴嗜碱性粒细胞

6. 单核细胞　单核细胞受抗原刺激细胞形态变得不规则，胞体、胞核增大，有时可见核仁，胞质较丰富，可见大小不等的空泡，胞体边缘可见突起，称为激活单核细胞（图 9-8）。单核细胞比例增多或激活明显，见于疾病的修复期和脑膜癌病等。

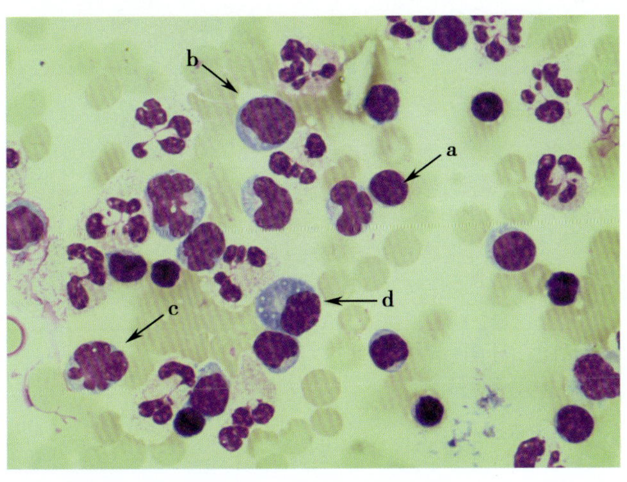

图 9-7　各种淋巴细胞

a：小淋巴细胞；b：大淋巴细胞；c：反应性淋巴细胞；d：浆细胞

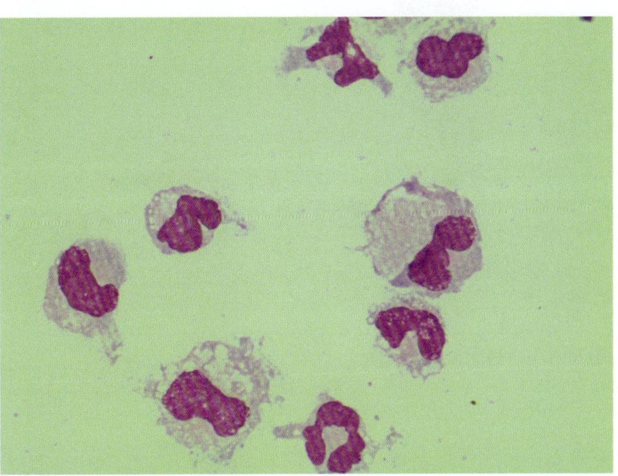

图 9-8　激活单核细胞

7. 吞噬细胞　根据被吞噬物的不同，分为：①红细胞吞噬细胞：可吞噬一个或多个红细胞，一般见于出血后 1~3 天，可作为病理性出血和穿刺操作出血的鉴别依据，如第一次腰穿中发现红细胞吞噬细胞，则为病理性（图 9-9a）。②含铁血黄素吞噬细胞：吞噬细胞胞质可见大小不等、深浅不一的黑灰或紫红色颗粒，一般形成于出血 3~5 天后（图 9-10）。③胆红素吞噬细胞：吞噬细胞胞质可见黄色斜方体形胆红素结晶，一般形成于出血 7 天后（图 9-9b）。④各种病原吞噬细胞：常见的有球菌吞噬细胞、杆菌吞噬细胞、真菌吞噬细胞等（图 9-11~ 图 9-12）。⑤印戒样细胞：可吞噬比它大数倍的异物，如被吞噬物被溶酶体酶消化分解后形成巨大的空泡，则可将吞噬细胞胞质和胞核挤到一侧，形成“印戒”样吞噬细胞（图 9-13）。需与印戒样肿瘤细胞相鉴别，后者近核处胞质强嗜碱性，核深染（图 9-14）。

8. 室管膜 / 脉络丛脱落细胞　来源于脑室壁，为正常脑脊液中脱落细胞，一般无诊断价值，但易被误认为肿瘤细胞。两种细胞形态大小相似，一般不作严格区分，其特点是形态较规则，胞质较丰富，胞质灰红色，常成片脱落，细胞边界不清（图 9-15）。

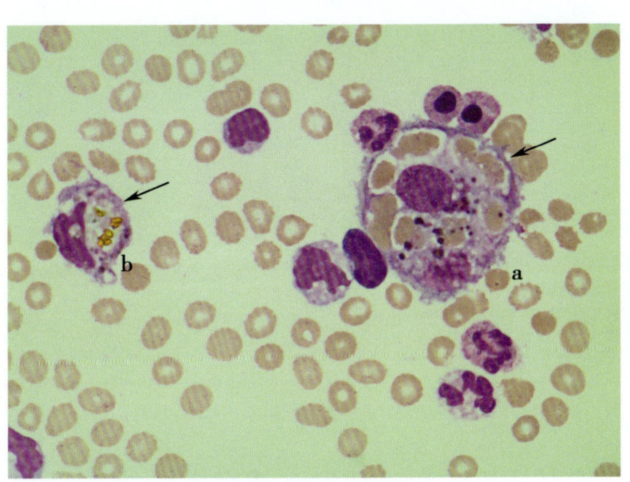

图 9-9　红细胞吞噬细胞和胆红素吞噬细胞

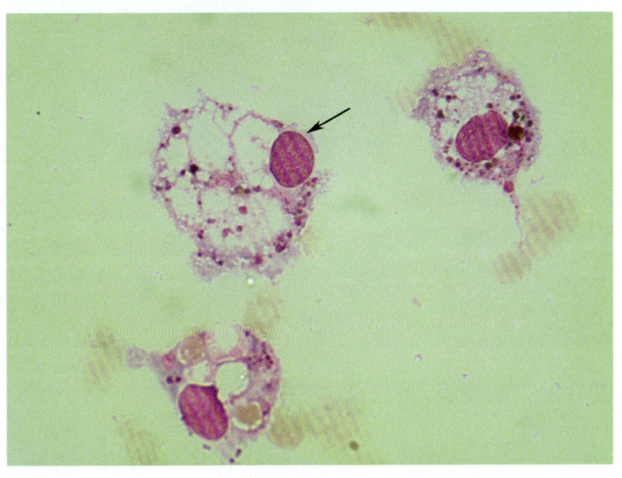

图 9-10　含铁血黄素吞噬细胞

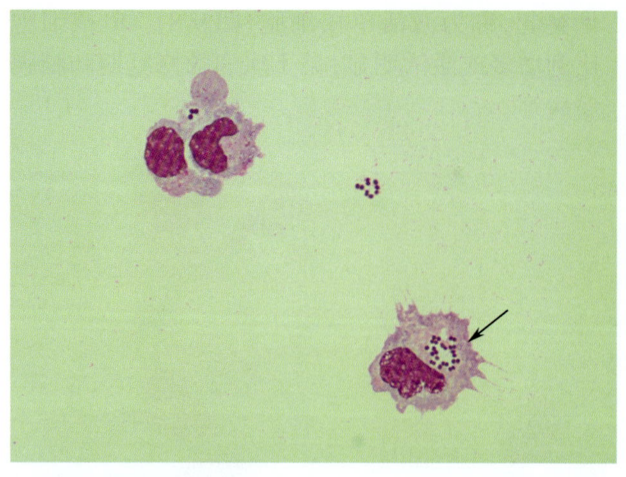

图 9-11　球菌吞噬细胞

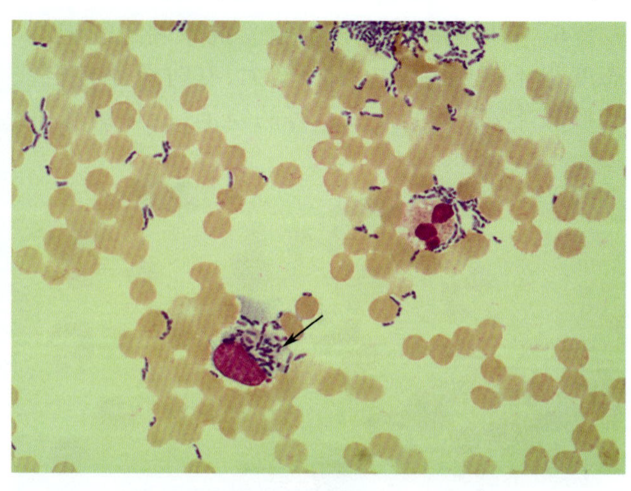

图 9-12　杆菌吞噬细胞

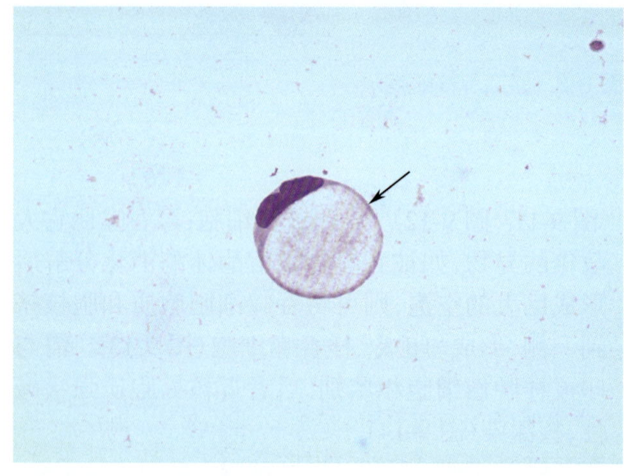

图 9-13　印戒样吞噬细胞

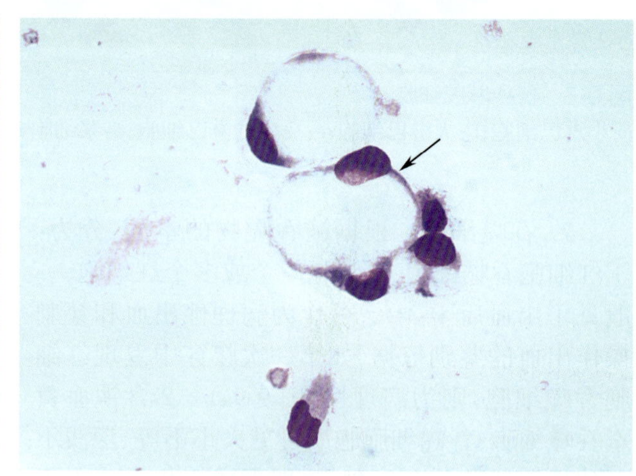

图 9-14　印戒样肿瘤细胞

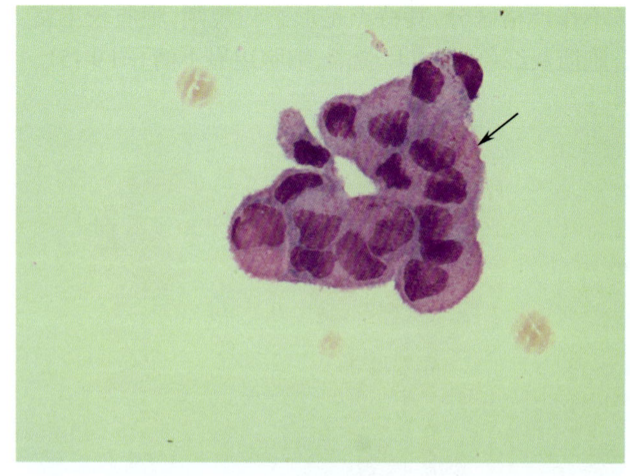

图 9-15　室管膜 / 脉络丛脱落细胞

9. 肿瘤细胞　肿瘤细胞胞体奇形怪状，胞膜瘤样突起；核大畸形、核质深染、核膜增厚、核仁明显、核质比增大；胞质深染、着色不均、空泡变性；成团聚集，大小不一，排列紊乱，边界不清；部分可见核分裂象等。但需注意并不是所有特征必须同时具备才是肿瘤细胞。脑膜癌病包括原发性脑膜癌病和继发性脑膜癌病，前者由中枢神经系统原发肿瘤种植或浸润脑膜引起，如髓母细胞瘤、胶质母细胞瘤、生殖细胞瘤等；后者由中枢神经系统以外肿瘤经血液或淋巴液转移到脑膜引起，如肺癌、乳腺癌、黑色素瘤、白血病、淋巴瘤等（图 9-16~图 9-21）。

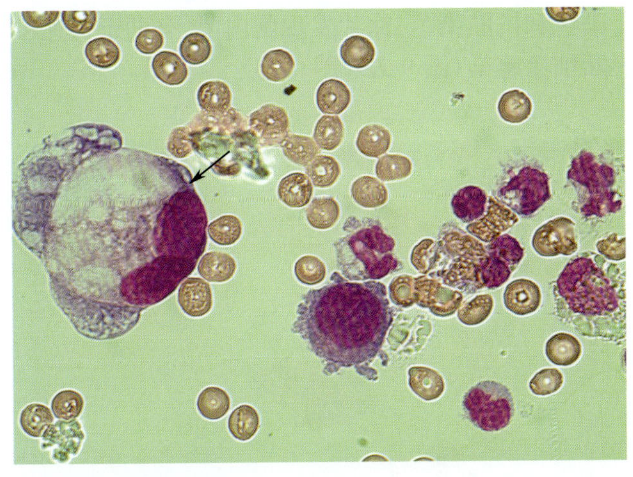

图 9-16 乳腺癌细胞

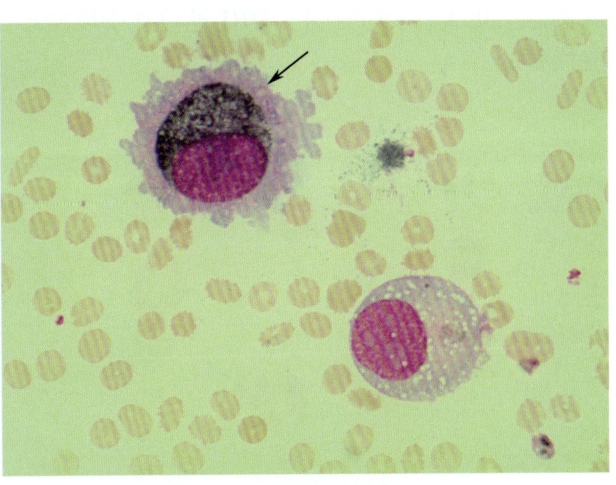

图 9-17 黑色素瘤细胞

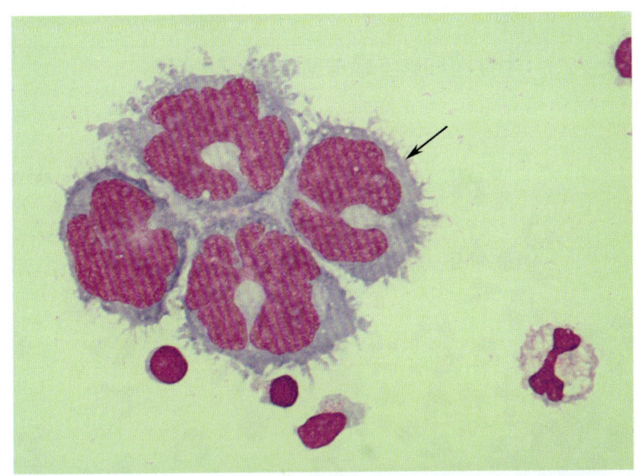

图 9-18 弥漫大 B 细胞淋巴瘤细胞

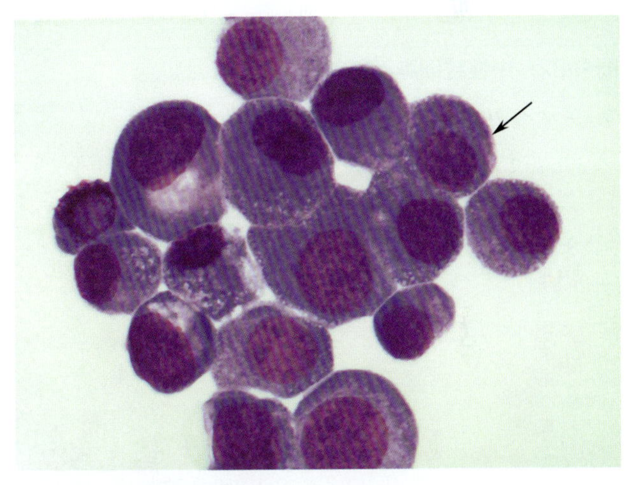

图 9-19 肺腺癌细胞

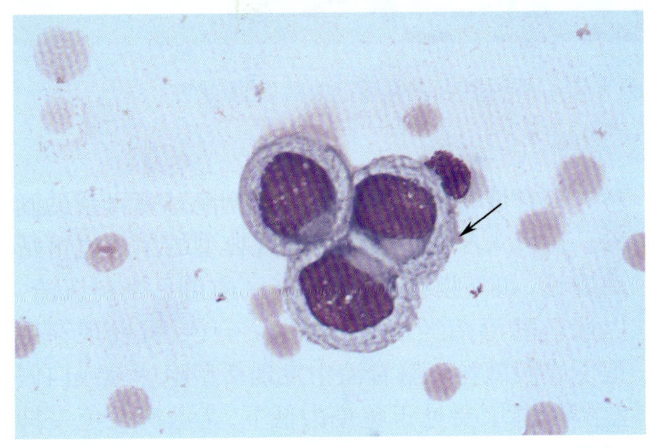

图 9-20 中枢神经系统生殖细胞瘤

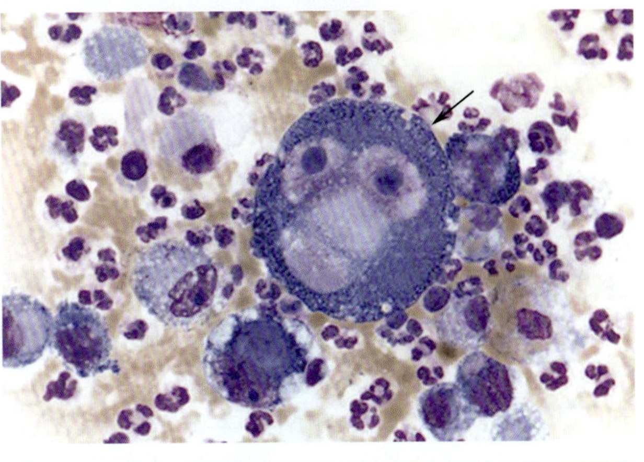

图 9-21 胶质母细胞瘤

脑膜癌病早期临床表现与脑膜炎相似，影像学表现缺乏特异性，因此临床上脑膜癌病误诊、漏诊情况较为严重。脑脊液细胞学找到肿瘤细胞是诊断脑膜癌病的金标准，特别是对原发灶未明的病例意义更大，是头颅 CT、MRI 等检查手段所不能代替的。

二、病原生物

(一) 微生物

1. 细菌　脑脊液中常见的细菌有球菌和杆菌，常用的染色方法有瑞氏 - 吉姆萨染色、革兰氏染色和抗酸染色，涂片发现胞内菌，有助于快速诊断细菌感染（图 9-22~ 图 9-25）。

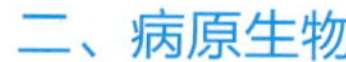

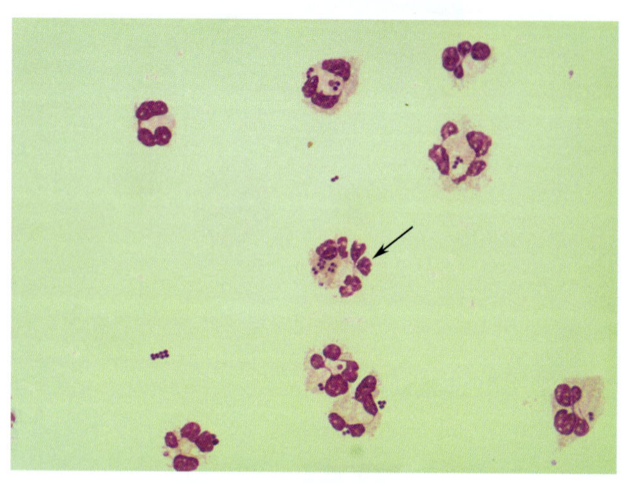

图 9-22　中性粒细胞吞噬球菌

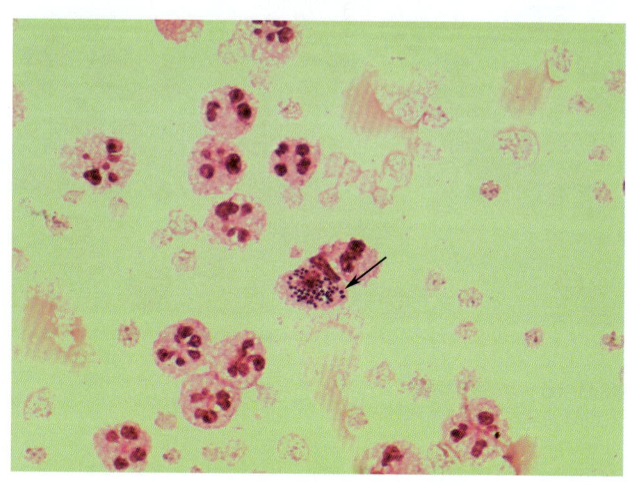

图 9-23　中性粒细胞吞噬球菌（革兰氏染色）

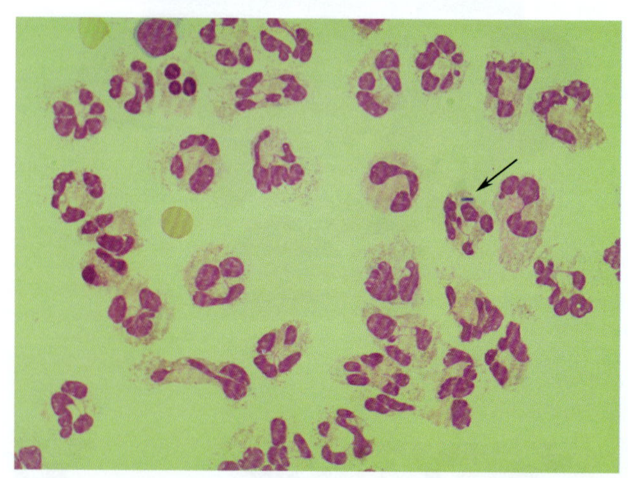

图 9-24　中性粒细胞吞噬杆菌

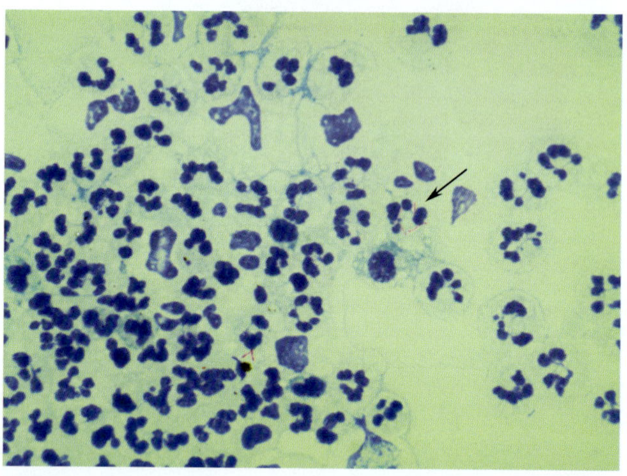

图 9-25　中性粒细胞吞噬抗酸菌（抗酸染色）

2. 真菌　脑脊液中常见的真菌有新型隐球菌和白假丝酵母菌。其中新型隐球菌属于隐球菌属，菌体为圆形的酵母样细胞，直径为 4~12μm，菌体外周有一层肥厚的胶质样荚膜，比菌体大 1~3 倍。用墨汁负染色后镜检，可在黑色的背景中见到圆形或卵圆形的透亮的菌体。本菌以芽生繁殖，常呈单芽，也可出现多芽，芽颈较细，不产生假菌丝。脑脊液墨汁负染色发现新型隐球菌可帮助确诊。瑞氏 - 吉姆萨染色后发现典型的菌体也可帮助确诊，如荚膜有破损，透亮区内可见染料沉渣。白假丝酵母菌经瑞氏 - 吉姆萨染色，可发现芽生孢子或假菌丝。脑脊液中发现新型隐球菌或白假丝酵母菌主要见于免疫力低下、艾滋病及免疫抑制剂治疗患者等（图 9-26~ 图 9-31）。

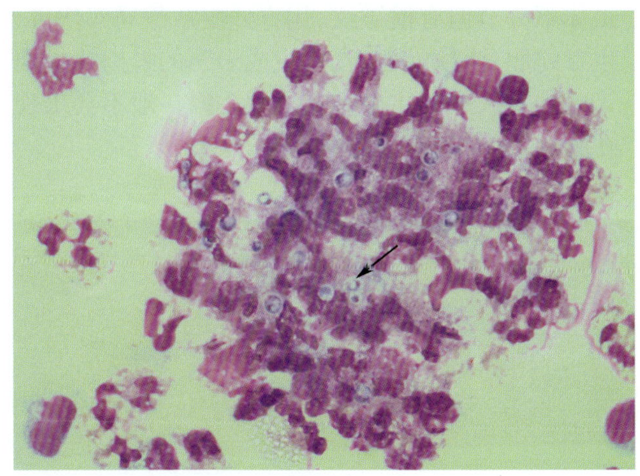

图 9-26　白假丝酵母菌孢子

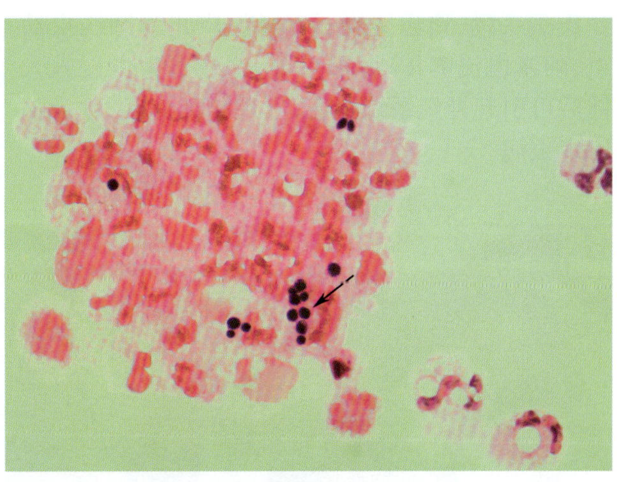

图 9-27　白假丝酵母菌孢子（革兰氏染色）

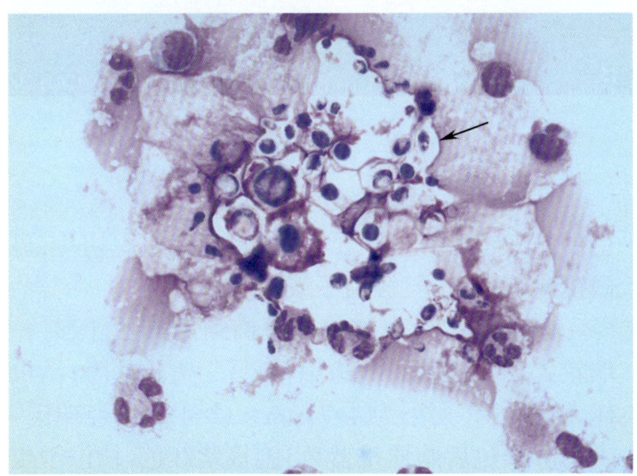

图 9-28　荚膜完整的隐球菌

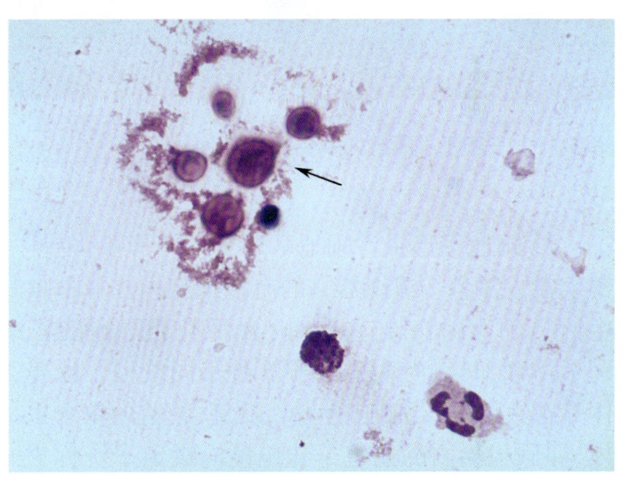

图 9-29　荚膜不完整的隐球菌

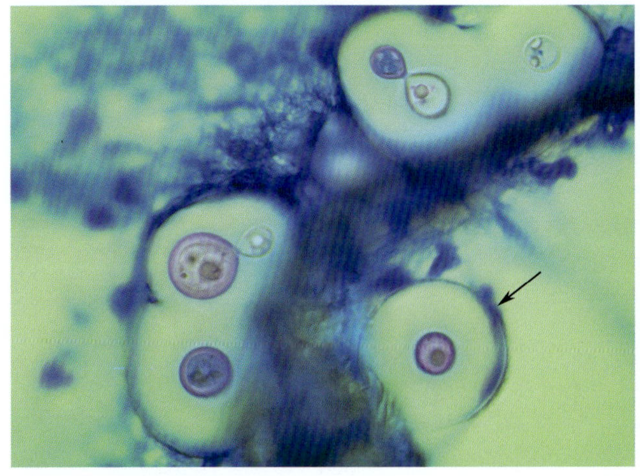

图 9-30　隐球菌（抗酸染色）

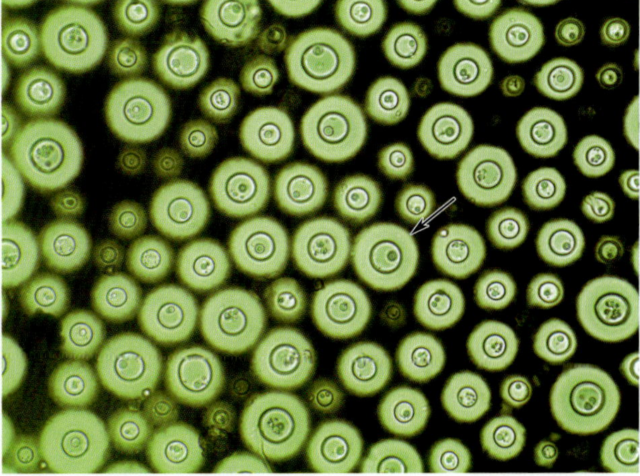

图 9-31　隐球菌（墨汁负染）

（二）寄生虫

常见的脑部寄生虫主要有肺吸虫卵、血吸虫、曼氏裂头蚴、猪囊尾蚴、棘球蚴、广州管圆线虫幼虫、阿米巴滋养体、弓形虫等，这些寄生虫侵入人体后可引起神经系统损害，出现脑部症状，称为脑寄生虫病。

1. 裂头蚴　裂头蚴为曼氏迭宫绦虫的幼虫阶段，带状，乳白色，大小(30~360) mm × 0.7mm，虫体不分节但有横皱纹。用青蛙皮贴敷局部伤口、生吞蛇胆、生饮蛇血、食用生或未熟的蛙肉或蛇肉是感染裂头蚴的主要方式。裂头蚴一般不会出现在脑脊液中，需行手术摘除（图 9-32）。

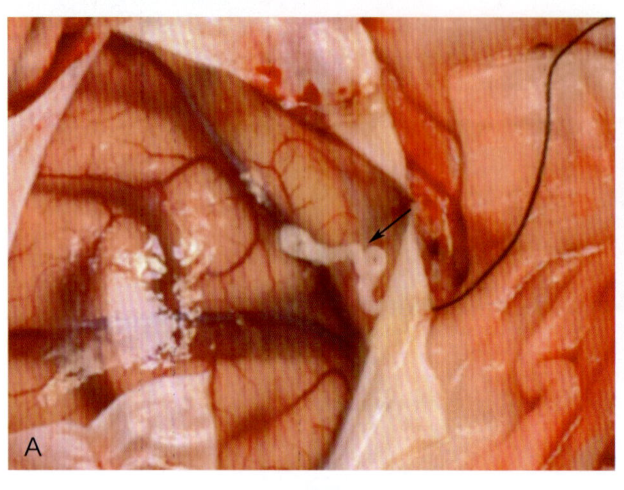

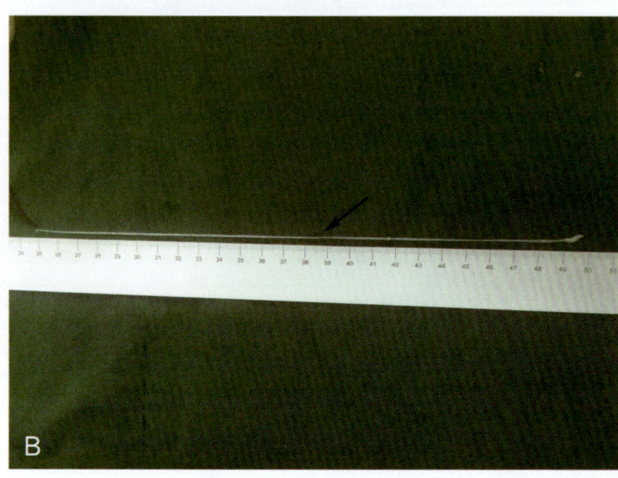

图 9-32　开颅手术取出的裂头蚴（肉眼观）

2. 刚地弓形虫　刚地弓形虫即弓形虫，专性寄生在人体各个组织器官的有核细胞内。弓形虫生活史分为滋养体、包囊（内含缓殖子）、裂殖体、配子体和卵囊（内含子孢子）5 种不同阶段。滋养体是在人体有核细胞内生长、发育、繁殖的单个虫体，即假包囊内的速殖子和包囊内缓殖子统称为滋养体。实验室病原学检查主要通过采集脑脊液、羊水、胸腹水等标本离心、涂片、瑞氏 - 吉姆萨染色后显微镜检查速殖子，也可将病变组织切片，显微镜检查速殖子、缓殖子或包囊。

游离的弓形虫滋养体呈椭圆形或月牙形，一端较尖，一端钝圆，一边扁平，另一边较膨隆；活虫体无色透明，大小为(4~7) μm × (2~4) μm；经瑞氏 - 吉姆萨染色后胞质呈蓝色，胞核紫红色，核位于虫体中央稍近钝圆端，为颗粒状；在核与尖端之间有染成浅红色的颗粒称副核体（图 9-33）。

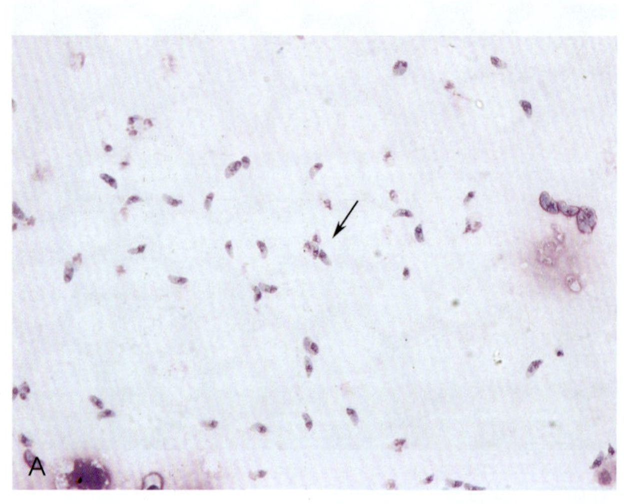

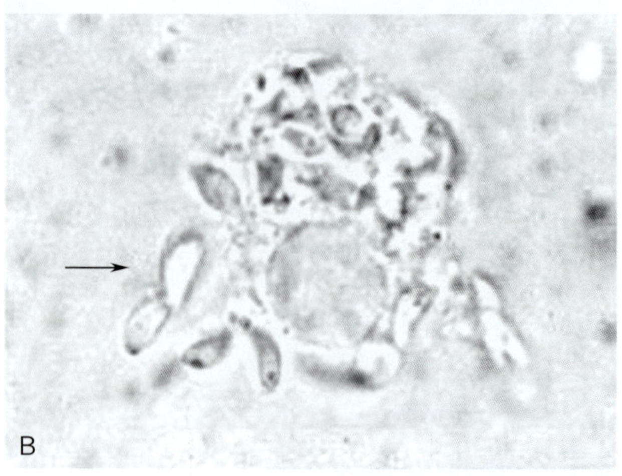

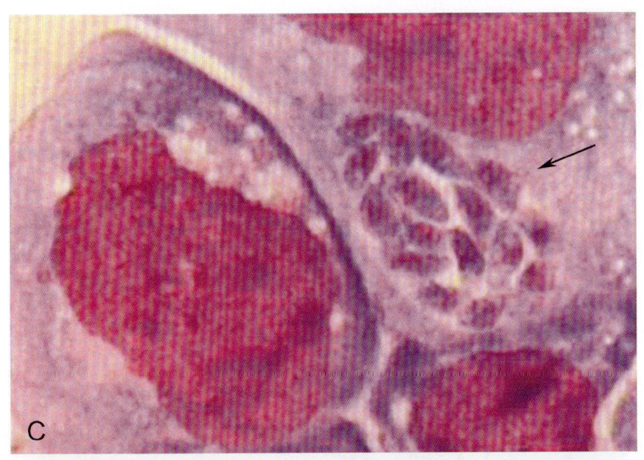

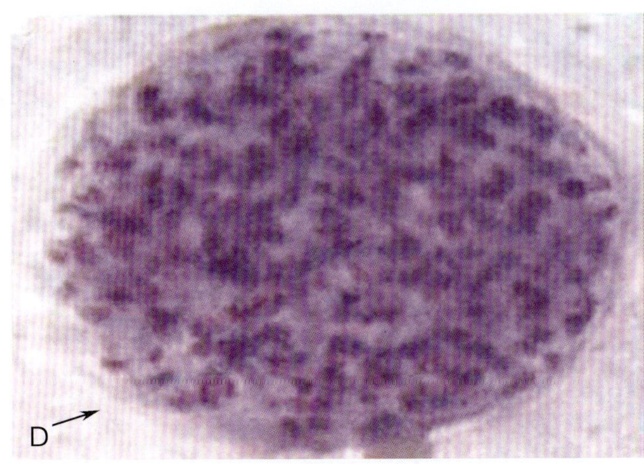

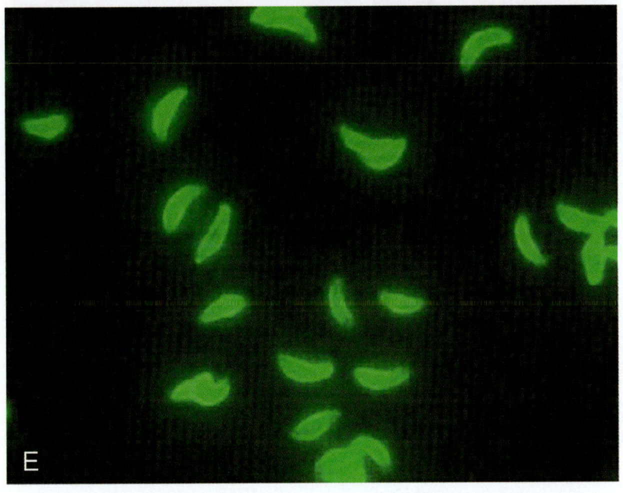

图 9-33 刚地弓形虫

A：弓形虫滋养体。B：假包囊未染色，箭头显示逸出的滋养体。C：巨噬细胞内的速殖子。D：组织内的包囊。E：速殖子(间接荧光抗体)

包囊为椭圆形或圆形，大小为 5~100μm 不等，为慢性感染阶段虫体在人体组织内的存在形式，多见于脑、骨骼肌、心肌及眼内，包囊内含数个至数百个滋养体，称缓殖子，其增殖缓慢，形态与速殖子相似，包囊破裂后释放出的缓殖子可再侵入人体其他有核细胞形成包囊或形成假包囊，在假包囊内的速殖子快速增殖。

3. 阿米巴原虫 阿米巴感染中枢神经系统后，脑脊液细胞学表现为白细胞升高，以中性粒细胞为主，红细胞较多，找到阿米巴滋养体可确诊。经瑞氏 - 吉姆萨染色，该原虫镜下形态多变，核圆形较小、紫红色，胞质丰富，强嗜碱性，外形不规则，可见伪足样突起，浆内可见红细胞等吞噬物(图 9-34)。

三、其他有形成分

1. 胆固醇结晶 正常脑脊液中不存在胆固醇结晶。当颅脑手术患者术中送检“脑脊液或分泌物”(实为颅内囊液)要求镜检看白细胞数量多少，以排除感染确定手术方案时，应按要求常规进行涂片湿片镜检。当镜下发现大量的胆固醇结晶而未发现白细胞明显增多时，对颅内胆脂瘤的诊断有重要参考价值(图 9-35)。

2. 滑石粉颗粒 通常为腰椎穿刺操作过程无菌手套中滑石粉污染引起。滑石粉形态特点是：灰白色，瑞氏 - 吉姆萨染色不着色，大小不一，形态各异，数量较多时会影响有形成分的识别，在离心力作用下可刺破细胞(图 9-36)。

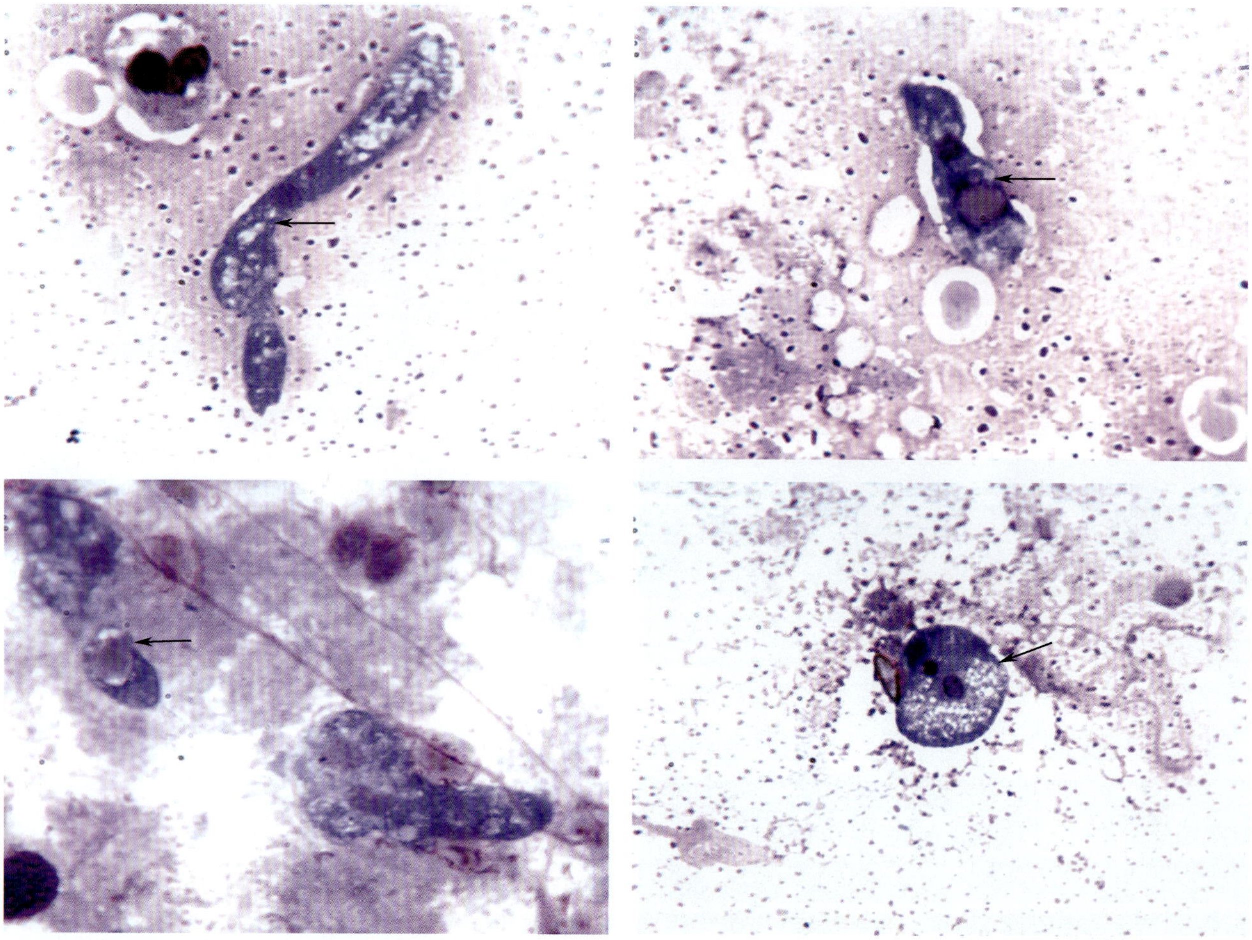

图 9-34　形态各异的阿米巴滋养体

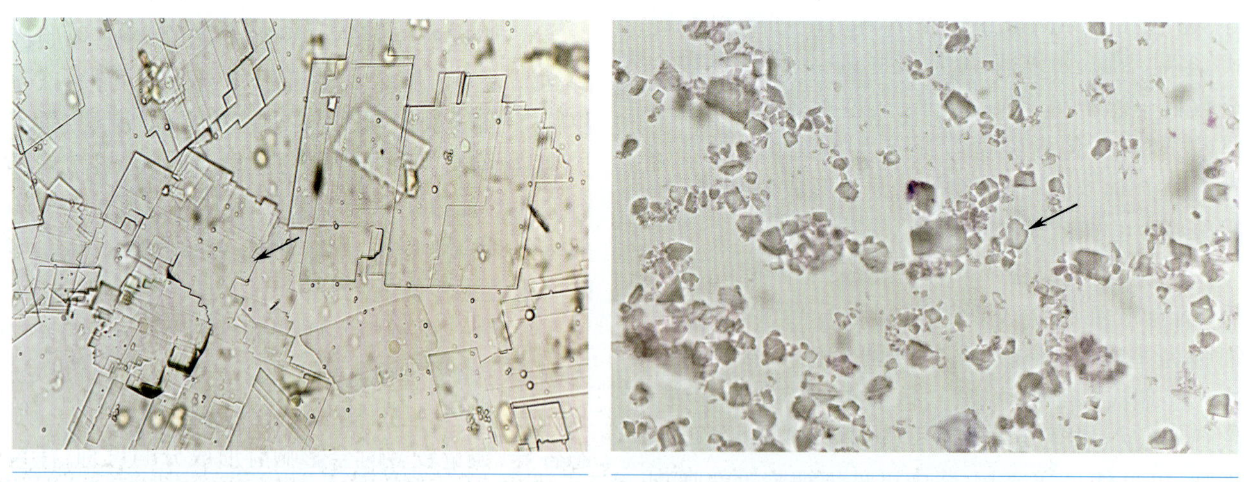

图 9-35　胆固醇结晶（不染色，×400）

图 9-36　滑石粉颗粒（瑞氏 - 吉姆萨染色，×1 000）

（许绍强　彭永正　龚道元　胥文春　和迎春）

第三节　脑脊液有形成分形态学检验质量保证

影响脑脊液细胞学检查质量的因素有以下方面：

1. 标本采集与送检　①送检容器：推荐采用腰穿包内一次性塑料带盖无菌试管送检，不能用采血管或其他试管送检，原因是后者杂质太多，可能导致背景太脏，细胞破坏，影响阅片。②送检量：不少于 2ml，以便必要时复查。③及时送检：要求半小时内送达，2 小时内完成检查，以保证细胞的完整性。④保存：如不能及时送检，可置 4℃~10℃密封保存送检，4 小时内完成检查为宜。

2. 细胞收集　推荐采用细胞玻片离心沉淀器进行细胞收集。传统试管离心后去上清取沉渣，再加入适量血浆以增加细胞黏附性的制片方法不能满足质量要求，因为会导致背景偏红，杂质太多，镜下细胞结构显示不清，且大部分有形成分在染色过程脱落，不利于形态观察和病原体检出。

3. 染色　常规采用瑞氏 - 吉姆萨染色进行细胞学检查。滴加 A、B 染液后要充分混匀，如室温偏低，要适当延长染色时间，否则细胞着色不良；用流水冲片，避免倾倒染液后再冲片，冲洗要充分，避免直接对着细胞膜冲洗，否则染料沉渣太多或细胞脱落，影响质量。

4. 阅片原则　先低倍浏览全片，再转油镜下进行细胞和病原生物形态观察。

5. 细胞学报告　要发出一份可靠的细胞学诊断报告，必须了解患者的临床表现、诊疗过程和相关的实验室检查结果，经过综合分析，最后对细胞学表现进行描述并给出实验室诊断意见或提示。

（彭永正　许绍强）

第四节　脑脊液有形成分形态学检验病例分析

病例一　颅内恶性黑色素瘤

【患者资料】男性，32 岁。2 个月前无明显诱因反复出现头痛，阵发性发作，有时伴呕吐，头晕，无天旋地转感，无发热及肢体抽搐。当地医院行头颅 CT 及 MRI 提示右侧顶叶占位性病变，考虑血管畸形。为进一步诊治于 5 月 21 日收治入院。头颅 CTA、MRI 示：①右侧中央旁小叶异常信号，考虑海绵状血管瘤（合并出血）可能性大；②蛛网膜下腔少量出血。6 月 27 日行“脑室腹腔分流术”，术后 MRI 示脑膜增厚。先后行 3 次脑脊液检查：外观呈淡红色浑浊，离心后上清黄色透明，细胞总数（2 280~5 280）× 10^6/L，白细胞数（11~50）× 10^6/L，蛋白（2.1~3.5）g/L，葡萄糖（1.7~2.4）mmol/L，氯化物（97~105）mmol/L。经会诊考虑“中枢神经系统血管炎”可能性大。7 月 24 日好转出院。出院后 3 天再次出现头痛，症状较前明显加重，伴恶心、呕吐、意识障碍，再次以“中枢神经系统血管炎；梗死性脑积水”收入院。

【形态学检查】脑脊液细胞学检查发现明显异型细胞，胞质内可见大量黑色颗粒，考虑黑色素瘤细胞可能大，经 HMB-45 及 S-100 染色，异形细胞胞质内可见特异性棕色颗粒(图 9-37~ 图 9-38)。

【诊断】颅内恶性黑色素瘤。

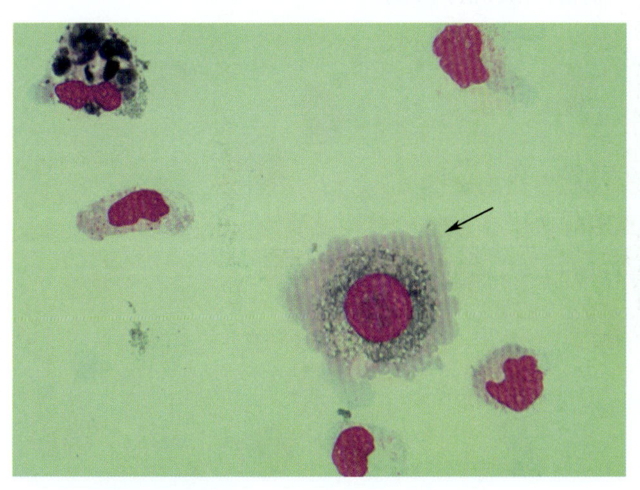
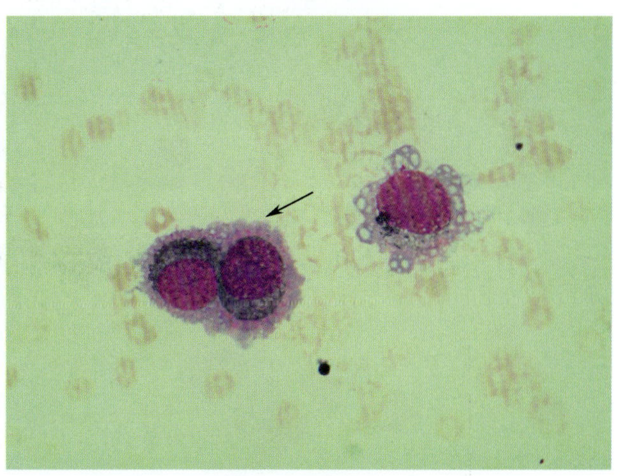

图 9-37　黑色素瘤细胞

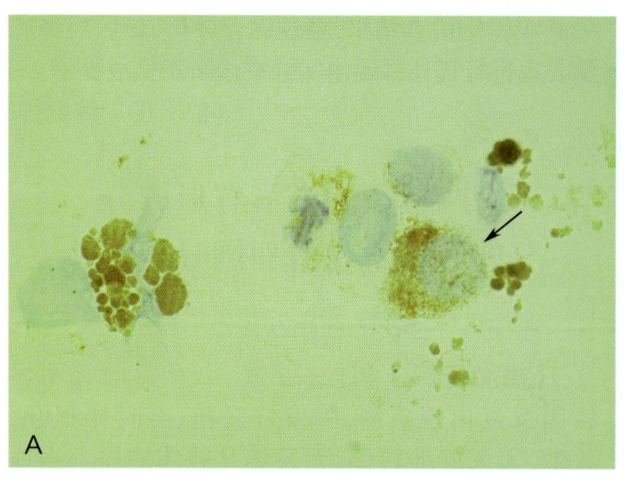

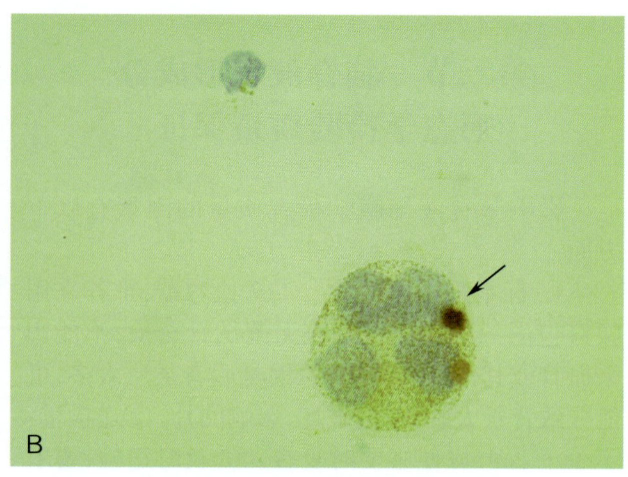

图 9-38　免疫组化

A：HMB-45。B：S-100

【点评】中枢神经系统恶性黑色素瘤是一种发病率低但恶性程度极高的肿瘤，临床上误诊率和漏诊率高，预后差。脑脊液中找到黑色素瘤细胞是确诊金标准。本病例脑脊液细胞经瑞氏 - 吉姆萨染色后呈现黑色素瘤细胞典型的形态特征：胞体大、核大、核仁大而明显，胞膜可见瘤状突起，胞质内可见大量的黑色素颗粒，部分细胞质可见空泡，部分细胞可无黑色素颗粒等。免疫组化 HMB-45 及 S100 染色阳性是黑色素瘤的重要特征。此外，中枢神经系统恶性黑色素瘤常合并出血，血性脑脊液是其特征之一。结合其临床表现及影像学表现，以及脑脊液细胞学检查结果，可以明确诊断为黑色素瘤。

病例二　脑寄生虫病

【患者资料】男性，30 岁，籍贯广西。患者于 2010 年 3 月无明显诱因出现间断性头痛，持续约 2、3 小时后或休息后缓解，并伴有低热，偶可达 39℃。2011 年患者出现双眼视物模糊、右眼活动受限、走路不稳。到当地医院检查后提示："脑积水，蛛网膜囊肿"。2012 年 4 月行头颅 MRI 检查后提示"交通性脑积水"。行腰椎穿刺术查脑脊液提示：糖及氯化物低，潘氏试验（+）。予以脱水降颅压后疼痛稍有缓解。为求进一步治疗，于 2012 年 6 月收入本院。复查头颅 MRI 提示：全脑室系统扩大，有待排除交通性脑积水；双侧大脑半球软脑膜广泛异常强化，不排除脑膜炎可能；左侧外侧裂扩张，有待排除蛛网膜囊肿。脑脊液检查：无色透明，蛋白定性 1+，白细胞计数 54×10^6/L，蛋白 1.14g/L，葡萄糖 1.3mmol/L，氯化物 124mmol/L。入院诊断：交通性脑积水；脑膜炎待查。

【形态学检查】脑脊液细胞学检查发现白细胞数轻度升高，嗜酸性粒细胞及浆细胞比例明显升高（图 9-39），提示寄生虫感染可能性大，建议加做寄生虫抗体检测。

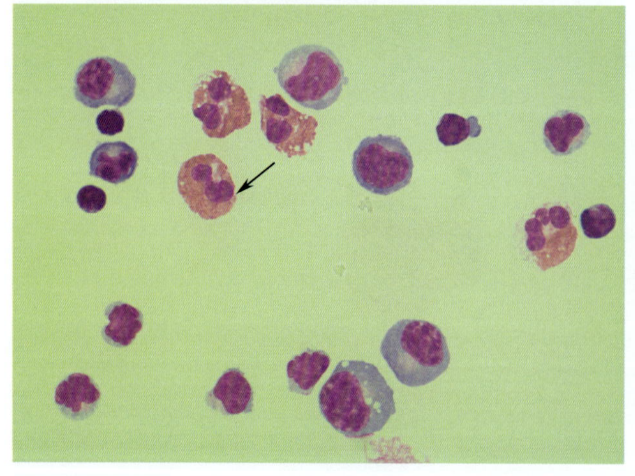

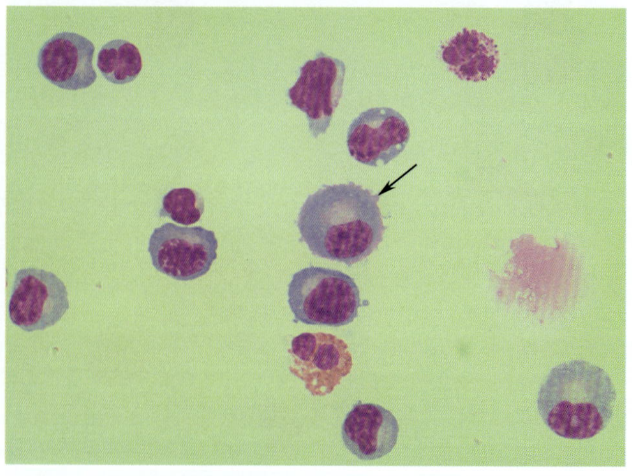

图 9-39　嗜酸性粒细胞和浆细胞增多

【诊断】脑囊虫病。

【点评】脑囊虫病是由猪带绦虫的幼虫囊尾蚴寄生于中枢神经系统引起的疾病，是我国中枢神经系统寄生虫病中常见的一种。人因吃生的或未煮熟的含囊尾蚴的猪肉而被感染，为人兽共患性寄生虫病。脑部CT和MRI检查是诊断脑猪囊尾蚴病的重要手段，但影像学表现多种多样，有时容易误诊、漏诊。本病例病程记录显示影像最初提示脑积水(结核感染可能性大)，但脑脊液细胞学提示嗜酸性粒细胞和浆细胞比例明显升高，考虑寄生虫感染的可能性大，建议加做寄生虫抗体检测。血及脑脊液寄生虫抗体检测结果显示囊虫抗体均阳性，遂请影像科重新阅片，最终发现囊虫头节，影像修正诊断为脑囊虫病。本病例的意义在于：脑脊液细胞学对脑寄生虫病的诊断具有重要的参考价值，可减少误诊、漏诊的发生，嗜酸性粒细胞和浆细胞比例明显升高应提示临床排除寄生虫感染的可能。

(许绍强　彭永正)

第十章

浆膜腔积液有形成分形态学检验

第一节　概　述

人体的胸腔、腹腔、心包腔和鞘膜腔统称浆膜腔，浆膜腔表面覆盖着间皮细胞。生理情况下，浆膜腔内有少量起润滑作用的液体。病理情况下，浆膜腔内出现液体增多或性质异常的液体，称为浆膜腔积液。

浆膜腔积液有形成分检查包括细胞、结晶、微生物、寄生虫及其他有形成分检查。推荐采用涂片、染色后进行显微镜检查。常用的染色方法有瑞氏 - 吉姆萨染色、革兰氏染色及抗酸染色等，根据检查内容采用不同的染色方法。浆膜腔积液中有核细胞分类不推荐直接用高倍镜湿片分类检查，因为该方法只能分类出单个核细胞和多个核细胞，不能准确区分各类有核细胞，更不能鉴别肿瘤细胞和检出细菌等，可引起漏诊或延误临床的诊断和治疗。

正常情况下，浆膜腔积液有形成分种类和数量少，可有少量淋巴细胞、巨噬细胞及中性粒细胞。病理情况下，浆膜腔积液有形成分种类和数量可发生改变。浆膜腔积液有形成分检查的临床应用主要有：①漏出液与渗出液鉴别，寻找引发积液的致病因素。②良性积液与恶性积液的辅助诊断，推测肿瘤的原发灶。③病原体的诊断。④用于肿瘤术后疗效和肿瘤性浆膜腔积液化疗疗效的评估，观察疾病发展等。常见疾病浆膜腔积液细胞学特点见表 10-1。

本章未做特殊注明的图均为瑞氏 - 吉姆萨染色，油镜（×1 000）观察。

表 10-1　常见疾病浆膜腔积液细胞学特点

疾病	细胞种类					
	有核细胞	淋巴细胞	中性粒细胞	坏死颗粒	巨噬细胞	间皮细胞
化脓性炎症	显著增多	少量	明显增多	可见或增多	少见	少见
慢性非特异性炎症	较少或增多	少量	少量	无	增多或明显增多	易见
结核性浆膜炎	增多	明显增多	一般少量	可见	少见	少见
非特异性间皮细胞脱落	轻度增多	少量	少量	无	少见	明显增多
转移性肿瘤	轻度增多	可增多	少量	无	可增多	可增多
间皮瘤	可增多	较少	较少	较少	少见	明显增多

（姜玉章　龚道元）

第二节　浆膜腔积液有形成分形态

一、细胞

(一) 红细胞

1. 红细胞及红细胞碎片　急性出血或穿刺损伤性出血会出现大量新鲜红细胞，而陈旧性出血的红细胞着色偏深、结构不清、边缘不规则或出现棘形突起等(图 10-1A)，可见红细胞胞膜不完整，有泡沫感或有血红蛋白逸出现象(图 10-1B)；部分红细胞着色深蓝，或有大量的深蓝色红细胞碎片(图 10-1C)，说明出血时间更长；当红细胞遇到消化性或异常积液环境时，体积会缩小，颜色会变深暗红色(图 10-1D)。

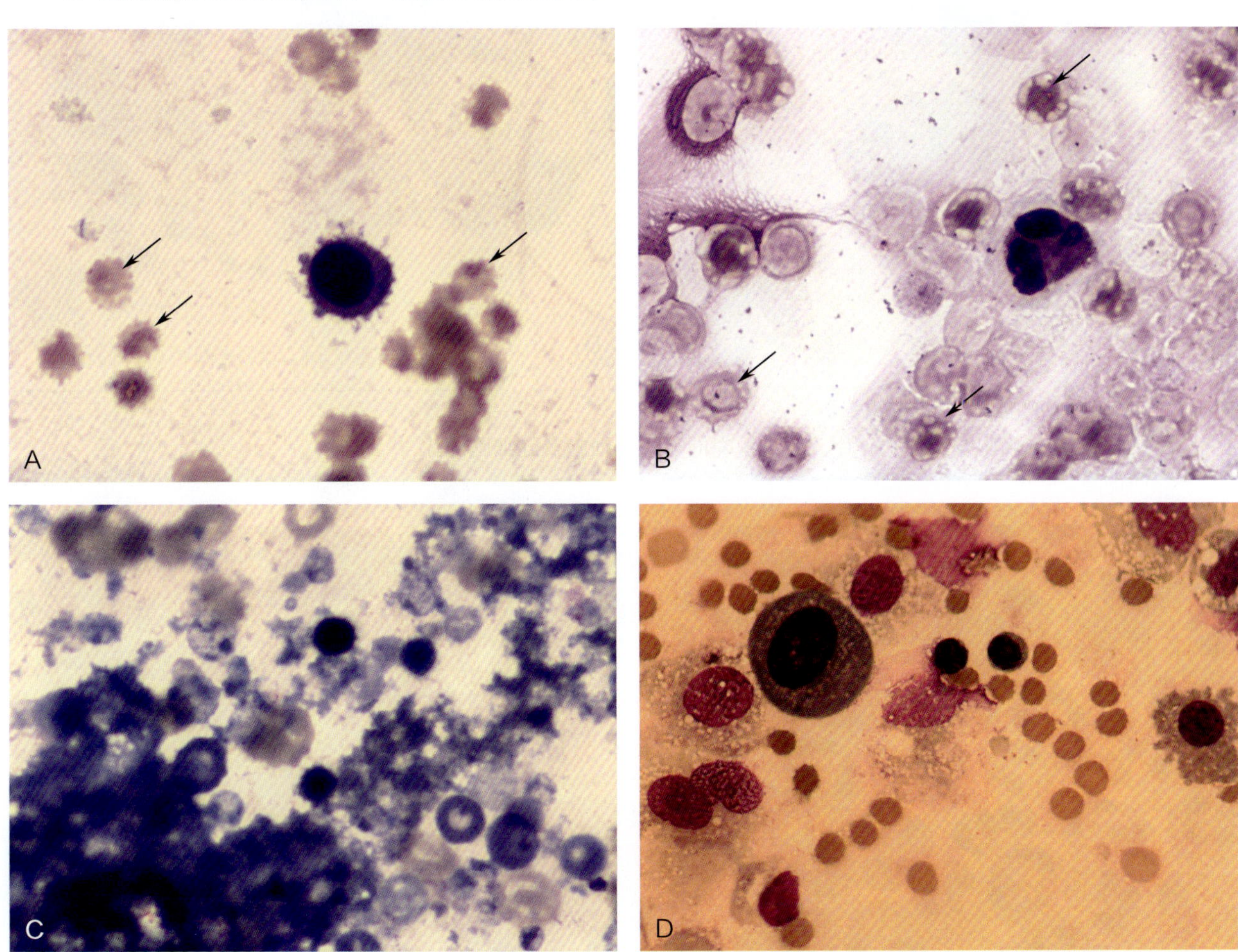

图 10-1　红细胞及红细胞碎片

A：毛刺状的暗红色红细胞。B：泡沫状红细胞伴胞质溢出。C：嗜碱性染色红细胞伴有红细胞碎片。D：深暗红色的皱缩红细胞

2. 被吞噬的红细胞及红细胞碎片　被巨噬细胞吞噬的不同阶段红细胞碎片，可因被吞噬的时间不同而呈现出色彩不一，这类巨噬细胞又被称为含铁血黄素细胞(图 10-2A)，巨噬细胞功能活跃时，可见吞噬整个红细胞(图 10-2B)。

(二) 粒细胞

1. 中性粒细胞　细菌感染时，中性粒细胞数量明显增多。在急性炎症反应早期，中性粒细胞形态完整(图 10-3A)，而随着数量不断增多和炎症的进展，中性粒细胞颗粒被不断激活和释放，中性粒细胞胞膜开始破损，核结构模糊(图 10-3B)。一般积液只出现少量中性粒细胞，可出现凋亡现象(图 10-3C)。当炎症严重时，中性粒细胞中毒性变，变成结构模糊不清的脓细胞和脓细胞碎片(图 10-3D)。化脓性积液要多关注细菌和真菌(图 10-3E、F)。

2. 嗜碱性粒细胞和嗜酸性粒细胞　积液中这两类细胞的数量变化可反映出过敏反应的不同阶段。早期可见嗜碱性粒细胞(图 10-4A),后期只能见到嗜酸性粒细胞(图 10-4B)。嗜酸性粒细胞增多最常见的诱因是气胸或血胸,因浆膜腔本身为封闭腔隙,当空气或血液作为异物大量进入浆膜腔时,外来抗原便可诱发变态反应。当然,寄生虫感染或一些肿瘤(如淋巴瘤)也会引起嗜碱、嗜酸性粒细胞的增多。

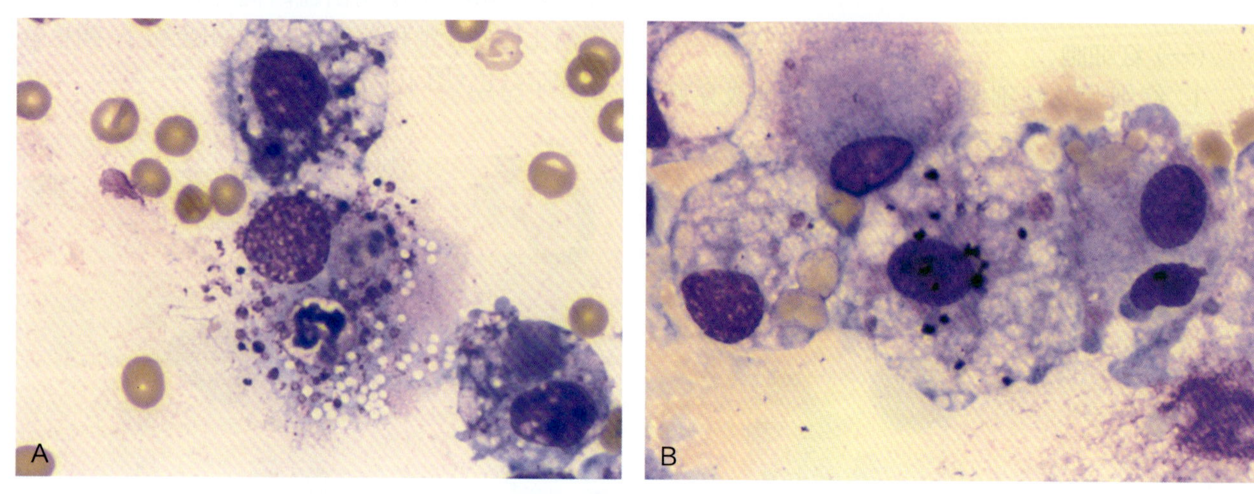

图 10-2　被吞噬的红细胞及红细胞碎片

A:被吞噬的陈旧性红细胞及红细胞碎片。B:被吞噬的完整红细胞及红细胞碎片

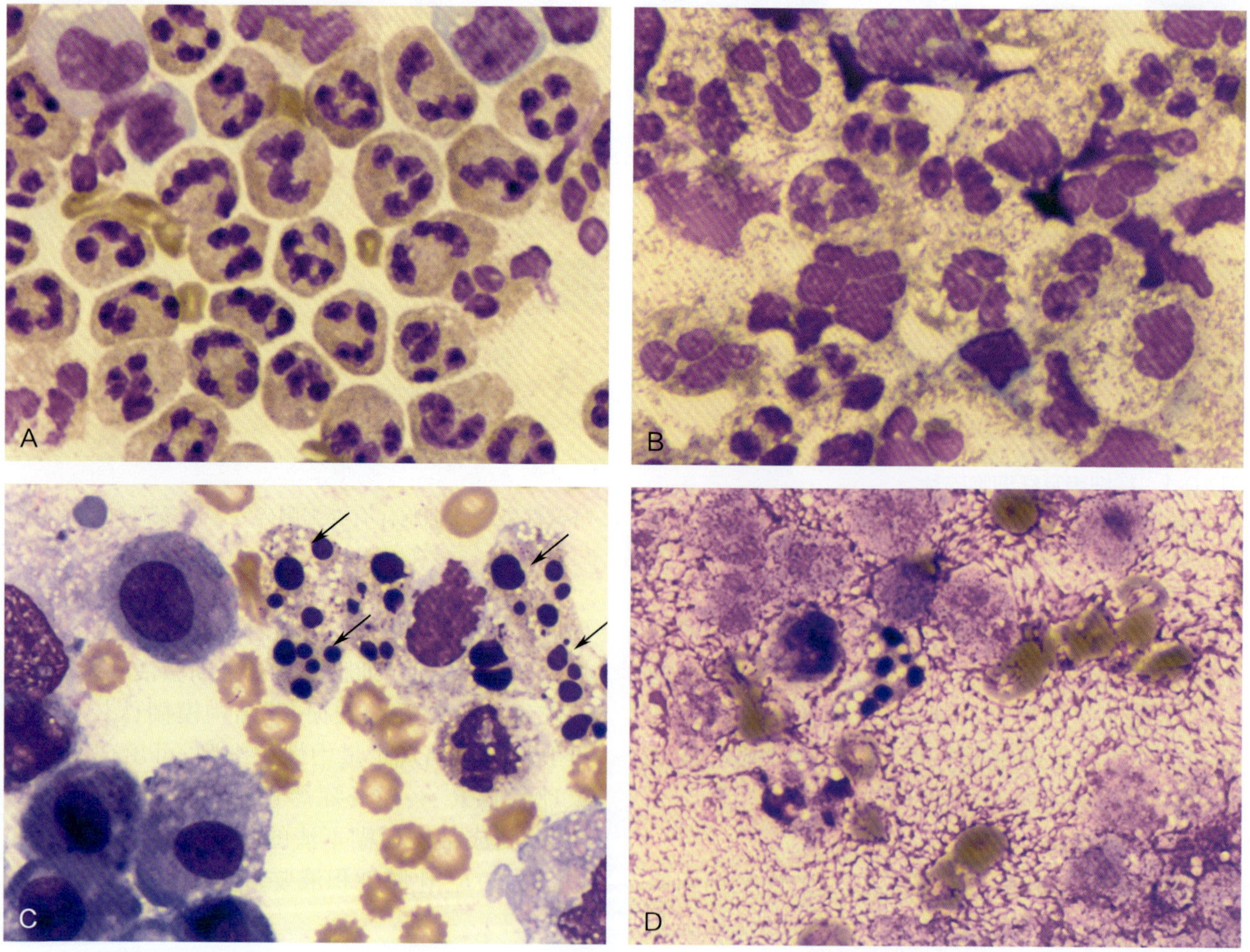

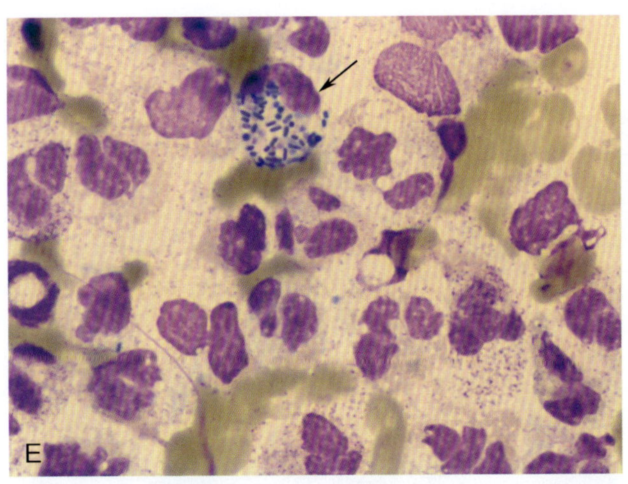

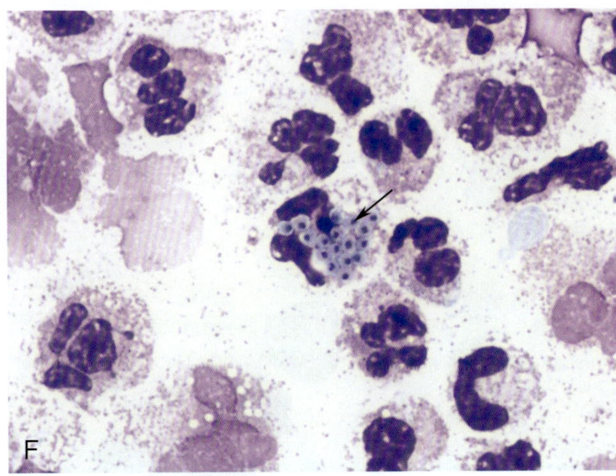

图 10-3　中性粒细胞

A:形态完整的中性粒细胞。B:细胞膜破碎的中性粒细胞。C:核凋亡的中性粒细胞。D:脓细胞溶解成碎片。E:吞噬细菌的中性粒细胞。F:吞噬真菌的中性粒细胞

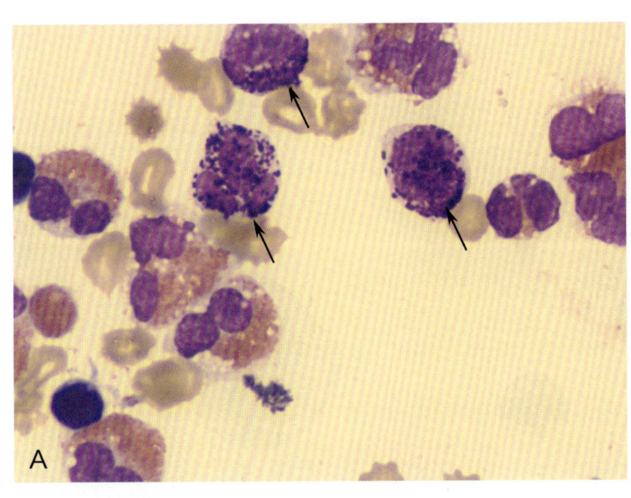

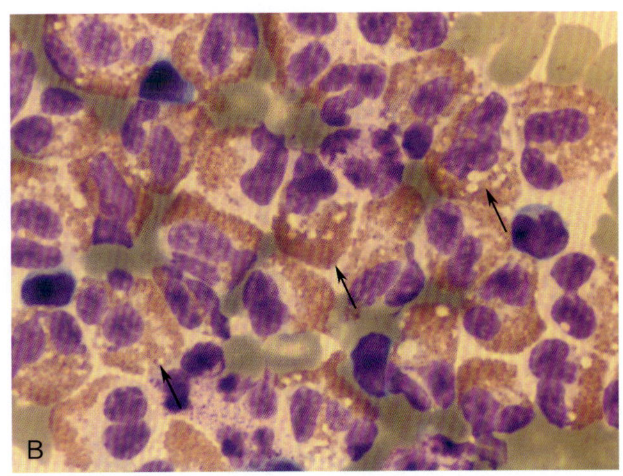

图 10-4　嗜碱性粒细胞和嗜酸性粒细胞

A:嗜碱性粒细胞。B:嗜酸性粒细胞

(三) 淋巴细胞

1. 正常淋巴细胞　淋巴细胞的数量多少可反映浆膜周边淋巴组织的增生程度。淋巴细胞可通过间皮下的毛细淋巴管向浆膜孔排放,进入浆膜腔。一般情况下积液沉渣可见少量体积较小的成熟淋巴细胞(图 10-5A),当浆膜周围淋巴组织出现明显变态反应或其他刺激时,成熟淋巴细胞会大量排放(图 10-5B)。积液中一般不出现淋巴细胞分裂象。

2. 反应性淋巴细胞和淋巴瘤细胞　积液中也易见反应性淋巴细胞(图 10-6A)。当刺激反应较重时,这种淋巴细胞会进一步转变为体积更大的反应性淋巴细胞(图 10-6B)。反应性淋巴细胞应区别于从原始细胞发展而来的幼稚淋巴细胞,反应性淋巴母细胞的胞质增多,核染色质粗块状,而幼稚淋巴细胞的胞质量少且染色质呈细颗粒状分布。淋巴瘤会出现少量散在的淋巴瘤细胞(图 10 6C),这类细胞体积大小不一,胞质量多且深蓝,核巨大,核染色质疏松,着色深紫红色,核仁明显,往往是弥漫大 B 淋巴瘤细胞,因数量较少,易被漏检。此外,当积液中出现大量散在的幼稚淋巴细胞时(图 10-6D),应与成熟淋巴细胞相鉴别。

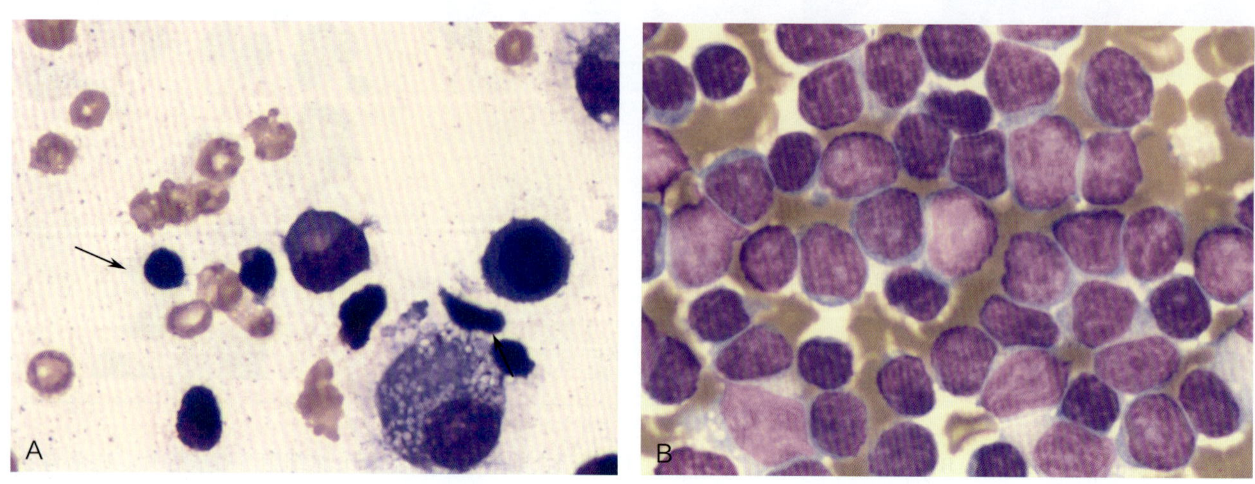

图 10-5 淋巴细胞

A：小淋巴细胞。B：大量成熟淋巴细胞，大小不一

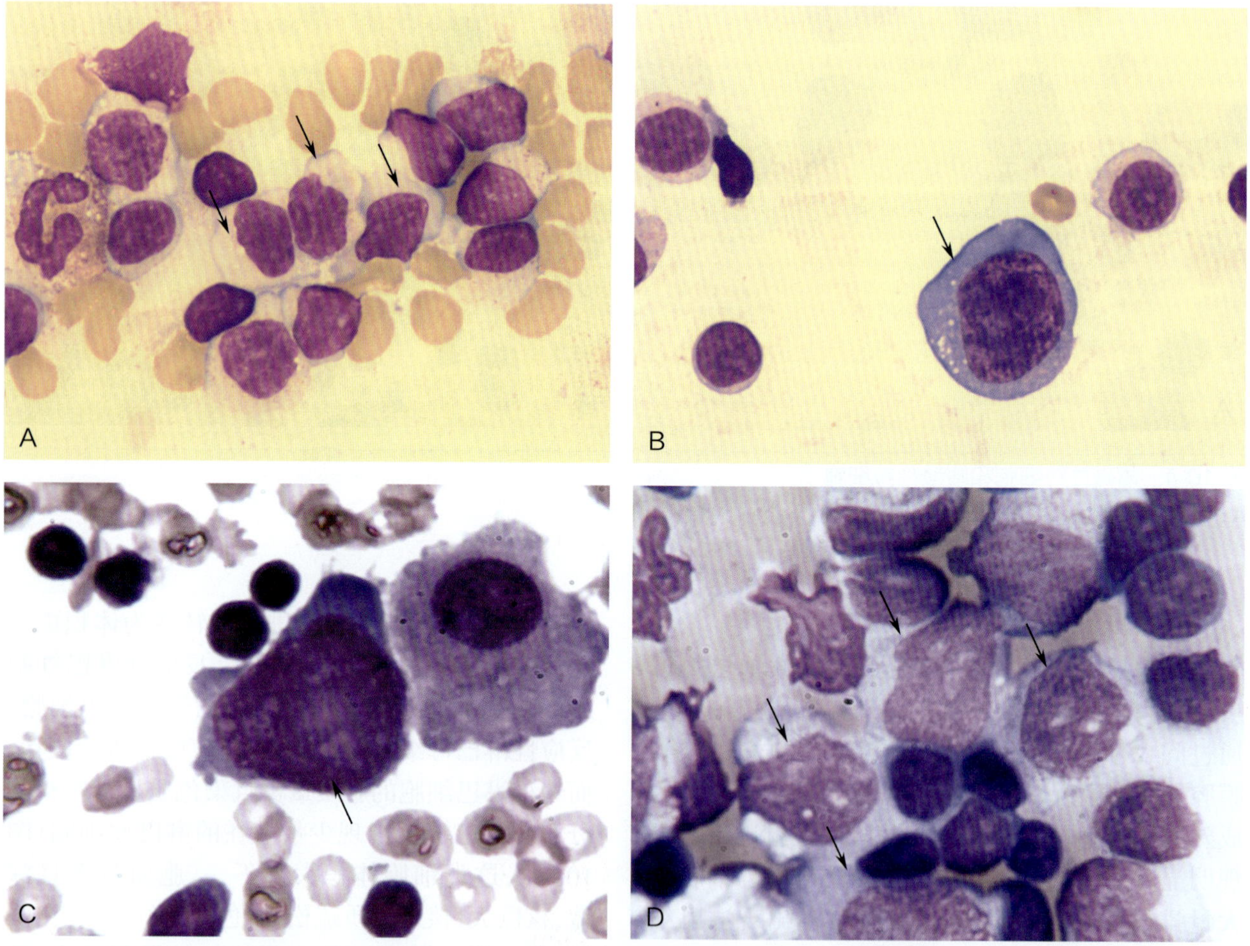

图 10-6 反应性淋巴细胞和淋巴瘤细胞

A：反应性淋巴细胞。B：反应性淋巴母细胞。C：大淋巴瘤细胞。D：体积较大的淋巴瘤细胞

（四）巨噬细胞

正常浆膜腔积液中可存在少量的巨噬细胞（图 10-7A），当积液增加，异常有形成分增多时，巨噬细胞就从组织中诱导到浆膜腔，起清扫作用。巨噬细胞可吞噬各种颗粒、红细胞碎片和变性红细胞（图 10-7B），有时可吞噬整个有核细胞（图 10-7C）。巨噬细胞在积液中存在时间较长，会发生自我退化和变性，表现为浆的增多、液泡增大及核的凋亡和固缩（图 10-7D）。

（五）间皮细胞

1. 一般形态的间皮细胞　间皮细胞是积液中最易见的有核细胞之一。当发生间皮细胞缺氧、间皮水肿等损伤时，会有成片间皮细胞脱落，这类间皮细胞胞质着色均匀，边缘可见伪足样突起、核规则、核染色质粗颗粒或粗块状，可见核仁（图 10-8A）。成堆间皮细胞脱落时，偶见间皮孔（图 10-8B）。间皮细胞胞质深蓝，着色均匀，核规则，可见核仁，应与不规则的巨噬细胞和核畸形的肿瘤细胞相鉴别。

2. 退化间皮细胞　脱落时间较长的间皮细胞会出现胞质空泡变性和胞质嗜多色性改变（图 10-9A），有时可出现核固缩（图 10-9B）。

3. 间皮细胞的颗粒变性和吞噬现象　部分间皮细胞因受有害因素诱导，胞质产生颗粒（图 10-10A）。在特殊环境下，间皮细胞也能担负起吞噬红细胞、红细胞碎片等清扫功能（图 10-10B），这种吞噬可能是被动吞噬现象。

4. 多核间皮细胞　多个间皮细胞胞质融合，形成多核巨间皮细胞，这类细胞胞质和核均比较规则（图 10-11A），有时与朗汉斯巨细胞（Langhans giant cell）（图 10-11B）难以区别，但前者的胞质着色更偏蓝，核形更规则，后者核排列成串钱状。它们均可出现在非特异性炎症的浆膜积液中，但在积液中出现的意义并不明确。

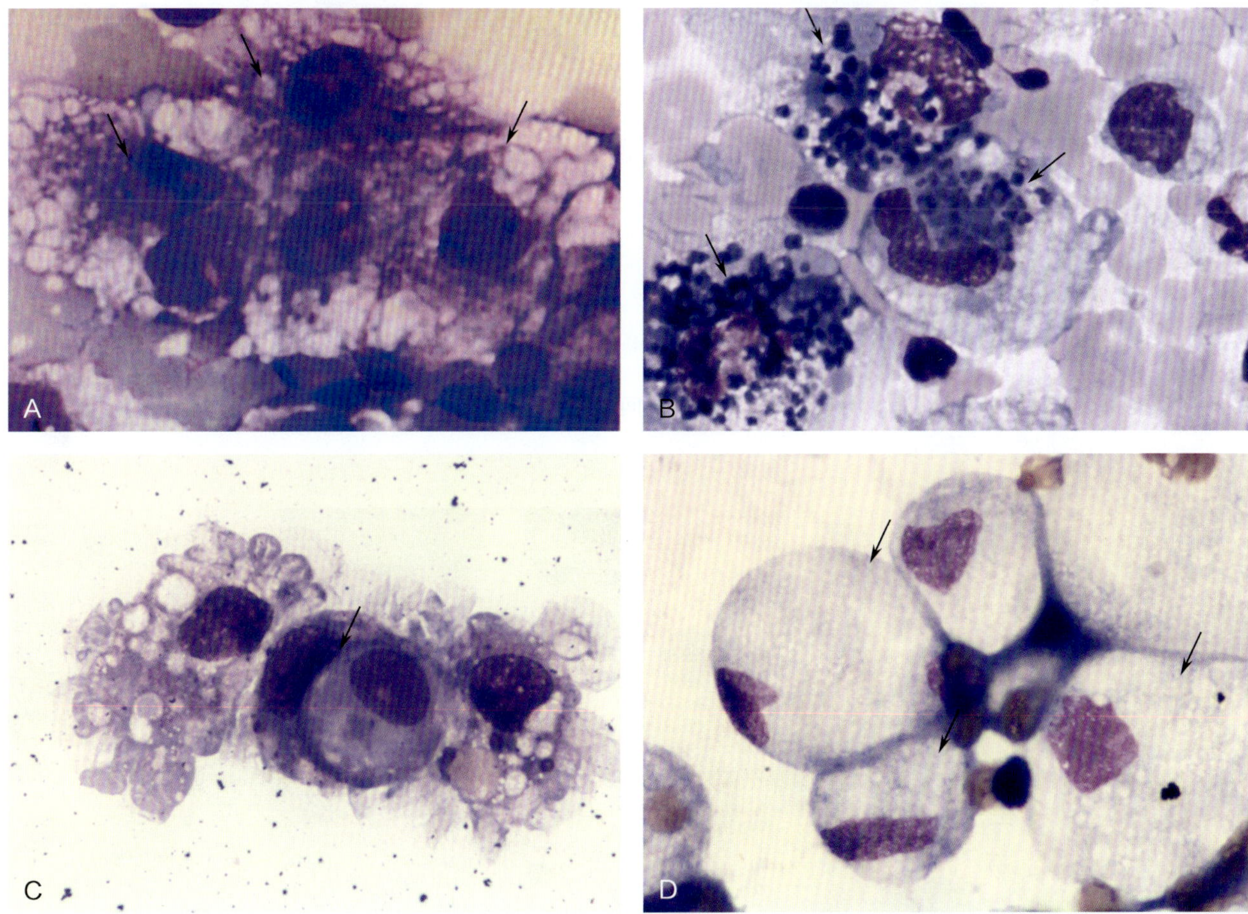

图 10-7　巨噬细胞

A：巨噬细胞和图片下面的淋巴细胞。B：吞噬红细胞和红细胞碎片的巨噬细胞。C：吞噬完整有核细胞的巨噬细胞。D：浆内液泡增大和核固缩的巨噬细胞

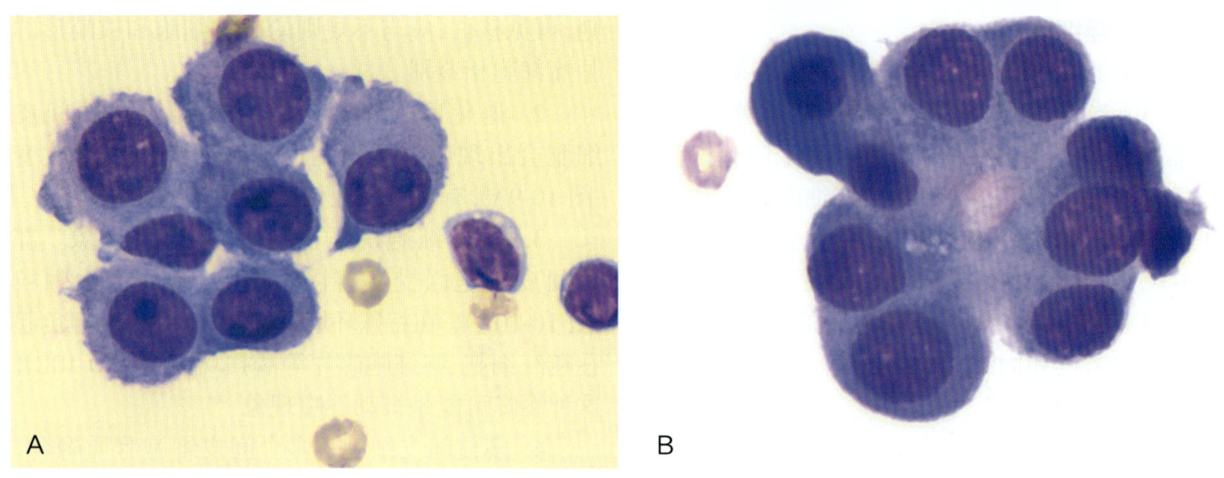

图 10-8　间皮细胞

A：形态完整的间皮细胞。B：成堆间皮细胞，围着一个间皮孔

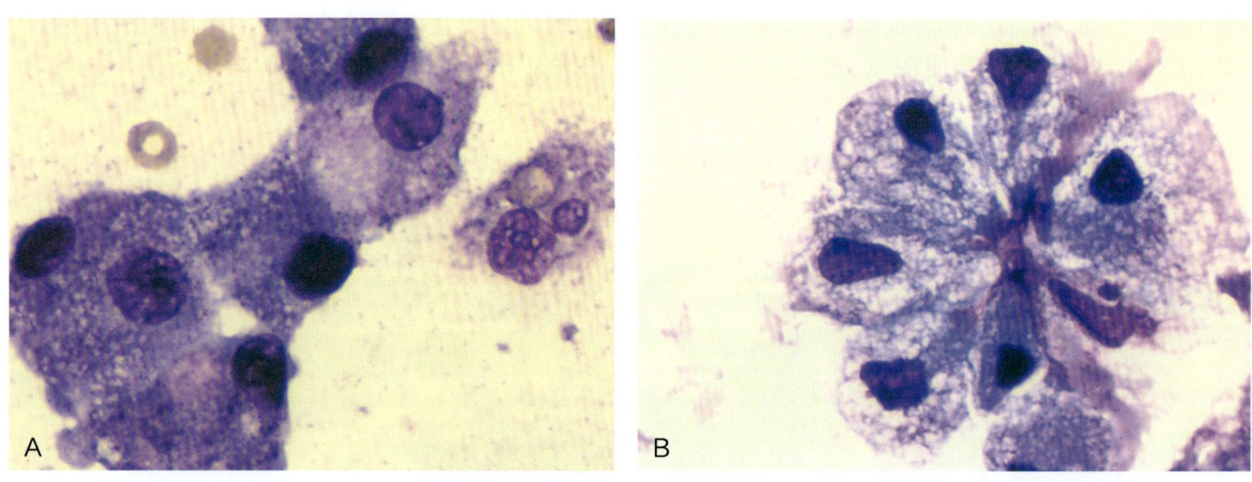

图 10-9　退化间皮细胞

A：胞质深染和空泡变性的间皮细胞。B：核固缩和浆退变的间皮细胞

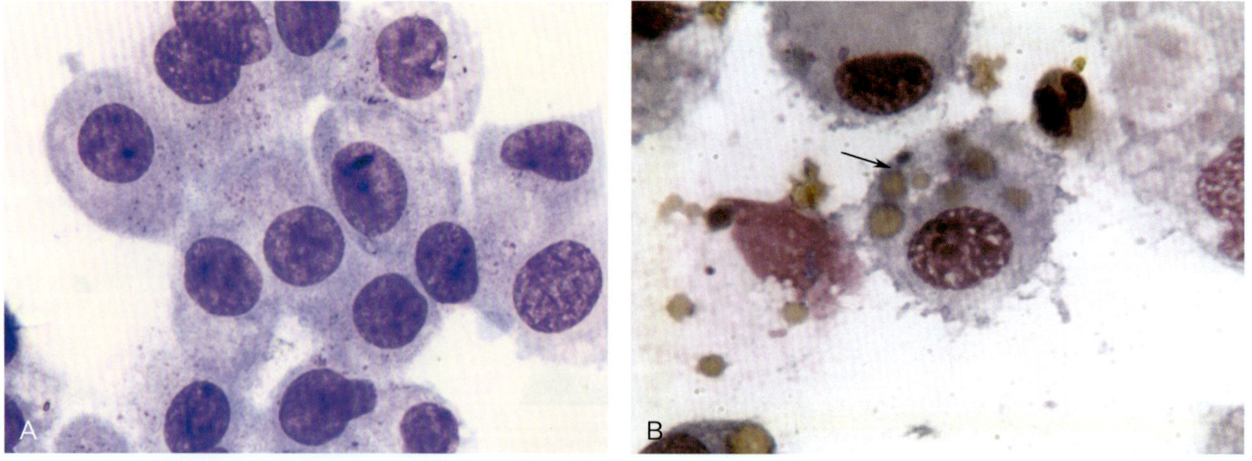

图 10-10　间皮细胞的颗粒变性和吞噬现象

A：胞质有颗粒的间皮细胞。B：吞噬红细胞和碎片的间皮细胞

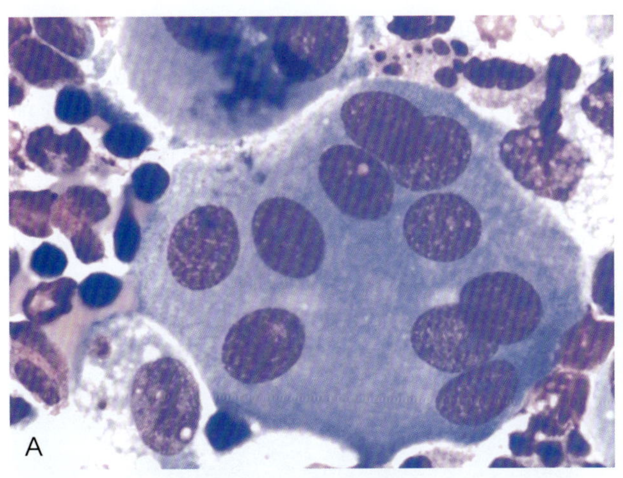

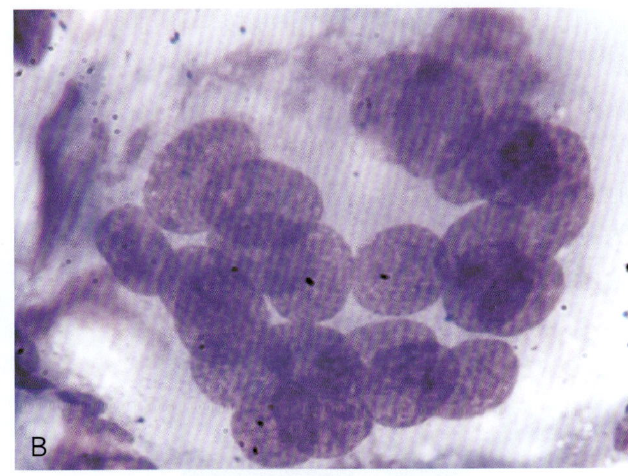

图 10-11　多核巨细胞

A：多核巨间皮细胞。B：朗汉斯巨细胞

5. 核异质间皮细胞　间皮细胞受到有害因素刺激或损伤后，分裂期不能顺利变成两个子细胞而形成体积更大的多倍体间皮细胞，称核异质细胞。根据核的大小、核浆比、核仁及畸形程度，可将其分为轻、中、重度 3 种情况：①轻度核异质细胞：一般略大于正常间皮细胞，是正常间皮细胞的 1~2 倍（图 10-12A）。②中度核异质细胞：核大小介于轻、重度之间（图 10-12B~ 图 10-12C），不建

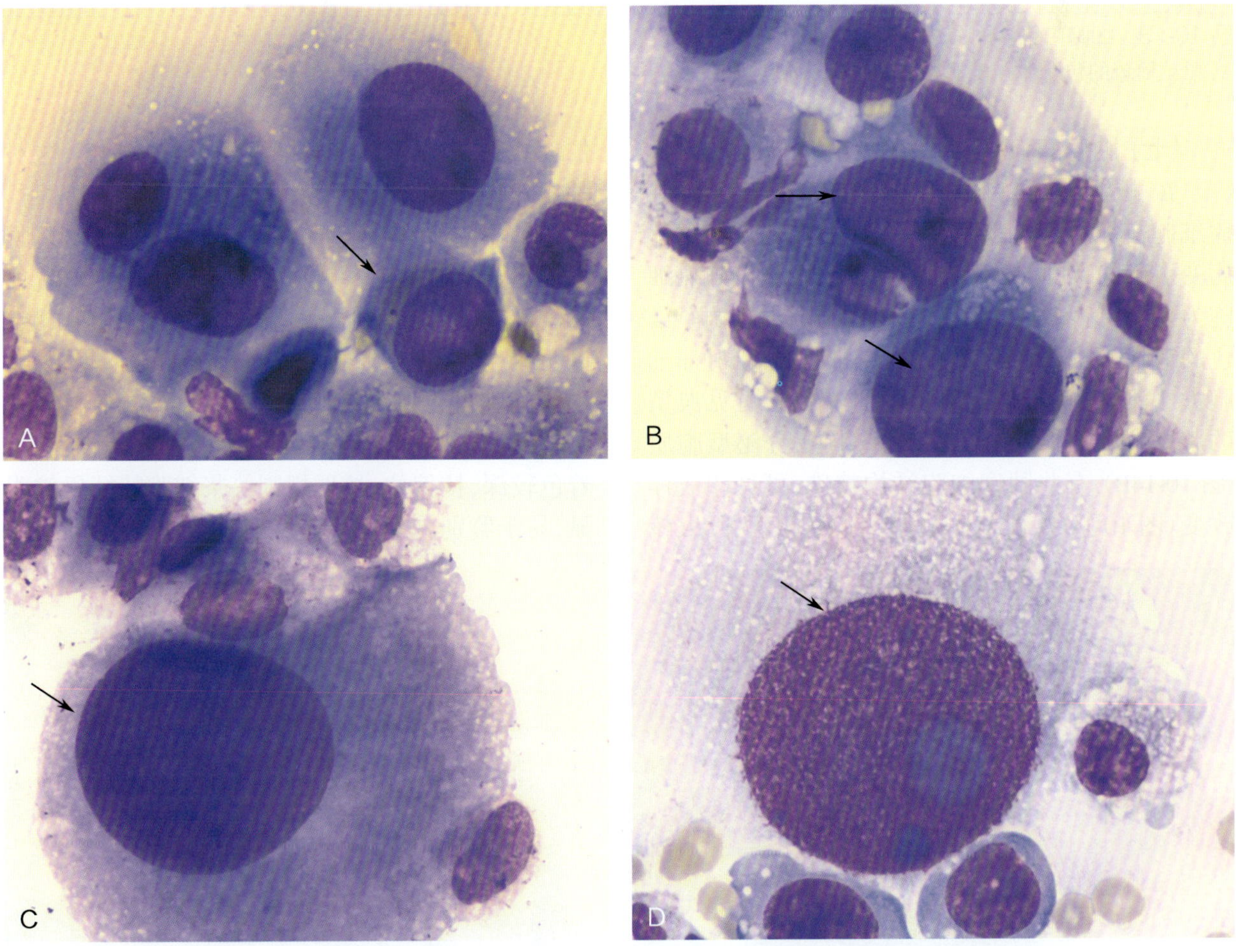

图 10-12　核异质间皮细胞

A：轻度核异质细胞。B、C：中度核异质细胞。D：重度核异质细胞

议用固定的大小模式。③重度核异质细胞，体积巨大并有核畸形改变，约为正常间皮细胞的4倍左右(图 10-12D)。重度核异质细胞、部分核不规则的中度核异质细胞与分化良好的肿瘤细胞之间存在交叉，所以有时这两种细胞被称之为中界细胞，是否属于恶性细胞还要结合临床综合考虑。

(六) 包含体

积液中的包含体主要见于间皮细胞，少数也可见于巨噬细胞，是细胞过度表达的一种异常现象，虽然其形态较大而畸形，但不要误认为是肿瘤细胞。这种包含体内有大量粗细不一的紫红色颗粒(图 10-13A~ 图 10-13B)，有的还可见胞膜(图 10-13B)，多见于非特异性炎症的积液中。

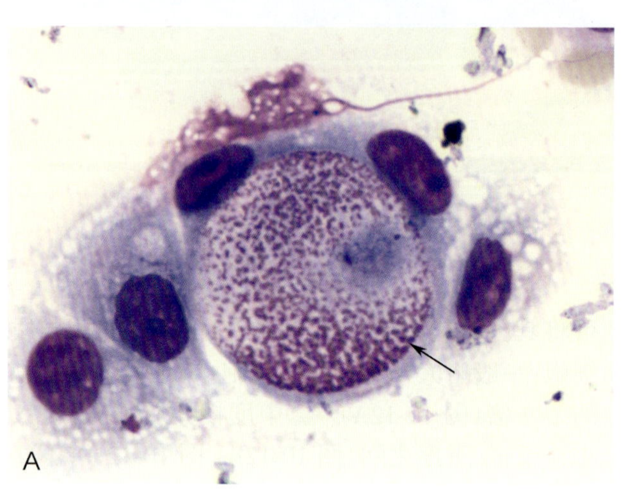

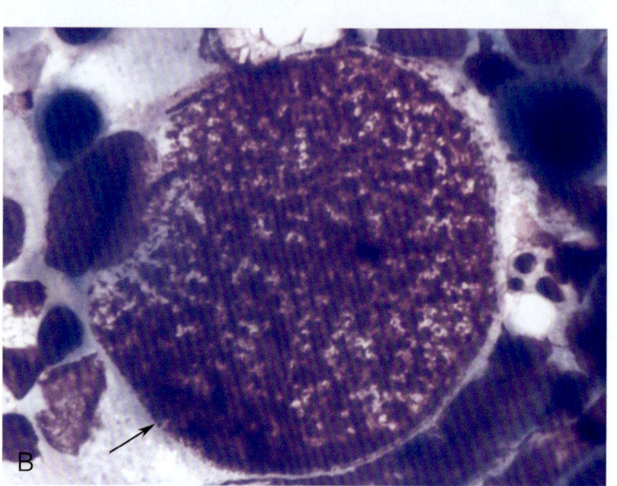

图 10-13　细胞内包含体

A:颗粒稀疏的包含体。B:颗粒密集的巨大包含体

(七) 肿瘤细胞

1. 积液中的转移性腺癌细胞　积液中的肿瘤细胞有原位的和转移的，前者主要是浆膜恶性病变引起的，如间皮瘤；转移性肿瘤细胞以腺癌细胞为主。腺癌细胞的形态特点:经瑞氏 - 吉姆萨染色的细胞体积不缩小、染色鲜艳、形态直观，肿瘤细胞大小不一，核畸形，染色质结构清晰，可见典型的腺腔样排列(图 10-14A)、云雾状及分泌型胞质(图 10-14B)，有些肿瘤细胞结构特殊，可见印戒样改变(图 10-14C)、裸核样改变(图 10-14D)、巨大核仁(图 10-14E)和多倍体染色体(图 10-14F)，这对肿瘤细胞的鉴别和分类有一定价值。

2. 积液中的淋巴瘤细胞和骨髓瘤细胞　浆膜中的淋巴瘤细胞较多，常散在分布，胞质较少，着色深蓝，核畸形、核大小不一，染色质疏松或结块状，可见巨大核仁(图 10-15A~ 图 10-15B)。某些骨髓瘤细胞可首发在浆膜腔，这种骨髓瘤细胞的变化较大，可见绒毛样边缘突起(图 10-16B)，但胞质着色较深，核偏位、核形规则等浆细胞特征仍较明显，易于鉴别。

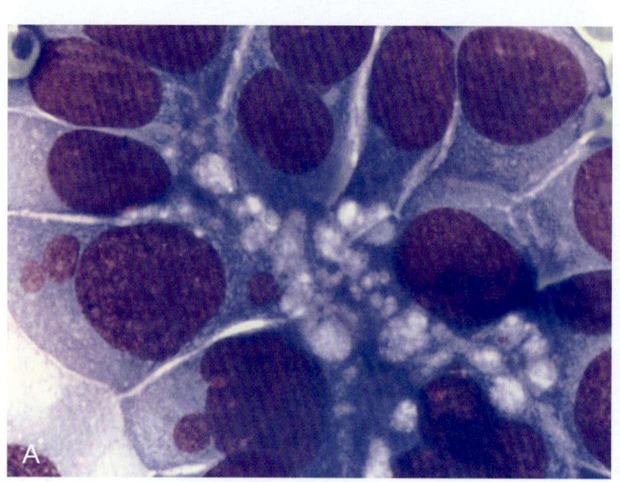

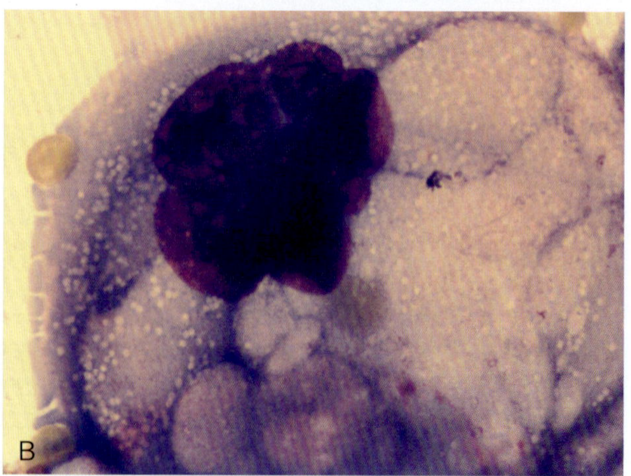

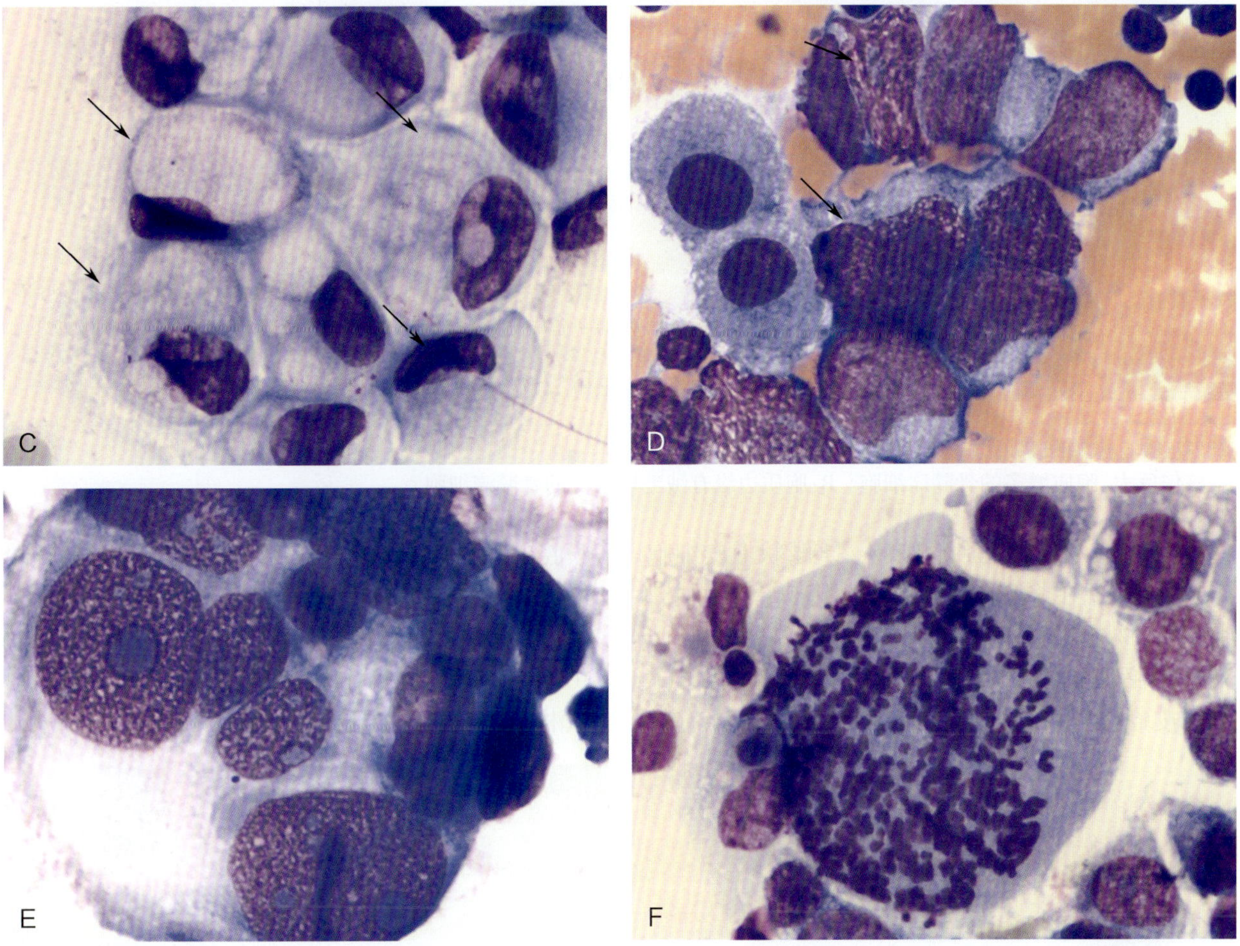

C

D

E

F

图 10-14　腺癌细胞

A:腺腔样排列的腺癌细胞。B:云雾状、分泌型胞质的腺癌细胞。C:印戒样癌细胞。D:裸核样低分化腺癌细胞。E:核仁较大、核大小不一的腺癌细胞。F:多倍体癌性染色体细胞

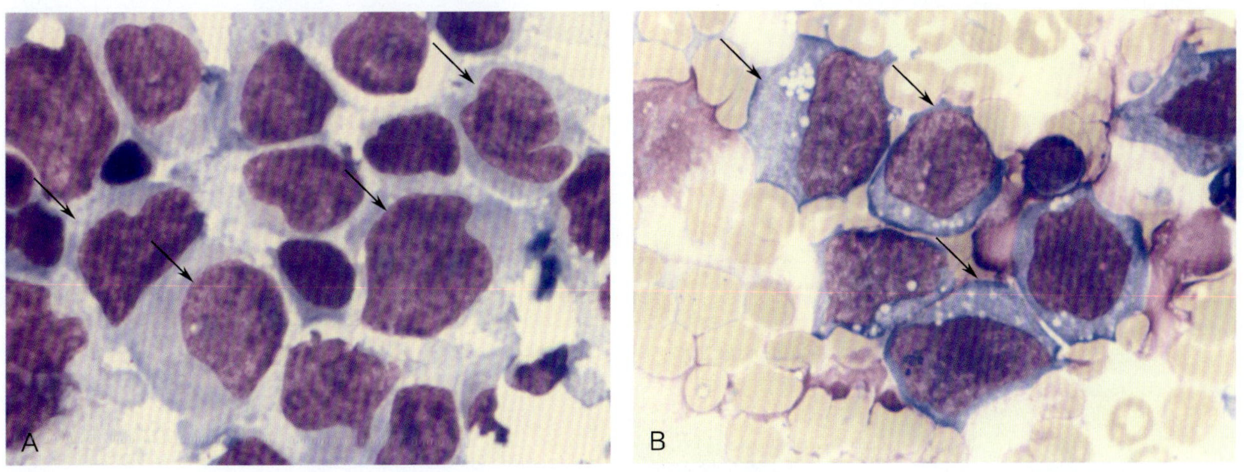

图 10-15　淋巴瘤细胞

A:核形态不规则的淋巴瘤细胞。B:核仁较大的成堆淋巴瘤细胞

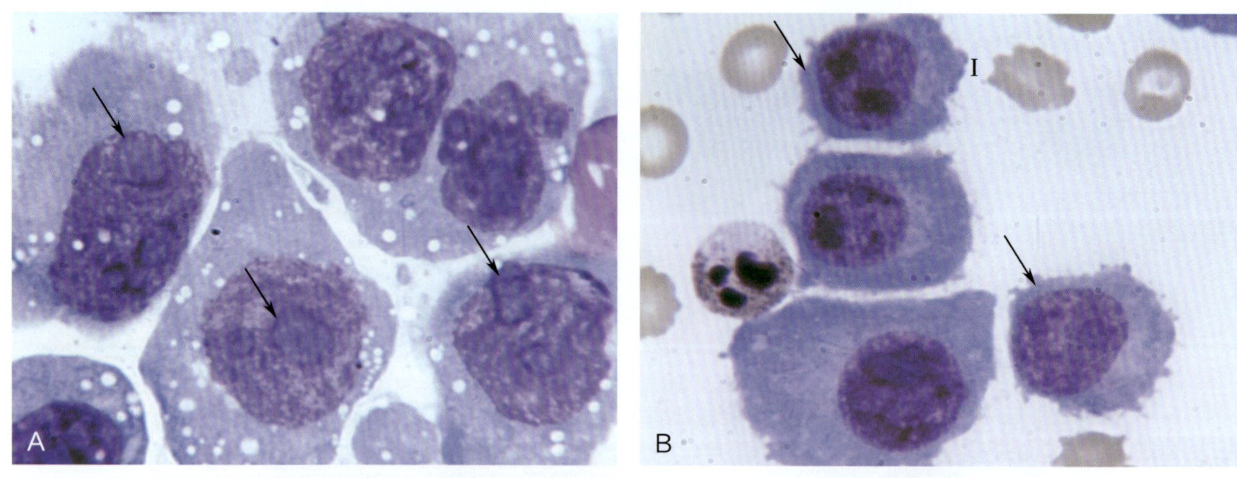

图 10-16　骨髓瘤细胞

A：核仁巨大、胞质增多的骨髓瘤细胞。B：胞质边缘有绒毛样改变的骨髓瘤细胞

3. 积液中的少见肿瘤细胞　①鳞状上皮细胞癌：较少出现在浆膜积液中，约占积液转移性肿瘤细胞的 5% 左右。该类细胞呈长梭形、站队样排列，胞质分泌现象不明显，胞质染色偏红（图 10-17A）。②间皮瘤：是来自浆膜自身的肿瘤细胞，常伴有浆膜腔出血、胸痛等症状，瘤细胞大小不一，多核，核畸形，核仁明显（图 10-17B）。③黑色素瘤细胞：浆内有数量不等的紫黑色颗粒，核大小不一，核仁明显（图 10-17C）。④滑膜瘤细胞：细胞常散在分布，形态酷似淋巴瘤或白血病细胞（图 10-17D），但有关节病变。

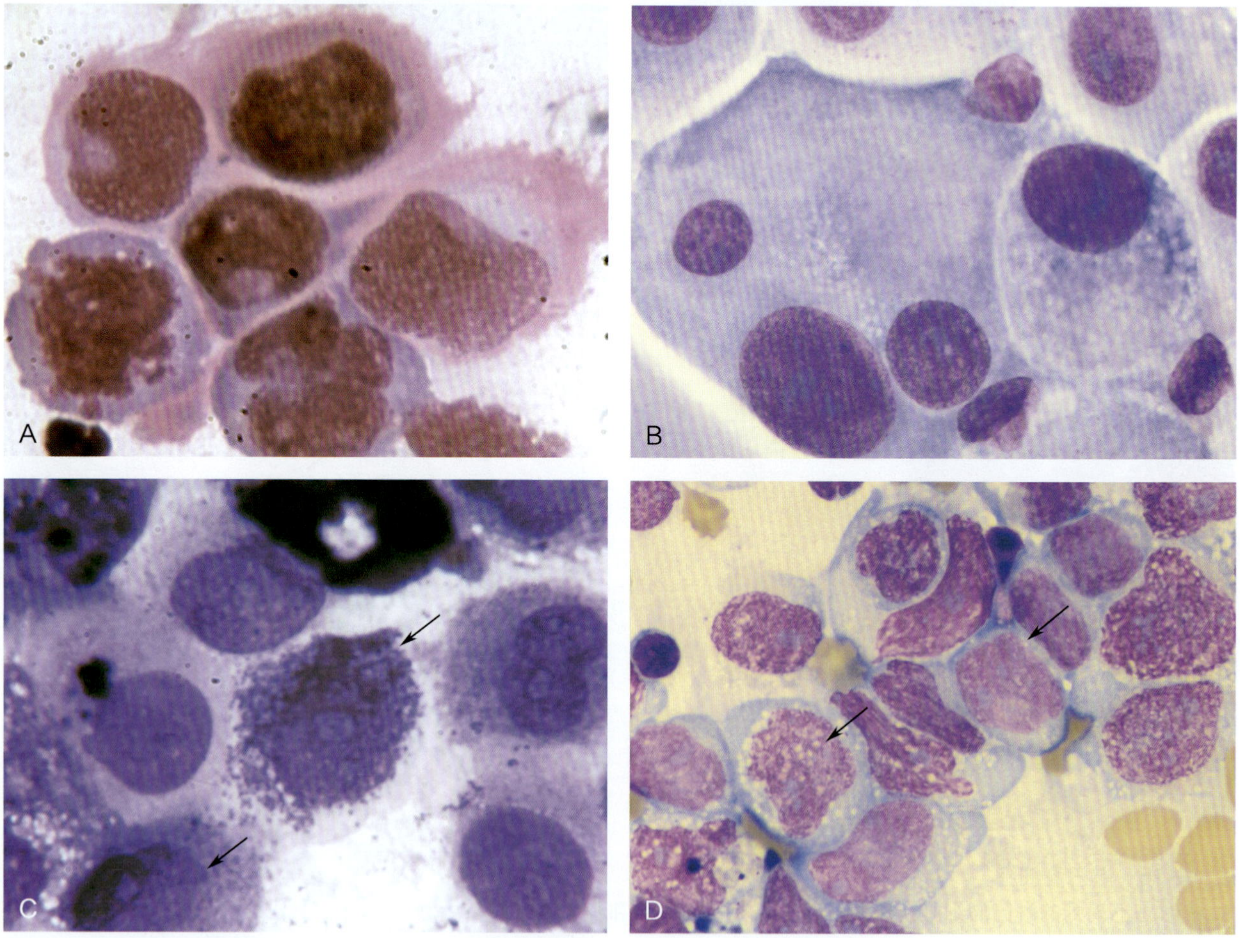

图 10-17　其他肿瘤细胞

A：鳞状上皮细胞癌细胞。B：间皮瘤细胞。C：黑色素瘤细胞。D：滑膜瘤细胞

（八）外来细胞

胸腹水中出现的骨髓巨核细胞（图 10-18A）最易被误认为肿瘤。当有出血时，可见大量血小板（图 10-18B）。当髓外造血或骨折时，骨髓成分可突入胸、腹水中，并在腔内生长增殖（图 10-18C），白血病细胞的增殖能力会更强（图 10-18D），可在浆膜腔生长。当消化道和尿道等腔道破损时，还可见外来的上皮细胞突入（图 10-18E）并伴随大量炎症细胞、细菌和坏死颗粒，提示患者情况十分危急。偶尔可见到肥大细胞（图 10-18F）。

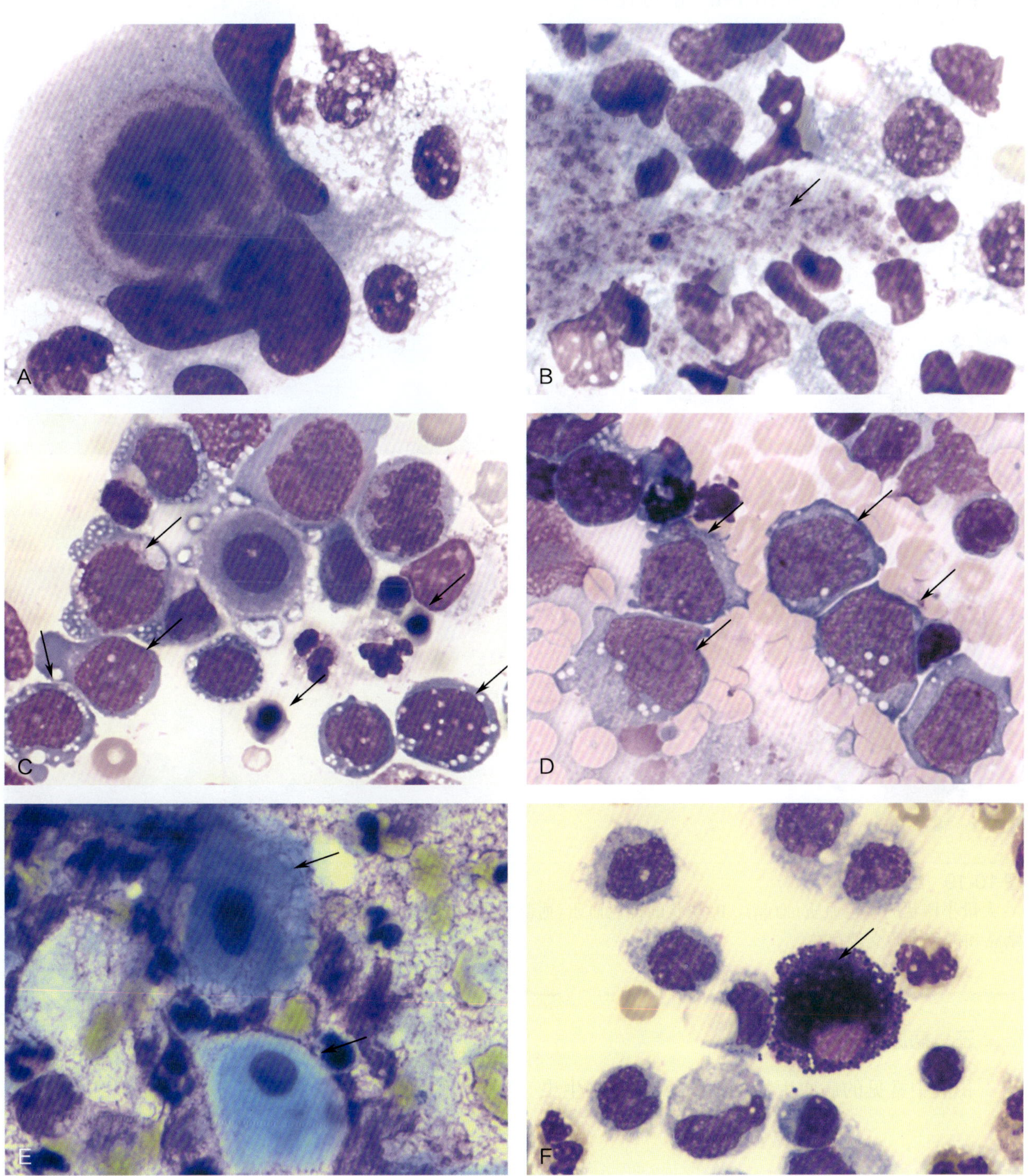

图 10-18　外来细胞

A：胸腹水中出现巨核细胞。B：成簇血小板。C：腹水中的多种髓系细胞。D：胸水中的白血病细胞。E：脓性背景中的上皮细胞。F：肥大细胞

二、结晶

积液中最易见的结晶是橙色血质，又称血晶，被认为是胆红素结晶在特定的体内环境下转化而来的橙黄色结晶体形式，形态有小棒状(图10-19A)、球状、块状(图10-19B)，也可见棉絮样的胆红素结晶和橙黄色的胆红素块状结晶交替存在(图10-19C)。已经被氧化成淡黄绿色的胆色素结晶和橙色血质交替存在(图10-19D)，易见于胆汁渗漏或肠道破损引起的浆膜积液，提示病情更为复杂。

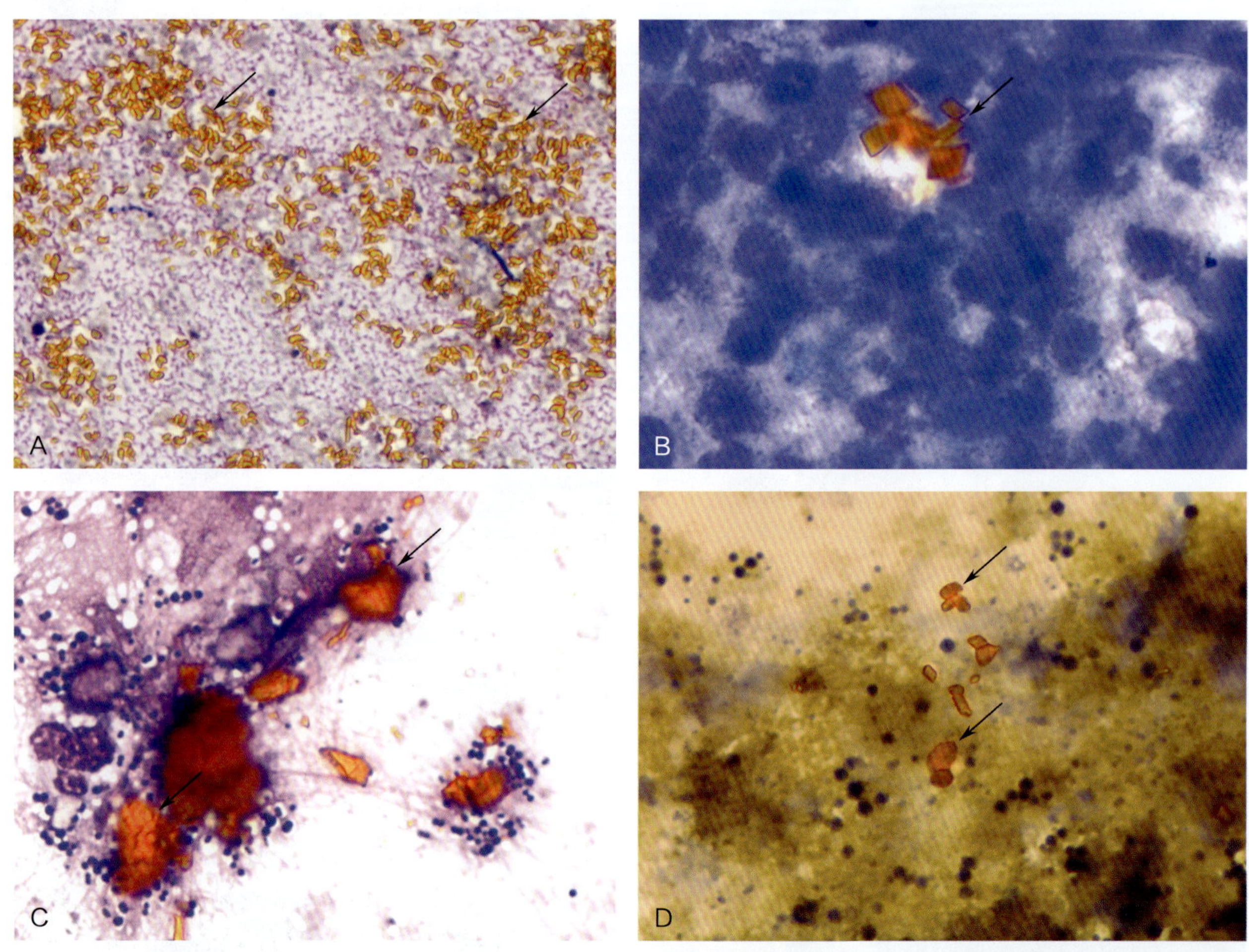

图10-19 结晶

A：大量小棒状的橙色血质(血晶)。B：块状的橙色血质(血晶)。C：棉絮样和块状胆红素结晶交替存在。D：黄绿色胆色素结晶和橙色血质交替存在

三、病原生物

积液中常见的病原生物有细菌、真菌及寄生虫等。常见的有球菌(图10-20A)、真菌(图10-20B)、结核杆菌(图10-20C)，有时可见大量的污染细菌(图10-20D)，应注意鉴别。

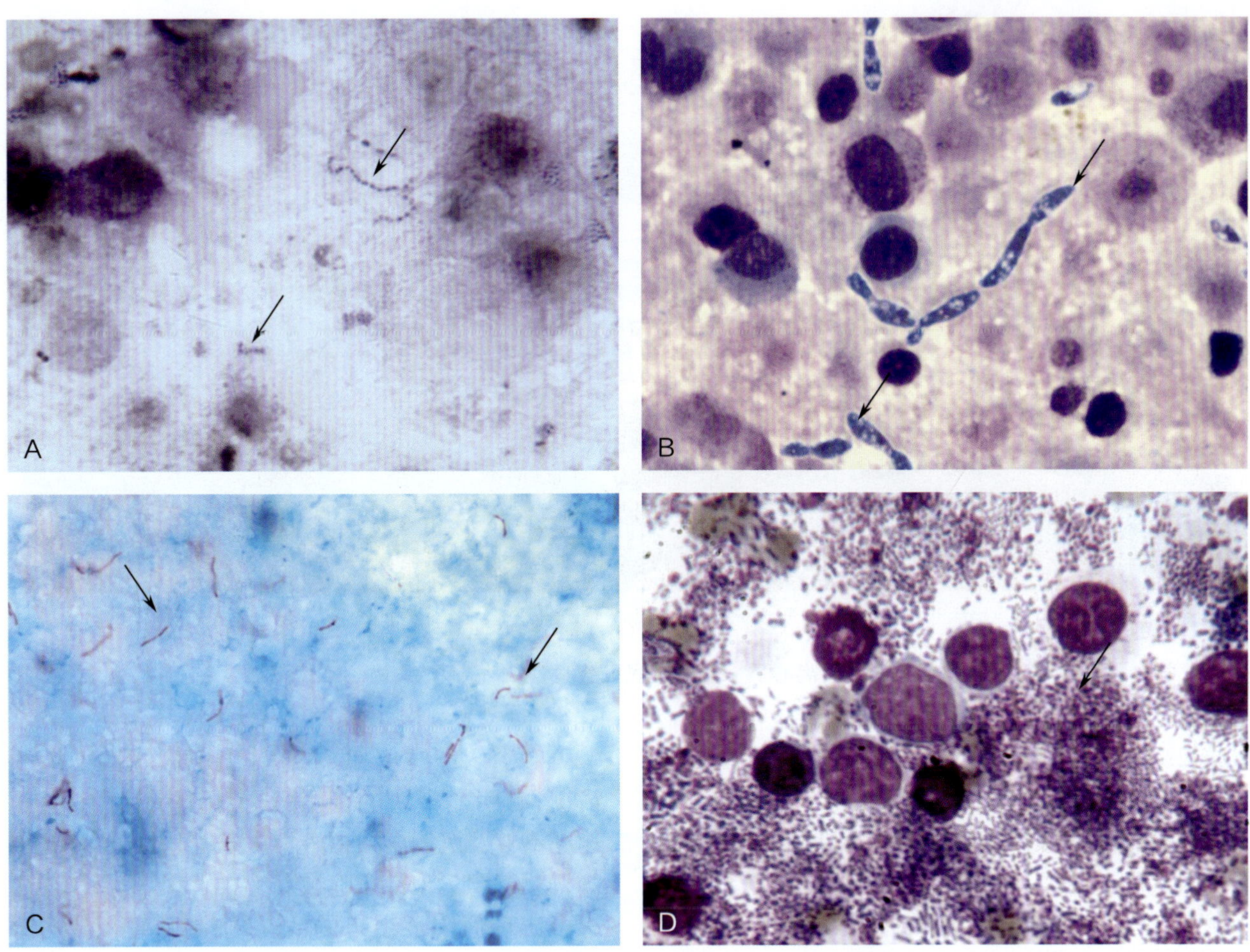

图 10-20 各种病原生物形态

A:链球菌。B:真菌(胞内有红色核质)。C:抗酸染色阳性杆菌。D:大量污染细菌

(吴 茅 姜玉章 龚道元 胥文春)

第三节 浆膜腔积液有形成分形态学检验质量保证

目前不少医院的浆膜积液细胞学检验技能普遍偏低,究其原因除了医院对积液细胞学检查的重视程度不够及手工技术收费偏低等因素外,还与积液细胞学检查的专职人员缺乏、操作方法不规范及细胞识别能力不高等有关。因此需要多管齐下才能提高浆膜积液的细胞学检查水平。

1. 标本采集与处理 ①容器:最好采用专用积液抗凝管(图 10-21A),其为有盖、有刻度、内壁涂有 EDTA-K_2 干粉的清洁塑料试管。试管上有醒目的刻度线能提醒医生应送检的标本量,使每位患者送检的积液量基本一致,有利于方法的标准化。试管盖子能减少送检及标本处理过程中的病原生物污染,也能避免标本之间的交叉污染。②抗凝剂:如无专用积液抗凝管,需要在试管中添加抗凝剂,最好是干粉的 EDTA 钾盐。因标本凝固后,纤维蛋白丝会网住大量细胞有碍观察,有明显凝块的标本会降低肿瘤细胞和其他有形成分的检出率。干粉抗凝剂可保证试管在长期存放过程中不长杂菌,有利于积液中病原生物的准确评价。③标本量:专用积液抗凝管可抗凝的积液量为 8~10ml,因此推荐采集积液 8~10ml,颠倒混匀后,尽快送检。④标本处理:浓缩可显著提高常规送检积液检验的阳性率,提高工作人员的检测兴趣和分析水平。一般采用 1 500rpm、5~10 分钟离心浓缩。斜式离心机比水平离心机更好,因为前者离心后的沉淀聚于试管一侧,更方便吸管把管底多余液体吸尽。塑料管壁管底对沉渣黏附力较弱,不宜用传统方法倒弃,而应用吸管缓慢吸弃上清液，以免沉渣丢失。将沉渣以外的液体应尽量吸干，试管底部剩余沉渣往往能推1~3张涂片。如个别积液沉渣太浓(或细胞太多)，可酌情增加残留液体量。

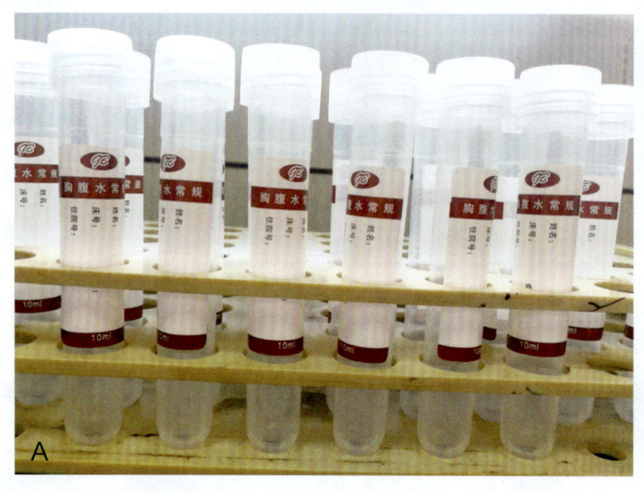

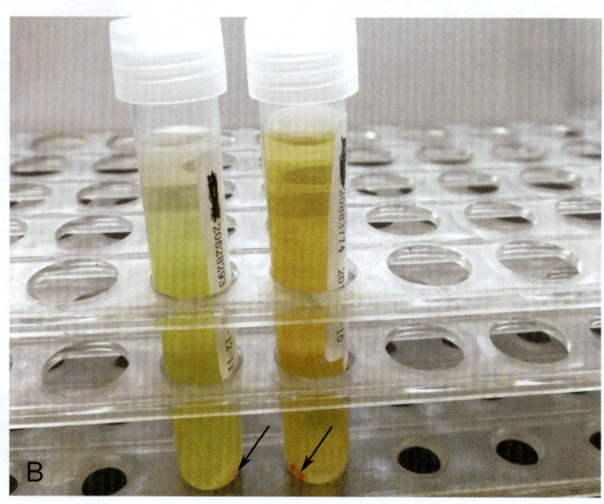

图 10-21 专用积液抗凝管

A:带盖和干粉抗凝剂的专用抗凝管。B:离心后一侧的管底沉渣

2. 涂片制备和染色 ①涂片制备:将离心沉淀的标本采用薄血涂片制备的推片方式制作积液涂片，是浆膜积液形态学检验涂片制备的首选方法，因其涂片观察效果类似于观察骨髓片。涂片一般有头、体、尾部，细胞分布层次清晰，特别是大细胞和成堆细胞常分布在片尾，易发现，缩短阅片时间。推片时应注意控制推片角度，避免推制涂片太薄或太厚。沉渣黏度高时，推片角度尽量小，推片速度尽量慢一些，以免影响检验效果。不提倡用脑脊液专用离心机制片和液基方法对胸腹水标本制片，因这两种方法采用的检测标本量少，而且会导致细胞脱水，影响阳性结果。②染色:推荐采用瑞氏-吉姆萨染色，必要时采用革兰氏染色、抗酸染色或HE染色等。

3. 显微镜观察 ①先在低倍镜下观看整张涂片，再在片尾(相当于大陆的海岸线)仔细寻找是否有成堆或体积巨大的异常细胞，若临床没有肿瘤病史或“海岸线”上没有发现异常细胞，可减少阅片时间，直接选择体尾交界处在油镜下分类100~200个有核细胞。②若低倍镜下发现“海岸线”有异常细胞，需转用油镜观察。看到不典型细胞不要急于下定论，建议寻找到更典型细胞后再回头识别这些不典型细胞，做出提示性报告。③寻找细菌、真菌等微生物应观察不少于100个油镜视野，因这些特殊成分的发现和提示对临床诊治及明确下一步检查意义重大。

4. 结果报告 ①注意可出现假阴性结果的情况:有明显凝块的标本;送检标本量太少、离心速度不够及沉渣中残留液体太多;患者反复多次穿刺，使原来脱落的细胞被新生的积液稀释。②注意可出现假阳性结果的情况:推制肿瘤积液的涂片没有及时丢弃或未经处理就用作下一个标本的载片，使前面标本的肿瘤细胞黏附在载片上，导致后面标本的假阳性;送检标本太多时，操作人员没有及时写上患者信息，使标本之间及涂片之间出现交叉;医生填写信息错误，个别标本由于患者临床信息漏填或误填也会导致不必要的错误结果。③如有疑虑需要与临床医生不断沟通。必要时可建议重复送检，以明确诊断。

(吴 茅 曾 涛)

第四节 浆膜腔积液有形成分形态学检验病例分析

病例一 腹腔慢性非特异性炎症

【患者资料】彭某某，男，53岁，因肝硬化入院。腹水常规检验:淡黄色，微浑;李凡他试验(+);RBC 0.09×10^9/L;有核细胞 0.23×10^9/L，其中淋巴细胞10.0%，巨噬细胞73.0%，间皮细胞15.0%，中性粒细胞2.0%。

【形态学检查】腹水离心沉淀后涂片，瑞氏-吉姆萨染色，显微镜下发现有核细胞稍增多，以巨噬细胞为主(图10-22A),该类巨噬细胞胞质丰富、着色灰蓝、颗粒稀疏,核形不规则,可见明显折叠、切迹,部分巨噬细胞呈分叶、杆状改变。偶见少量淋巴细胞、间皮细胞(图10-22B),也可见轻度核异质细胞,未找到恶性肿瘤细胞和癌性染色体。

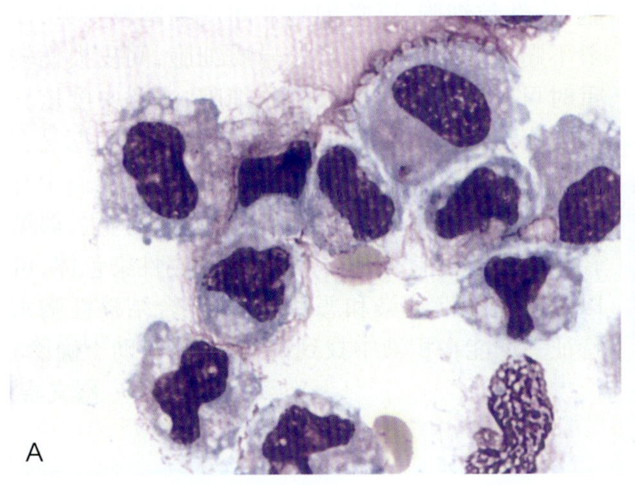

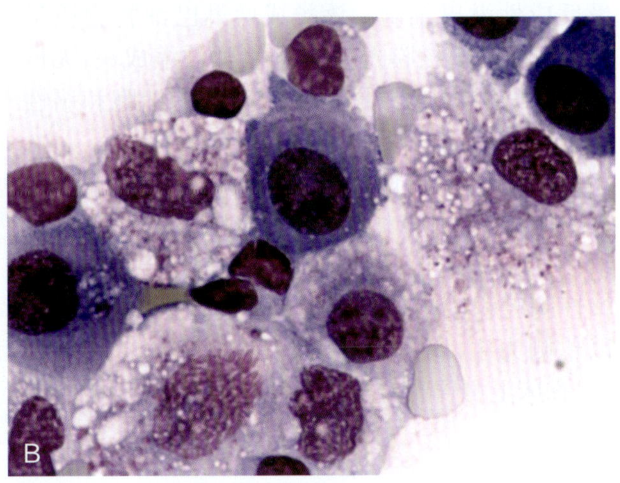

图10-22 巨噬细胞增多

A:巨噬细胞明显增多。B:可见少量间皮细胞和淋巴细胞

【诊断】腹腔慢性非特异性炎症。

【点评】心力衰竭 、慢性肝病、肾病等由于毛细血管流体静脉压增高、低蛋白血症所致血浆胶体渗透压减低,可以引起腹水,此类腹水多数情况下属于漏出液。由于积液中早期脱落细胞死亡后释放化学刺激物或炎性因子反复刺激浆膜导致炎症细胞增多,引起非特异性炎症。积液细胞分类以巨噬细胞为主,中性粒细胞、淋巴细胞、间皮细胞可有不同程度的增多,一般均<50%,偶可见轻度核异质细胞。非特异性间皮细胞脱落与慢性非特异性炎症两者均属于漏出液范畴,反映了不同损伤程度的两个不同病理过程,也可相互转化。若只出现间皮细胞,可称之为非特异性间皮细胞脱落。此病例中除了中性粒细胞、淋巴细胞、间皮细胞以外,还有大量巨噬细胞,且高达73%,因此属于肝硬化后腹腔的慢性非特异性炎症。

病例二 结核性胸膜炎

【患者资料】田某某,男,30岁,呼吸内科,胸膜炎。胸水常规检验:黄色,微浑;李凡他试验(+);RBC 2.16×10^9/L;有核细胞4.37×10^9/L,其中淋巴细胞81.0%,巨噬细胞7.0%,中性粒细胞12.0%。

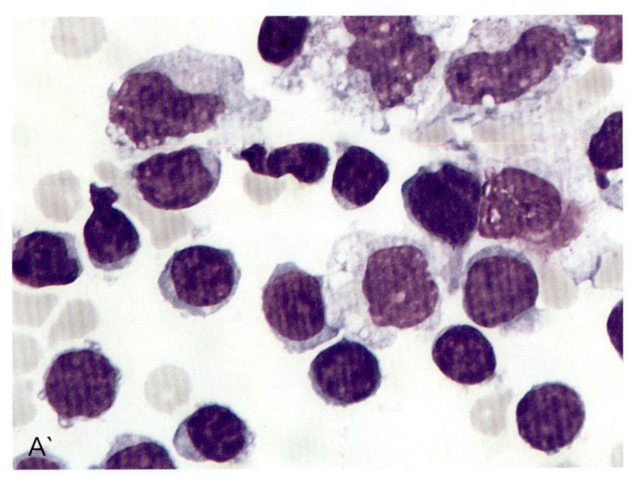

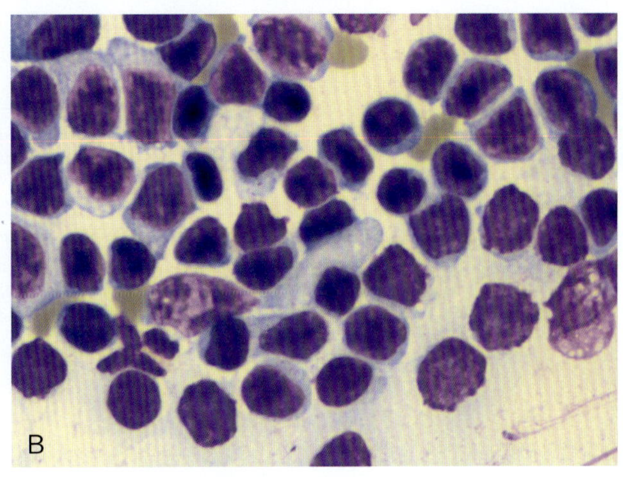

图10-23 成熟淋巴细胞增多

A:可见淋巴细胞伴巨噬细胞增多。B:成熟淋巴细胞明显增多

【形态学检查】胸水离心沉淀后涂片，经瑞氏 - 吉姆萨染色，显微镜下发现有核细胞明显增多，以成熟淋巴细胞增生为主(图 10-23)，可见少量反应性淋巴细胞。该类成熟淋巴细胞胞质量少，清晰透明，核膜光滑，核染色质浓缩成块，无核仁。偶见轻度核异质细胞，未见特殊细胞和癌性染色体。

【诊断】结核性胸膜炎。

【点评】涂片中成熟淋巴细胞明显增多，符合结核性胸水特征，请结合其他检查综合判断。结核性胸腔积液多见于青少年和老年人，积液一般以单侧为主，属渗出液，也可为血性或乳糜性积液，临床上可伴有全身中毒性症状或伴有继发肺、肠等脏器结核病病史。积液中有核细胞量较多，以成熟淋巴细胞增生为主，一般成熟淋巴细胞在 80%~95%，淋巴细胞可布满视野 2/4 以上，浆细胞、中性粒细胞、巨噬细胞及间皮细胞较少见，一般不超过 5%，偶见轻度核异质细胞，间皮损伤较重时可伴有更多中度核异质细胞，注意中度核异质细胞与转移性肿瘤细胞区别。结核的晚期是否伴有更多单核细胞有待进一步研究。本病例中有核细胞明显增多，以成熟淋巴细胞增生为主，偶见轻度核异质细胞，未见特殊细胞和癌性染色体，可以除外化脓性感染和恶性肿瘤，符合结核性胸水特征。如能在积液中找到抗酸杆菌，有助于确诊。

(吴　茅　胥文春)

第十一章

关节腔积液有形成分形态学检验

第一节　概　述

关节腔是由关节面与滑膜围成的裂隙，正常情况下滑膜内血管和毛细淋巴管可分泌极少量滑膜液，滑膜液有营养、润滑、保护关节等作用。当关节有炎症、损伤等病变时，滑膜液增多，称为关节腔积液，当关节液超过 10ml 时，浮髌试验呈阳性。

关节腔积液有形成分主要有细胞、结晶、微生物等，检查方法主要有不染色湿片显微镜检查和染色涂片后显微镜检查。其中涂片染色主要有瑞氏染色、瑞氏 - 吉姆萨染色、革兰氏染色和抗酸染色等方法，主要用于积液中的细胞、结晶等有形成分检查及微生物检查。

正常人关节腔内有少量透明黏性滑膜液，滑膜液中除含有大量水分、透明质酸和黏蛋白外，还有较多软骨素颗粒和少量细胞，健康人关节腔积液中无红细胞，可见单核 - 巨噬细胞（约占 65%）、中性粒细胞（约占 20%）及淋巴细胞（约占 15%），偶见组织细胞和软骨细胞。当关节发生病变时，关节腔积液中的有形成分种类、数量及形态可能会发生改变，甚至出现特殊细胞（如狼疮细胞）、不同类型的结晶或病原体等。因此，关节腔积液有形成分的检查对关节疾病的诊断、鉴别诊断及疗效观察具有重要价值，应引起足够重视。本章未做特殊注明的图均为瑞氏 - 吉姆萨染色，放大 1 000 倍。

（李树平　李　萍）

第二节　关节腔积液有形成分形态

一、软骨素颗粒

软骨素也叫作硫酸软骨素，是一种软骨中自然产生的化合物。软骨素颗粒也称软骨素结晶，软骨素颗粒几乎出现在所有关节腔积液涂片中，所以可谓是关节液涂片的标记物（图 11-1）。瑞氏 - 吉姆萨染色后，油镜下软骨素结晶为紫红色、粗沙状、散在分布的无定形颗粒。软骨素是保护关节的有效成分，正常关节液中细胞少，但有满视野的软骨素结晶，软骨素减少意味着关节液质量变差，所以软骨素量的评价是一项很有用的关节液检验指标，要给予重视。

二、细胞

慢性炎症时，关节液中可出现少量巨噬细胞（图 11-1）、淋巴细胞和分叶核中性粒细胞，这种现象缺少特异性的临床价值。

1. 红细胞　因常有软骨素黏着在红细胞中央，易被初学者误认为寄生虫（图 11-2A）。关节液陈旧性红细胞着色呈暗红色（图 11-2B），若只有新鲜红细胞可提示近期损伤或穿刺损伤性出血。红细胞数量和形态的观察对评判关节腔出血情况有重要临床意义。

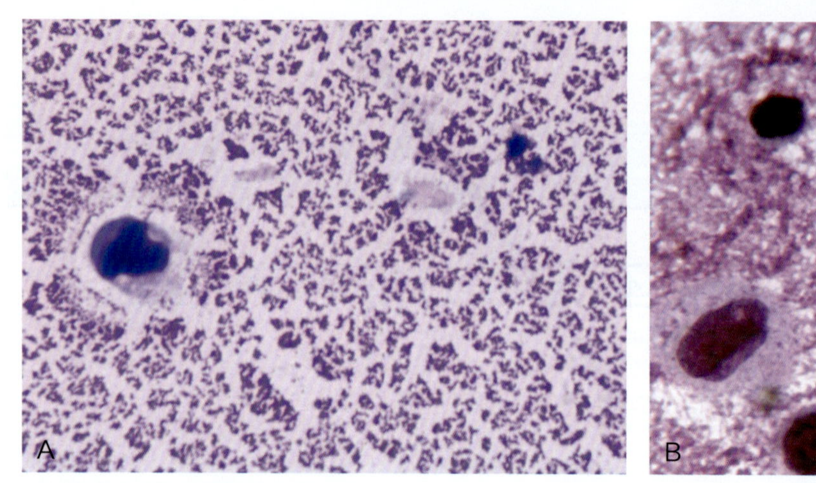

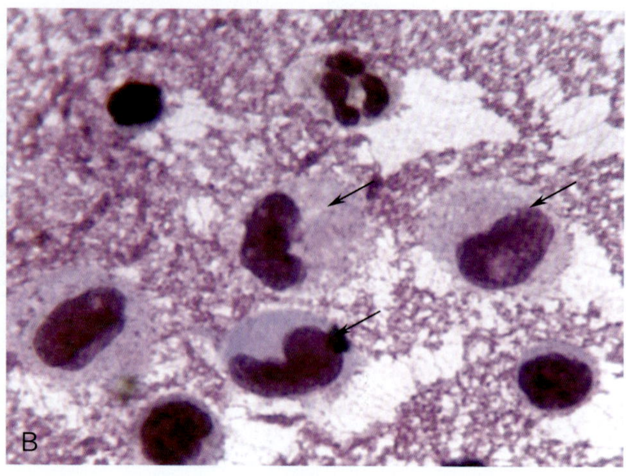

图 11-1　软骨素颗粒和巨噬细胞

A：软骨素颗粒。B：巨噬细胞

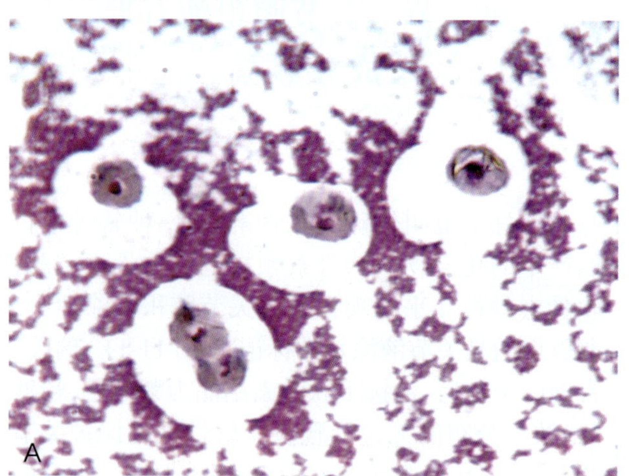

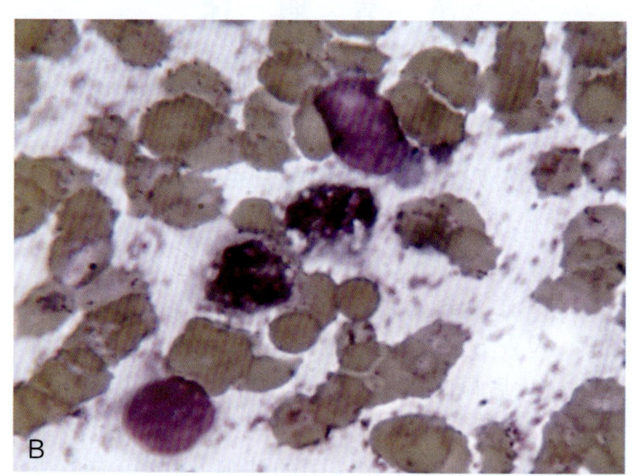

图 11-2　红细胞

A：易误认为寄生虫的红细胞。B：着色偏暗的陈旧红细胞

2. 中性粒细胞　当关节滑膜或周围组织受到急性损伤时，关节液的中性粒细胞会迅速增多，早期的中性粒细胞形态正常、胞膜完整（图 11-3A）；在炎症后期或开放性关节损伤时，中性粒细胞会变成脓细胞，甚至可找到细菌（图 11-3B）。

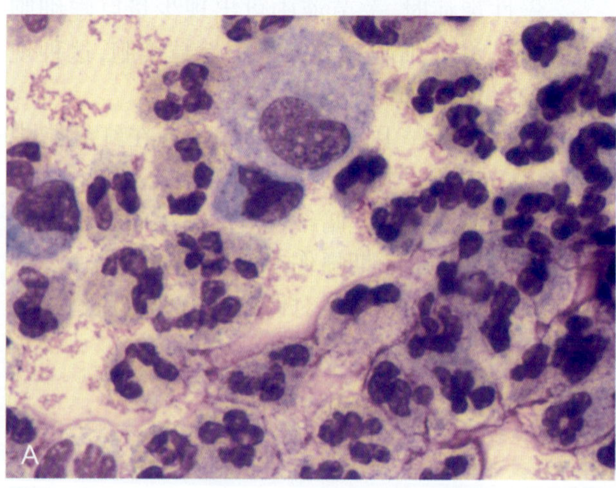

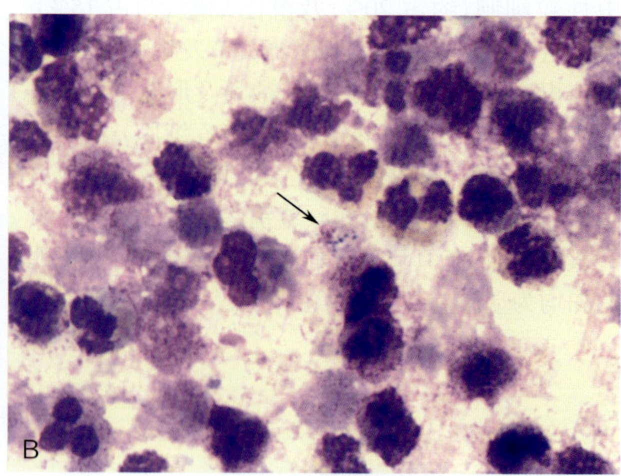

图 11-3　中性粒细胞

A：中性粒细胞。B：中性粒细胞坏死并伴有细菌

3. 淋巴细胞 正常关节液中仅见少量淋巴细胞，当免疫性损伤时，如类风湿关节炎、红斑狼疮性关节炎、淋巴管病变或结核性关节病变时，积液中的成熟淋巴细胞会增多(图 11-4A)。当一些炎症引起的反应性淋巴细胞增多时，还可伴有胞质变化的反应性淋巴细胞增多(图 11-4B)。

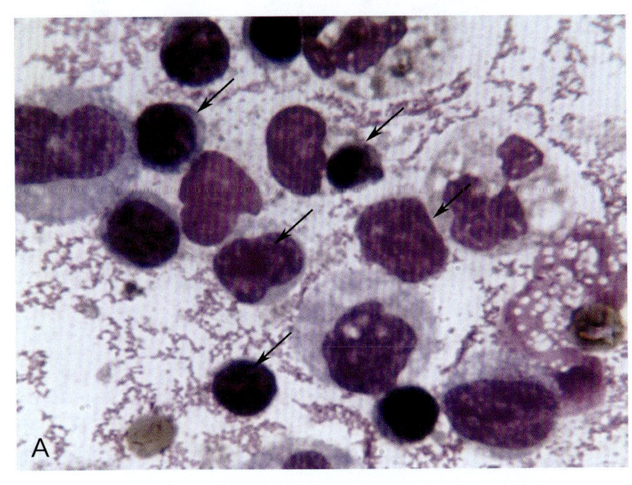

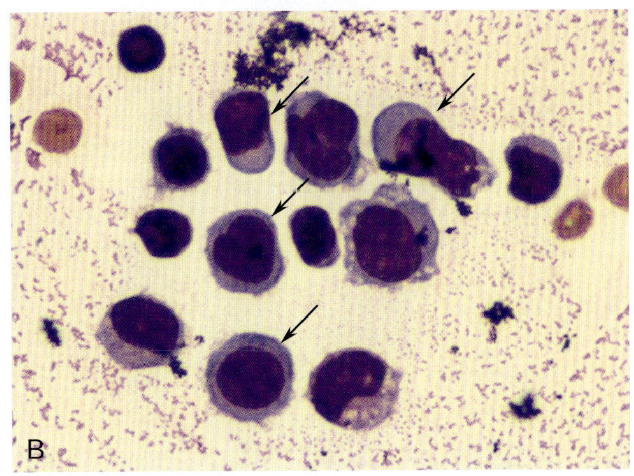

图 11-4 成熟淋巴细胞及反应性淋巴细胞
A:成熟淋巴细胞。B:反应性淋巴细胞

4. 巨噬细胞 关节液中的巨噬细胞主要起吞噬、清扫作用，随着被激活和吞噬功能的增强，体积渐渐变大(图 11-5)。巨噬细胞可吞噬各种异物颗粒，若吞噬退化变性的中性粒细胞可称之为 Reiter 细胞，吞噬抗原抗体复合物颗粒时又可称为类风湿细胞(RA cell)，但这类细胞也出现在类风湿疾病之外的疾病，没有特异性，只能提示慢性炎症，对类风湿疾病的诊断意义不大。

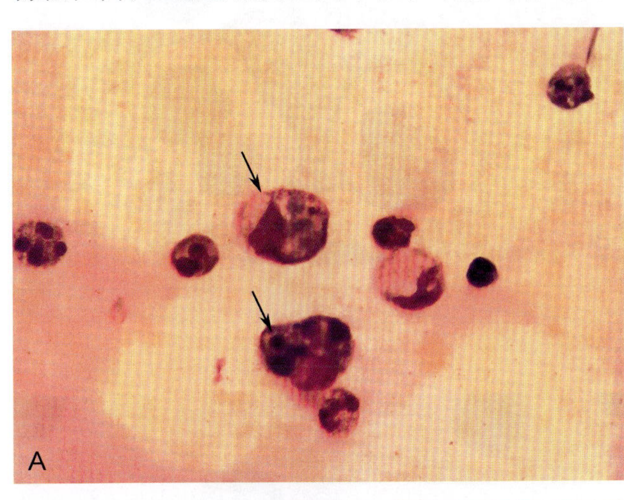

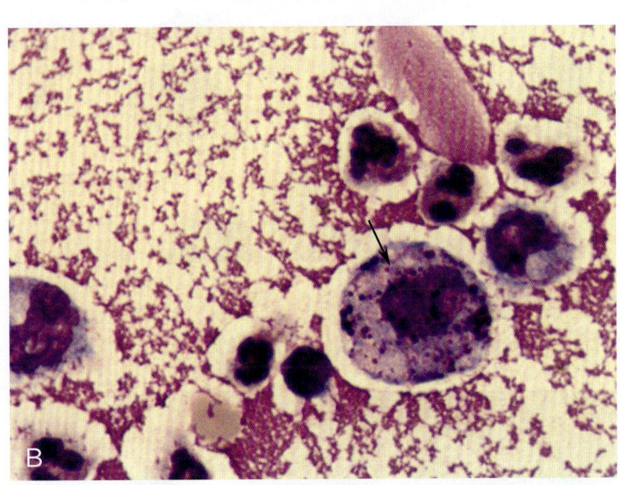

图 11-5 巨噬细胞
A:吞噬红细胞碎片的巨噬细胞。B:吞噬异物的巨噬细胞

5. 滑膜细胞 滑膜细胞是关节内衬细胞，是保护关节软骨的第一防线，形态与浆膜积液中的间皮细胞接近，胞质丰富，着色灰蓝，核形态规则，染色质粗颗粒状，排列致密，可见核仁(图 11-6A)。一般积液仅偶见滑膜细胞，当成堆或成片脱落时，说明滑膜损伤较重，易加速关节结构的破坏和功能损伤，此时也可见退化、变性的不规则滑膜细胞(图 11-6B)。

6. 凋亡及坏死细胞 细胞脱落或处在不良环境中，细胞核变成细小均匀体或染色质粗块状颗粒，但细胞膜仍没有损伤，这类细胞称之为凋亡细胞(图 11-7A)。在脓性环境中，某些细胞可出现自溶或坏死(图 11-7B)。

7. 狼疮细胞 抗核抗体阳性的红斑狼疮患者关节液，部分有核细胞的细胞核在抗核抗体作用下退化成均匀体，当均匀体被中性粒细胞或巨噬细胞吞噬后便形成狼疮细胞(图 11-8A)。这种视野中常可见到成熟淋巴细胞增多(图 11-8B),说明与机体免疫功能紊乱密切相关。

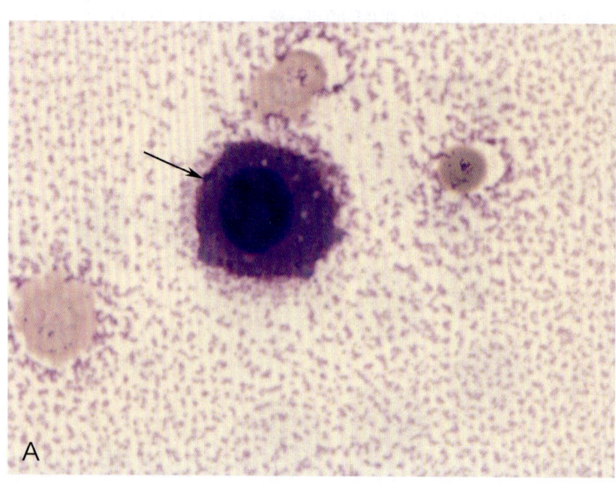

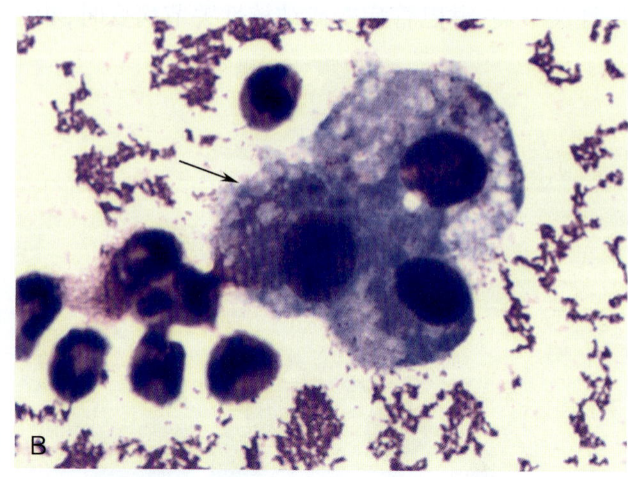

图 11-6 滑膜细胞

A:正常关节液中偶见少量滑膜细胞。B:慢性关节炎成片滑膜细胞脱落

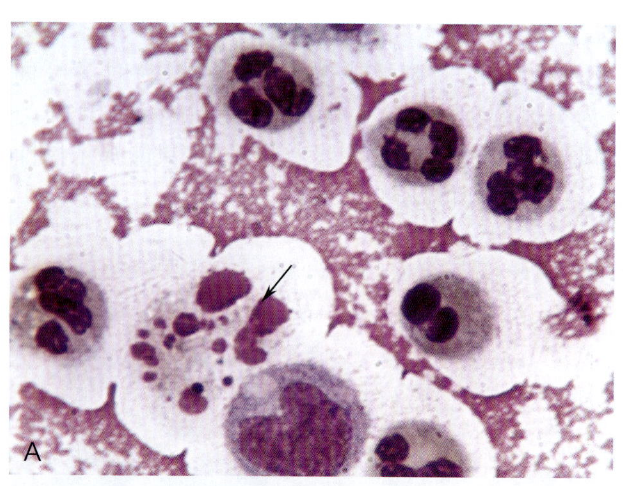

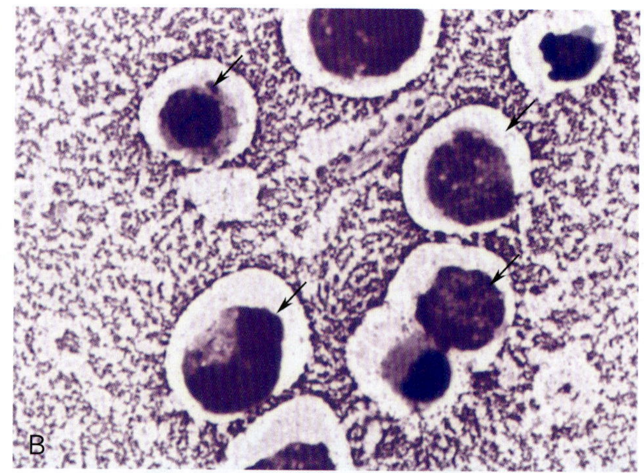

图 11-7 凋亡及坏死细胞

A:凋亡细胞。B:细胞核溶解坏死性改变

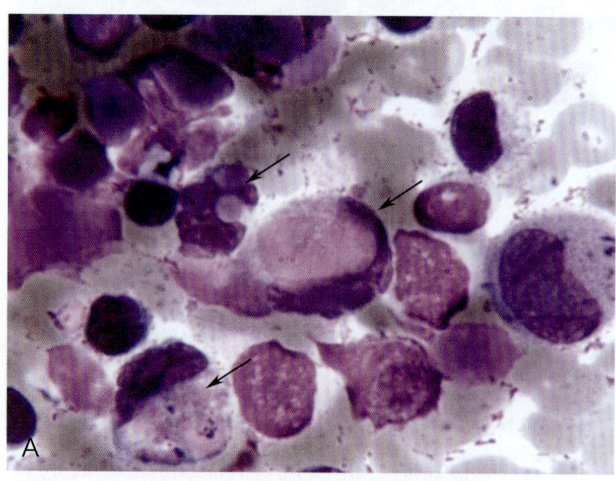

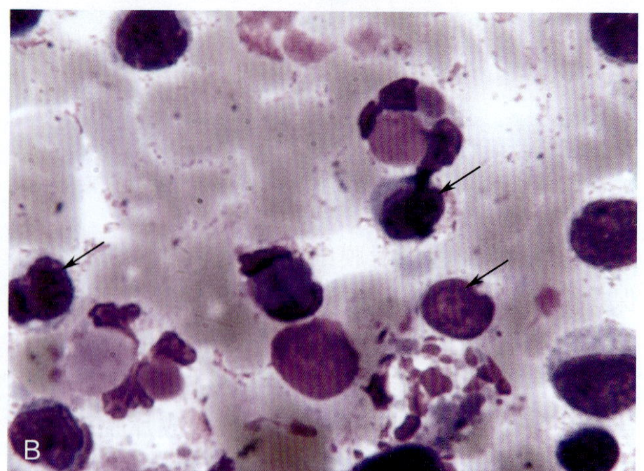

图 11-8 狼疮细胞

A:多种形态的狼疮细胞。B:狼疮细胞伴随成熟淋巴细胞增多

三、结晶

1. 尿酸钠结晶　尿酸钠结晶是关节液中最常见的结晶，以散在分布的针尖状无色结晶为主，其长度从几微米到几十微米不等（图 11-9A）。部分细小结晶呈棉絮状，可被巨噬细胞吞噬（图 11-9B）。部分结晶较长且有一定硬度，反复刺激滑膜会引起痛风性关节炎。

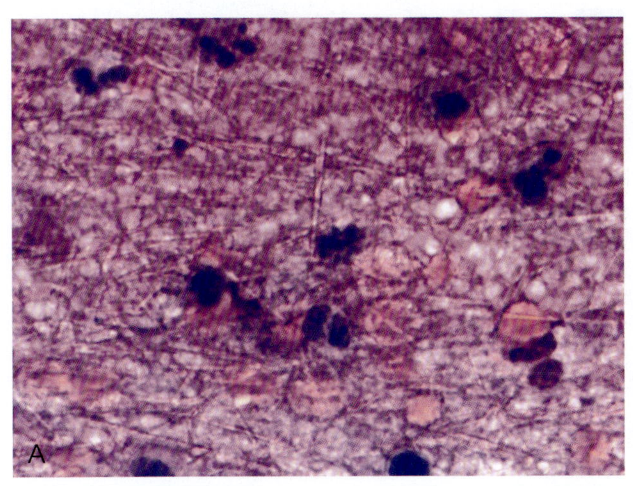

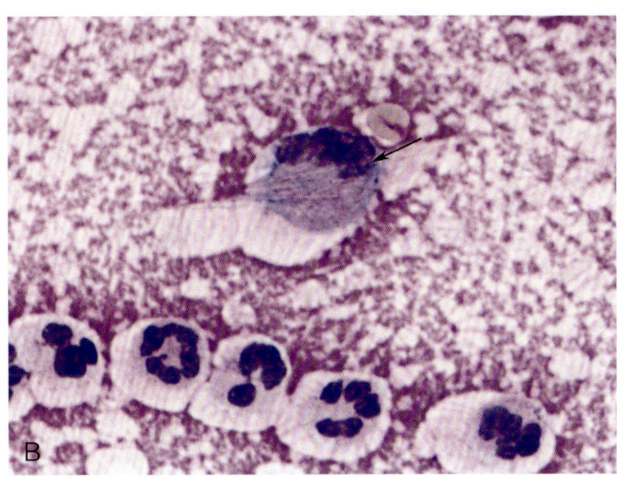

图 11-9　尿酸钠结晶

A：无序分布的针尖状尿酸钠结晶。B：巨噬细胞吞噬尿酸钠结晶

2. 双水焦磷酸钙结晶　由于焦磷酸酶缺乏，双水焦磷酸钙结晶（calcium pyrophosphate dihydrate，CPPD）沉着在肌腱、韧带、关节囊、滑膜及软骨后所引起的一种关节病，临床上表现为急性、亚急性或慢性关节炎等症状，称“假性痛风”或“软骨钙化症”，由于此病可无软骨钙化表现，又称之为“焦磷酸性关节病”。关节液中双水焦磷酸钙结晶较常见，检出率仅次于尿酸钠结晶。该结晶较尿酸钠结晶粗短，呈长方形、菱形等形状（图 11-10A）。这类小结晶易被巨噬细胞和中性粒细胞吞噬，同时可刺激中性粒细胞增多（图 11-10B），引起关节腔无菌性炎症和关节疼痛加重，这类关节炎采用关节灌洗治疗，不需抗生素治疗。

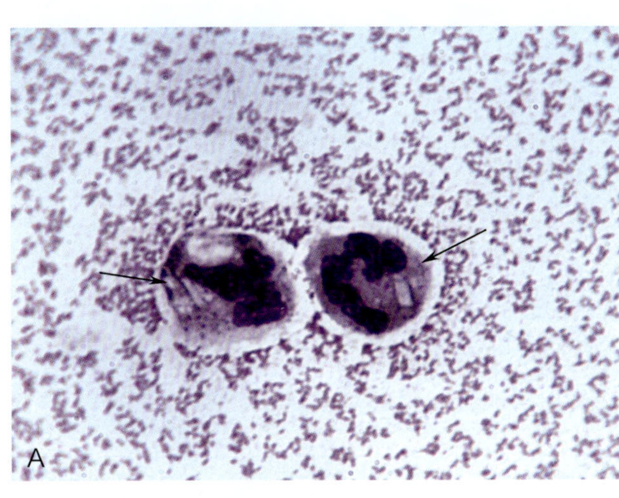

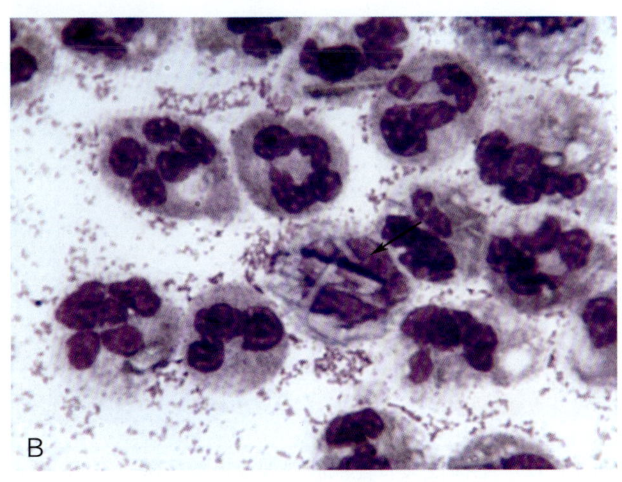

图 11-10　双水焦磷酸钙结晶

A：中性粒细胞吞噬结晶。B：巨噬细胞吞噬结晶伴中性粒细胞增多

四、病原生物

1. 真菌　涂片中性粒细胞增多，吞噬一至多个真菌孢子，瑞氏-吉姆萨染色的真菌孢子中间可见一个红色小点（图 11-11），可以作为区别其他异物的一个特征。关节液的真菌感染报道少见，实际上不一定少，当患者化疗、机体免疫力下降而出现的关节持续疼痛，若找到真菌意义重大。

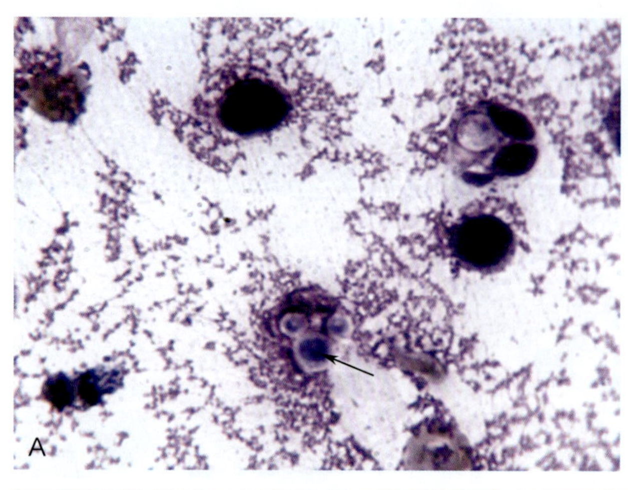

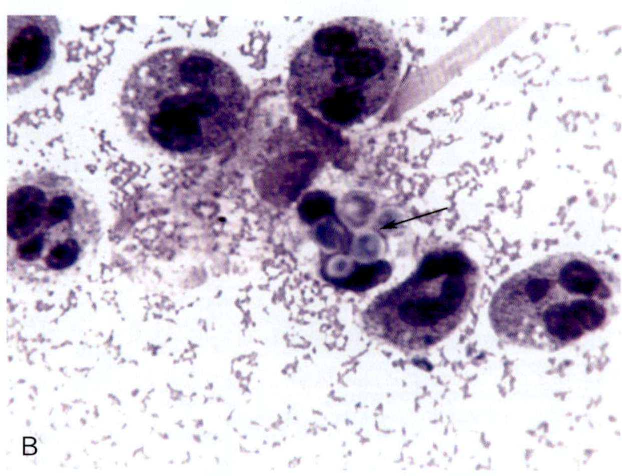

图 11-11　关节液中的真菌孢子

A：散在的真菌孢子。B：中性粒细胞增多并有吞噬真菌孢子现象

2. 结核杆菌　结核性关节炎又称结核变态反应性关节炎，临床上多发生关节炎并发结节性红斑，国内又称结核性风湿病。结核性关节腔积液严重时可见脓性积液（图 11-12A），反复发作，有时可见瘘道，部分涂片抗酸染色可找到抗酸杆菌（图 11-12B）。

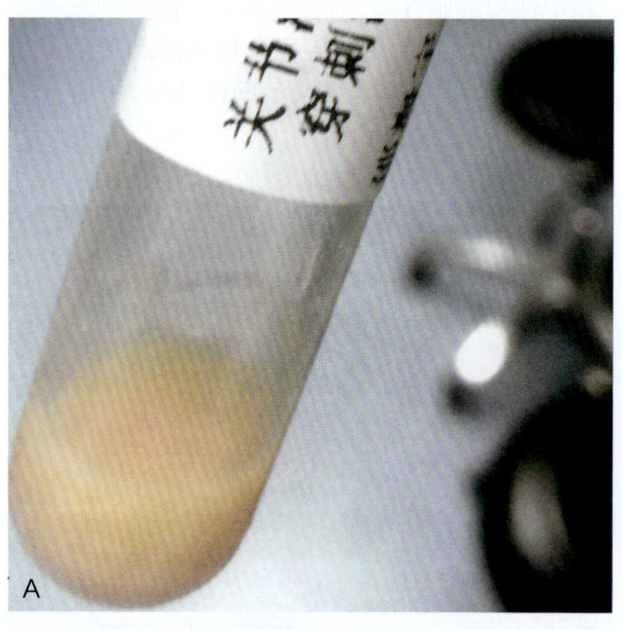

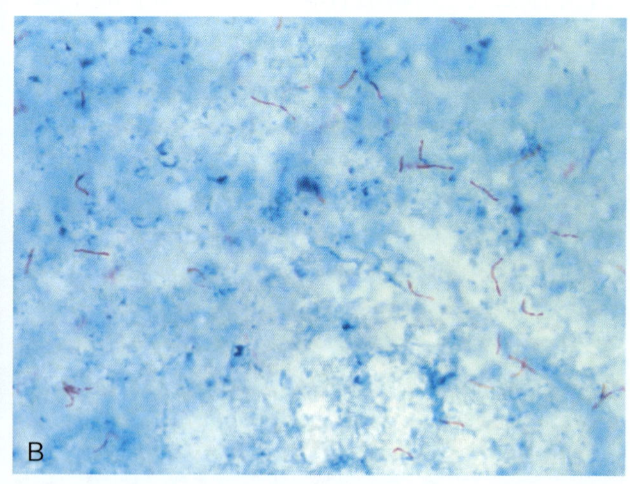

图 11-12　结核性关节腔积液外观及抗酸杆菌

A：脓性积液。B：抗酸杆菌（抗酸染色，×1 000）

（吴　茅　李树平　胡　晶　李　萍）

第三节　关节腔积液有形成分形态学检验质量保证

关节腔积液有形成分检查主要用于关节疾病的诊断和鉴别诊断，其质量控制主要包括以下方面：

1. 标本采集与运送　①关节腔积液在送检、离心、浓缩、制片等方面的操作与浆膜腔积液的操作方法基本相同。②样本量：3~5ml 即可达到送检目的，最好控制在 8~10ml。关节液以膝关节、踝关节、髋关节积液为主，积液量的多少取决于关节的类型及关节的损伤程度。如只能抽到少许积液，在首先保证细胞形态分析和细菌培养的前提下，可将上清液分送做生化和免疫学检查。实验室不能因标本量太少而拒收标本、放弃检查，因为部分患者即使一滴关节液也有助关节疾病的诊断和鉴别诊断，减少盲目治疗。③抗凝剂：建议采用 EDTA-K_2 干粉剂抗凝，以免影响沉渣检查效果。

2. 显微镜检查　①染色：用瑞氏 - 吉姆萨染色观察细胞成分，如疑为感染时需进行革兰氏染色或抗酸染色。同时进行多种染色后显微镜观察有助于提高检出率。②细胞检查：标本新鲜，取材后立即检查，避免细胞变形、破坏、自凝。检查前要充分混匀，细胞数量较少时，将积液离心，取沉淀物涂片。应注意观察有无特殊细胞如 Reiter 细胞、狼疮细胞等。③结晶检查：避免由于标本放置时间长而产生假性结晶体，或放置环境温度低而析出结晶体。要注意鉴别外源性结晶如滑石粉等。④病原生物检查：油镜下仔细查找病原体，如有关节感染症状而形态检查为阴性时，应取关节腔清洗液作细菌培养。

3. 结果报告　有条件的单位建议采用图文报告，以提升关节液细胞学检查质量。经浓缩、推片、瑞氏 - 吉姆萨染色后的涂片有形成分丰富，形态直观，关节液细胞图文报告对各种关节疾病的鉴别及治疗方案的选择有较大临床意义。

（李　萍　张丽霞）

第四节　关节腔积液有形成分形态学检验病例分析

病例一　痛风性关节炎

【患者资料】傅某某，男，68 岁，发作性关节肿痛 6 年，双膝、双足背肿痛伴发热 1 天入院，磁共振提示左踝趾关节病变，部分腱鞘积液，考虑痛风性关节炎可能，穿刺液细菌、真菌培养均为阴性。关节液常规检验：外观灰白色、浑浊，有核细胞数 762×10^6/L，单核细胞 9%，中性分叶核粒细胞 89%，淋巴细胞 2%。血尿酸 574μmol/L。尿蛋白 +，尿液沉渣分析红细胞 28.5×10^6/L，白细胞 49.7×10^6/L。

【形态学检查】关节液涂片，瑞氏 - 吉姆萨染色后检查。显微镜下可见有核细胞增多，软骨素结晶易见，可见较多无色、长短和粗细不一、针状、筷子样的尿酸钠结晶（图 11-13A），可见柴捆样或成簇排列的尿酸钠结晶（图 11-13B），退化中性粒细胞和脓性碎片易见，还可见少量陈旧性红细胞。

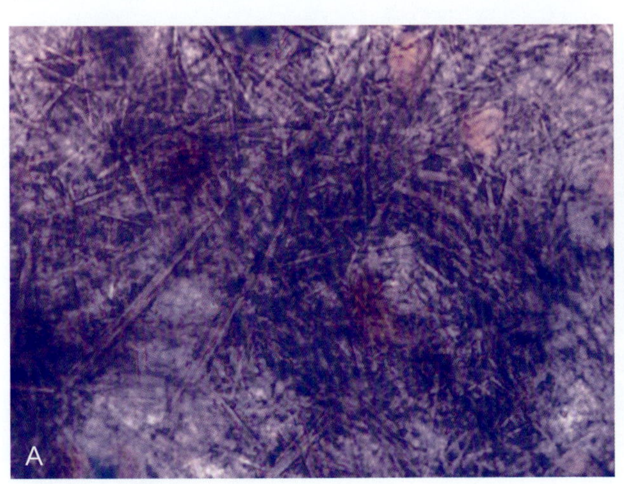

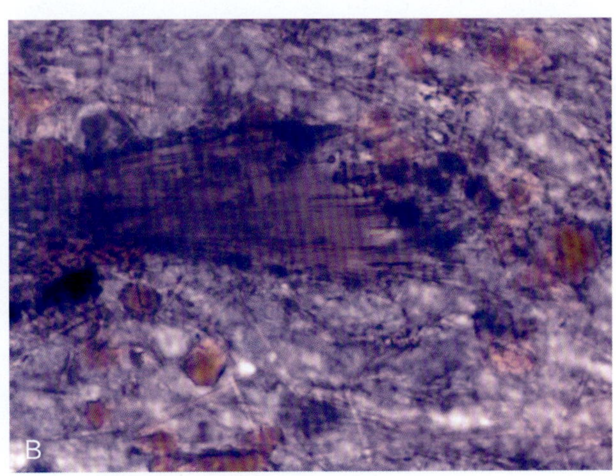

图 11-13　痛风性关节液

A：散在或重叠分布的尿酸钠结晶。B：成柴捆状分布的尿酸钠结晶

【诊断】痛风性关节炎。

【点评】痛风是由于嘌呤代谢紊乱，尿酸产生过多或尿酸排泄减少而致血中尿酸升高，尿酸盐结晶沉积在关节滑膜及其他组织中引起反复发作的炎性疾病。痛风性关节炎穿刺液涂片的中性粒细胞会明显增多，可见凋亡中性粒细胞，但多数中性粒细胞形态完整。这种炎症以无菌性炎症为主，所以关节液中没有细菌。穿刺液中找到针状、粗细不一的无色尿酸钠结晶即可明确诊断。根据显微镜下所见，结合其临床表现及血尿酸检测结果，本病例为典型的痛风性关节炎。

（吴　茅　李树平　胡　晶）

第十二章

宫颈脱落细胞形态学检验

第一节　概　述

宫颈/阴道脱落细胞检查主要是检查子宫上皮细胞及其他成分,其中上皮细胞包括宫颈口的鳞状上皮细胞、宫颈柱状上皮细胞和子宫内膜上皮细胞等。宫颈脱落细胞检查一般包括涂片、固定、染色及显微镜检查等程序,其中染色主要有瑞氏-吉姆萨染色、巴氏染色和HE染色。几种染色标本均用低倍镜(×100)筛检,瑞氏-吉姆萨染色主要通过油镜(×1 000)确证检查,巴氏染色和HE染色后主要通过高倍镜(×400)确证检查。瑞氏-吉姆萨染色主要用油镜观察单个细胞的内部结构,包括胞质颜色、量、内容物及胞核染色质粗细程度等;巴氏染色主要用高倍镜观察细胞的大小、分布及组织形态等。

宫颈脱落细胞检查主要临床应用有:①宫颈炎性病变辅助诊断:如宫颈炎、宫颈糜烂等。②宫颈恶性肿瘤病变的诊断及鉴别诊断:如鳞状上皮内病变和鳞状细胞癌鉴别等。③某些病原生物确诊:如阴道滴虫、真菌等。④评价卵巢功能、反映雌激素水平等。

(闫海润　胥文春)

第二节　宫颈脱落细胞形态

一、上皮细胞

(一) 宫颈正常脱落细胞

1. 鳞状上皮细胞　在性成熟期的女性生殖道,复层鳞状上皮细胞可分为三层:表层、中层及底层。复层鳞状上皮细胞从表层到底层细胞的形态变化:体积由大到小;细胞核由小到大;核染色质从致密、固缩到疏松;细胞质由多到少;核胞质比由小到大。底层细胞为未成熟鳞状上皮细胞,正常情况下位于鳞状上皮的深部,一般取材时不易取到。

(1)表层细胞:胞体大,直径40~60μm,扁平或多边形,胞质丰富,含角蛋白,核小而圆形、核固缩或无核。根据核的情况将其分为角化前细胞(细胞核小而圆,染色质疏松)和角化细胞,角化细胞又分为不完全角化细胞(核固缩)和完全角化细胞(核淡影或核消失)。角化前细胞胞质经瑞氏-吉姆萨染色呈淡蓝色(图12-1A),随着细胞的角化颜色进一步变浅(图12-1B);角化前细胞经巴氏染色呈浅蓝或淡绿色(图12-1C),角化细胞呈杏黄或橘黄色(图12-1D)。雌激素水平越高,角化细胞越多。

(2)中层细胞:直径30~40μm,呈船形,常数个相连,核大而长,偏于一边,胞质丰富,含大量糖原,胞膜厚,像厚边玻璃砖,瑞氏-吉姆萨染色呈浅蓝色(图12-2A),巴氏染色胞质呈淡绿或灰蓝色(图12-2B)。

(3)底层细胞:直径15~30μm,细胞多散在,或三五成群,呈圆形、卵圆形,核相对较大,染色质疏松,核胞质比1:2~3,胞质瑞氏-吉姆萨染色呈深蓝色(图12-3A),巴氏染色呈深蓝、暗绿或灰蓝色(图12-3B)。高度萎缩时,易见早熟角化细胞,即细胞出现退化现象,胞质红染或橘黄染色,核染色质致密或崩解消失。底层细胞在涂片中大量出现常见于阴道或宫颈炎症,或雌激素、黄体酮、肾上腺皮质激素等缺乏。

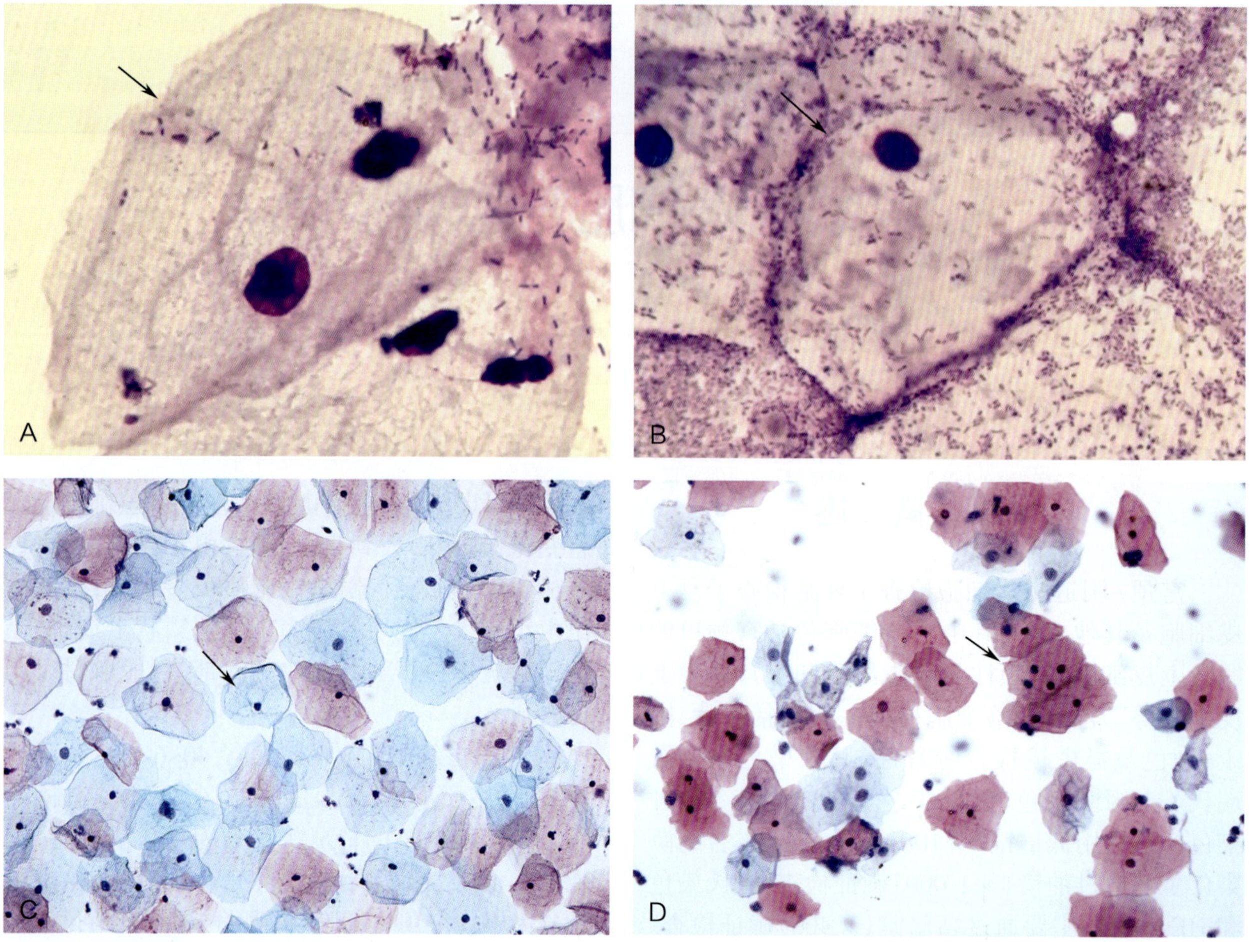

图 12-1 宫颈鳞状上皮表层细胞

A、B：瑞氏 - 吉姆萨染色（×1 000）。C、D：巴氏染色（×400）

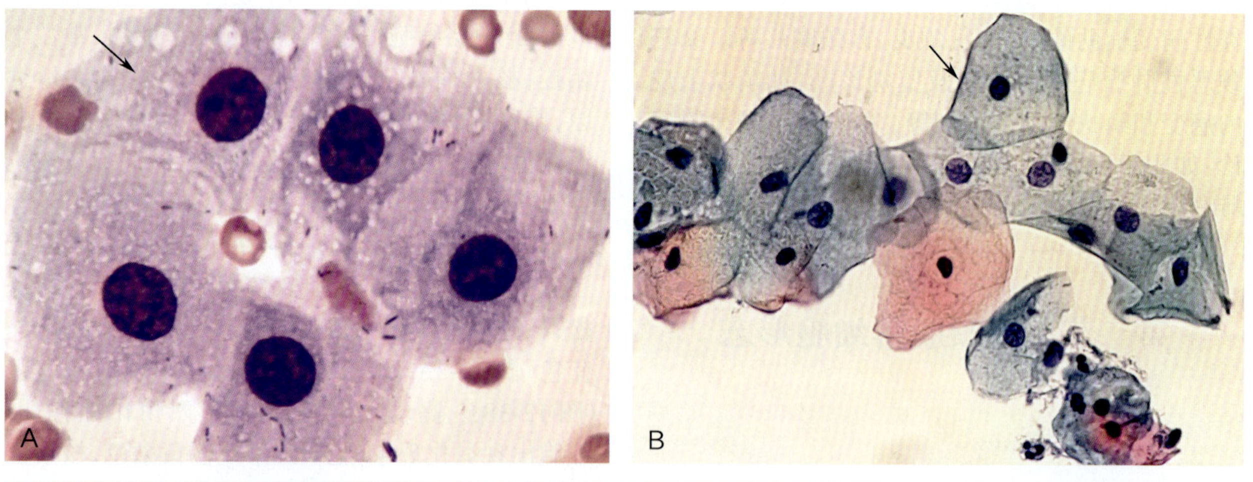

图 12-2 宫颈鳞状上皮中层细胞

A：瑞氏 - 吉姆萨染色（×1 000）。B：巴氏染色（×400）

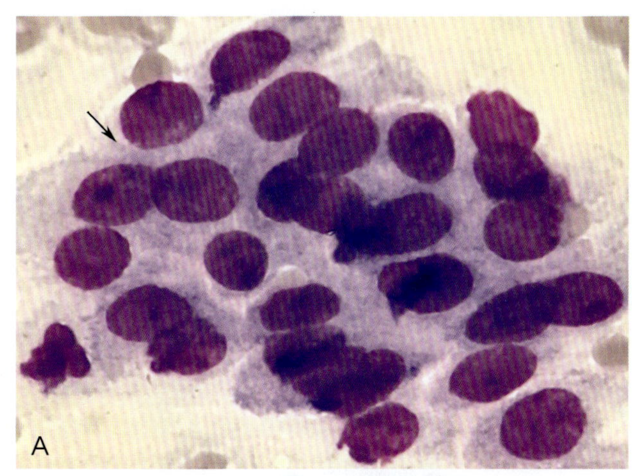

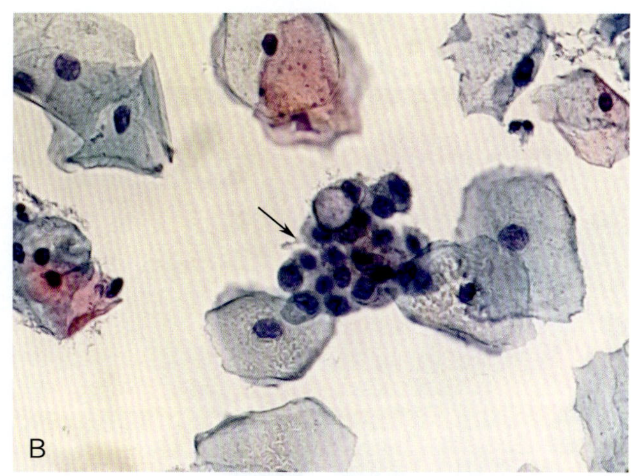

图 12-3 宫颈鳞状上皮底层细胞
A:瑞氏 - 吉姆萨染色(×1 000)。B:巴氏染色(×400)

2. 柱状上皮细胞 常见的主要是宫颈管和子宫内膜的柱状上皮细胞,包括黏液柱状上皮细胞、纤毛柱状上皮细胞及储备细胞。

宫颈管内膜被覆较少的纤毛柱状上皮细胞和较多的黏液柱状上皮细胞。纤毛柱状上皮细胞呈圆锥形,顶端宽平,表面有密集纤毛,巴氏染色纤毛呈淡红色,胞质呈淡蓝色(图 12-4A、D);黏液柱状上皮细胞胞质丰富,含大量黏液,着色浅淡而透明,瑞氏-吉姆萨染色呈淡蓝色(图 12-4B、E)。如果涂片中见大量纤毛柱状上皮细胞提示宫颈或子宫有输卵管上皮细胞化生。储备细胞位于假复层柱状上皮的基底部,体积小,呈圆形、卵圆形或多角形,染色质呈均匀细颗粒状,核膜清晰,常见核仁,涂片中少见。

子宫内膜细胞常成群脱落,呈乳头状或团块状(图 12-4C、F),因胞质极易被破坏,仅留下一群裸核,大小形状一致,排列紧密而重叠,在核群的周围,可看到胞质残影。子宫内膜细胞常见于月经期、月经前期、产后及流产后女性,在绝经后女性出现应警惕。45 岁以上女性宫颈涂片发现子宫内膜细胞应予报告。

(二) 宫颈良性病变脱落细胞

1. 反应性细胞改变

(1) 炎症有关反应性细胞改变:最常见为典型的修复。修复细胞为基底层细胞,其细胞核增大,为中层鳞状细胞核面积的 1.5~2 倍或更大(图 12-5),细胞核大小一致,核可轻度深染,染色质均匀细颗粒状,胞质较丰富,嗜碱性。常单层平铺,伴清楚的细胞边界。

(2) 放射反应性细胞改变:细胞明显增大,胞核和胞质一致增大,核质比例无明显改变,细胞异型性大。核大小不一,常见双核和多核,核增大呈退变表现,出现核淡染、皱缩、核模糊不清及空泡改变,一些核可有深染,胞质出现空泡化或嗜多色性(图 12-6)。

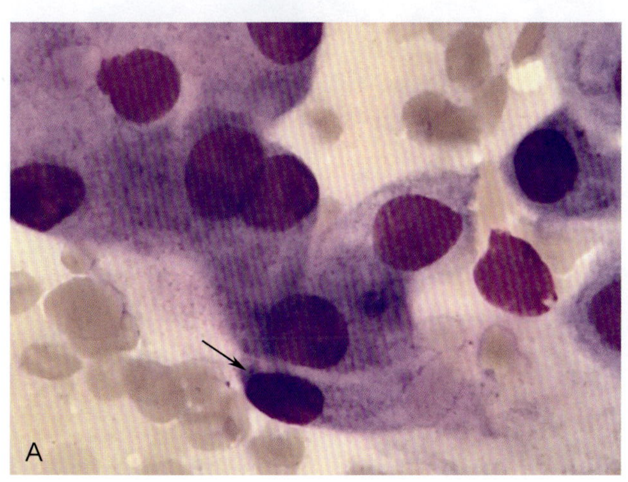

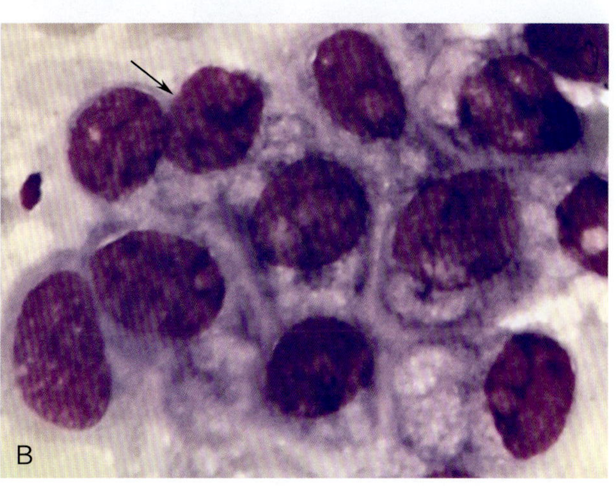

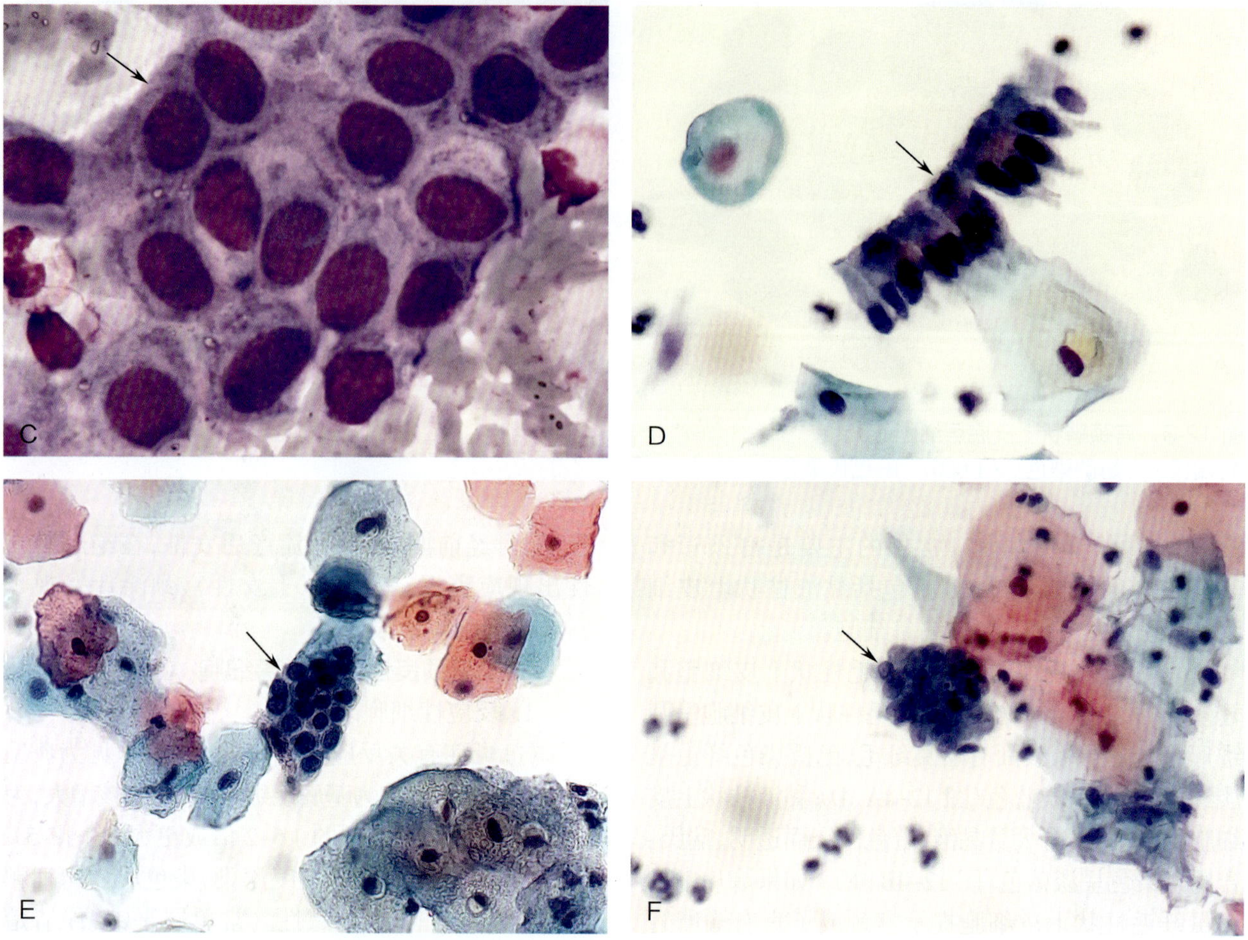

图 12-4　宫颈柱状上皮细胞

A~C：瑞氏 - 吉姆萨染色（×1 000）。D~F：巴氏染色（×400）

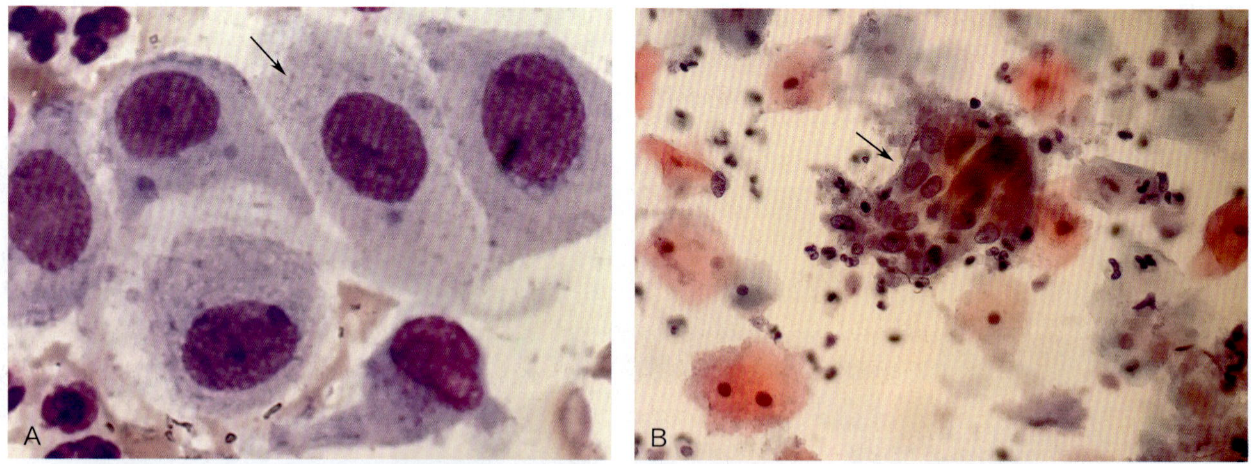

图 12-5　宫颈良性病变修复细胞

A：瑞氏 - 吉姆萨染色（×1 000）。B：巴氏染色（×400）

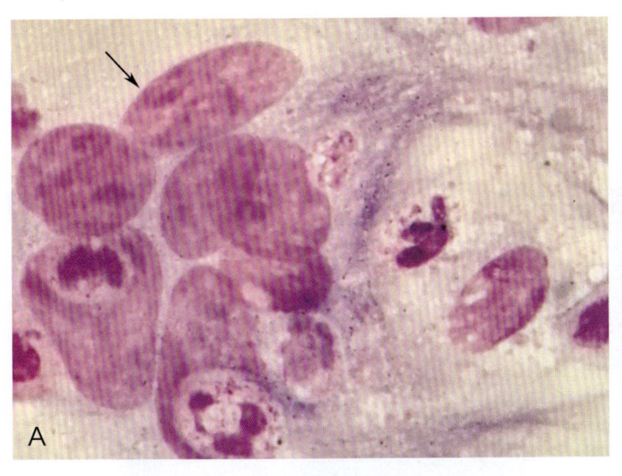

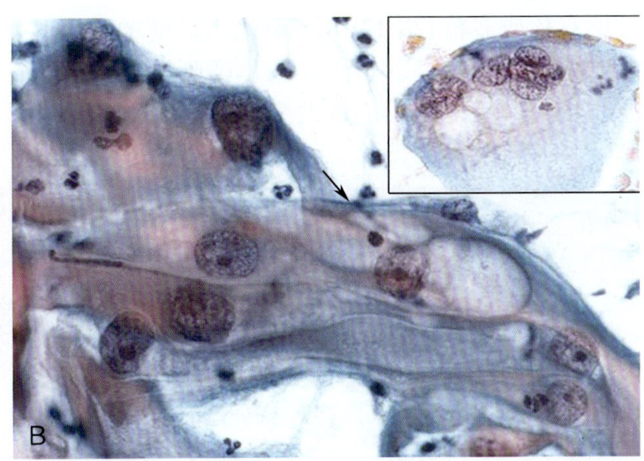

图 12-6　宫颈细胞的放射反应性改变
A:瑞氏 - 吉姆萨染色(×1 000)。B:巴氏染色(×400),右上角小图示多核细胞

(3)宫内节育器反应性细胞改变:细胞常呈退化性的表现,腺细胞 5~15 个呈小团簇,偶见核质比增大、深染的单个细胞。核仁可见,胞质量多少不等,充满黏液空泡,可呈“印戒样细胞”,涂片背景干净(图 12-7)。

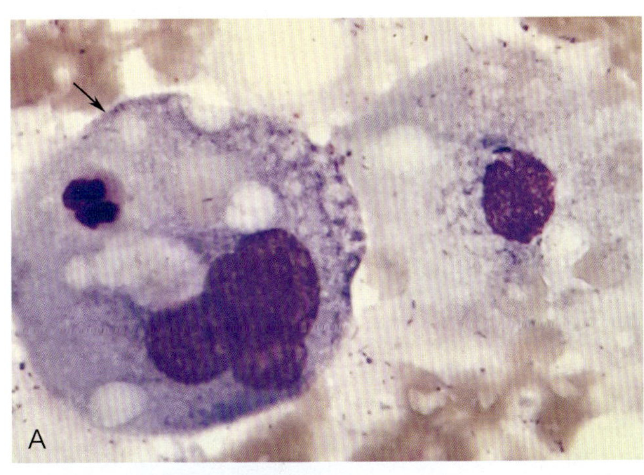

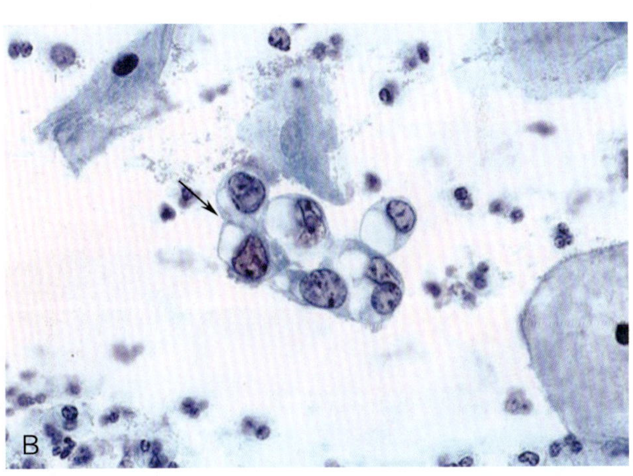

图 12-7　宫内节育器反应性改变
A:瑞氏 - 吉姆萨染色(×1 000)。B:巴氏染色(×400)

2. 萎缩伴炎症或不伴炎症反应性改变　涂片以基底层细胞为主,散在或呈有极性的单层平铺。核增大而不深染,染色质分布均匀。在刮片时极易刮下成片底层细胞,中、表层细胞明显减少,有时可见成片刮下的大量分化不良的表层细胞,相当于正常的中层细胞(图 12-8A)。发生萎缩性阴道炎时,底层细胞有增生及化生,出现纤维形、蝌蚪形、星形等变形底层细胞(图 12-8B),核大、深染,易误为癌细胞,常伴组织细胞出现,有大量炎性细胞和嗜碱性颗粒状背景。

(三) 宫颈上皮细胞异常

1. 鳞状上皮细胞异常

(1)非典型鳞状细胞(atypical squamous cells, ASC):是指鳞状上皮内病变的细胞学改变,但从形态和数量上难以明确诊断。根据细胞改变程度,ASC 分为意义不明确的非典型鳞状细胞(atypical squamous cells of undetermined significance,ASC-US)和非典型鳞状细胞不能除外高度鳞状上皮内病变(atypical squamous cells, cannot exclude high-grade squamous intraepithelial lesion,ASC-H)两种。

1) ASC-US:是指那些提示为低度鳞状上皮内病变(low-grade squamous intraepithelial lesion, LSIL)或不能确定级别的鳞状上皮内病变的改变。①细胞改变提示轻度非典型增生,鳞状细胞核比正常中层细胞核大 2.5~3 倍(图 12-9A、D)。②核质比轻度增加,核大小和形态轻度不规则,可见双核或多核（图 12-9C），染色质轻度增多，细颗粒状均匀分布。③核仁无或不清晰，提示细胞的改变不应考虑为反应性改变。ASC-US 包括非典型角化不良细胞（图 12-9B）和诊断 HPV 证据不足又不能除外者。液基涂片与传统涂片表现相似。

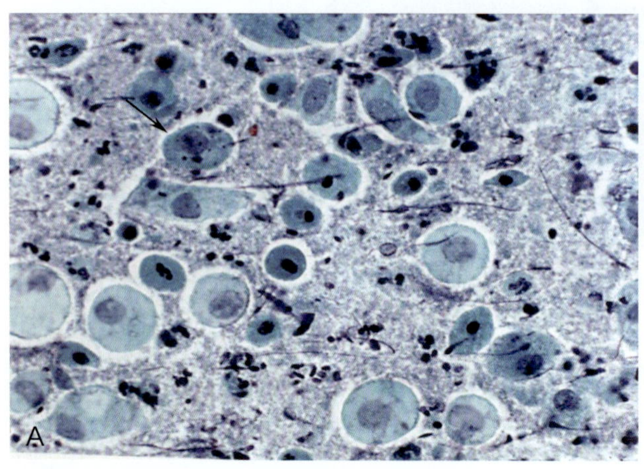

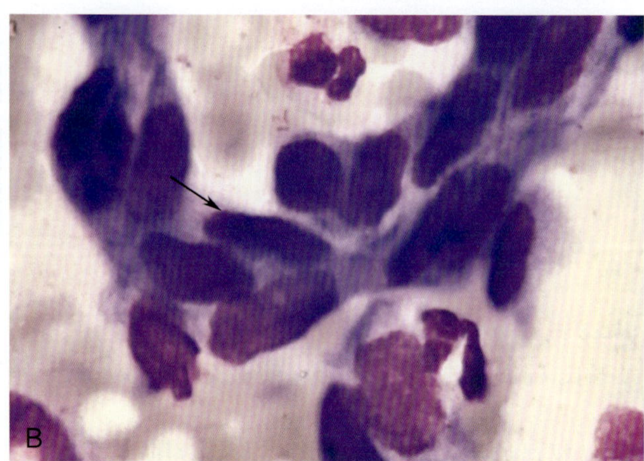

图 12-8　伴有炎症的萎缩性改变

A：巴氏染色（×400）。B：瑞氏 - 吉姆萨染色（×1 000）

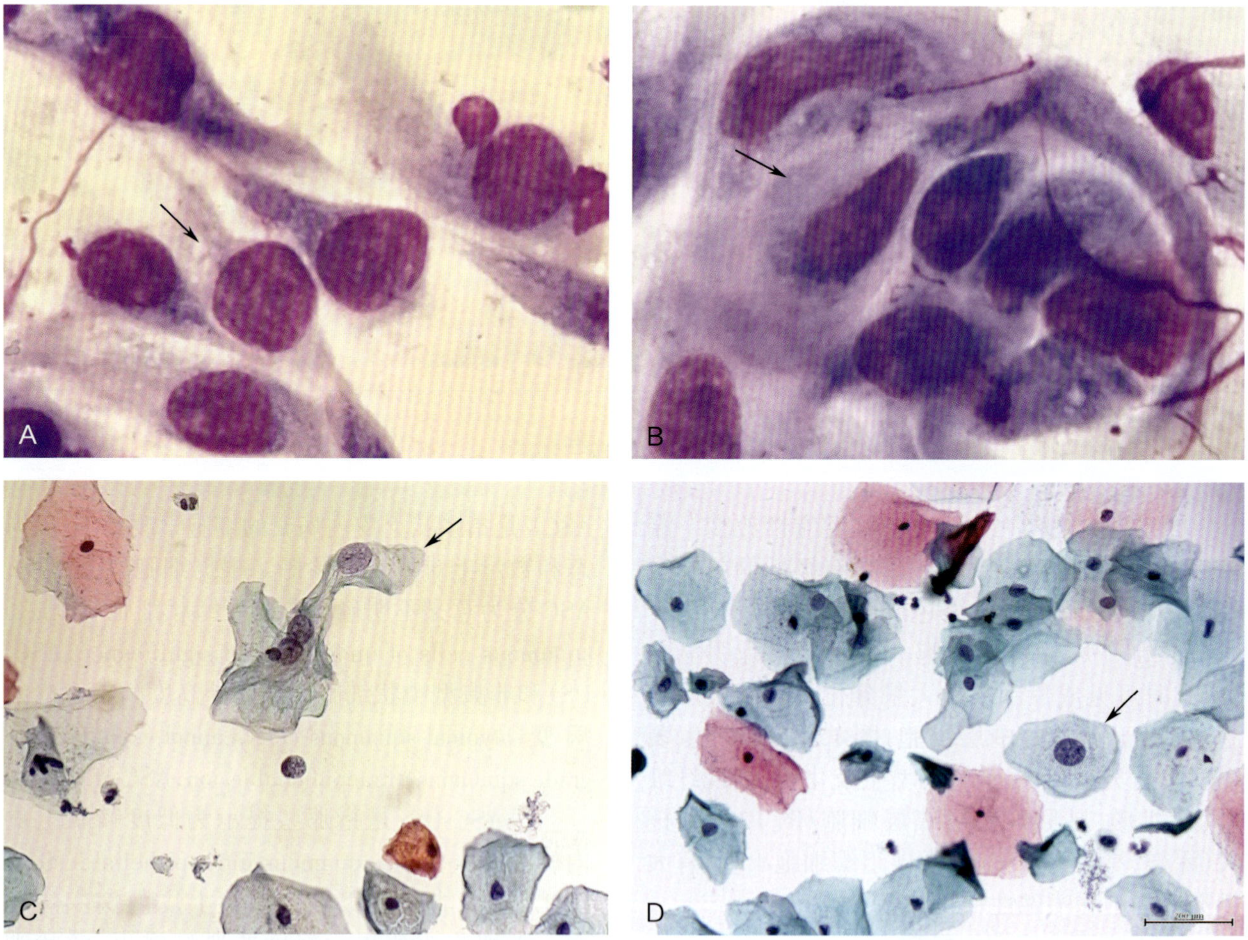

图 12-9　ASC-US 级鳞状上皮细胞异常

A、B：瑞氏 - 吉姆萨染色（×1 000）。C、D：巴氏染色（×400）

2）ASC-H：是指那些细胞学改变提示为高度鳞状上皮内病变（high-grade squamous intraepithelial lesion，HSIL）的少数非典型鳞状细胞病例。主要包括：①重度非典型不成熟化生细胞（图 12-10A）。②储备细胞重度非典型增生；少数非典型小细胞（图 12-10B），诊断 HSIL 证据尚不充足。③非典型修复细胞与癌难以鉴别时。④不规则形状的组织碎片，细胞排列紧密，极性紊乱，核增大（液基涂片中胞核为中性粒细胞核的2~3倍），染色质稍深染，胞质较少或有角化（图 12-10C）。⑤放疗后不能分辨出是 HSIL 还是癌时。⑥胞质明显减少或裸核较多（图 12-10D），难以肯定为 HSIL 时。

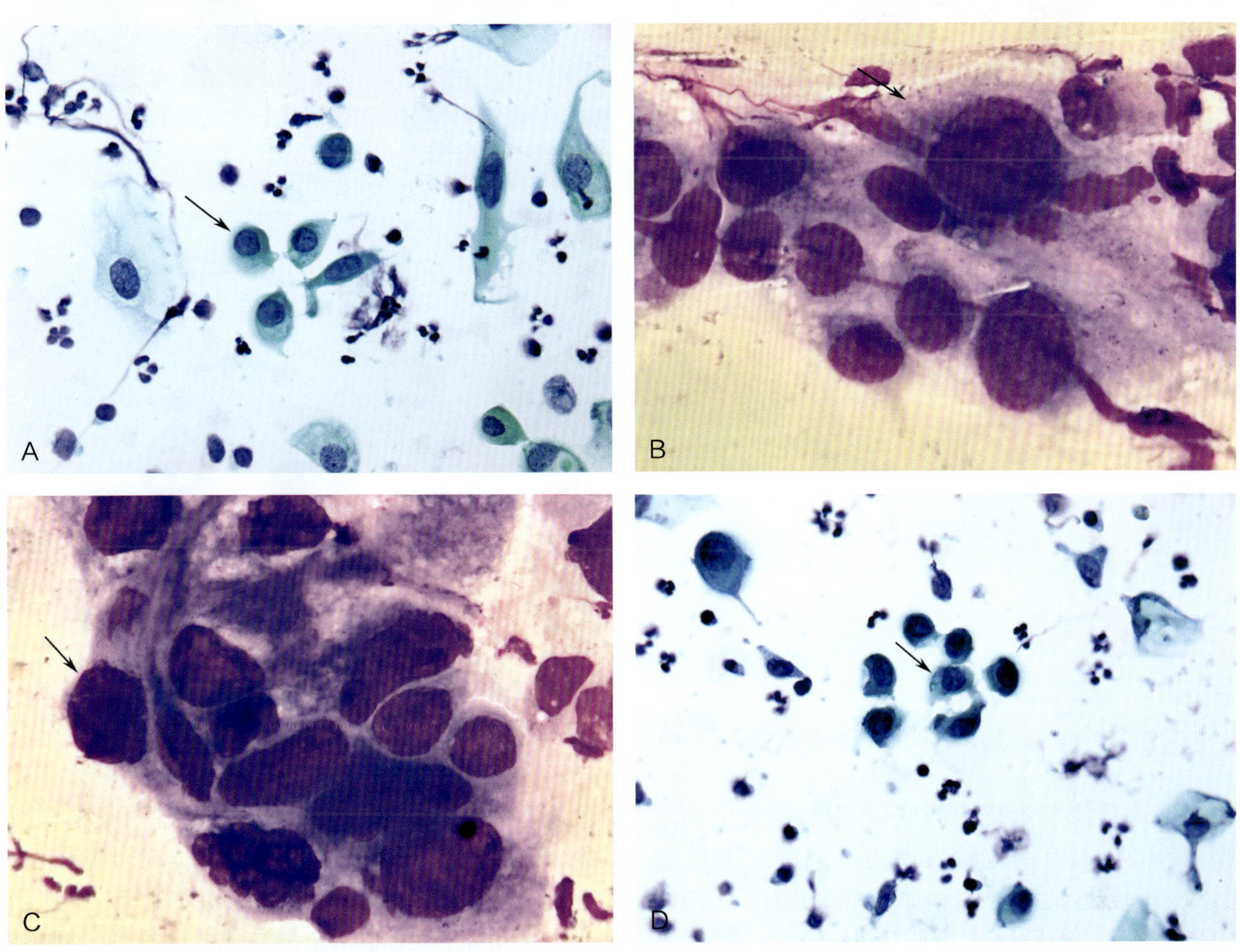

图 12-10　ASC-H 级鳞状上皮细胞异常

A、D：巴氏染色（×400）。B、C：瑞氏 - 吉姆萨染色（×1 000）

（2）鳞状上皮内病变

1）低度鳞状上皮内病变（LSIL）：LSIL 是指中、表层鳞状上皮细胞低度危险的上皮内病变，由低危或高危型 HPV 感染所致。其形态特征：①细胞核不正常仅限于中、表层型鳞状细胞，细胞大、边界清楚，单层平铺或单个散在；②细胞核至少是中层细胞核的 3 倍，核质比轻度增高；③核大小形状中度不一致，可有双核或多核，核深染但染色质分布均匀，核膜轻度不规则，无核仁或不明显（图 12-11A）。

HPV 感染有下列细胞学形态改变：①挖空细胞，又称核周空穴细胞，中、表层细胞核周有胞质退变和液化所致的超过 1 个红细胞大小的大空泡，呈“空洞”样，近胞膜处胞质致密，有 1~2 个核，核增大，居中或偏位，染色质致密、深染，核内或胞质内无包含体，无核仁（图 12-11B、D）；②大量非典型异常角化细胞；③湿疣副基底层细胞，即化生型副基底层细胞，可出现非典型基底层细胞（图 12-11C）。HPV 感染可出现上述变化，但这些变化并非 HPV 感染所特有。

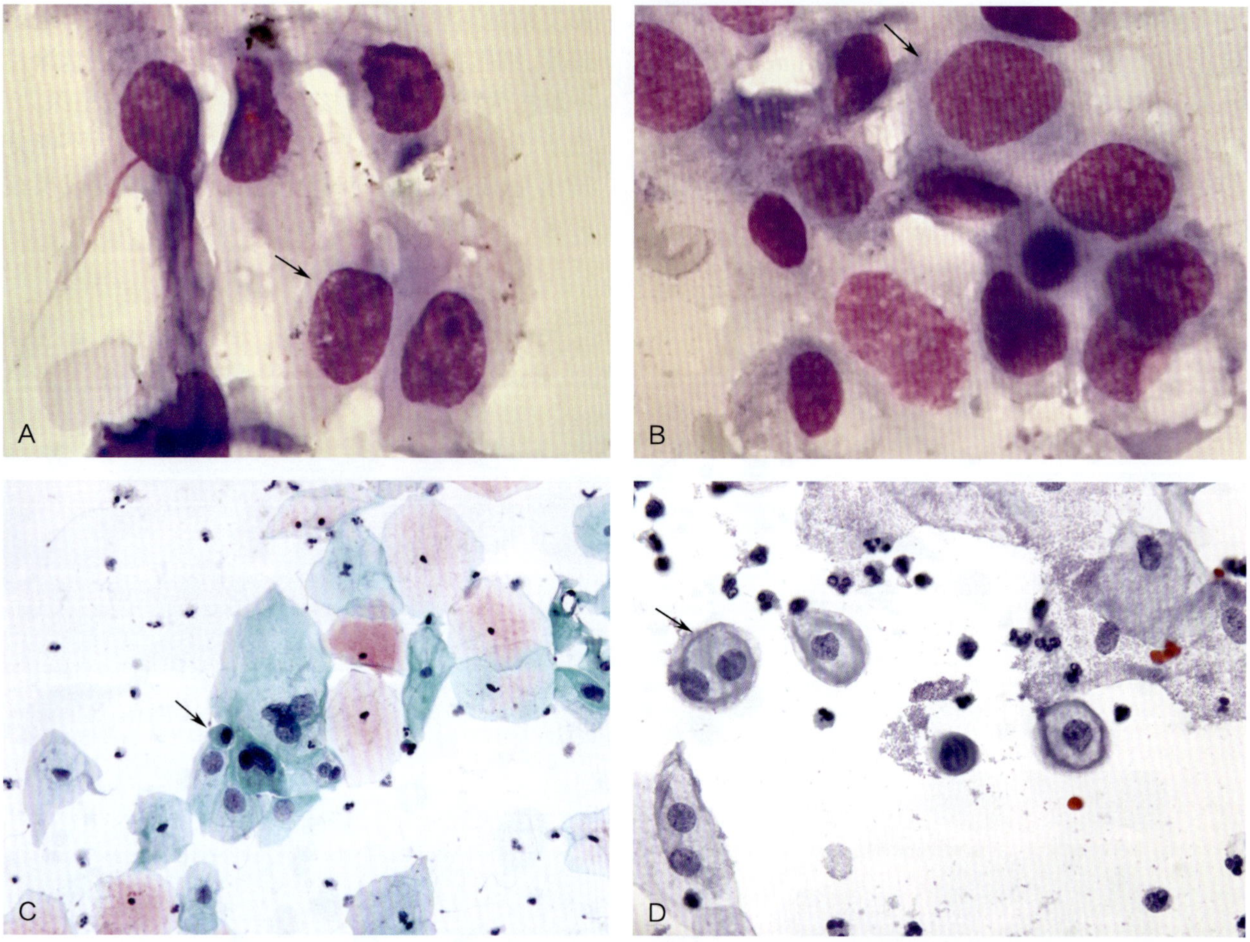

图 12-11　鳞状上皮内病变(LSIL)

A、B:瑞氏 - 吉姆萨染色(×1 000)。C、D:巴氏染色(×400)

2)高度鳞状上皮内病变(HSIL):主要由高危型 HPV 所致,有高危险发展为浸润癌。HSIL 包含中、重度非典型增生和原位癌,相当于 CIN2、CIN3。其形态特征:①细胞体积多较小,为较不成熟鳞状细胞病变;②细胞核增大程度与 LSIL 相同或稍小,核胞质比例明显增高;③胞核深染、染色质和核膜不规则均较 LSIL 严重;④可见核分裂象,无核仁,但当病变累及颈管腺体时可见核仁;⑤胞质量多少不一,胞质致密、呈多边形、空泡状或出现角化;⑥细胞单个散在或成团排列,细胞极性紊乱、拥挤重叠,胞核深染、胞质含量少,胞界不清(图 12-12)。

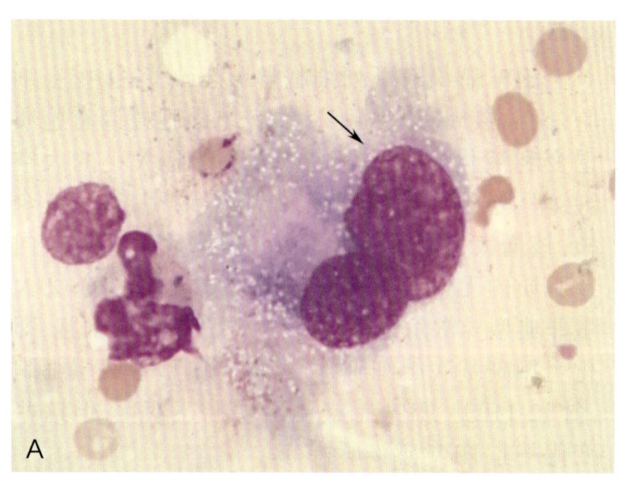

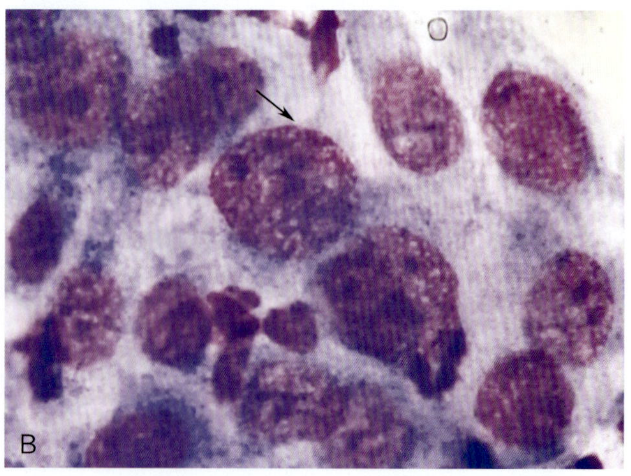

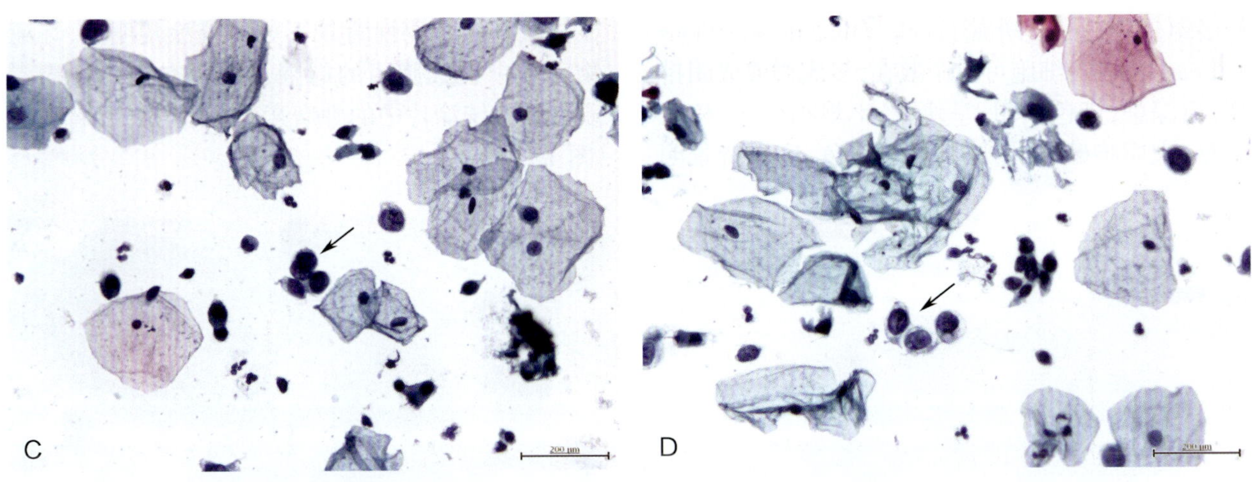

图 12-12　鳞状上皮内病变(HSIL)

A、B:瑞氏 - 吉姆萨染色(×1 000)。C、D:巴氏染色(×400)

(3)鳞状细胞癌(squamous cell carcinoma,SCC):宫颈鳞癌分为角化型和非角化型。

1)角化型鳞癌:细胞常单个散在很少聚集,细胞大小和形态明显不一,多形性明显,呈梭形、蝌蚪形、纤维形、癌珠等,胞质角化明显,巴氏染色呈红色或橙色。核大小明显不一,畸形明显,核膜不规则,染色质粗颗粒、分布不均或呈墨滴状,核仁较少见。涂片呈现癌性背景即坏死碎片、蛋白沉淀物和陈旧性出血等,但较非角化型鳞癌少见(图 12-13)。

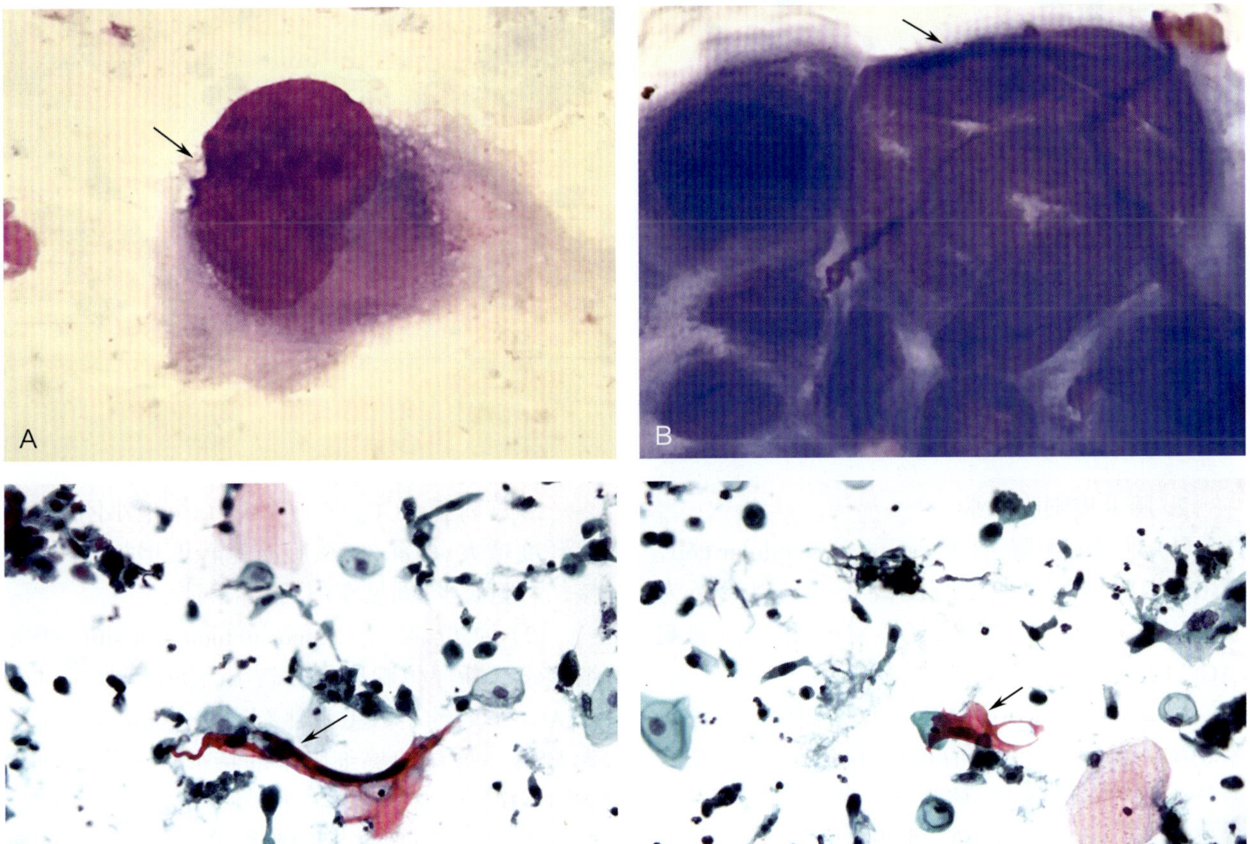

图 12-13　宫颈角化型鳞癌细胞

A、B:瑞氏 - 吉姆萨染色(×1 000)。C、D:巴氏染色(×400)

2）非角化型鳞癌（nonkeratinizing squamous cell carcinoma）：细胞可单个散在，多成群或成团排列，核深染，染色质粗，呈块状、不规则分布，核仁易见，胞质嗜碱性，巴氏染色呈蓝色，癌性背景明显。液基涂片癌性背景不如传统涂片明显，坏死物常集中在细胞团的周围，称为“黏附的肿瘤素质”，而传统涂片中的肿瘤素质一般分布在背景中（图 12-14）。

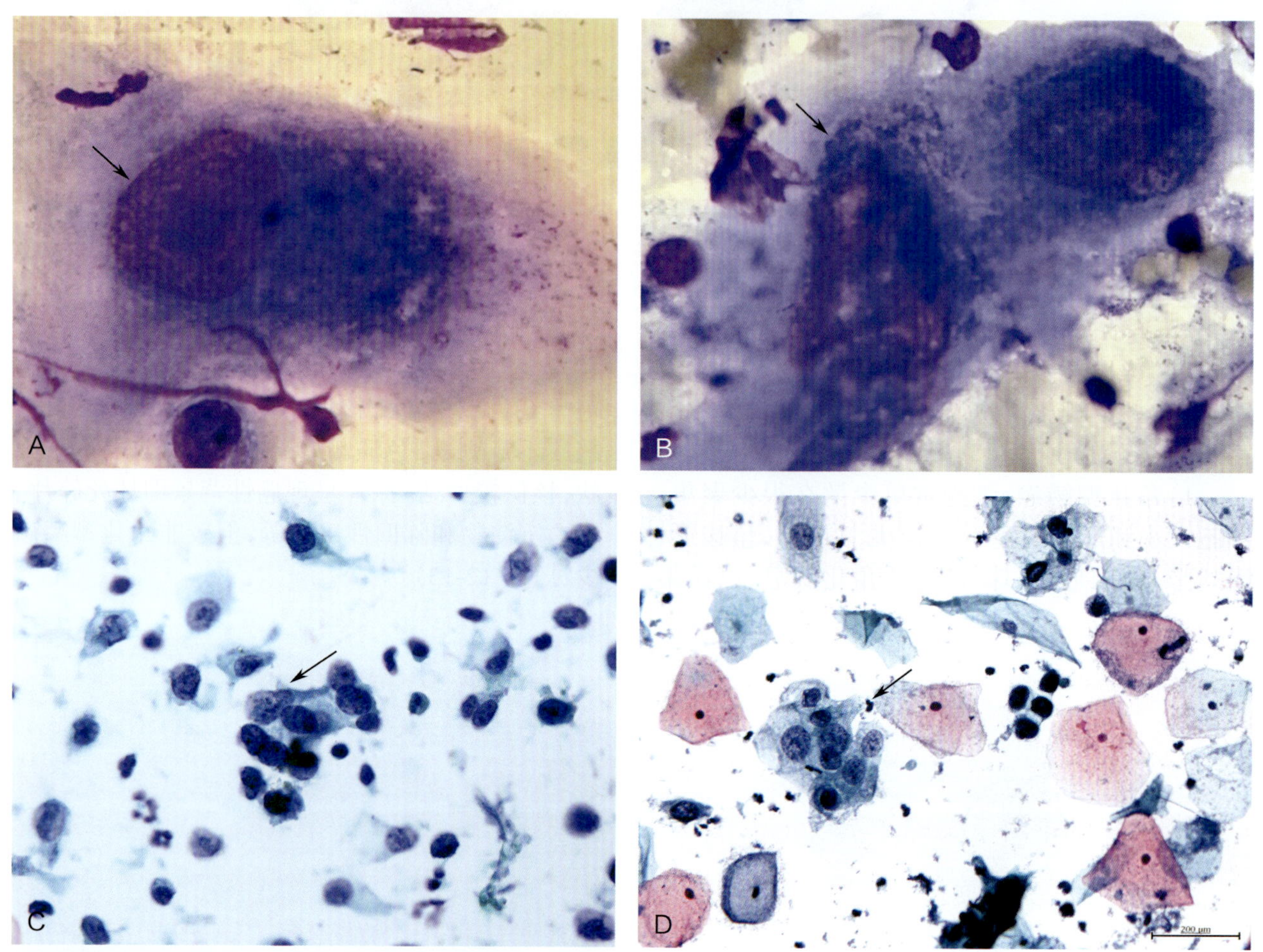

图 12-14　宫颈非角化型鳞癌细胞
A、B：瑞氏 - 吉姆萨染色（×1 000）。C、D：巴氏染色（×400）

2. 腺上皮细胞异常

（1）非典型腺细胞（atypical glandular cell，AGC）：指腺细胞非典型程度改变不足以诊断为腺癌。AGC 分为非特异（AGC-NOS）和倾向瘤变（AGC-FN）二类。

1）宫颈管 AGC：① AGC-NOS，细胞呈片状或索状排列，轻度拥挤，核有重叠，核增大，为正常宫颈管细胞核的 3~5 倍，核胞质比增高，核大小、形状轻度不一致，轻度深染，可见核仁，核膜轻度不规则，胞质尚丰富（图 12-15A、C）。② AGC-FN，细胞呈片状或条带状排列，核拥挤重叠，偶见菊蕊团或羽毛状排列，核增大、深染，核胞质比增高，染色质增多，胞质量少，细胞边界不清（图 12-15B、D）。

2）宫内膜 AGC：细胞常 5~10 个呈小团排列，核轻度增大、稍深染，核胞质比轻度增加，可见小核仁。胞质少，偶见空泡，胞界不清。

（2）原位腺癌（adenocarcionma in situ，AIS）：细胞学诊断原位腺癌难度较大，诊断困难时可列入 AGC-FN，约半数患者伴有鳞状上皮内病变，多为 HSIL。原位腺癌细胞学的特征性改变表现在（图 12-16）：①细胞可呈片状、带状或菊蕊团排列，单个瘤细胞少见；②腺细胞拉长呈高柱状，核拥挤、重叠。细胞核拉长呈雪茄样，向细胞群周边突出，形成羽毛状、鸡毛掸样、手风琴样外观；③核增大、深染，染色质粗颗粒状均匀分布，核仁不明显，易见核分裂象；④涂片背景干净。

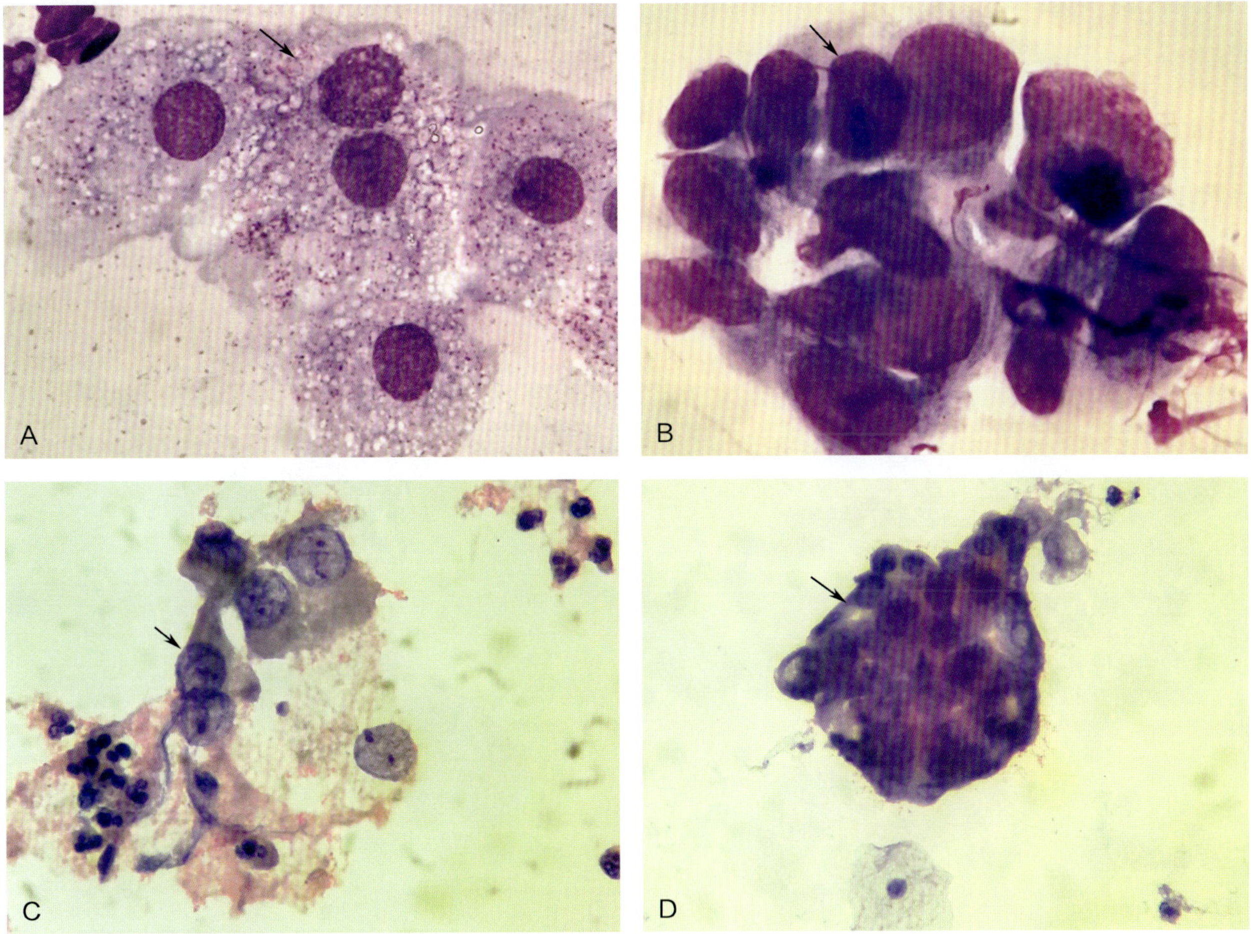

图 12-15　宫颈管 AGC

A、B：瑞氏 - 吉姆萨染色（×1 000）。C、D：巴氏染色（×400）

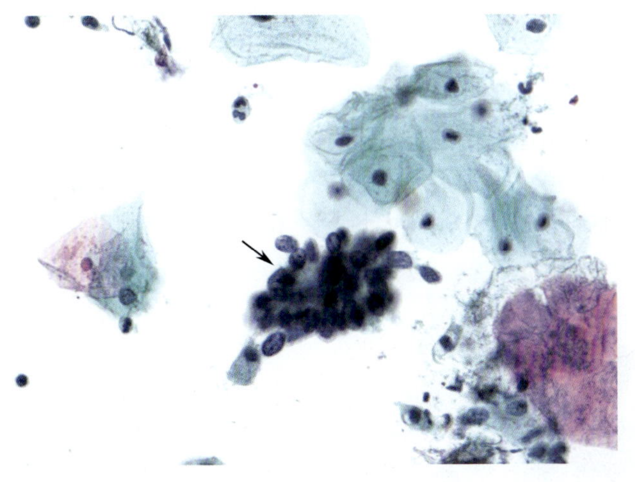

图 12-16　原位腺癌（巴氏染色，×400）

（3）腺癌：①细胞大小形态异常，单个散在或成团脱落，细胞拥挤重叠失去极性；②核增大、有畸形，核染色质增多，分布不均，副染色质区明显，核膜不规则增厚，出现大核仁；③细胞质内常有黏液空泡；④可见特殊排列，呈乳头状、管状、腺泡状、玫瑰花状等结构；⑤可见肿瘤坏死背景（图 12-17）。

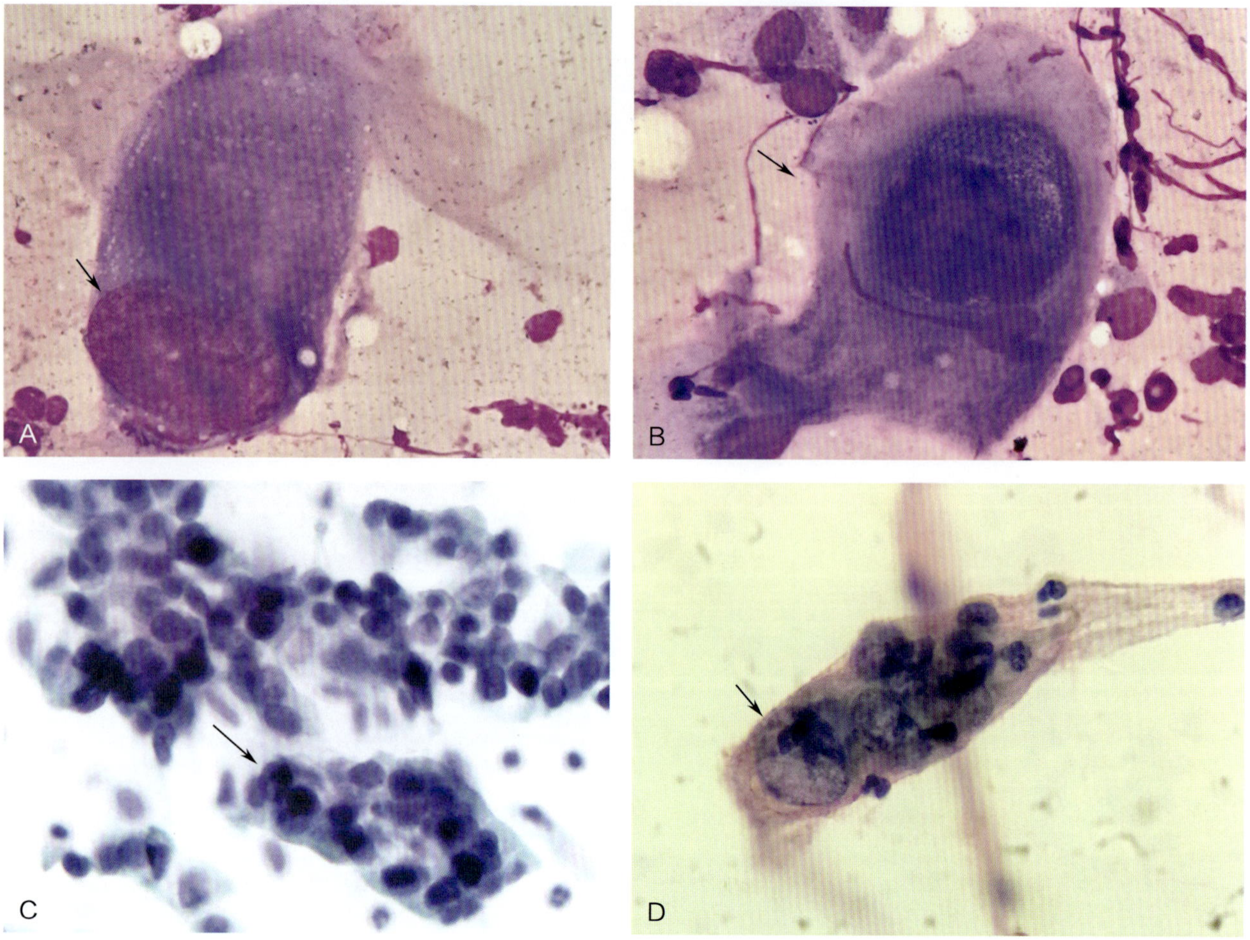

图 12-17　腺癌细胞
A、B：瑞氏 - 吉姆萨染色（×1 000）。C、D：巴氏染色（×400）

二、非上皮细胞成分

宫颈涂片的非上皮细胞成分包括红细胞（图 12-18A）、吞噬细胞（图 12-18C）、阴道杆菌、黏液（图 12-18E）和纤维素（图 12-18F）等。宫颈涂片通常可见到不等量的中性粒细胞（图 12-18B），当大量中性粒细胞与黏液一同出现于涂片时，并不表明有炎症，为分泌物白带表现，表明取样不满意。结核、异物和辐射时可引起肉芽肿，细胞学上易见吞噬细胞和大量的多核巨噬细胞（图 12-18D）。宫颈炎症和恶性病变时多伴有较多的黏液（图 12-18E）和纤维素（图 12-18F）。

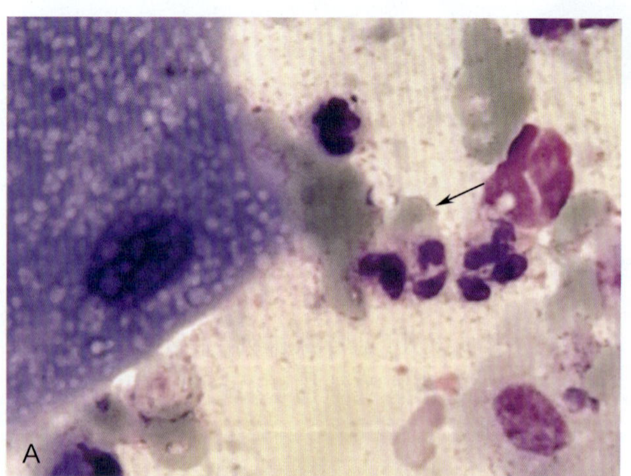

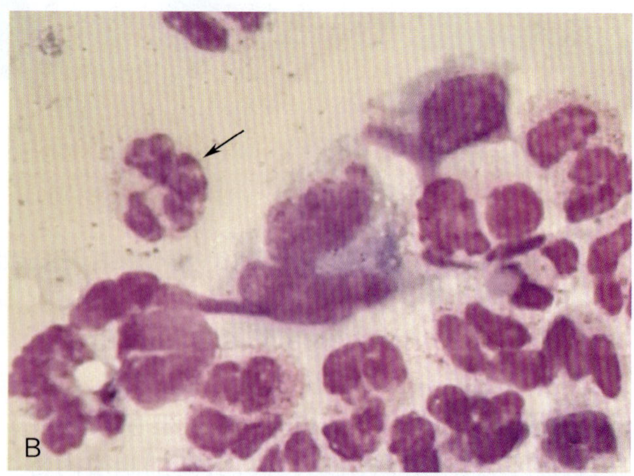

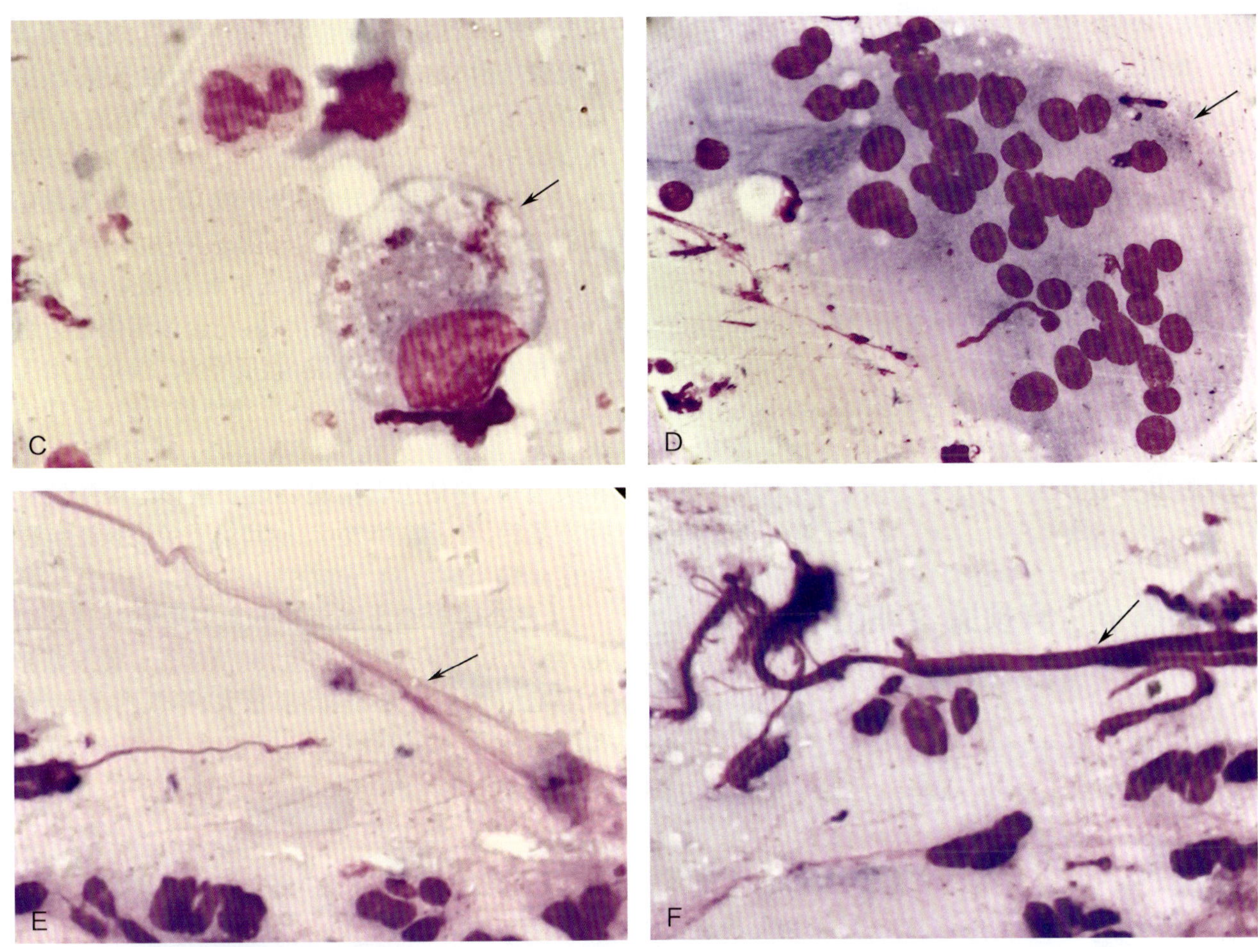

图 12-18 非上皮细胞成分(瑞氏 - 吉姆萨染色,×1 000)
A:红细胞。B:中性粒细胞。C:吞噬细胞。D:多核巨噬细胞。E:黏液。F:纤维素

(葛晓军 孙玉鸿 张纪云 闫海润)

第三节 宫颈脱落细胞形态学检验质量保证

质量是宫颈脱落细胞学检验的根本,其质量保证包括对各实验条件及过程进行监控,以及对实验室质量的综合评价和管理等。下列质量控制措施有助于宫颈脱落细胞学诊断的质量保证。

1. 人员 标本处理、初检由经培训合格的人员担任;复检、审核人员由长期固定在脱落细胞学检验岗位上,工作时间≥ 5 年,具有主管技师及以上职称人员担任。

2. 条件和设备 实验室应具有采光和通风良好的独立空间,配备清晰度好的显微镜、标本签收、制片、染色等设备。设备的检查和维护应有专人负责和维护。

3. 操作 宫颈标本采集主要由临床医生完成,检验人员的主要工作是标本签收、制片、染色、显微镜观察和报告发放。

(1)标本签收:仔细核对脱落细胞检查化验单上患者信息,并在标本载玻片上作好标记。

(2)标本染色:宫颈细胞学涂片常用瑞氏 - 吉姆萨染色和巴氏染色。操作者应熟悉染色方法的适用性、染液的配制和操作流程,应有避免标本交叉污染的措施。设置阳性标本对照,保证染色质量。

(3)显微镜检查:①标本质量评估:保存完好、形态清晰的鳞状上皮细胞在常规涂片中不小于 8 000 个,在液基制片中不小于 5 000 个;有足量的移行区成分(至少 10 个保存完好的宫颈柱状上皮细胞或鳞状化生细胞),则评价为满意标本。任何含有异常细胞的标本,均属于满意标本。②阅片方法:阅片时按顺序循序渐进,以低倍镜逐个视野观察，视野之间的相邻接区域要稍重叠，避免漏检。遇需要重点辨认的结构，换高倍镜或油镜仔细观察。③污染物及人为假象：应综合全片所见，予以分辨。

(4)结果报告周期时限：宫颈脱落细胞学检查一般从收到标本到发出报告的时间为两个工作日(48小时)。对于有疑问的标本要请多位老师一起会诊，还要结合病理学诊断和临床表现作出综合判断。

(5)资料保存：所有细胞学阳性标本保存时间为10年以上，阴性标本保存2年；细胞学报告永久保存电子版。

(孙玉鸿　胥文春)

第四节　宫颈脱落细胞形态学检验病例分析

病例一　宫颈鳞癌

【患者资料】女性，64岁。近期无明显诱因反复出现肉眼血尿，且症状进行性加重，先后就诊于泌尿外科和妇科门诊，考虑为放射性膀胱炎、泌尿系统感染。近期无明显诱因出现阴道流血，再次就诊于妇科门诊，查体：①全身淋巴结未触及肿大，心肺未闻及明显异常，腹平软，无压痛、反跳痛和肌紧张。②妇科检查：外阴未见明显异常，阴道后壁上1/3质地韧，宫颈正常形态消失，被大小5×4cm触之易出血包块代替；三合诊双侧宫旁组织增粗缩短，右侧达盆腔，直肠壁软，指套退出无出血。行宫颈脱落细胞检查和肿物活检，病理结果显示：宫颈中分化鳞状细胞癌。入院后，完善相关检查，评估患者情况后给予紫杉醇+顺铂化疗方案后，给予盆腔放疗，期间给予免疫扶正抗癌治疗。

【形态学检查】患者初入院时取宫颈脱落细胞，涂片，瑞氏-吉姆萨染色，油镜检查。镜下见部分细胞胞体大，呈梭形排列，核大，不规则，染色质粗细不均，可见墨滴状深染核仁，约3~5μm。背景可见较多纤维素、红细胞和退化细胞(图12-19)。

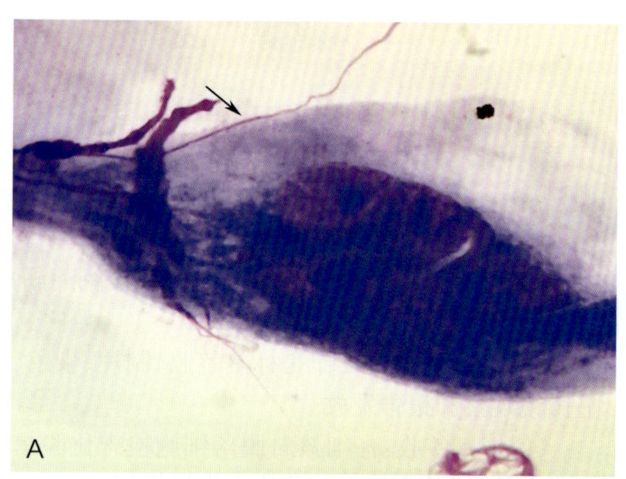

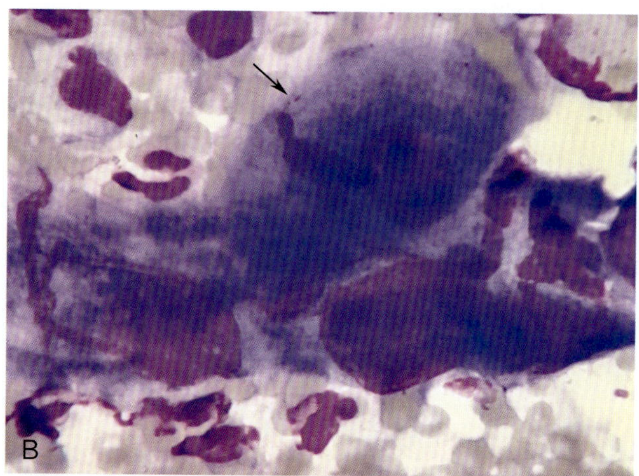

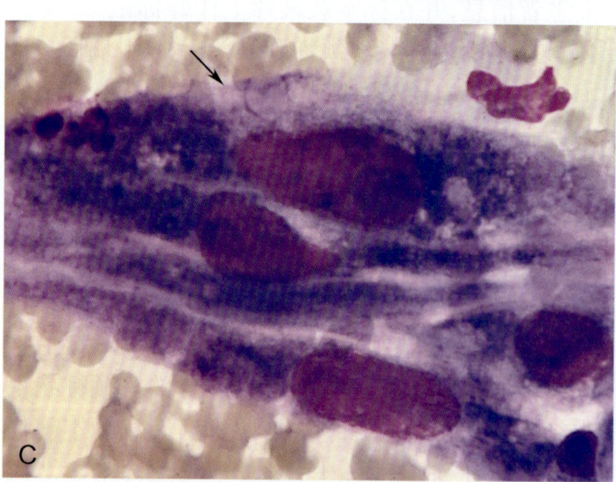

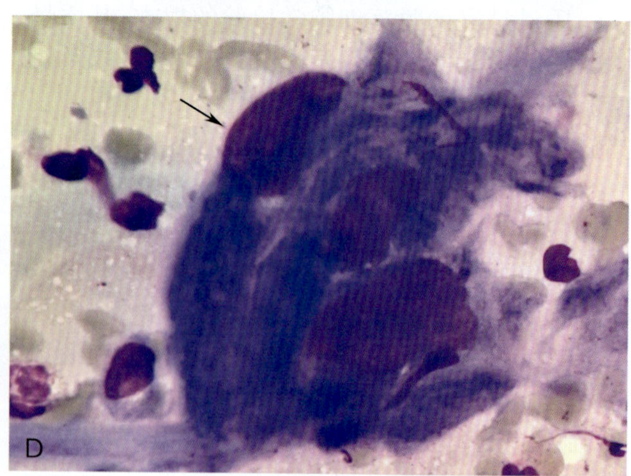

图12-19　放化疗前鳞癌细胞(瑞氏-吉姆萨染色，×1 000)

经过放化疗一段时间后，取宫颈脱落细胞，涂片，瑞氏-吉姆萨染色，油镜检查。镜下见鳞癌细胞和一些非典型增生细胞，核质比例升高，核增大，变圆，染色质明显疏松，染色质颗粒粗且明显（图 12-20A~C）；背景可见较多颜色变浅的纤维素，易见多核巨细胞（图 12-20D）。

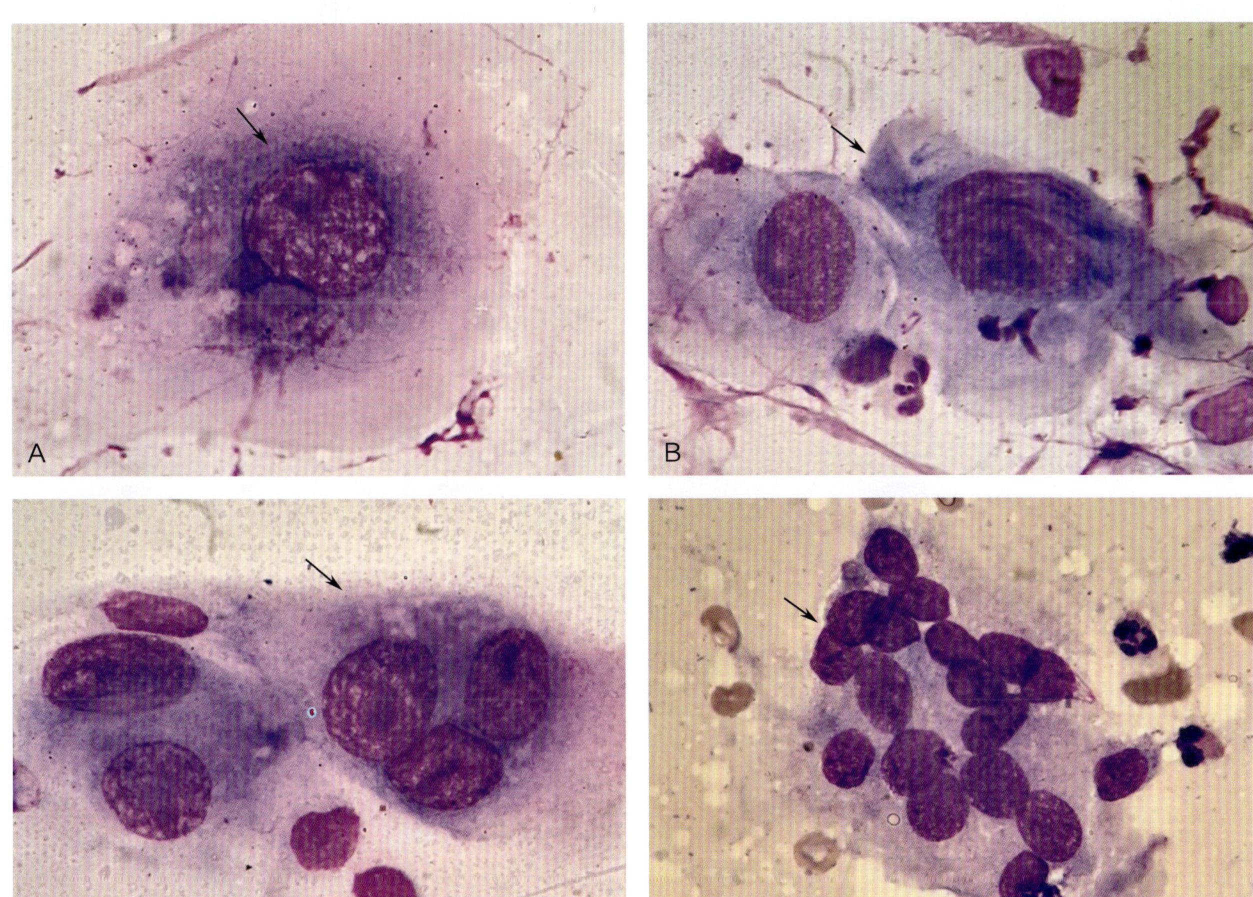

图 12-20　放疗后细胞改变（瑞氏-吉姆萨染色，×1 000）

【诊断】宫颈鳞癌。

【点评】宫颈癌是最常见的妇科恶性肿瘤。宫颈癌按组织学主要分为鳞癌和腺癌，其中鳞癌占 85% 左右。近几十年宫颈细胞学筛查的普遍应用，使宫颈癌和癌前病变得以早期发现和治疗，宫颈癌的发病率和死亡率已有明显下降。本病例经瑞氏-吉姆萨染色发现了鳞癌细胞，该类细胞胞体大，呈梭形，胞质多，无空泡，核大，居中，核仁 3~5μm，符合恶性鳞癌细胞特征，核查病理结果进一步证实为宫颈鳞癌。患者经过一段时间放化疗，其细胞形态有明显放射性形态改变，并出现了多核巨细胞，结合临床改变，医生调低了放疗剂量。表明细胞学检查除了可应用于恶性肿瘤的诊断外，在其临床治疗和疗效评估方面也具有临床意义。

病例二　宫颈原位癌

【患者资料】女性，40 岁。自诉既往体健，2017 年 7 月因月经延后以为怀孕到附近医院就诊，体格检查及妇科查体未见明显异常，超声报告：考虑子宫内膜区多发息肉、宫颈多发囊肿伴盆腔积液，未给予治疗。体格检查：一般状态良好，全身淋巴结未触及肿大，心肺未闻及明显异常，腹平软，无压痛、反跳痛和肌紧张。妇科检查：外阴已婚已产式；阴道通畅，穹窿存在；宫颈肥大，轻度糜烂；宫体正常大小、无压痛、活动好；附件未触及包块。超声报告：宫颈偏宽，宫颈旁小囊肿，宫颈前唇回声异常并局限性微小钙化聚集。行阴道镜检查，并取活检标本送检。

【形态学检查】患者入院时取宫颈脱落细胞，涂片、巴氏染色，高倍镜观察。发现部分细胞体积较小，细胞核略增大，核胞质比例明显增高。细胞核深染，染色质颗粒粗，核膜不规则；胞质量多少不一，胞质淡染；细胞单个散在，或呈小团排列，细胞团内可见拥挤重叠，胞界不清；背景干净，无明显肿瘤素质（图 12-21）。

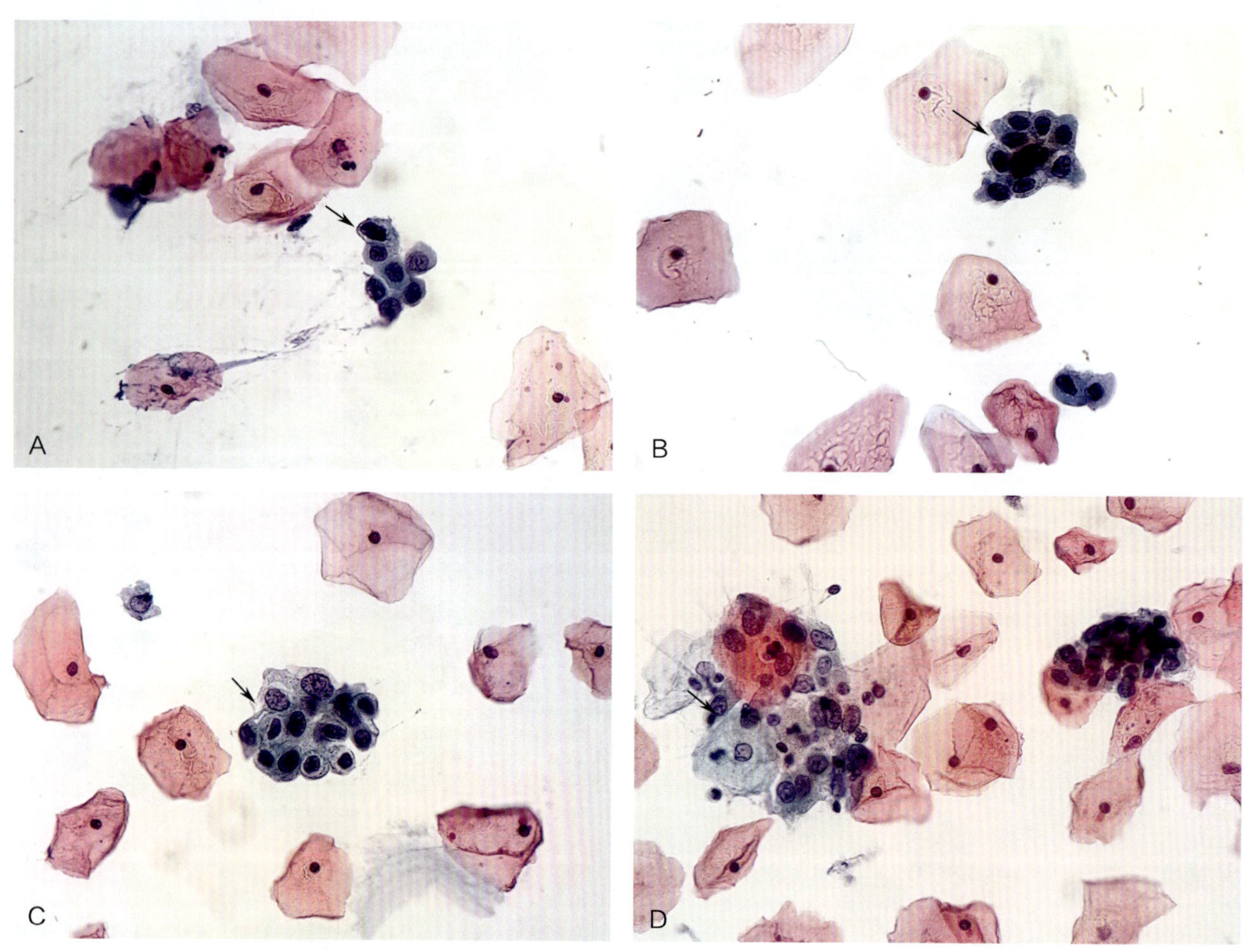

图 12-21　宫颈鳞状细胞原位癌细胞（巴氏染色，×400）

【诊断】宫颈鳞状细胞原位癌。

【点评】高度鳞状上皮内病变主要由高危型 HPV 感染所致，有高危险发展为浸润癌。HSIL 包含中、重度非典型增生和原位癌，相当于 CIN2、CIN3。细胞体积多较小，为较不成熟鳞状细胞病变，核胞质比例明显增高。细胞核深染、染色质粗颗粒状、核膜不规则。可见核分裂象，多无核仁，但当病变累及子宫颈管腺体时可见核仁。胞质淡染或化生性浓染、多边形，胞质空泡状或出现浓染角化。细胞单个散在或成团排列，细胞极性紊乱、拥挤重叠，核染色质增多，胞质含量少，胞界不清。本病例所见细胞特征符合高度鳞状上皮内病变。但阅片时应仔细观察全片，查找证据，确定是否有更高级别病变细胞及肿瘤素质的出现，以免遗漏更严重的病变。该病例宫颈活检病理报告为宫颈鳞状细胞原位癌，累及腺体伴局部微小浸润。

（葛晓军　孙玉鸿　胥文春）

第十三章

其他标本有形成分形态学检验

第一节　羊水有形成分形态学检验

一、概述

羊膜腔中的液体称为羊水(amniotic fluid，AF)。妊娠早期，羊水主要是母体血浆经胎膜进入羊膜腔的透析液，羊水的成分及外观与母体血浆基本相似；妊娠中后期，羊水主要来源于胎尿，因羊水细胞、毳毛、胎脂等混入，羊水清晰或稍浑浊，偶见乳白色。羊水细胞主要来自胎儿的皮肤、胃肠道、泌尿生殖道及羊膜的脱落细胞，其中包括来自胎儿皮脂腺及汗腺脱落的脂肪细胞。

羊水检查一般在妊娠中后期进行。羊水有形成分检查主要内容有：羊水脂肪细胞计数、羊水细胞培养后贴壁细胞计数、羊水病原生物如弓形虫检查等。羊水脂肪细胞计数可以反映胎儿皮脂腺和皮肤成熟程度，但是在妊娠晚期抽取羊水风险较大，目前临床上已很少开展。羊水细胞染色体检查也属于形态学检查内容，羊水细胞培养及染色体核型分析为产前诊断的“金标准”。显微镜检查和荧光原位杂交(fluorescence in situ hybridization，FISH)，为染色体病筛查的主要技术手段，临床应用较广。羊水有形成分检查可以了解胎儿生长发育情况，从而判断胎儿成熟度，也可用于胎儿各种先天性及遗传性疾病的诊断和鉴别诊断等。

二、羊水有形成分形态

1. 贴壁细胞(adhering cell)　低速离心分离羊水细胞，进行细胞培养。羊水贴壁细胞成岛或成群生长，在培养瓶底伸展并延伸成梭形、多边形、不规则三角形、扇形或其他形态，相邻细胞间联系紧密，也有细胞瘦长成纺锤样(图 13-1)，轻轻晃动培养液时，细胞保持不动。

正常羊水细胞需要经过 4~5 天才能贴壁生长。胎儿神经管缺陷及脐疝畸形等疾病时，羊水细胞仅需 20 小时即可贴壁生长，称为快速贴壁细胞(rapidly adhering cell，RAC)。RAC 为神经组织中的吞噬细胞，当胎儿神经管缺陷时，神经组织中的 RAC 暴露于羊水中，RAC 具有贴壁生长快，活细胞贴壁率高的特点，细胞培养后通过显微镜计数快速活细胞贴壁率。健康胎儿活细胞贴壁率 <4%，脐疝畸形活细胞贴壁率为 9%~12%，无脑儿 RAC 为 100%。

2. 染色体核型　羊水染色体核型分析过程包括：细胞培养、低渗处理、固定制片、吉姆萨染色显带(G 带)、染色体核型分析。变性和(或)酶消化处理后的染色体通过染色呈现一系列深浅交替的带纹，即为染色体带型，染色体特定带型发生变化表示该染色体的结构发生了改变，可用于诊断染色体疾病。

显微镜检查一般计数 30 个分裂象，先计数染色体数目，然后将染色体按大小、着丝点位置、有无随体等配对分组排列成完整的核型图(图 13-2)。

常见的染色体异常包括：唐氏综合征(Down syndrome，21 三体综合征)、特纳综合征(Turner syndrome)、18 三体综合征(Edward syndrome)(图 13-3)、克兰费尔特综合征(Klinefelter syndrome，克氏综合征)(图 13-4)。

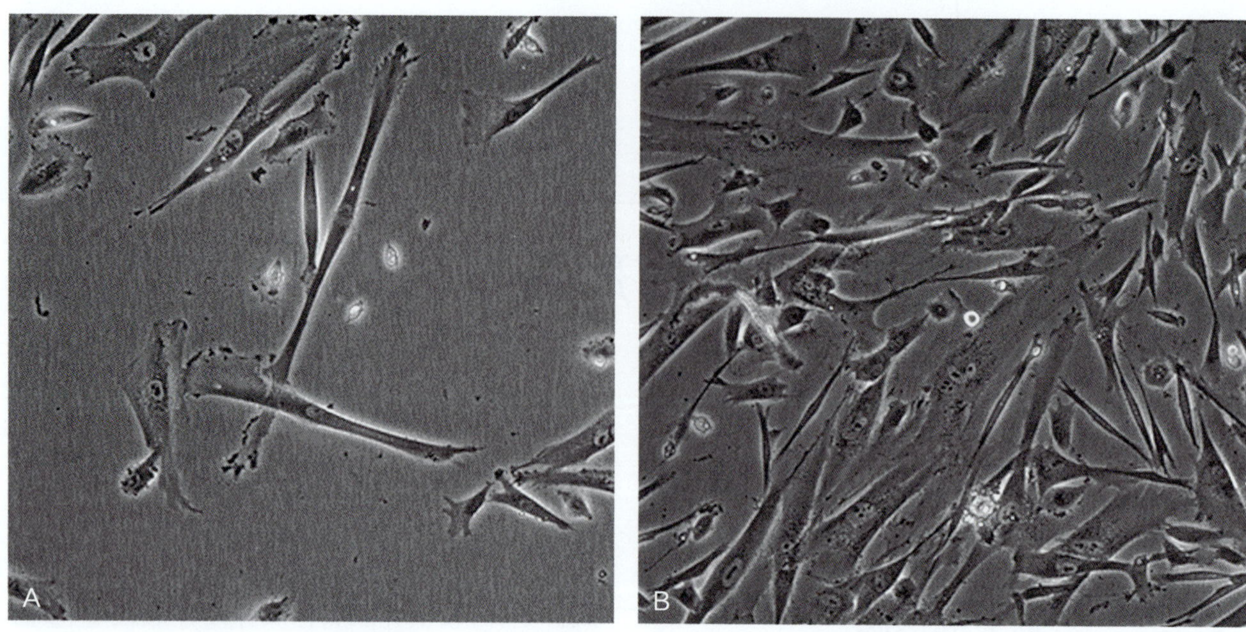

图 13-1 羊水贴壁细胞(相差显微镜)

A:羊水低密度贴壁细胞。B:羊水高密度贴壁细胞

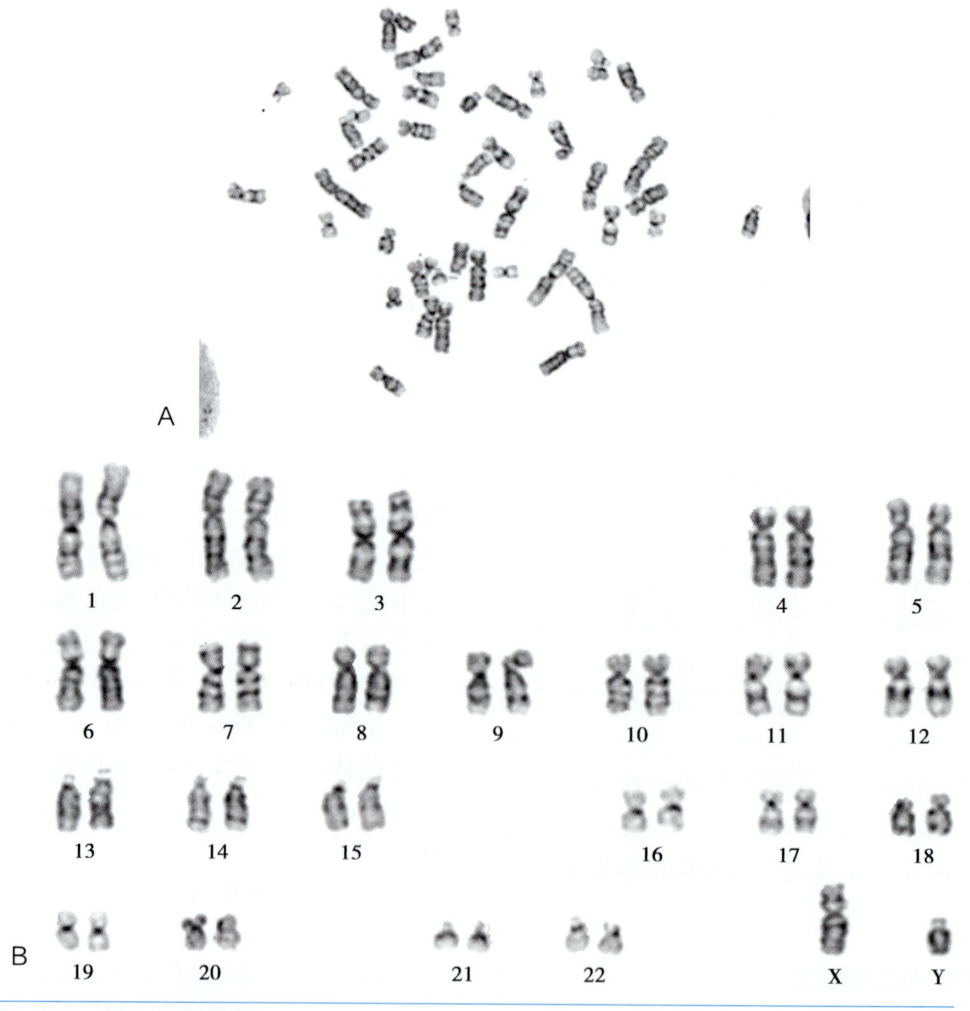

图 13-2 羊水显微镜检查

A:羊水染色体形态。B:羊水染色体核型图

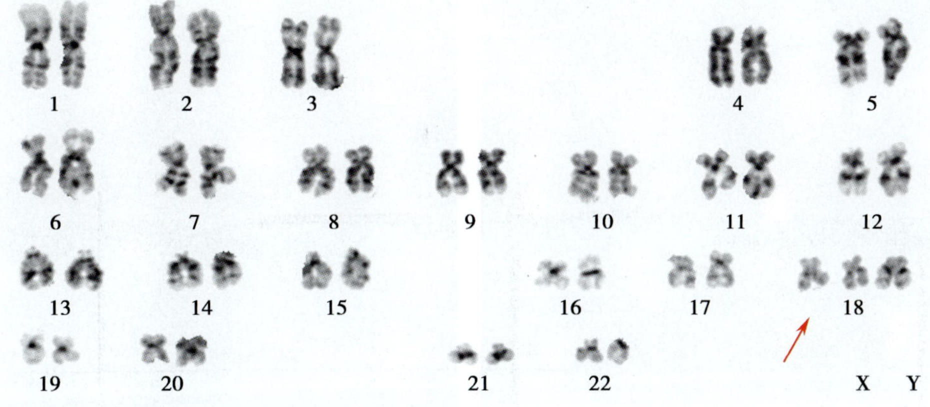

图 13-3　18 三体综合征羊水染色体核型图

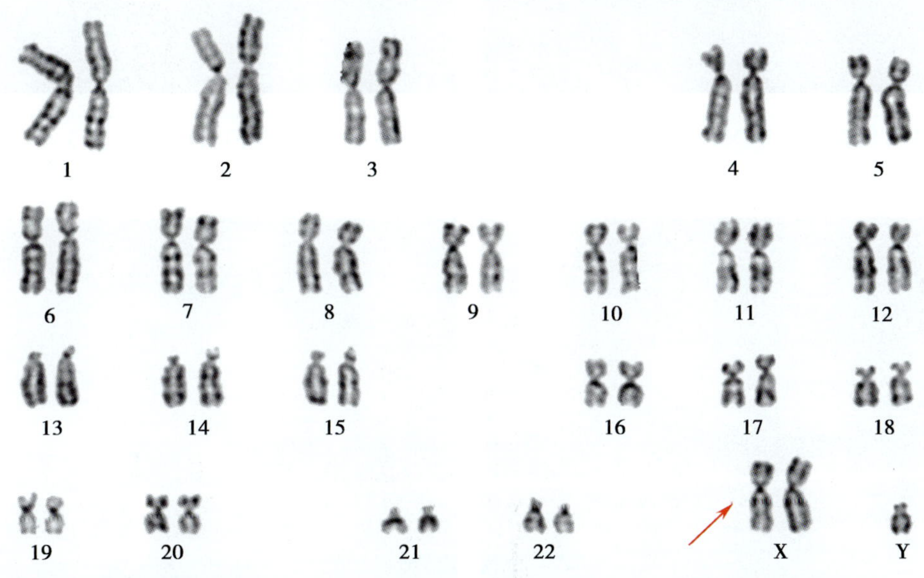

图 13-4　克兰费尔特综合征羊水染色体核型图

3. 荧光原位杂交图　将已知 DNA 或 RNA 探针与染色体杂交，再用荧光素耦联的单克隆抗体与探针分子特异性结合，对 DNA 序列在染色体上进行定位、定性、相对定量分析，可判断单个碱基突变。FISH 不仅能显示中期分裂象，还能显示间期核，可协助诊断来源不明的染色体。目前常用的多色荧光原位杂交采用不同的荧光染料标记探针，杂交后形成的荧光颜色各异，更容易发现多条染色体间的复杂易位。

显微镜检查主要通过荧光信号个数来判定染色体的数目，通常计数 100 个细胞，统计含杂交信号的间期核数目，90% 以上的细胞正常为正常标本；60% 以上的细胞异常则为异常标本。荧光显微镜下可见染色背景呈黑色，分析信号明亮、清晰、容易分辨，呈紧凑的卵圆形，或纤维状、弥散的卵圆形（图 13-5~ 图 13-6），信号强弱需一致，如信号很弱、细胞核有重叠则不计数。

因 13、18、21、X 和 Y 染色体异常占产前染色体异常的 85%~90%，针对这五种染色体进行 FISH 产前筛查，可以对新生儿常见的唐氏综合征、特纳综合征、13 三体综合征（trisomy 13 syndrome，Patau syndrome）、18 三体综合征（图 13-7）和克兰费尔特综合征（图 13-8）综合征等进行分型诊断。

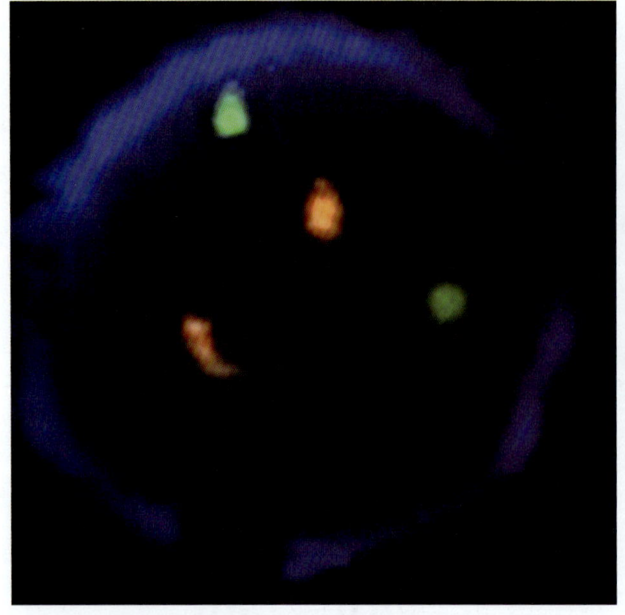

图 13-5　正常羊水 FISH 图（18/XY）

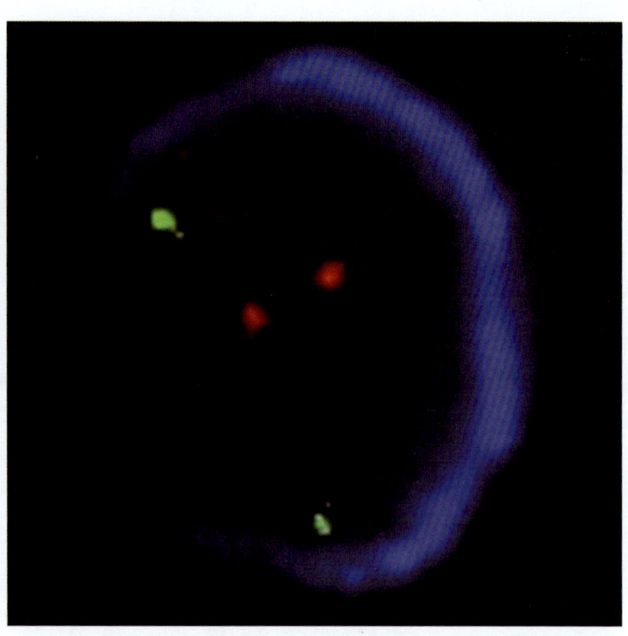

图 13-6　正常羊水 FISH 图（13/21）

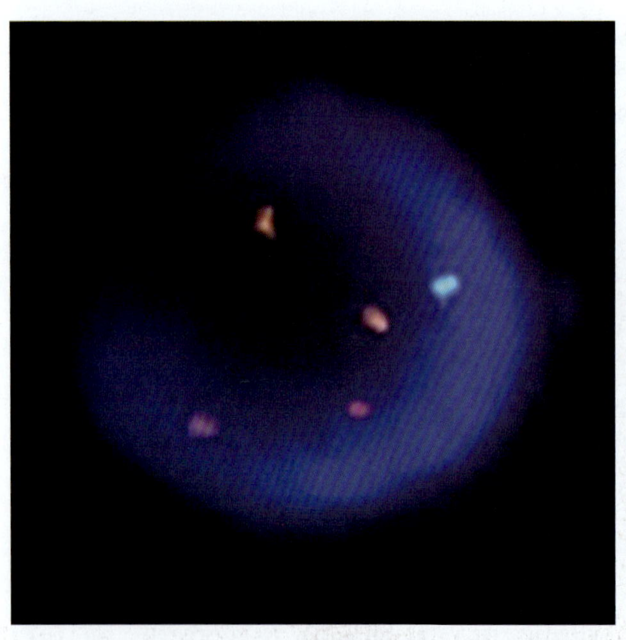

图 13-7　18 三体综合征羊水 FISH 图

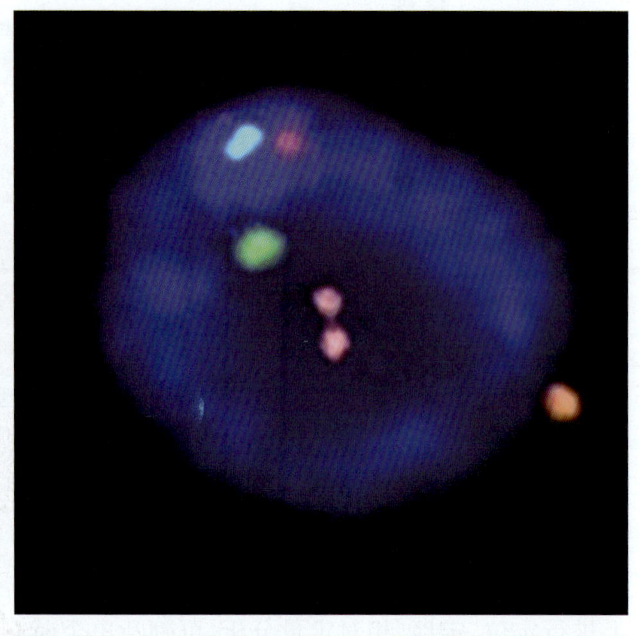

图 13-8　克兰费尔特综合征羊水 FISH 图

三、羊水有形成分形态学检验质量保证

为保证检查结果的准确性，羊水分析应加强各个环节的管理，如标本采集、细胞培养、制片染色的质量控制。

1. 标本采集与接种　①最初 1~2ml 羊水可能有母体细胞污染，应弃去不用；②采集后立即接种，如羊水呈明显血性或有胎粪、胎脂污染时应预处理后再接种。

2. 羊水培养与制片染色　①严格无菌操作。②培养：开瓶后培养基应保持斜立，接种后 3 天不得挪动培养瓶，细胞贴壁生长前不换液。③制片：滴片、吹打力度要均匀，滴片时浓度不能太高，以免细胞不分散，移液管垂直向下，与玻片保持一定角度。FISH 检查时为防止淬灭，杂交后洗脱和晾干要注意避光。④染色：G 带染色因方法简单，带纹清晰，标本可长期保存而成为应用最广泛的染色体显带方法。

3. 显微镜检查 ①标本质量评估：制片良好的标本显微镜下应有数量适中的淋巴细胞和少量上皮细胞作为背景细胞，由于羊水中混有大量的胎儿脱落细胞，染色体分析背景细胞中上皮细胞应较多，FISH 分析信号应明亮、清晰、紧凑，没有粒状或朦胧的荧光。②阅片：选择细胞完整，轮廓清晰，染色体形态大小适中、着丝点清晰、分布良好的区域，先低倍镜扫片剔除分散较差、染色体聚集、重叠、过度压缩而着色差的分裂象，再高倍镜检查并转油镜分析 30 个分裂象，视野之间的相邻接区域要稍重叠，避免漏看；若结果异常，则需计数更多分裂象；FISH 显微镜检查要避免选择细胞密集重叠或核边界模糊无法辨认的视野。

4. 结果报告 按照国际人类细胞遗传学术语命名法（International System for Human Cytogenetic Nomenclature，ISCN）2016 年推荐的人类细胞遗传学国际命名方式，将全套染色体按 Danvers 体制剪贴、排列成染色体核型报告。核型书写：染色体数目、性染色体、染色体异常，以逗号分开，性染色体以大写的 X 与 Y 表示，各染色体变异以小写字母表示。

四、羊水有形成分形态学检验病例分析

病例一 唐氏综合征

【患者资料】患者，女性，38 岁，孕 19+6 周，常规唐氏筛查未做，无创 DNA 检测结果显示 21 三体高风险。为明确诊断，制定下一步诊疗方案，抽取羊水进行染色体检查。

【羊水染色体核型检查】FISH：13/21 号染色体异常，21 号染色体出现 3 个荧光信号（3 个红点代表 3 条 21 号染色体，2 个绿点代表 13 号染色体）（图 13-9）。18 号 /X，Y 染色体正常（2 个橘色点代表 2 个 18 号染色体，红绿点分别代表 X/Y 性染色体）（图 13-10）。染色体核型分析：染色体数目 47 条，多一条 21 号染色体，核型为 47，XN，+21（图 13-11）。

【诊断】唐氏综合征（唐氏综合征）。

【点评】唐氏综合征又称先天愚型或唐氏综合征，其发生主要是生殖细胞在减数分裂形成配子或受精卵在有丝分裂时，21 号染色体不分离，胚胎体细胞内多一条 21 号染色体。羊水细胞染色体分析是产前诊断唐氏综合征的有效方法，按照染色体核型可将其分为：①标准型：多一条 21 号染色体，核型 47，XX（或 XY），+21。②易位型：染色体总数 46 条，多为罗伯逊易位，即发生在近端着丝粒染色体的相互易位。③嵌合型：仅部分而非所有细胞存在缺陷，患儿体内有 2 种或者以上细胞株（2 种多见），一株正常，另一株为 21 三体，临床表现的严重程度与异常细胞所占百分比相关，21 三体细胞株占比越高，智力落后及畸形程度越重。本病例羊水细胞染色体和 FISH 均发现该患者多一条 21 号染色体，核型为 47，XN，+21，符合唐氏综合征标准型的特点，诊断明确。

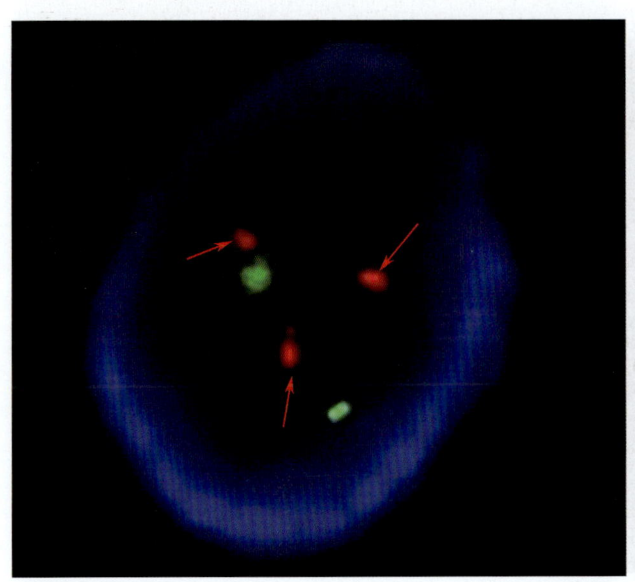
图 13-9 羊水图 FISH（13/21）

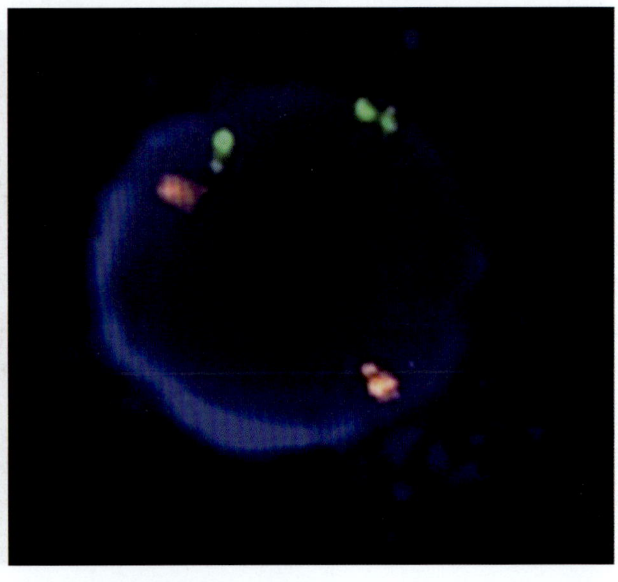
图 13-10 羊水图 FISH（18/X，Y）

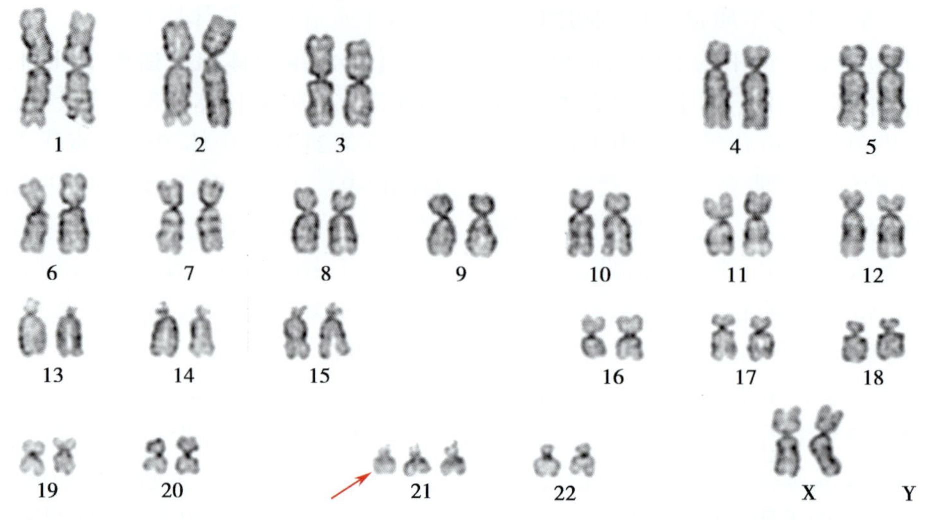

图 13-11　染色体核型 47，XN，+21

病例二　染色体缺失

【患者资料】患者，女性，27 岁，孕 16 周，孕期常规体检 B 超显示：胎儿全身淋巴囊肿。为进一步明确诊断，由产科医生进行羊膜腔穿刺抽取羊水检测染色体。

【羊水染色体核型检查】FISH：18/X，Y 染色体异常，X/Y 性染色体缺少一条（2 个橘色点代表 2 个 18 号染色体，X/Y 性染色体荧光信号少一个）（图 13-12）；13/21 染色体正常（2 个红点代表 21 号染色体，2 个绿点代表 13 号染色体）（图 13-13）。染色体核型分析：染色体数目 45 条，少一条性染色体，核型为 45，XO（图 13-14）。

【诊断】特纳综合征。

【点评】特纳综合征又称性腺发育不全综合征，发病机制是双亲配子形成过程中不分离。临床表现包括：身材矮小，颈蹼及趾、指背部水肿，为胎儿期淋巴水肿的残迹，盾状胸、肘外翻，原发性闭经，性器官幼稚型。羊水细胞染色体分析可作为该病诊断的金标准，染色体核型为 45，X，还可有多种嵌合体如 45，X/46，XX；45，X/47，XXX 或 45，X/46，XX/47，XXX 等。诊断时需有足够数量的细胞以明确是否存在嵌合体，临床表现根据嵌合体中哪种细胞系占多数而异，若正常染色体占多数，则异常体征较少；反之则异常体征较多。本病例中羊水细胞染色体核型和 FISH 检测均符合特纳综合征的特点，诊断明确。

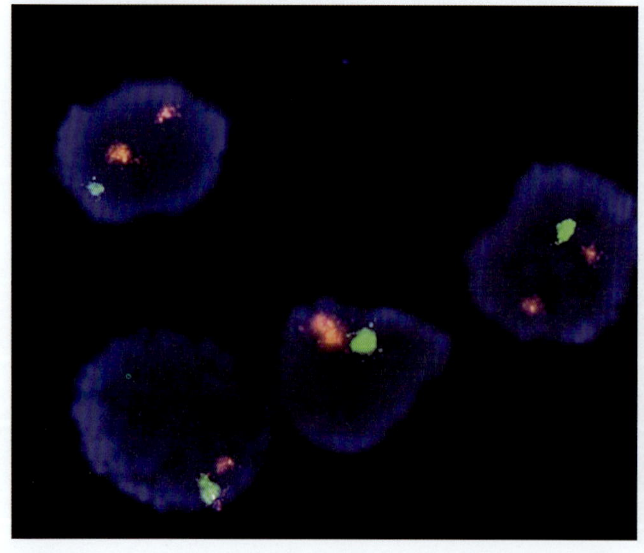

图 13-12　羊水 FISH 图（18/X，Y）

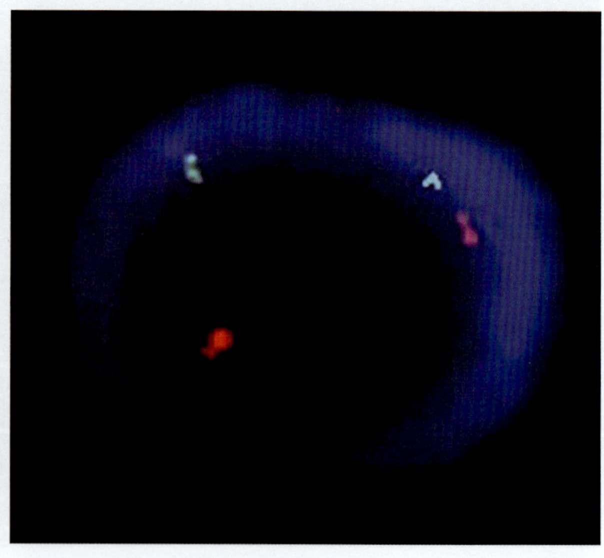

图 13-13　羊水 FISH 图（13/21）

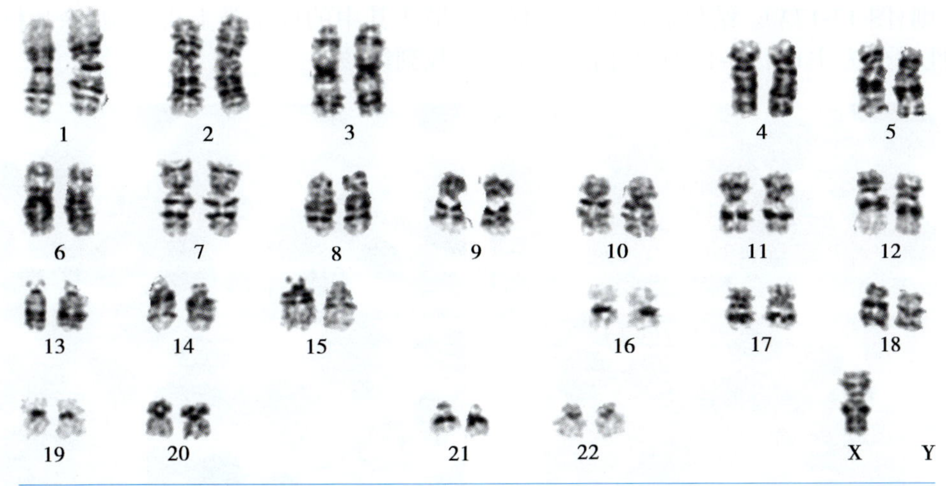

图 13-14　染色体核型 45,XO

（黎安玲　胡　晶）

第二节　浅表淋巴结细针穿刺有形成分的形态学检查

一、概述

细针吸取细胞学又称细针吸取活检、针吸细胞病理学等，是运用细针穿刺病灶，吸取出少量的细胞成分用于观察肿瘤细胞、非肿瘤细胞及非细胞有形成分改变的形态学检查技术。浅表淋巴结细针吸取细胞学检查常作为淋巴结病变诊断的一种有用方法，吸取的细胞通过涂片、干燥、瑞氏-吉姆萨染色，最后进行显微镜检查。

细针吸取细胞学检查具有操作简便、安全、检查快速、诊断准确率高、费用低、可多部位多次穿刺、应用范围广等优点，常规染色的细胞形态更直观。存在的不足主要有取材部位和取材量有限，无法拿到组织块和分析组织结构，存在一定的假阴性；另外，虽然可以鉴别肿瘤的良性和恶性，但对肿瘤的分类和分型仍需要进一步的病理活检等。

细针穿刺浅表淋巴结有形成分形态学检查，主要用于肿瘤及非肿瘤疾病的诊断，其中非肿瘤疾病主要有炎症、感染、囊肿、出血性疾病等。本节未做特殊注明的图均为瑞氏-吉姆萨染色，放大 1 000 倍。

二、慢性淋巴结炎

慢性淋巴结炎约占淋巴结肿大患者的 60% 以上，颈部淋巴结肿大最为多见，好发于儿童。这种淋巴结的活动度良好，肿大时间一般 3 个月以上，黄豆至蚕豆大小。穿刺较大的淋巴结常有一定阻力或泥沙摩擦感。涂片以成熟淋巴细胞增生为主（图 13-15A），幼稚淋巴细胞比例少见（一般均小于 10%），有时可见散落分布的胞质体（图 13-15B）。

三、增生性淋巴结炎

增生性淋巴结炎起病较慢性淋巴结炎短，疾病发展趋势不明朗，可能是结核早期，也可能是急性病毒感染、甚至是淋巴瘤的早期改变。涂片虽然可见成熟小淋巴细胞增生，原始和幼稚淋巴细胞也可增多（图 13-16A），但原始和幼稚淋巴细胞总比例仍小于 20%；可见不典型的巨噬细胞、淋巴母细胞（图 13-16B），有时可见嗜酸性坏死物。因淋巴结肿大的原因一时不能明确，所以有时又称之为增生性淋巴结病，进一步诊断可借助穿刺液的免疫标记分析。

四、结核性淋巴结炎

该类患者常有大小不一的多个淋巴结肿大，常伴有陈旧性肺结核病史或淋巴结结核病史，有劳累后反复增大的表现。涂片以成熟淋巴细胞为主，易见退化淋巴细胞、类上皮细胞和大小不一的紫红色坏死颗粒。成堆类上皮细胞样巨噬细胞是诊断结核性淋巴结炎的标记细胞，该类细胞胞质丰富、纤维样拖尾状，核椭圆形、染色质疏松，着色深紫红色，核仁可见。常成堆出现，三至数十个不等，排列较规则（图 13-17A）。结核后期以干酪样坏死的嗜酸性成分为主（图 13-17B），但仍可见分散于其中的成堆类上皮细胞，涂片抗酸染色不易找到结核杆菌。

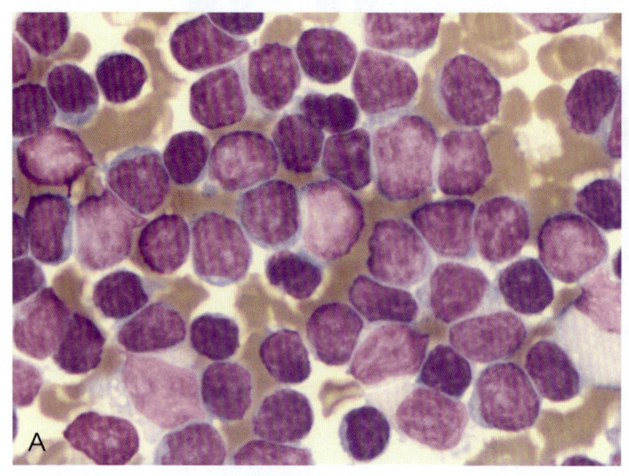
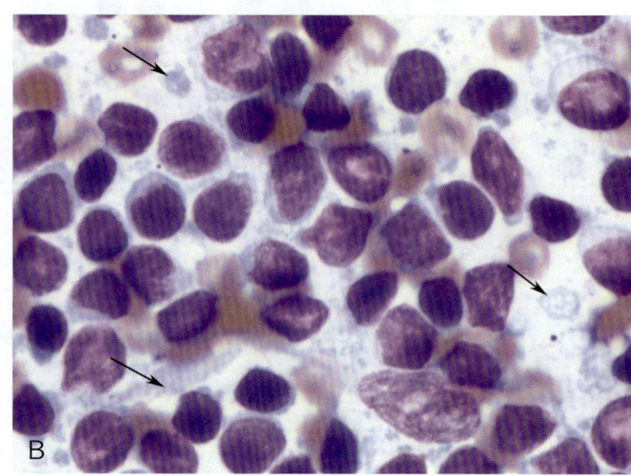

图 13-15　慢性淋巴结炎涂片细胞

A：成熟淋巴细胞增生为主。B：散落的细胞胞质体

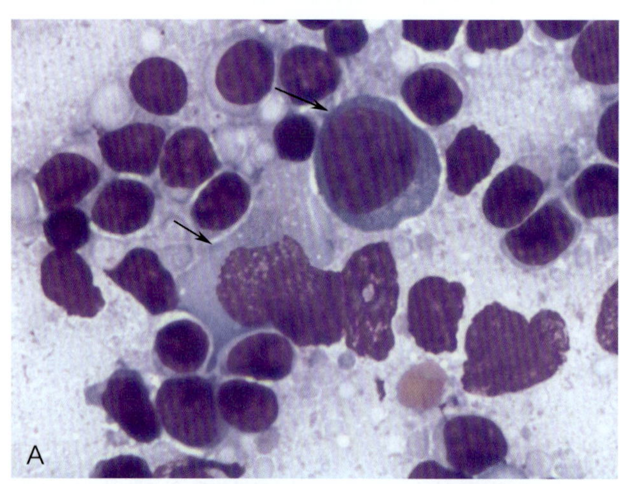
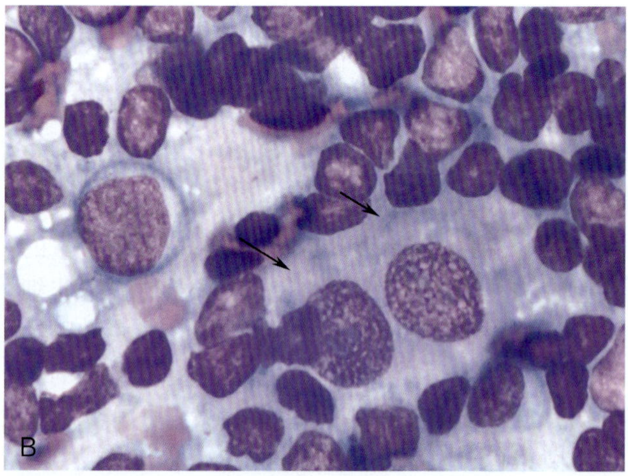

图 13-16　增生性淋巴结炎涂片细胞

A：幼稚淋巴细胞。B：巨噬细胞

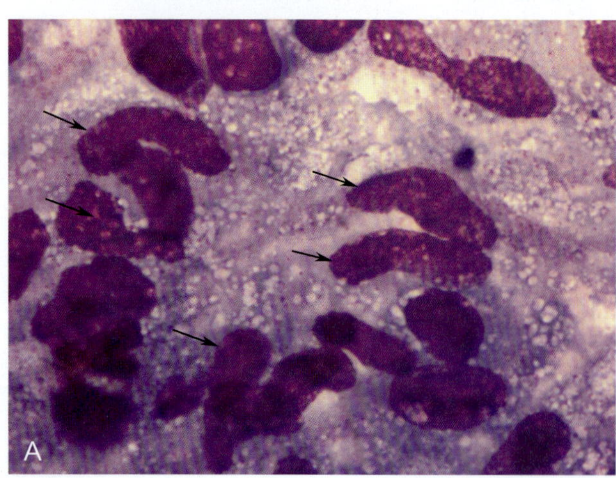
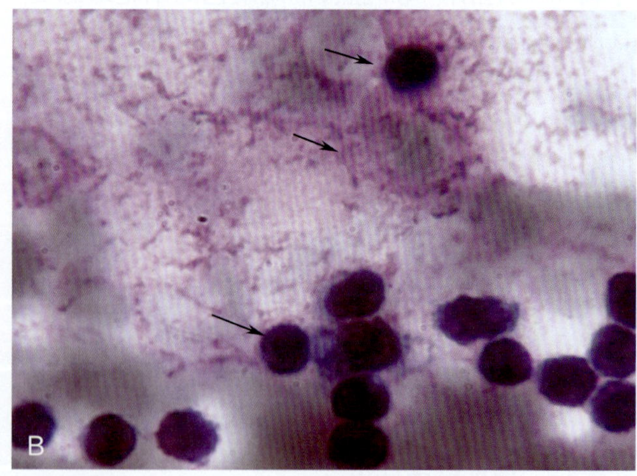

图 13-17　结核性淋巴结炎涂片细胞

A：成堆类上皮细胞样巨噬细胞。B：嗜酸性坏死颗粒和成熟淋巴细胞

五、恶性淋巴瘤

该类患者淋巴结进行性肿大，体积常大如核桃，质地较硬，活动度差。穿刺液较丰富，黏液或胶冻状，涂片可见大量原始和幼稚淋巴细胞(图 13-18A)。该类细胞散在分布，胞质量多少不一，可见空泡，核染色质疏松，着色紫红色，核仁明显，有时可见破损的胞质和不规则的核(图 13-18B)，与淋巴结转移癌细胞鉴别时，需要借助流式细胞免疫标记分析。

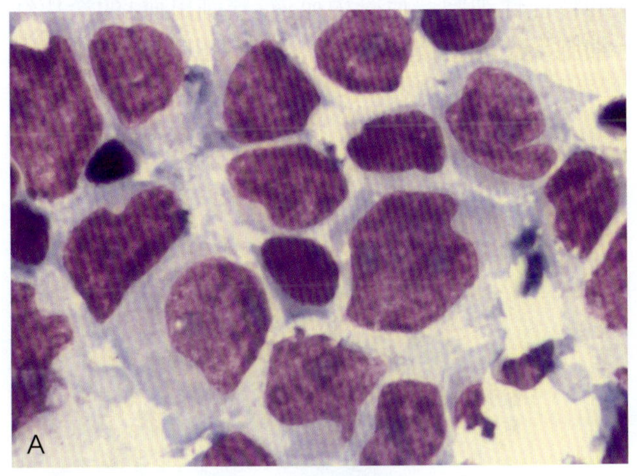

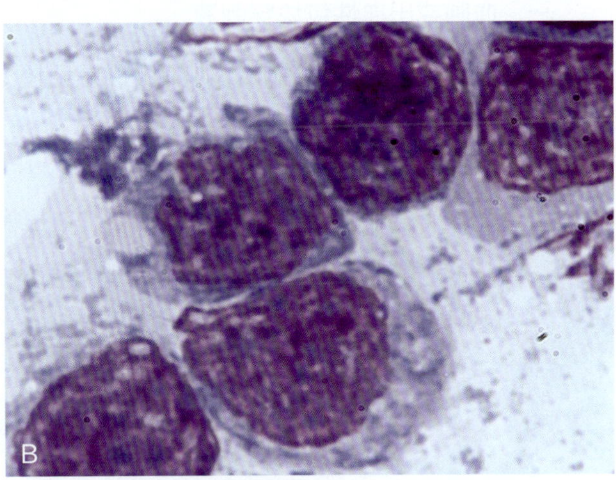

图 13-18　恶性淋巴瘤涂片细胞
A：大量原始和幼稚淋巴细胞。B：散在分布的原始淋巴细胞(核仁明显)

六、淋巴结转移性肿瘤

该类患者多数是明确的肿瘤患者，易见锁骨上淋巴结肿大，有耳后或颌下淋巴结肿大，也可出现在体表的任何部位淋巴结。该类淋巴结质地较硬、活动度差。穿刺液涂片可见大量散在或成堆的肿瘤细胞，该类细胞体积大小不一，胞质丰富、排列紊乱，核巨大(图 13-19A)，染色质排列较疏松，着色深紫红色，核仁大而明显(图 13-19B)，数目增多。涂片背景可见淋巴细胞和嗜酸性坏死成分。

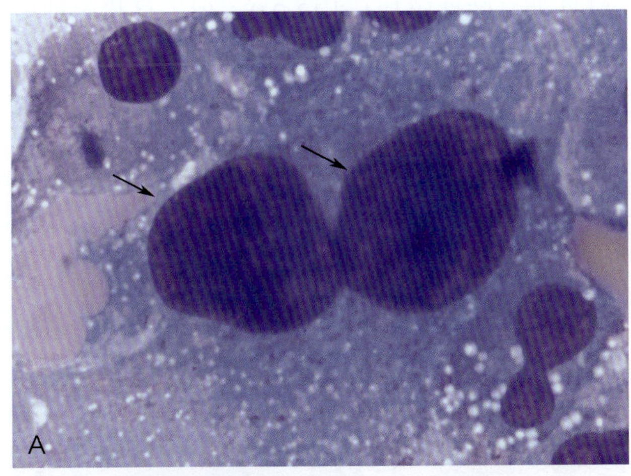

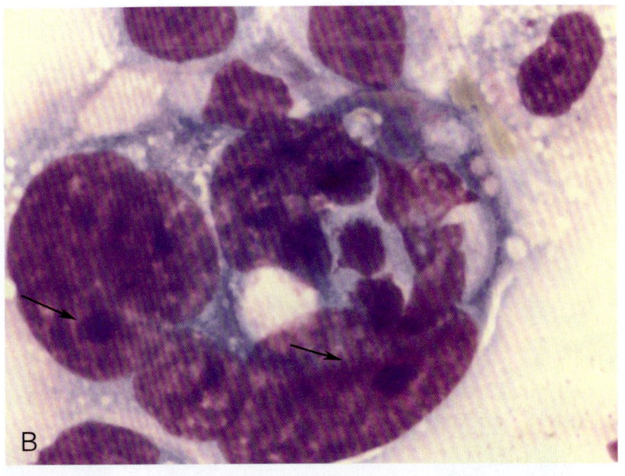

图 13-19　淋巴结转移性肿瘤细胞
A：肿瘤细胞(核巨大、胞质明显增多)。B：肿瘤细胞(核畸形、核仁明显)

(吴　茅　胡　晶　刘　文)

第三节　其他穿刺液有形成分形态学检查

一、血肿或出血性包块穿刺液

该类包块质地较软，穿刺时没有阻力，易见较多血性液体，量多者达数毫升，包块穿刺后会暂时消失。陈旧性穿刺液色泽偏暗红色，涂片染色后可见嗜多色红细胞和红细胞碎片（图 13-20A）。分布在推片尾部的吞噬细胞或吞噬红细胞碎片的含铁血黄素细胞（图 13-20B）是血肿或陈旧性出血的特征性细胞。血管内血液（穿刺出血）的涂片红细胞形态完整，色泽鲜艳，不可能出现吞噬现象。

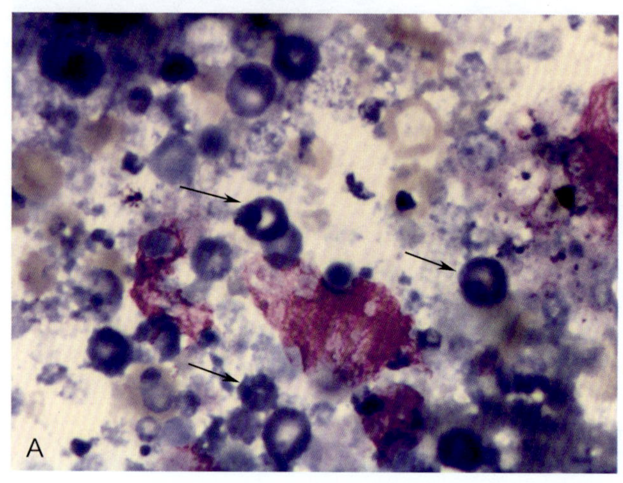

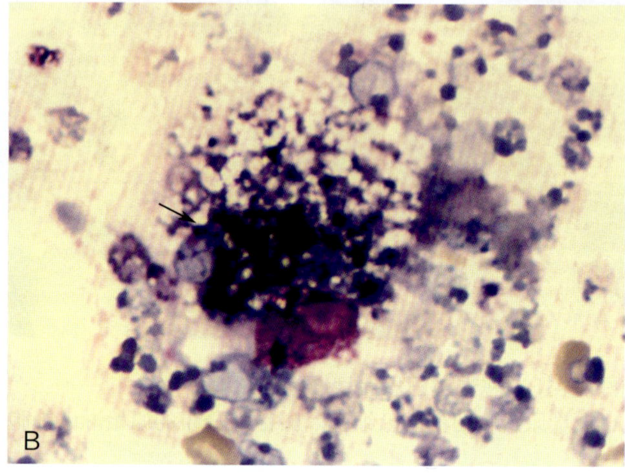

图 13-20　血肿或出血性包块穿刺液细胞

A：嗜多色或嗜碱性染色的红细胞及红细胞碎片。B：含铁血黄素细胞

二、脓性囊肿

脓性囊肿可出现在身体的任何部位，其肿块较软且有饱满感，在囊肿下方进针，边进针边给针筒增加负压，可见黄色或淡红色脓性黏稠的液体缓慢流出，有些液体黏稠似痰液，需要更大的负压才能吸出。涂片以中性粒细胞为主（图 13-21A），可见大量脓性碎片（图 13-21B），但不易找到细菌等微生物，必要时可做细菌培养。

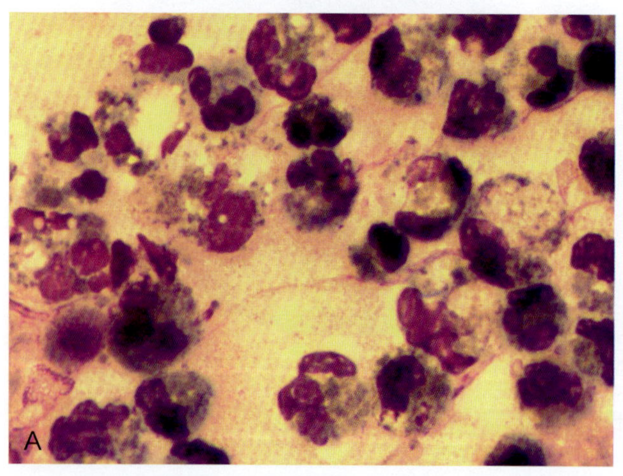

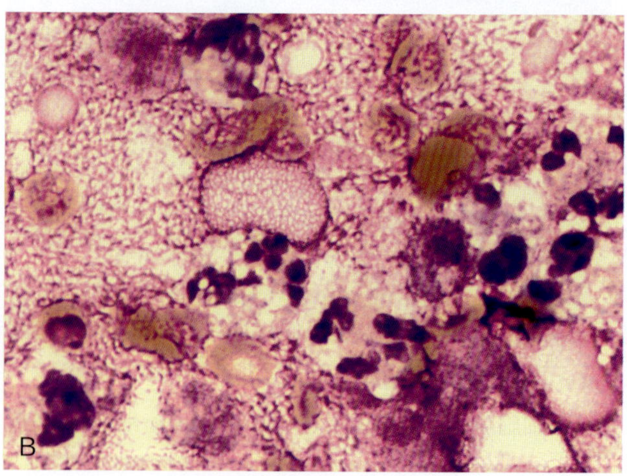

图 13-21　脓性囊肿涂片有形成分

A：大量中性粒细胞（颗粒变性）。B：脓细胞和脓性碎片

三、唾液腺肥大

颌下或耳下方的颈部肿块常常是肿大的唾液腺，质地较软，肿物面积偏大，周围也可出现淋巴结肿大。穿刺涂片上细胞量偏少，多个核在细胞周边排列的大唾液腺细胞（图 13-22A）为其识别特征，有时胞质中可见较多着色较深的紫红色颗粒。当腮腺或唾液腺管化脓性炎症或阻塞时，在这些积液涂片中还可找到数量不等的上皮细胞（图 13-22B），说明炎症来自于外界相通的管道或已形成的囊性积液。

四、骨髓瘤和急性髓系白血病的髓外浸润

骨髓瘤细胞除常见于骨髓造血组织内，还可侵犯头部、锁骨上、下肢及其他体表的软组织。细针穿刺是一种简单、实用的检查方法，涂片后可见异常浆细胞（图 13-23A）。急性髓系白血病也可在骨髓外浸润形成髓系肉瘤，细针穿刺涂片可见到髓系白血病细胞（图 13-23B），形态类似骨髓内的细胞形态，可作为髓外浸润的诊断和确诊方法。

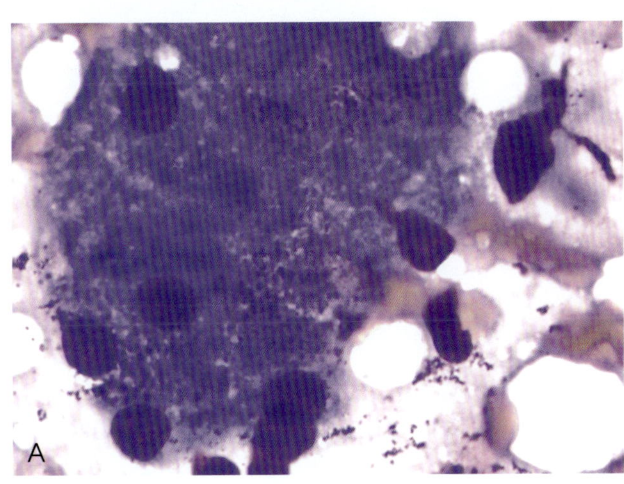

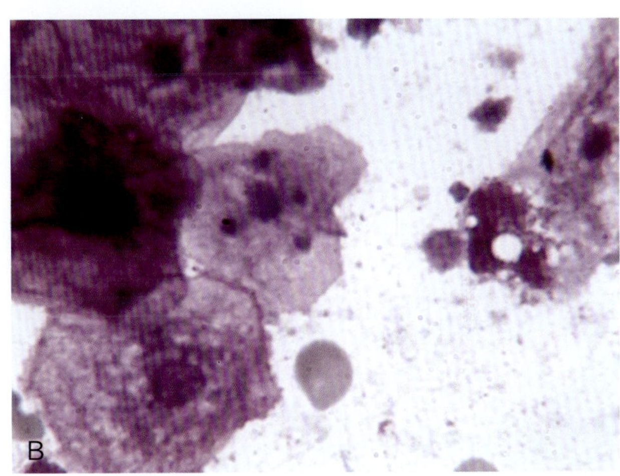

图 13-22　唾液腺肥大或腺管堵塞性肿块穿刺液
A：体积巨大的唾液腺细胞。B：脓细胞、脓性碎片背景下出现上皮细胞

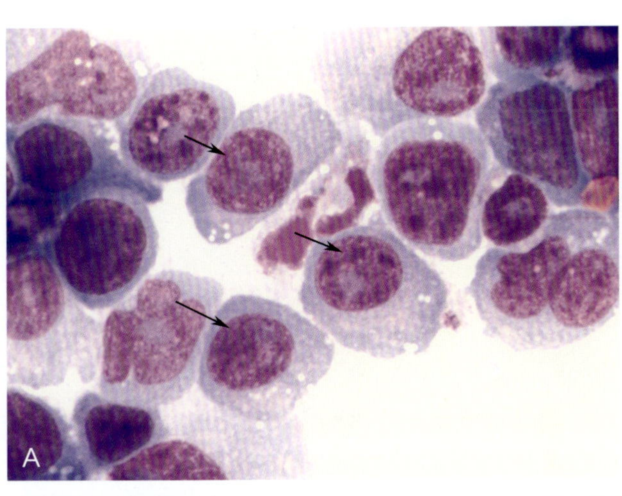

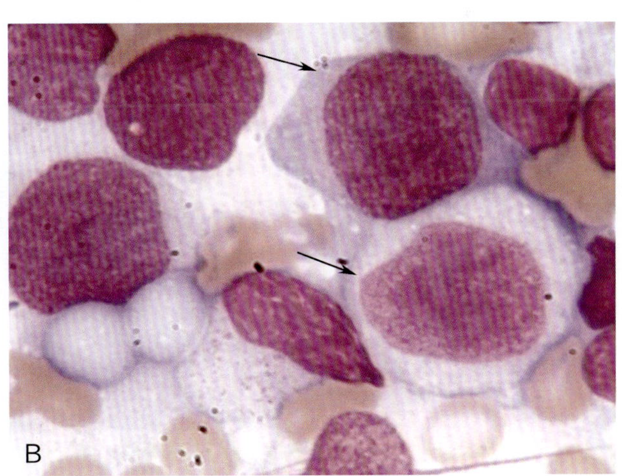

图 13-23　髓外骨髓瘤细胞和髓外白血病浸润
A：散在的骨髓瘤细胞。B：成簇的单核细胞白血病细胞

（吴　茅　任伟宏　刘　文）

参考文献

1. 尚红,王毓三,申子瑜 . 临床检验操作规程 . 第 4 版 . 北京:人民卫生出版社,2015.
2. 许文荣,林东红 . 临床基础检验学技术 . 北京:人民卫生出版社,2015.
3. 刘成玉,林发全 . 临床检验基础学 . 第 3 版 . 北京:中国医药科技出版社,2015.
4. 张时民,王庚 . 血象 - 外周血细胞涂片 . 北京:人民卫生出版社,2016.
5. 张时民 . 实用尿液有形成分图鉴 . 北京:人民卫生出版社,2014
6. 龚道元,胥文春,郑峻松 . 临床检验基础学 . 北京:人民卫生出版社,2017.
7. 岳保红,龚道元 . 临床检验基础学实验指导 . 北京:人民卫生出版社,2017.
8. 龚道元,张纪云 . 临床基础检验 . 北京:人民卫生出版社,2014.
9. 黄道连 . 医学检验形态学手册 . 南昌:江西高校出版社,2012.
10. 王霄霞 . 外周血细胞形态学检查技术 . 北京:人民卫生出版社,2009.
11. 吴茅 . 浆膜积液细胞图谱新解及病例分析 . 北京:人民卫生出版社,2018.
12. 王建中 . 临床检验诊断学图谱 . 北京:人民卫生出版社,2012.
13. 世界卫生组织 . 人类精液检查与处理实验室手册 . 北京:人民卫生出版社,2011.
14. 李朝品 . 医学寄生虫图谱 . 北京:人民卫生出版社,2012.
15. 顾兵,郑立恒,孙懿 . 临床体液 - 检验图谱与案例 . 北京:人民卫生出版社,2016.
16. 顾兵,张丽霞,张建富 . 临床血液 - 检验图谱与案例 . 北京:人民卫生出版社,2016.
17. 顾兵,马萍 . 临床微生物 - 检验图谱与案例 . 北京:人民卫生出版社,2016.

索　引

T

W

X

Y

Z